シンプル
理学療法学
作業療法学
シリーズ

運動学テキスト

改訂第2版

監修
細田多穂
埼玉県立大学名誉教授

編集
藤縄　理
福井医療大学

赤坂清和
埼玉医科大学大学院

濱口豊太
埼玉県立大学

南江堂

● 監　修

細田多穂	ほそだ　かずほ	埼玉県立大学名誉教授

● 編　集

藤縄　理	ふじなわ　おさむ	福井医療大学保健医療学部リハビリテーション学科理学療法学専攻教授
赤坂清和	あかさか　きよかず	埼玉医科大学大学院医学研究科理学療法学教授
濱口豊太	はまぐち　とよひろ	埼玉県立大学保健医療福祉学部作業療法学科教授

● 執筆者（執筆順）

藤縄　理	ふじなわ　おさむ	福井医療大学保健医療学部リハビリテーション学科理学療法学専攻教授
原田憲二	はらだ　けんじ	東都リハビリテーション学院理学療法学科学科長
市橋則明	いちはし　のりあき	京都大学大学院医学研究科人間健康科学系専攻教授
建内宏重	たてうち　ひろしげ	京都大学大学院医学研究科人間健康科学系専攻准教授
大重　匡	おおしげ　ただす	鹿児島大学学術研究院医歯学域医学系教授
瓜谷大輔	うりたに　だいすけ	畿央大学健康科学部理学療法学科准教授
乾　亮介	いぬい　りょうすけ	リハティスプラス代表
林　克郎	はやし　かつろう	湘南藤沢徳州会病院
宇於崎孝	うおざき　たかし	びわこリハビリテーション専門職大学リハビリテーション学部理学療法学科准教授
上出直人	かみで　なおと	北里大学医療衛生学部リハビリテーション学科講師
山﨑　敦	やまさき　あつし	文京学院大学保健医療技術学部理学療法学科教授
内田　学	うちだ　まなぶ	東京医療学院大学保健医療学部リハビリテーション学科准教授
松本直人	まつもと　なおと	東京医療学院大学保健医療学部リハビリテーション学科教授
国中優治	くになか　ゆうじ	（株）ISIGN 歩行リハビリテーションセンター hokoru 代表取締役
水野智明	みずの　ともあき	（株）ぐるんとびー
堀　秀昭	ほり　ひであき	福井医療大学保健医療学部リハビリテーション学科理学療法学専攻教授
福谷　保	ふくたに　たもつ	長野保健医療大学保健科学部リハビリテーション学科教授
村田寛一郎	むらた　かんいちろう	福井医療大学保健医療学部リハビリテーション学科理学療法学専攻講師
黒澤和生	くろさわ　かずお	国際医療福祉大学小田原保健医療学部理学療法学科教授
小野武也	おの　たけや	県立広島大学保健福祉学部理学療法学科教授
白岩加代子	しろいわ　かよこ	京都橘大学健康科学部理学療法学科准教授
酒井吉仁	さかい　よしひと	富山医療福祉専門学校学校長補佐
金井　章	かない　あきら	豊橋創造大学保健医療学部理学療法学科教授
対馬栄輝	つしま　えいき	弘前大学大学院保健学研究科教授
石井慎一郎	いしい　しんいちろう	国際医療福祉大学大学院医療福祉学研究科教授
山中正紀	やまなか　まさのり	北海道千歳リハビリテーション大学健康科学部リハビリテーション学科教授
高野　健	たかの　たけし	朝日ホームおんせんリハビリテーションセンターリハビリテーション科科長

髙木裕二	たかぎ　ゆうじ	オネストリィ（株）はぴねす長岡
長谷川正浩	はせがわ　まさひろ	晴陵リハビリテーション学院理学療法学科
赤坂清和	あかさか　きよかず	埼玉医科大学大学院医学研究科理学療法学教授
澤田　豊	さわだ　ゆたか	埼玉医科大学保健医療学部理学療法学科講師
森岡　周	もりおか　しゅう	畿央大学健康科学部理学療法学科教授
新田　收	にった　おさむ	首都大学東京健康福祉学部理学療法学科教授
藤澤宏幸	ふじさわ　ひろゆき	東北文化学園大学医療福祉学部リハビリテーション学科教授
庭田幸治	にわた　こうじ	東北メディカル学院理学療法学科
大西秀明	おおにし　ひであき	新潟医療福祉大学医療技術学部理学療法学科教授
百瀬公人	ももせ　きみと	信州大学医学部保健学科教授
岩月宏泰	いわつき　ひろやす	青森県立保健大学健康科学部理学療法学科教授
中山　孝	なかやま　たかし	東京工科大学医療保健学部理学療法学科教授

監修のことば

　近年，高齢社会を迎え，理学療法士・作業療法士の需要が高まっている．したがって，教育には，これらを目指す学生に対する教育の質を保証し，教育水準の向上および均質化に努める責務がある．

　その一方で学生には，学習した内容を単に"暗記する"だけでなく，"理解して覚える"ということが求められるようになってきた．そのため講義で学んだ知識・技術を確実に理解できる新しい形の教科書として，理学療法領域の専門科目を網羅した「シンプル理学療法学シリーズ」が刊行された．

　そして，このたび，このシリーズと同じ理念のもとに理学療法士・作業療法士の共通基礎科目の教科書シリーズとして「シンプル理学療法学・作業療法学シリーズ」が刊行される運びとなった．

　編集にあたっては，「シンプル理学療法学シリーズ」と同様に以下の5点を特徴とし，これらを過不足のないように盛り込んだ．

1. 理学療法・作業療法の教育カリキュラムに準拠し，教育現場での使いやすさを追求する．
2. 障害を系統別に分類し，障害を引き起こす疾患の成り立ちを解説した上で，理学療法・作業療法の基礎的なガイドラインを提示する．このことにより，基本的な治療原則を間違えずに，的確な治療方法を適応できる思考を養えるようにする．
3. 実際の講義に即して，原則として1章が講義の1コマにおさまる内容にまとめる．さらに，演習，実習，PBL（問題解決型学習）の課題を取り込み，臨床関連のトピックスを「ヒント」としてコラム形式で解説する．また，エビデンスについても最新の情報を盛り込む．これらの講義のプラスアルファとなる内容を，教員が取捨選択できるような構成を目指し，さらに，学生の自習や発展学習にも対応し，臨床に対する興味へつながるように工夫する．
4. 網羅的な教科書とは異なり，理学療法士・作業療法士を目指す学生にとって必要かつ十分な知識・技術を厳選する．長文での解説は避け，箇条書きでの簡潔な解説と，豊富な図表・写真を駆使し，多彩な知識をシンプルに整理した理解しやすい紙面構成になるように努める．
5. 学生の理解を促すために，2色刷，キーワード等により重要なポイントがひとめでわかるようにする．また，予習・復習に活用できるように，「調べておこう」，「学習到達度自己評価問題」などの項目を設ける．

　また，いずれの理学療法士・作業療法士養成校で教育を受けても同等の臨床遂行能力が体得できるような，標準化かつ精選された「理学療法・作業療法教育ガイドライン＝理学療法・作業療法教育モデル・コアカリキュラム」となり得ることをめざした．これらの目的を達成するために，執筆者として各養成施設で教鞭をとられている実力派若手教員に参加いただいたことは大変に意味深いことであった．

　既存の教科書の概念を刷新した本シリーズが，学生の自己研鑽に活用されることを切望するとともに，理学療法士・作業療法士の養成教育のさらなる発展の契機となることを期待する．

　最後に，発刊・編集作業においてご尽力をいただいた諸兄に，心より感謝の意を表したい．

2014年5月

埼玉県立大学名誉教授　細田多穂

改訂第2版の序

　シンプル理学療法学シリーズの1冊として『運動学テキスト』が発行されたのは2010年4月であった．それから3年が経過した時点で，幸いにも多くの養成校で使用していただくとともに，多くのご指摘やご要望をいただいた．さらに理学療法士養成課程だけでなく作業療法士養成課程においても採用していただき，「より作業療法に引きつけた内容としてほしい」旨のご要望をいただいた．そこで，今回の改訂版では「シンプル理学療法学・作業療法学シリーズ」の中の1冊として刊行することになった．

　初版は解剖学，生理学を初めて学んだ直後か，ほぼ並行して運動学を学習する初学者向けに分かりやすく解説するという基本方針で編集した．そのために，各章の内容を90分の1回の授業で教え，学べるように吟味し，著者には「コンパクトでやさしい表現」を心がけて執筆するように依頼した．しかし，教科書として採用していただいた先生方からは，「一部に分かりにくい表現がある」，「ある部分は詳しすぎるし，他の部分では内容が不足している」など多くの貴重なご指摘，ご意見をいただいた．また，「基礎運動学」の部分と「臨床運動学，病態運動学」の部分を分けた方が良いのではないかというご提案もあった．この点に関しては「臨床実習に出る学生にとっても良い教科書だ」というご意見も数多くいただいていたので，1冊で基礎と臨床の分野をカバーするという初版の方針も考慮してそのままとした．

　今回の改訂では長年にわたりこの分野の教育と研究に携わってきた作業療法士を編集者に迎えた．そして編集会議では，多くのご意見・ご要望を考慮しながら各章を詳細に検討し，著者に加筆・修正をお願いした．さらに，初版では含まれていなかった「顔面・咀嚼・嚥下の運動」とその「運動障害」の2章を追加した．また，「運動学の学習を深めるためのPBL」の部分は章とはせずに付録とした．

　書籍全体としてはページの構成や図表について全面的に見直し，より視覚に訴え，分かりやすくなるようにレイアウトを工夫した．今回の改訂にあたって，本書の内容を充実させたが，学問は日々新しくなるものであり，わかりやすい表現は時代とともに変化するものである．本書を使用していただいた諸先生や学生諸氏のご意見，ご批評をお寄せいただければ幸いである．

　最後に今回の改訂に際し，多くのご尽力をいただいた南江堂の諸氏に深く感謝する．

2015年11月

編者を代表して　　藤縄　理

初版の序

　理学療法士の専門性を一言で表せば，神経筋骨格系組織あるいは運動に関係する器官の機能を評価しその障害や異常に対して治療的に関わる，といってよいのではないだろうか．医師が治療的に関わる分野は病理学的変化であり，理学療法士が関わるのは病理学的変化の結果生じた機能異常（dysfunction）あるいは機能障害（impairment）である．対象は運動器障害，中枢神経障害，内部障害と広範ではあるが，あくまでも治療的に関わるのは機能に対してである．機能異常や機能障害を評価し治療するには，正常な機能を十分理解していなければならない．そのために解剖学，生理学，運動学は理学療法学を学習するための基礎となる．

　運動学は運動を解剖学，生理学，力学，さらには心理学や社会学的視点も含めて理解する学問であり，かなり広い領域にわたっている．理学療法教育の中では通常解剖学や生理学に引き続いて教えられているか，場合によっては並行して教えられることもある．一方，学生は高校での教育に選択の幅が広がり，なかには理科科目のうち生物，化学，物理のうち一部しか選択しておらず，入学後に解剖学や生理学の学習で困難を感じたり，運動学の基礎である力学に拒絶反応を示したりする学生もいる．そこで編集方針として，解剖学，生理学，物理学の学習が不十分であっても理解できる説明を心がけることとした．

　授業回数は15コマ，あるいは30コマを基本とすることが多い．授業内容は正常な機能に関する「基礎運動学」と臨床的内容に関する「臨床運動学」から構成されることもあると思う．そのため，本書は32章からなるように構成し，1章から30章のうち15章分は「基礎運動学」として講義し，残りの15章分を「臨床運動学」として講義できるような内容とした．章の配置としては，部位別に正常機能を説明した次の章で同じ部位の運動障害について述べるようにした．さらに31章で運動学と理学療法評価・治療についての関係を理解できるように臨床的推論（clinical reasoning）を紹介し，32章で問題解決型学習（PBL；problem based learning）に役立つ演習問題を提示した．

　頭部，体幹，四肢の章では，生理学的運動，すなわち屈曲・伸展，外転・内転，外旋・内旋というような用語で運動をとらえる骨運動学（osteokinematics）と，骨運動と同時に起こっている関節包内の転がり（roll），滑り（slide），軸回旋（spin）などの運動を分析する関節運動学（arthrokinematics）とを紹介した．この領域は，これまでわが国で出版されてきた運動学の教科書にはないものである．

　本書は初学者が容易に理解できるような記述を心がけたが，内容は臨床実習や卒業後に対象者の運動機能を評価し，運動障害や機能障害の治療を行うために必要なものを取り上げた．新しい試みも多いため，不適切，不十分な部分もあるかと思われる．講義に使用された先生方や本書で学んだ学生の皆さんによる忌憚のないご意見，ご批評をお寄せいただければ幸いである．

　最後に本書の企画と編集に多大なご尽力をいただいた南江堂の森千香氏，野村真希子氏，山口慶子氏に感謝の意を表したい．

2010年3月

編者を代表して　　藤縄　理

目次

1章 運動学と理学療法・作業療法
藤縄 理　1

- A 運動学とはどのような学問か……1
- B 運動のとらえ方……1
  - 1 物理学的視点……1
  - 2 解剖学的視点……2
  - 3 生理学的視点……2
  - 4 運動学的視点……3
- C 理学療法・作業療法における運動学の重要性……3
- D 人間の運動行動と姿勢，運動，動作，行為……3
  - 1 姿勢……3
  - 2 運動……6
    - a. 運動面と運動軸……6
    - b. 運動連鎖……7
    - c. 運動分析……7
  - 3 動作……7
  - 4 行為……7
  - 5 運動行動のとらえ方……7
- E 骨・関節の運動を分析するときの2つの見方……8
  - 1 骨運動学……8
  - 2 関節運動学……8
  - 3 骨の運動と関節副運動……9
  - 4 運動学と理学療法・作業療法……9
  - 5 関節可動域制限がある場合の運動学的分析と治療……10
- 学習到達度自己評価問題……11

2章 生体力学
原田憲二　12

- A 力とは……12
  - 1 理学療法・作業療法の場面から力を考えてみよう……12
  - 2 ベクトル……12
  - 3 ベクトルの合成と分解……13
    - a. ベクトルの合成方法……14
    - b. ベクトルの分解方法……14
- B 力の釣り合い……15
  - 1 力の釣り合い……15
    - a. 釣り合いの定義……15
    - b. 2つの力が釣り合うときの条件……15
  - 2 作用・反作用の法則（運動の第3法則）……15
- C テコの原理……16
  - 1 テコの種類……16
  - 2 力のモーメント……17
    - a. 力のモーメントの求め方……17
- D 力と速度，加速度，仕事……18
  - 1 速さと速度……18
    - a. 速さ……18
    - b. 速度……19
  - 2 加速度……19
    - a. 加速度の定義……19
    - b. 運動の法則……20
    - c. 質量と重さの違い……20
  - 3 仕事……21
    - a. 仕事……21
    - b. 仕事率……21
  - 4 力積と運動量……22
  - 5 回転運動とトルク……22
- E 姿勢分析……22
  - 1 重心の合成……23
  - 2 支持基底面……23
    - a. 構え……24
    - b. 体位……24
- 学習到達度自己評価問題……25

3章 神経筋骨格系の機能
市橋則明，建内宏重　26

- A 関節の構造と機能……26
  - 1 関節の分類……26
    - a. 不動関節……26
    - b. 半関節……26

c. 可動関節 ………………………………… 26
② 可動関節の構造 ……………………………… 27
　a. 関節軟骨 ………………………………… 27
　b. 関節包と靱帯 …………………………… 28
　c. 滑膜 ……………………………………… 28
　d. 滑液 ……………………………………… 28
　e. 関節円盤または関節半月 ……………… 28
　f. 関節唇 …………………………………… 28
　g. 滑液包 …………………………………… 29
③ 可動関節の種類 ……………………………… 29
　a. 蝶番関節 ………………………………… 29
　b. 平面関節 ………………………………… 30
　c. 鞍関節 …………………………………… 30
　d. 顆状関節 ………………………………… 30
　e. 楕円関節 ………………………………… 30
　f. 球関節 …………………………………… 30
　g. 車軸関節 ………………………………… 30
　h. ラセン関節 ……………………………… 30
　i. 臼状関節 ………………………………… 30
④ 骨および関節の機能 ………………………… 30
　a. 骨の機能 ………………………………… 30
　b. 関節の機能 ……………………………… 30
B　筋の構造と機能 ………………………………… 31
① 骨格筋の基本構造 …………………………… 31
② 骨格筋の収縮のしくみ ……………………… 32
③ 筋線維のタイプ ……………………………… 33
④ 骨格筋の種類 ………………………………… 33
　a. 平行筋 …………………………………… 34
　b. 羽状筋 …………………………………… 34
　c. 多頭筋 …………………………………… 34
　d. 板状筋 …………………………………… 35
⑤ 筋長と張力 …………………………………… 35
C　筋収縮，筋出力のメカニズム ………………… 35
① 筋収縮の種類 ………………………………… 35
　a. 等尺性収縮 ……………………………… 35
　b. 求心性（短縮性）収縮 ………………… 36
　c. 遠心性（伸張性）収縮 ………………… 36
　d. 等張性収縮 ……………………………… 36
　e. 等速性収縮 ……………………………… 36
② 筋張力に影響する要因 ……………………… 37
　a. 筋断面積 ………………………………… 37
　b. 筋線維長 ………………………………… 37
　c. 神経系による要因 ……………………… 37
　d. 筋線維組成 ……………………………… 38
③ 筋電図 ………………………………………… 38
④ 関節トルクに影響する要因 ………………… 38
⑤ 運動時の筋の役割 …………………………… 39
　a. 動筋 ……………………………………… 39
　b. 共同筋 …………………………………… 39
　c. 拮抗筋 …………………………………… 39
　d. 固定筋，安定筋 ………………………… 39
D　神経の構造と機能 ……………………………… 40
① 神経の基本構造 ……………………………… 40
② シナプスにおける興奮の伝達 ……………… 40
③ 神経系の分類 ………………………………… 41
　a. 中枢神経系 ……………………………… 41
　b. 末梢神経系 ……………………………… 41
④ 神経系における興奮の伝導 ………………… 42
⑤ 脊髄反射 ……………………………………… 42
　a. 伸張反射 ………………………………… 42
　b. 拮抗抑制 ………………………………… 42
　c. 屈曲反射 ………………………………… 42
　d. 交差性伸展反射 ………………………… 42
学習到達度自己評価問題 …………………………… 43

4章　運動と呼吸・循環・代謝
………………………………大重　匡　**44**
A　運動と呼吸 ……………………………………… 44
① 呼吸とは ……………………………………… 44
② 呼吸器系の機能 ……………………………… 45
　a. 換気機能 ………………………………… 45
　b. ガス交換能 ……………………………… 45
③ 運動時の換気 ………………………………… 46
④ 有酸素運動と無酸素運動 …………………… 47
⑤ 呼吸不全 ……………………………………… 47
⑥ 呼吸中枢 ……………………………………… 48
⑦ 呼吸中枢の自己調節機能 …………………… 48
　a. 機械的刺激による反射 ………………… 48
　b. 呼吸の化学的調節 ……………………… 49
B　運動と循環器系の機能 ………………………… 49

1 心臓の機能 …… 49	C 運動に作用する筋 …… 65
a. 心拍数 …… 49	1 顔面 …… 65
b. 心拍出量と1回拍出量 …… 50	2 顎関節 …… 65
2 運動時の循環 …… 50	3 眼球運動 …… 67
a. 運動時の心拍出量 …… 50	4 嚥下 …… 67
b. 運動時の血液分布 …… 50	D 咀嚼機能 …… 69
c. 心拍数を用いた運動強度の指標と運動処方 …… 50	E 嚥下機能 …… 69
3 運動時の血圧 …… 51	1 嚥下期 …… 69
C 運動継続によるトレーニング効果 …… 51	a. 先行期 …… 70
D 運動と体温調節 …… 53	b. 準備期 …… 70
1 体温調節 …… 53	c. 口腔期 …… 70
2 運動と体温 …… 53	d. 咽頭期 …… 70
E 運動と血液ガス …… 54	e. 食道期 …… 71
1 動脈血酸素分圧（PaO_2）と動脈血二酸化炭素分圧（$PaCO_2$） …… 54	2 嚥下に関与する神経 …… 72
2 水素イオン指数 …… 54	3 嚥下と呼吸の関係 …… 72
F 運動時のエネルギー産生 …… 54	学習到達度自己評価問題 …… 73

1 ATP-CP 系エネルギー（非乳酸系エネルギー） …… 55

2 解糖系エネルギー（乳酸系エネルギー） …… 56

3 有酸素系エネルギー …… 57

G 各種トレーニング方法 …… 58

1 エアロビックトレーニング（有酸素運動） …… 58

2 レジスタンストレーニング …… 58

3 サーキットトレーニング …… 58

4 インターバルトレーニング …… 58

学習到達度自己評価問題 …… 59

5章　顔面・咀嚼・嚥下の運動
瓜谷大輔，乾　亮介　**60**

A 機能解剖 …… 60
　1 顔面・口腔 …… 60
　2 咽頭部 …… 61
B 運動 …… 61
　1 顔面 …… 61
　2 顎関節 …… 62
　3 嚥下 …… 65

6章　顔面・咀嚼・嚥下の運動障害
瓜谷大輔，乾　亮介　**74**

A 病態運動学 …… 74
　1 脳神経麻痺 …… 74
　　a. 顔面神経麻痺 …… 74
　　b. 三叉神経麻痺 …… 75
　　c. 舌咽神経麻痺 …… 75
　　d. 動眼神経麻痺 …… 75
　　e. 滑車神経麻痺 …… 75
　　f. 外転神経麻痺 …… 75
　2 顎機能障害 …… 75
　3 嚥下障害 …… 75
　　a. 上位運動ニューロン障害 …… 76
　　b. 下位運動ニューロン障害 …… 76
　　c. その他の原因による障害 …… 76
　　d. 誤嚥について …… 77
　　e. 誤嚥性肺炎について …… 77
B 病態評価学 …… 78
　1 顔面 …… 78
　2 顎機能 …… 78
　3 眼球運動 …… 79
　4 嚥下 …… 80
　　a. スクリーニング検査 …… 81

学習到達度自己評価問題・・・・・・・・・・・・・・・・・・・・82

7章　頭部と頸部の運動
・・・・・・・・・・・・・・・・・・・・・・・・・・林　克郎　83

- A　機能解剖・・・・・・・・・・・・・・・・・・・・・・・・・・・・・・・・83
  - 1 頭部を支える頸部の役割・・・・・・・・・・・・・・・・・83
  - 2 頸部の概観・・・・・・・・・・・・・・・・・・・・・・・・・・・・83
  - 3 上部頸椎の特徴・・・・・・・・・・・・・・・・・・・・・・・・84
    - a．第1頸椎（C1）・・・・・・・・・・・・・・・・・・・・・・84
    - b．第2頸椎（C2）・・・・・・・・・・・・・・・・・・・・・・84
    - c．環椎後頭関節・・・・・・・・・・・・・・・・・・・・・・・・84
    - d．正中環軸関節・・・・・・・・・・・・・・・・・・・・・・・・86
    - e．外側環軸関節・・・・・・・・・・・・・・・・・・・・・・・・86
  - 4 下部頸椎の特徴・・・・・・・・・・・・・・・・・・・・・・・・87
    - a．椎体・・・・・・・・・・・・・・・・・・・・・・・・・・・・・・・・87
    - b．椎弓根と横突起・・・・・・・・・・・・・・・・・・・・・・87
    - c．椎弓と棘突起・・・・・・・・・・・・・・・・・・・・・・・・88
    - d．椎体と椎間板の連結・・・・・・・・・・・・・・・・・・88
    - e．椎弓と棘突起の連結・・・・・・・・・・・・・・・・・・89
    - f．椎間板・・・・・・・・・・・・・・・・・・・・・・・・・・・・・・89
    - g．椎間関節・・・・・・・・・・・・・・・・・・・・・・・・・・・・89
    - h．鉤椎関節（鉤状関節）・・・・・・・・・・・・・・・・90
- B　頭部の保持・・・・・・・・・・・・・・・・・・・・・・・・・・・・90
- C　骨運動学・・・・・・・・・・・・・・・・・・・・・・・・・・・・・・90
  - 1 上部頸椎の運動・・・・・・・・・・・・・・・・・・・・・・・・90
    - a．環椎後頭関節・・・・・・・・・・・・・・・・・・・・・・・・90
    - b．環軸関節・・・・・・・・・・・・・・・・・・・・・・・・・・・・90
  - 2 下部頸椎の運動・・・・・・・・・・・・・・・・・・・・・・・・91
    - a．椎体と椎間板の連結・・・・・・・・・・・・・・・・・・91
    - b．鉤椎関節・・・・・・・・・・・・・・・・・・・・・・・・・・・・91
    - c．椎間関節・・・・・・・・・・・・・・・・・・・・・・・・・・・・92
- D　関節運動学・・・・・・・・・・・・・・・・・・・・・・・・・・・・92
  - 1 環椎後頭関節の運動・・・・・・・・・・・・・・・・・・・・92
  - 2 正中環軸関節の運動・・・・・・・・・・・・・・・・・・・・92
  - 3 外側環軸関節の運動・・・・・・・・・・・・・・・・・・・・93
  - 4 椎体-椎間板連結（軟骨結合）の運動・・・・・・93
  - 5 鉤椎関節（鉤状関節）の運動・・・・・・・・・・・・93
  - 6 椎間関節の運動・・・・・・・・・・・・・・・・・・・・・・・・93
- E　運動に作用する筋・・・・・・・・・・・・・・・・・・・・・・93
- 学習到達度自己評価問題・・・・・・・・・・・・・・・・・・・・99

8章　頭部と頸部の運動障害
・・・・・・・・・・・・・・・・・・・・・・・・宇於崎孝　100

- A　病態運動学・・・・・・・・・・・・・・・・・・・・・・・・・・100
  - 1 関節可動域（ROM）障害があるときの運動
・・・・・・・・・・・・・・・・・・・・・・・・・・・・・・・・・・・・101
    - a．頸椎椎間関節の問題・・・・・・・・・・・・・・・・101
    - b．靱帯の問題・・・・・・・・・・・・・・・・・・・・・・・・102
    - c．筋の問題・・・・・・・・・・・・・・・・・・・・・・・・・・103
    - d．疼痛の問題・・・・・・・・・・・・・・・・・・・・・・・・104
  - 2 筋力低下があるときの運動・・・・・・・・・・・・105
    - a．頭・頸部に作用する筋・・・・・・・・・・・・・・105
    - b．頭部前方位姿勢時の筋活動・・・・・・・・・・106
- B　観察と触診・・・・・・・・・・・・・・・・・・・・・・・・・・107
  - 1 観察するときの注意点・・・・・・・・・・・・・・・・107
    - a．静的アライメントのチェック・・・・・・・・107
    - b．動的アライメントのチェック・・・・・・・・108
  - 2 触ったり介助するときの注意点・・・・・・・・108
    - a．骨の触診・・・・・・・・・・・・・・・・・・・・・・・・・・108
    - b．筋の触診・・・・・・・・・・・・・・・・・・・・・・・・・・109
    - c．動かすときの注意点・・・・・・・・・・・・・・・・109
- 学習到達度自己評価問題・・・・・・・・・・・・・・・・・・110

9章　胸椎・腰椎の運動
・・・・・・・・・・・・・・・・・・・・・・・・・・上出直人　111

- A　機能解剖・・・・・・・・・・・・・・・・・・・・・・・・・・・・111
  - 1 椎体と椎間関節・・・・・・・・・・・・・・・・・・・・・・112
  - 2 椎間板・・・・・・・・・・・・・・・・・・・・・・・・・・・・・・114
  - 3 胸・腰椎の靱帯・・・・・・・・・・・・・・・・・・・・・・115
    - a．前縦靱帯・・・・・・・・・・・・・・・・・・・・・・・・・・116
    - b．後縦靱帯・・・・・・・・・・・・・・・・・・・・・・・・・・116
    - c．黄色靱帯・・・・・・・・・・・・・・・・・・・・・・・・・・117
    - d．棘上・棘間靱帯・・・・・・・・・・・・・・・・・・・・117
    - e．横突間靱帯・・・・・・・・・・・・・・・・・・・・・・・・117
    - f．腸腰靱帯・・・・・・・・・・・・・・・・・・・・・・・・・・117
- B　骨運動学・・・・・・・・・・・・・・・・・・・・・・・・・・・・117
  - 1 胸・腰椎の骨運動・・・・・・・・・・・・・・・・・・・・117
  - 2 胸椎の可動域・・・・・・・・・・・・・・・・・・・・・・・・118
  - 3 腰椎の可動域・・・・・・・・・・・・・・・・・・・・・・・・119
- C　関節運動学・・・・・・・・・・・・・・・・・・・・・・・・・・120
  - 1 胸・腰椎の関節運動・・・・・・・・・・・・・・・・・・120

2 胸椎の関節運動 ･･････････････････････ 120
　　3 腰椎の関節運動 ･･････････････････････ 120
　D　運動に作用する筋 ･･････････････････････ 121
　　1 腹部の筋群 ･･････････････････････････ 121
　　2 腹部の筋群の作用 ････････････････････ 121
　　3 背部の筋群 ･･････････････････････････ 122
　　4 背部の筋群の作用 ････････････････････ 122
　学習到達度自己評価問題 ･･････････････････････ 124

10章　胸椎・腰椎の運動障害
　　　　　　　　　　　　　　山崎　敦　125

　A　病態運動学 ････････････････････････････ 125
　　1 関節可動域（ROM）制限があるときの運動
　　　･････････････････････････････････････ 125
　　　a．椎間関節の問題 ･････････････････････ 125
　　　b．椎骨の問題 ････････････････････････ 127
　　　c．椎間板の問題 ･･･････････････････････ 127
　　　d．靱帯の問題 ････････････････････････ 127
　　　e．その他の問題 ･･･････････････････････ 128
　　2 筋力低下があるときの運動 ････････････ 129
　　　a．筋力低下の臨床的視点 ･･･････････････ 129
　　　b．腹部筋の筋力低下 ･･･････････････････ 130
　　　c．胸椎部における背部筋の筋力低下 ･････ 131
　　　d．腰椎部における体幹後面筋の筋力低下
　　　　･･･････････････････････････････････ 132
　B　観察と触診 ････････････････････････････ 132
　　1 観察するときの注意点 ････････････････ 132
　　　a．静的アライメントのチェック（姿勢分析）
　　　　･･･････････････････････････････････ 132
　　　b．動的アライメントのチェック（運動分析）
　　　　･･･････････････････････････････････ 134
　　2 触ったり介助するときの注意点 ････････ 136
　　　a．座位における注意点 ････････････････ 136
　　　b．立位における注意点 ････････････････ 136
　学習到達度自己評価問題 ･･････････････････････ 136

11章　胸郭と呼吸運動
　　　　　　　　　　　　　　内田　学　137

　A　呼吸とは ･･････････････････････････････ 137
　B　機能解剖 ･･････････････････････････････ 137

　　1 胸郭 ････････････････････････････････ 137
　　　a．胸椎 ･････････････････････････････ 138
　　　b．肋骨 ･････････････････････････････ 138
　　　c．胸骨 ･････････････････････････････ 139
　　　d．横隔膜 ･･･････････････････････････ 139
　　2 胸郭の関節構造 ･･････････････････････ 139
　　　a．肋椎関節 ･････････････････････････ 139
　　　b．胸肋結合 ･････････････････････････ 140
　　3 胸郭の運動 ･･････････････････････････ 140
　　　a．上下方向への拡大 ･････････････････ 141
　　　b．前後方向への拡大 ･････････････････ 141
　　　c．左右方向への拡大 ･････････････････ 141
　　　d．水平面上での運動 ･････････････････ 142
　C　吸息筋と呼息筋 ････････････････････････ 142
　　1 胸部の筋 ････････････････････････････ 142
　　2 吸息筋 ･･････････････････････････････ 142
　　　a．安静吸息筋 ･･･････････････････････ 142
　　　b．強制吸息筋 ･･･････････････････････ 144
　　3 呼息筋 ･･････････････････････････････ 144
　　　a．安静呼息筋 ･･･････････････････････ 144
　　　b．強制呼息筋 ･･･････････････････････ 144
　　　c．呼吸運動における内肋間筋と外肋間筋の作用
　　　　･･･････････････････････････････････ 144
　学習到達度自己評価問題 ･･････････････････････ 145

12章　胸郭と呼吸運動の障害
　　　　　　　　　　　　　　松本直人　146

　A　病態運動学 ････････････････････････････ 146
　　1 閉塞性換気障害 ･･････････････････････ 146
　　2 拘束性換気障害 ･･････････････････････ 147
　　3 呼吸の協調運動 ･･････････････････････ 147
　　　a．胸郭の呼吸運動を阻害する胸郭変形 ･･･ 147
　　　b．横隔膜下降運動の阻害要因 ･･･････････ 148
　　4 コンプライアンスとエラスタンス ･･････ 149
　　　a．コンプライアンス ･････････････････ 149
　　　b．エラスタンス ･････････････････････ 149
　　　c．胸郭の呼吸運動 ･･･････････････････ 150
　B　姿勢と呼吸運動 ････････････････････････ 150
　　1 脊柱の変形と胸郭の運動 ･･････････････ 150
　　　a．側彎と胸郭運動 ･･･････････････････ 150

b. 後彎と胸郭運動・・・・・・・・・・・151
　②体位と呼吸運動・・・・・・・・・・・・・・151
　　　a. 立位の呼吸運動・・・・・・・・・・・151
　　　b. 背臥位の呼吸運動・・・・・・・・・152
　　　c. 側臥位の呼吸運動・・・・・・・・・153
　　　d. 腹臥位の呼吸運動・・・・・・・・・153
C　呼吸効率と呼吸運動パターン・・・・・・153
　①呼吸効率とは・・・・・・・・・・・・・・・・・153
　　　a. 呼吸筋の収縮効率・・・・・・・・・153
　　　b. 循環動態・・・・・・・・・・・・・・・・154
　　　c. 換気運動・・・・・・・・・・・・・・・・154
　②呼吸パターン・・・・・・・・・・・・・・・・154
　　　a. 部位による違い・・・・・・・・・・・154
　　　b. 性別による違い・・・・・・・・・・・154
　　　c. 随意的コントロール・・・・・・・154
　　　d. 上部胸式呼吸の問題点・・・・・155
　　　e. 腹式呼吸の優位性・・・・・・・・・155
D　呼吸の奇異運動・・・・・・・・・・・・・・・155
　①シーソー呼吸・・・・・・・・・・・・・・・・155
　②リッテンの徴候・・・・・・・・・・・・・・156
　③フーバー徴候・・・・・・・・・・・・・・・・156
　④陥没呼吸・・・・・・・・・・・・・・・・・・・・157
学習到達度自己評価問題・・・・・・・・・・・・・157

13章　肩複合体の運動
・・・・・・・・・・・国中優治　**158**

A　機能解剖・・・・・・・・・・・・・・・・・・・・・158
　①肩関節複合体・・・・・・・・・・・・・・・・158
　　　a. 肩甲上腕関節・・・・・・・・・・・・・158
　　　b. 肩甲胸郭関節・・・・・・・・・・・・・159
　　　c. 肩鎖関節・・・・・・・・・・・・・・・・160
　　　d. 胸鎖関節・・・・・・・・・・・・・・・・160
　　　e. 第2肩関節・・・・・・・・・・・・・・160
　②肩関節の靱帯・・・・・・・・・・・・・・・・161
　　　a. 関節上腕靱帯・・・・・・・・・・・・・162
　　　b. 烏口上腕靱帯・・・・・・・・・・・・・162
B　骨運動学・・・・・・・・・・・・・・・・・・・・・163
　①相対的肢位・・・・・・・・・・・・・・・・・・163
　②肩の運動・・・・・・・・・・・・・・・・・・・・163
　　　a. 屈曲および外転による最大挙上・・・・・163

　　　b. 内旋，外旋・・・・・・・・・・・・・・163
　　　c. 肩甲上腕リズム・・・・・・・・・・・164
　　　d. 分回し運動・・・・・・・・・・・・・・164
C　関節運動学・・・・・・・・・・・・・・・・・・・165
　①肩甲上腕関節の運動・・・・・・・・・・165
　②胸鎖関節の運動・・・・・・・・・・・・・・167
　③肩鎖関節の運動・・・・・・・・・・・・・・167
D　運動に作用する筋・・・・・・・・・・・・・167
　　　a. 肩甲上腕関節・・・・・・・・・・・・・167
　　　b. 肩甲骨の運動・・・・・・・・・・・・・167
　　　c. 腱板の安定化作用・・・・・・・・・167
学習到達度自己評価問題・・・・・・・・・・・・・171

14章　肩複合体の運動障害
・・・・・・・・・・・水野智明　**172**

A　病態運動学・・・・・・・・・・・・・・・・・・・172
　①肩関節障害の病態・・・・・・・・・・・・172
　　　a. 外傷性病態・・・・・・・・・・・・・・172
　　　b. 非外傷性病態・・・・・・・・・・・・・172
　②病態の発生と関節運動メカニズム・・・・・173
　　　a. 器質的変化による病態例（肩関節脱臼）
　　　　・・・・・・・・・・・・・・・・・・・・・・174
　　　b. 器質的および機能的変化による病態例
　　　　（腱板損傷）・・・・・・・・・・・・・175
　③関節可動域（ROM）制限があるときの運動
　　・・・・・・・・・・・・・・・・・・・・・・・・・・176
　　　a. 肩甲上腕関節や第2肩関節にROM制限が
　　　　ある異常肩甲上腕リズム・・・・・177
　　　b. 肩甲上腕関節にROM制限がある
　　　　異常臼蓋上腕リズム・・・・・・・177
　　　c. 肩鎖・胸鎖関節にROM制限がある
　　　　異常肩甲上腕リズム・・・・・・・177
　④筋力低下があるときの運動・・・・・178
B　観察と触診・・・・・・・・・・・・・・・・・・・179
　①観察するときの注意点・・・・・・・・179
　　　a. 前方，側方からの観察部位・・・179
　　　b. 後方からの観察部位・・・・・・・179
　　　c. 肩甲骨の動きの観察・・・・・・・180
　②触る，介助するときの注意点・・・181
　　　a. 動的安定化機構の機能評価・・・181

b. 触診による評価･･････････184
　　c. 代表的な徒手検査･･････････186
学習到達度自己評価問題･･････････187

15章　肘・前腕の運動
　　　　　　堀　秀昭, 福谷　保, 村田寛一郎　**188**

A　機能解剖･･････････188
　1 肘関節を構成する関節･･････････188
　　a. 肘関節･･････････188
　　b. 肘関節の靱帯･･････････189
　2 前腕を構成する関節･･････････190
　　a. 関節･･････････190
　　b. 靱帯と骨間膜･･････････190
　3 肘関節のアライメント･･････････190
　　a. 肘角（運搬角）･･････････190
　　b. ヒューター線とヒューター三角･･････191
B　骨運動学･･････････191
　1 肘関節の運動･･････････191
　2 前腕の回内と回外･･････････192
C　関節運動学･･････････192
　1 屈伸運動時の関節包内運動･･････････192
　　a. 腕橈関節･･････････192
　　b. 腕尺関節･･････････192
　2 回内・回外運動時の関節包内運動･･････193
　　a. 上橈尺関節･･････････193
　　b. 下橈尺関節･･････････193
D　運動に作用する筋･･････････193
　1 肘関節･･････････193
　　a. 屈曲･･････････193
　　b. 伸展･･････････193
　2 前腕･･････････195
　　a. 回外･･････････195
　　b. 回内･･････････195
学習到達度自己評価問題･･････････196

16章　肘・前腕の運動障害
　　　　　　　　　　黒澤和生　**197**

A　病態運動学･･････････197
　1 関節可動域（ROM）制限があるときの運動
　　････････････････････197
　　a. 可動域と関節の最終域間･･････････197
　　b. 関節の運動制限･･････････198
　　c. 関節機能異常･･････････200
　　d. 筋の短縮･･････････201
　2 筋力低下があるときの運動･･････････201
　　a. 正中神経麻痺･･････････201
　　b. 尺骨神経麻痺･･････････201
　　c. 橈骨神経麻痺･･････････202
B　観察と触診･･････････203
　1 観察するときの注意点･･････････203
　2 触ったり介助するときの注意点･･････203
　　a. 骨と軟部組織の触診･･････････203
　　b. 筋の触診･･････････203
学習到達度自己評価問題･･････････204

17章　手根・手の運動
　　　　　　　　小野武也, 白岩加代子　**205**

A　機能解剖･･････････205
　1 手関節･･････････205
　　a. 橈骨手根関節･･････････205
　　b. 手根中央関節･･････････205
　　c. 手根管･･････････207
　2 手指の構造･･････････207
　　a. 手根中手関節（CM関節）･･････････207
　　b. 中手指節関節（MP関節）･･････････207
　　c. 近位指節間関節（PIP関節）･･････････208
　　d. 遠位指節間関節（DIP関節）･･････････208
B　骨運動学･･････････208
　1 手関節の運動･･････････208
　　a. 掌屈, 背屈･･････････208
　　b. 橈屈, 尺屈･･････････208
　2 手指の運動･･････････209
　　a. 手根中手関節（CM関節）･･････････209
　　b. 中手指節関節（MP関節）･･････････209
　　c. 指節間関節（IP関節）･･････････209
　　d. 手指の内転・外転運動･･････････209
C　関節運動学･･････････210
　1 手関節･･････････210
　　a. 掌屈, 背屈･･････････210
　　b. 橈屈, 尺屈･･････････210

xvi　目次

- ② 中手指節関節（MP 関節）･････210
  - a. 屈曲，伸展･････210
  - b. 外転，内転･････210
- ③ 指節間関節（IP 関節）･････211
  - a. 屈曲，伸展･････211
- D 運動に作用する筋･････211
  - ① 手関節の筋・腱･････211
  - ② 手内筋（内在筋）･････211
    - a. 母子球筋･････211
    - b. 小指球筋･････211
    - c. 虫様筋･････211
    - d. 骨間筋･････212
  - ③ 手外筋（外在筋）･････212
    - a. 手指の伸展･････213
    - b. 手指の屈曲･････214
    - c. 母指の運動･････214
- E 腱鞘･････215
- 学習到達度自己評価問題･････215

18章　手根・手の運動障害
酒井吉仁　216

- A 病態運動学･････216
  - ① 疾患による機能障害･････216
    - a. 手のアーチの崩れ･････216
    - b. 手指筋力のアンバランスと手の変形･････216
  - ② 関節可動域（ROM）障害があるときの運動･････218
    - a. 手関節･････218
    - b. 手根中手関節（CM 関節）･････218
    - c. 中手指節関節（MP 関節）･････219
    - d. 指節間関節（IP 関節）･････219
  - ③ 筋力低下があるときの運動･････220
    - a. 正中神経障害･････221
    - b. 尺骨神経障害･････221
    - c. 橈骨神経障害･････221
- B 観察と触診･････222
  - ① 観察するときの注意点･････222
    - a. 皮膚の観察･････222
    - b. 手の肢位の観察･････223
    - c. X線画像による観察･････223
    - d. 筋の観察･････223
  - ② 触ったり介助するときの注意点･････223
    - a. 皮膚･････223
    - b. 骨･････224
    - c. 関節･････224
    - d. 筋･････224
    - e. 知覚･････225
- C エビデンス･････225
- 学習到達度自己評価問題･････225

19章　骨盤・股関節の運動
金井　章　226

- A 機能解剖･････226
  - ① 骨盤環･････226
  - ② 腰仙部･････227
  - ③ 仙腸関節（SI 関節）･････227
  - ④ 恥骨結合･････228
  - ⑤ 股関節･････228
- B 骨運動学と関節運動学･････232
  - ① 骨盤･････232
  - ② 仙腸関節･････232
  - ③ 股関節･････233
    - a. 骨運動学･････233
    - b. 関節運動学･････234
- C 運動に作用する筋･････235
  - ① 屈曲･････235
  - ② 伸展･････236
  - ③ 外転･････236
  - ④ 内転･････238
  - ⑤ 外旋･････238
  - ⑥ 内旋･････238
- D バイオメカニクス･････238
  - ① 股関節合力･････238
- 学習到達度自己評価問題･････239

20章　骨盤・股関節の運動障害
対馬栄輝　240

- A 病態運動学･････240
  - ① 疾患による構築学的異常･････240

②　関節可動域（ROM）制限があるときの運動
・・・・・・・・・・・・・・・・・・・・・・242
　　a．屈曲，伸展・・・・・・・・・・・・・・242
　　b．内転，外転・・・・・・・・・・・・・・242
　　c．回旋・・・・・・・・・・・・・・・・・・243
③　筋力低下があるときの運動・・・・・・・243
　　a．屈曲，伸展・・・・・・・・・・・・・・243
　　b．内転，外転・・・・・・・・・・・・・・244
　　c．回旋・・・・・・・・・・・・・・・・・・244
B　観察と触診・・・・・・・・・・・・・・・・・・245
①　観察するときの注意点・・・・・・・・・245
　　a．肢位，可動性を観察するときの注意点・・・245
　　b．動作を観察するときの注意点・・・・・・246
②　触ったり介助するときの注意点・・・・・・247
学習到達度自己評価問題・・・・・・・・・・・・・・248

21章　膝関節の運動
・・・・・・・・・・・・・・・・石井慎一郎　249
A　機能解剖・・・・・・・・・・・・・・・・・・・249
①　膝関節複合体・・・・・・・・・・・・・・・249
　　a．大腿脛骨関節（FT関節）・・・・・・・249
　　b．膝蓋大腿関節（PF関節）・・・・・・・250
②　膝関節のアライメント・・・・・・・・・・250
③　膝関節の靱帯・・・・・・・・・・・・・・・250
　　a．側副靱帯の解剖と機能・・・・・・・・・251
　　b．十字靱帯の解剖と機能・・・・・・・・・252
④　関節半月の解剖と機能・・・・・・・・・・252
B　骨運動学・・・・・・・・・・・・・・・・・・・253
①　屈曲と伸展・・・・・・・・・・・・・・・・254
②　内旋と外旋・・・・・・・・・・・・・・・・254
C　関節運動学・・・・・・・・・・・・・・・・・255
①　屈伸運動時の関節包内運動・・・・・・・255
②　自動回旋・・・・・・・・・・・・・・・・・255
D　膝蓋骨の機能・・・・・・・・・・・・・・・255
E　運動に作用する筋・・・・・・・・・・・・・256
①　膝関節の伸筋（大腿四頭筋）・・・・・・256
②　膝関節の屈曲-回旋筋群・・・・・・・・・256
　　a．ハムストリング・・・・・・・・・・・・256
　　b．縫工筋と薄筋・・・・・・・・・・・・・257
　　c．膝窩筋・・・・・・・・・・・・・・・・・257

学習到達度自己評価問題・・・・・・・・・・・・・・258

22章　膝関節の運動障害
・・・・・・・・・・・・・・・・山中正紀　259
A　病態運動学・・・・・・・・・・・・・・・・・259
①　膝関節の特徴・・・・・・・・・・・・・・259
②　関節可動域（ROM）障害があるときの運動
・・・・・・・・・・・・・・・・・・・・・・260
　　a．大腿脛骨関節・・・・・・・・・・・・・260
　　b．膝蓋大腿関節・・・・・・・・・・・・・263
③　筋力低下があるときの運動・・・・・・・263
　　a．伸展筋力低下・・・・・・・・・・・・・263
B　観察と触診・・・・・・・・・・・・・・・・・264
①　観察するときの注意点・・・・・・・・・264
　　a．立位姿勢・・・・・・・・・・・・・・・264
　　b．歩行・・・・・・・・・・・・・・・・・・266
②　触ったり介助するときの注意点・・・・・266
学習到達度自己評価問題・・・・・・・・・・・・・・267

23章　下腿・足関節・足部の運動
・・・・・・・・・・・・・・・・高野 健　268
A　機能解剖・・・・・・・・・・・・・・・・・・・268
①　下腿，足関節・・・・・・・・・・・・・・268
　　a．脛腓連結・・・・・・・・・・・・・・・269
　　b．距腿関節・・・・・・・・・・・・・・・270
②　足根，足部・・・・・・・・・・・・・・・・271
　　a．距骨下関節・・・・・・・・・・・・・・271
　　b．横足根関節・・・・・・・・・・・・・・271
　　c．足根中足関節・・・・・・・・・・・・・272
　　d．中足間関節・・・・・・・・・・・・・・273
　　e．中足指節関節・・・・・・・・・・・・・273
　　f．指節間関節・・・・・・・・・・・・・・273
③　足のアーチ・・・・・・・・・・・・・・・・273
B　骨運動学・・・・・・・・・・・・・・・・・・・275
①　足関節，足部の運動・・・・・・・・・・・275
②　脛腓連結の運動・・・・・・・・・・・・・276
③　距腿関節の骨運動と運動軸・・・・・・・276
④　距骨下関節の骨運動と運動軸・・・・・・277
⑤　横足根関節の骨運動と運動軸・・・・・・278
⑥　足根中足関節の骨運動と運動軸・・・・・279

- ⑦ 中足指節関節の骨運動と運動軸･･････279
- C 関節運動学･････････････････････279
  - ① 脛腓関節の運動･･････････････279
  - ② 脛腓靱帯結合の運動･･･････････279
  - ③ 距腿関節の運動･･････････････279
  - ④ 距骨下関節の運動････････････280
  - ⑤ 横足根関節の運動････････････280
    - a. 距踵舟関節･････････････････280
    - b. 踵立方関節･････････････････280
  - ⑥ 足根中足関節の運動･･････････280
  - ⑦ 中足指節関節の運動･･････････280
  - ⑧ 指節間関節の運動････････････280
- D 運動に作用する筋･･･････････････280
  - ① 外在筋･･････････････････････280
    - a. 前側コンパートメントの筋と作用･････281
    - b. 外側コンパートメントの筋と作用･････283
    - c. 後側コンパートメントの筋と作用･････283
  - ② 足の内在筋･･････････････････284
- 学習到達度自己評価問題･･･････････････285

24章　下腿・足関節・足部の運動障害　髙木裕二，長谷川正浩　286

- A 病態運動学･････････････････････286
  - ① 筋や神経が圧迫されて起こる障害･････286
    - a. コンパートメント症候群･･････････286
  - ② 関節可動域（ROM）制限があるときの運動･･････････････････････････287
    - a. 内反足･････････････････････287
    - b. 外反足･････････････････････287
    - c. 尖足･･･････････････････････288
    - d. 踵足･･･････････････････････289
    - e. 凹足･･･････････････････････289
    - f. 外反母指･･･････････････････289
    - g. 足底腱膜炎（足底筋膜炎）･･････290
  - ③ 筋力低下があるときの運動･････290
    - a. 下垂足･････････････････････290
    - b. 偏平足･････････････････････290
  - ④ 不安定性があるときの運動･････291
    - a. アキレス腱断裂････････････291
    - b. 足関節靱帯損傷････････････291
- B 観察と触診･････････････････････292
  - ① 観察するときの注意点････････292
  - ② 触ったり介助するときの注意点････292
  - ③ 病態別の見方と動かし方･･････293
    - a. コンパートメント症候群･･････293
    - b. 内反足･････････････････････293
    - c. 外反足･････････････････････293
    - d. 尖足･･･････････････････････293
    - e. 踵足･･･････････････････････293
    - f. 凹足･･･････････････････････294
    - g. 外反母指･･･････････････････294
    - h. 足底腱膜炎（足底筋膜炎）･････294
    - i. 偏平足･････････････････････294
    - j. アキレス腱断裂････････････295
    - k. 足関節靱帯損傷････････････295
- 学習到達度自己評価問題･･･････････････297

25章　神経ダイナミクス　赤坂清和，澤田　豊　298

- A 末梢神経の構造･････････････････298
- B 神経の連続性･･･････････････････299
- C 運動に対する神経の適応･････････299
- D 神経に対する整形外科徒手検査･････300
- E 神経に対する徒手（神経ダイナミクス）検査の実施上の注意･････････････････300
- F 神経ダイナミクス検査の実際･････301
  - ① 正中神経に対する神経ダイナミクス検査･･････････････････････････301
    - a. 正中神経の神経支配････････301
    - b. 正中神経に対する神経ダイナミクス検査の概要･････････････････････301
    - c. 上肢神経ダイナミクス検査1（ULNT1）･･････････････････････････302
    - d. 上肢神経ダイナミクス検査2 ―正中神経（ULNT2-median nerve）････302
  - ② 尺骨神経に対する神経ダイナミクス検査･･････････････････････････303
    - a. 尺骨神経の神経支配････････303
    - b. 尺骨神経に対する神経ダイナミクス検査の概要･････････････････････303

c. 上肢神経ダイナミクス検査 3（ULNT3）
　　　　‥‥‥‥‥‥‥‥‥‥‥‥‥‥‥ 304
　③ 橈骨神経に対する神経ダイナミクス検査
　　　‥‥‥‥‥‥‥‥‥‥‥‥‥‥‥‥ 305
　　　a. 橈骨神経の神経支配‥‥‥‥‥‥ 305
　　　b. 橈骨神経に対する神経ダイナミクス検査の概要‥‥‥‥‥‥‥‥‥‥‥‥‥ 305
　　　c. 上肢神経ダイナミクス検査 2
　　　　―橈骨神経（ULNT2-radial nerve）‥‥‥ 305
　④ 大腿神経に対する神経ダイナミクス検査
　　　‥‥‥‥‥‥‥‥‥‥‥‥‥‥‥‥ 307
　　　a. 大腿神経の神経支配‥‥‥‥‥‥ 307
　　　b. 大腿神経に対する神経ダイナミクス検査の概要‥‥‥‥‥‥‥‥‥‥‥‥‥ 307
　　　c. 腹臥位膝屈曲（PKB）‥‥‥‥‥‥ 308
　⑤ 坐骨神経に対する神経ダイナミクス検査
　　　‥‥‥‥‥‥‥‥‥‥‥‥‥‥‥‥ 308
　　　a. 坐骨神経の神経支配‥‥‥‥‥‥ 308
　　　b. 坐骨神経に対する神経ダイナミクス検査の概要‥‥‥‥‥‥‥‥‥‥‥‥‥ 308
　　　c. 下肢伸展挙上（SLR）‥‥‥‥‥‥ 309
　　　d. 下肢伸展挙上＋股関節内転・内旋‥‥ 309
　　　e. 下肢伸展挙上＋足関節背屈‥‥‥ 309
　　　f. 下肢伸展挙上＋足関節底屈内がえし‥‥ 309
　　　g. スランプ検査‥‥‥‥‥‥‥‥‥ 310
　⑥ 神経症状‥‥‥‥‥‥‥‥‥‥‥‥ 311
　学習到達度自己評価問題‥‥‥‥‥‥‥ 311

26章　感覚と運動 ‥‥‥‥森岡　周　312

　A 感覚と運動に関連する脳領域‥‥‥‥ 312
　B 感覚に関する基本事項‥‥‥‥‥‥‥ 313
　C 随意運動と脳の情報伝達経路‥‥‥‥ 313
　D 随意運動の制御システム‥‥‥‥‥‥ 315
　① 視覚制御システム‥‥‥‥‥‥‥‥ 315
　② 体性感覚制御システム‥‥‥‥‥‥ 316
　E 運動学習‥‥‥‥‥‥‥‥‥‥‥‥‥ 316
　① 運動学習とは‥‥‥‥‥‥‥‥‥‥ 316
　② 運動学習理論‥‥‥‥‥‥‥‥‥‥ 318
　　　a. アダムスの閉回路理論‥‥‥‥‥ 318
　　　b. シュミットのスキーマ理論‥‥‥ 318

　③ 運動学習の 3 段階‥‥‥‥‥‥‥‥ 318
　　　a. 初期認知段階‥‥‥‥‥‥‥‥‥ 318
　　　b. 中間段階‥‥‥‥‥‥‥‥‥‥‥ 318
　　　c. 後期自律学習段階‥‥‥‥‥‥‥ 319
　④ 運動学習における誤差修正モデル‥‥ 319
　⑤ 運動学習モデル‥‥‥‥‥‥‥‥‥ 321
　　　a. 強化学習モデル‥‥‥‥‥‥‥‥ 321
　　　b. 教師あり学習モデル‥‥‥‥‥‥ 322
　　　c. 教師なし学習モデル‥‥‥‥‥‥ 322
　学習到達度自己評価問題‥‥‥‥‥‥‥ 322

27章　運動発達と姿勢反射
‥‥‥‥‥‥‥‥‥‥‥新田　收　323

　A 運動発達‥‥‥‥‥‥‥‥‥‥‥‥‥ 323
　① 正常運動発達‥‥‥‥‥‥‥‥‥‥ 323
　② 運動発達指標‥‥‥‥‥‥‥‥‥‥ 323
　B 運動発達と姿勢反射‥‥‥‥‥‥‥‥ 324
　① 姿勢の成り立ち‥‥‥‥‥‥‥‥‥ 324
　② 姿勢反射の分類‥‥‥‥‥‥‥‥‥ 325
　　　a. 姿勢反射の名称‥‥‥‥‥‥‥‥ 325
　　　b. 姿勢反射の大分類‥‥‥‥‥‥‥ 325
　③ 運動発達と姿勢反射の関係‥‥‥‥ 326
　　　a. Milani-Comparetii による運動発達評価表（ミラーニチャート）‥‥‥‥‥‥‥ 326
　　　b. ミラーニチャートの構成‥‥‥‥ 326
　C 姿勢反射評価の意義‥‥‥‥‥‥‥‥ 327
　D 姿勢反射の評価方法‥‥‥‥‥‥‥‥ 328
　　　a. 陽性支持反応‥‥‥‥‥‥‥‥‥ 328
　　　b. 緊張性迷路反射（TLR）‥‥‥‥ 328
　　　c. 手掌把握反射‥‥‥‥‥‥‥‥‥ 328
　　　d. 非対称性緊張性頸反射（ATNR）‥ 328
　　　e. モロー反射‥‥‥‥‥‥‥‥‥‥ 328
　　　f. 対称性緊張性頸反射（STNR）‥‥ 328
　　　g. 足底把握反射‥‥‥‥‥‥‥‥‥ 329
　　　h. 空間での頭部の立ち直り反応‥‥ 329
　　　i. 矢状面での体幹の立ち直り反応‥ 329
　　　j. 巻き戻し反応‥‥‥‥‥‥‥‥‥ 329
　　　k. 下方への下肢のパラシュート反応‥‥ 330
　　　l. 前方パラシュート反応‥‥‥‥‥ 330
　　　m. 側方パラシュート反応‥‥‥‥‥ 330

目次

　　n. 後方パラシュート反応 ･･････････ 331
　　o. 傾斜反応 ････････････････････ 331
　　p. 前方立位平衡反応 ････････････ 331
　　q. 後方立位平衡反応 ････････････ 331
　　r. 側方立位平衡反応 ････････････ 332
E 脳性麻痺における姿勢反射 ･･････････ 332
　① 発達に伴う姿勢反射の変化 ･･････ 332
　② 原始反射統合の遅れ ･･･････････ 333
学習到達度自己評価問題 ･･････････････ 333

28章　姿勢制御機構とその異常
･･････････････････ 藤澤宏幸　334

A 姿勢制御の基礎 ････････････････････ 334
B 姿勢制御の理論的背景 ･･････････････ 334
　① 反射階層理論 ･･････････････････ 334
　　a. 反射学説の発展 ･･････････････ 334
　　b. 反射-反応の体系 ････････････ 335
　　c. 神経発達学との関連 ･･････････ 337
　② システム理論 ･･････････････････ 337
　　a. シャムウェイ-クックによるシステム理論
　　　 ･･････････････････････････ 337
　　b. ロードによるシステム理論 ･･･ 337
　③ 意図的運動とバランス ･･････････ 337
C 定位と表象 ････････････････････････ 338
　　a. 定位 ････････････････････････ 338
　　b. 表象 ････････････････････････ 338
D 運動力学からみた姿勢制御 ･･････････ 338
　① 運動力学の基礎 ････････････････ 338
　　a. 重心と圧中心 ････････････････ 338
　　b. 剛体の運動 ･･････････････････ 339
　② 姿勢制御における運動力学的方策 ･････ 340
E 安定と不安定 ････････････････････ 340
F 静的バランスと動的バランス ･･････････ 341
G 外乱負荷時の姿勢制御機構 ････････ 342
　① 反射階層理論からみた外乱負荷時の
　　 姿勢制御とその異常 ････････････ 342
　② システム理論からみた外乱負荷時の
　　 姿勢制御とその異常 ････････････ 344
学習到達度自己評価問題 ･･････････････ 345

29章　基本動作の種類と分析
･･････････････････ 庭田幸治　346

A 基本動作の理解 ･･･････････････････ 346
　① 基本動作の種類 ････････････････ 346
　② 動作の理解に必要な事項 ･･･････ 346
　　a. 身体の重心と重心線 ･･････････ 346
　　b. 重心と支持基底面 ･･･････････ 347
　　c. 関節周りのモーメント ･･･････ 348
　③ 健常者と障害者の動作の違い ･････ 348
B 基本的動作の分析 ･････････････････ 349
　① 分析の基本的な流れ ･･････････････ 349
　　a. 動作の全体像を把握 ･･････････ 349
　　b. 重心の軌跡を確認 ･･･････････ 349
　　c. 支持基底面の変化を確認 ･･････ 349
　　d. 関節の運動と活動している筋を確認 ･･･ 349
　　e. 動作を相に分ける ･･･････････ 349
　　f. 動作の意味づけ ･････････････ 349
　② 動作分析の実際 ････････････････ 350
　　a. 寝返りの分析 ･･･････････････ 350
　　b. 起き上がりの分析 ･･･････････ 352
　　c. 立ち上がりの分析 ･･･････････ 356
　③ 動作分析結果の表現 ･･･････････ 357
学習到達度自己評価問題 ･･････････････ 357

30章　正常歩行と異常歩行
･･････････････････ 大西秀明　358

A 正常歩行について ･････････････････ 358
　① 歩幅（ステップ幅）･･･････････････ 358
　② 重複歩距離（ストライド距離）･･･ 358
　③ 歩隔 ･･････････････････････････ 359
　④ 足角 ･･････････････････････････ 359
　⑤ 歩行率（ケイデンス）･････････････ 359
　⑥ 歩行速度 ･･････････････････････ 359
B 歩行周期 ････････････････････････ 359
　① 歩行周期 ･･･････････････････････ 360
　② 歩行周期の詳細分類 ･･･････････ 360
C 歩行時の下肢関節運動 ･･････････････ 361
D 歩行時の下肢関節モーメント ･･････ 363
E 歩行時の下肢筋活動 ･･･････････････ 364
F 歩行時の骨盤の動きと重心軌跡 ･･････ 365

G　異常歩行 ････････････････････ 366
　　① トレンデレンブルク歩行 ･･････････ 367
　　② 大殿筋歩行 ･･･････････････････ 367
　　③ パーキンソン歩行 ･･････････････ 368
　　④ 痙性片麻痺歩行 ･･･････････････ 368
　学習到達度自己評価問題 ･････････････ 370

31章　身体運動の分析法
････････････････････百瀬公人　**371**

A　身体運動の分析とは ･･････････････ 371
B　映像の3次元解析装置による分析法 ･･･ 371
　　① 光学的（映像による）計測方法の歴史 ･･･ 371
　　② 2次元解析 ･･････････････････ 372
　　③ 3次元解析 ･･････････････････ 373
　　④ 示標 ･･････････････････････ 374
　　⑤ カメラレンズの限界 ･･･････････ 374
　　⑥ 光学的解析以外の解析手段 ･･･････ 375
　　⑦ 床反力計と3次元解析 ･･･････････ 375
C　圧センサーやトルクマシーンなどの
　　筋力系による分析法 ･････････････ 376
　　① 徒手筋力測定と圧センサーや
　　　トルクマシーンなどの筋力系の違い ････ 376
　　　a. 徒手筋力測定 ･････････････ 376
　　　b. ハンドヘルドダイナモメーター ･･････ 376
　　　c. トルクマシーン ･････････････ 377
　　② ハンドヘルドダイナモメーターで
　　　計測できる筋力 ･････････････ 377
　　③ トルクマシーンで計測できる筋力 ･････ 378
　　④ 最大努力 ･･････････････････ 379
D　筋電図による分析法 ･･････････････ 379
　　① 筋電図とは ････････････････ 379
　　② 動作筋電図 ･･･････････････ 380
　　③ 積分筋電図に影響を与える要素 ････ 380
E　呼吸循環分析装置による分析法 ･･････ 381
　　① 呼吸循環分析装置（呼気ガス分析装置）
　　　････････････････････････ 381
　　② 最大酸素摂取量 ･･･････････････ 382
　学習到達度自己評価問題 ･････････････ 382

32章　体力良好と運動負荷
････････････････････岩月宏泰　**383**

A　体力良好 ････････････････････ 383
　　① 健康・体力づくりの必要性 ･････････ 383
　　② 健康維持と体力の関係 ･･･････････ 383
　　③ 健康と運動の関係 ･･････････････ 384
　　　a. エネルギー代謝率 ･･････････ 384
　　　b. METs ･････････････････ 385
　　　c. 最大酸素摂取量 ･･･････････ 385
　　　d. 心拍数 ･････････････････ 386
B　運動処方 ････････････････････ 386
　　① 運動処方とは ･････････････････ 386
　　② 一般的手順 ･･･････････････ 387
　　③ 運動処方の内容 ･･･････････････ 388
　　　a. 運動種目 ･･･････････････ 388
　　　b. 運動強度および持続時間 ･･････ 388
　　　c. 運動頻度 ･･･････････････ 388
　　　d. 運動処方の交付 ････････････ 388
　　　e. 運動継続期間と運動処方の調整 ･･ 388
　　　f. 運動時の安全管理 ･･･････････ 389
　　　g. 運動の中止 ･･････････････ 389
C　運動負荷試験 ･･････････････････ 390
　　① 目的 ･･････････････････････ 390
　　② 測定項目 ･････････････････ 390
　　③ 運動種目 ･････････････････ 391
　　④ 本試験の実際 ･････････････････ 391
　　⑤ 禁忌事項と中止基準 ･････････････ 392
　学習到達度自己評価問題 ･････････････ 393

33章　運動学と評価・治療・
　　　クリニカルリーズニング
････････････････････中山　孝　**394**

A　評価とは ････････････････････ 394
B　クリニカルリーズニングとは ･･･････････ 395
C　評価，治療における運動学の役割 ･･････ 395
D　運動学の知識を応用した評価，治療 ･･･ 396
　　① 評価とクリニカルリーズニング ･･････ 396
　　　a. 主観的評価 ･･････････････ 396
　　　b. 理学的評価 ･･････････････ 397
　　　c. 鑑別検査 ･･･････････････ 399

d. その他の情報 ・・・・・・・・・・・・・・・・・・・・・ 400
　② 治療 ・・・・・・・・・・・・・・・・・・・・・・・・・・・・・・・・ 401
　　a. 問題点の列挙 ・・・・・・・・・・・・・・・・・・・・・ 401
　　b. 問題解決へ向けた治療手技の展開 ・・・・・ 401
　③ 評価，問題点，問題解決のまとめ ・・・・・ 403
　学習到達度自己評価問題 ・・・・・・・・・・・・・・・・・・・・・ 404

付録　運動学の学習を深めるためのPBL ・・・・・・・ 405

1章　運動学と理学療法・作業療法 ・・・・・・・・ 405
2章　生体力学 ・・・・・・・・・・・・・・・・・・・・・・・・・・・・ 406
3章　神経筋骨格系の機能 ・・・・・・・・・・・・・・・・・・ 406
4章　運動と呼吸・循環・代謝 ・・・・・・・・・・・・ 407
5章　顔面・咀嚼・嚥下の運動／
6章　顔面・咀嚼・嚥下の運動障害 ・・・・・・・・ 407
7章　頭部と頸部の運動／
8章　頭部と頸部の運動障害 ・・・・・・・・・・・・・・ 408
9章　胸椎・腰椎の運動／
10章　胸椎・腰椎の運動障害 ・・・・・・・・・・・・・・ 408
11章　胸郭と呼吸運動／
12章　胸郭と呼吸運動の障害 ・・・・・・・・・・・・・・ 409
13章　肩複合体の運動／
14章　肩複合体の運動障害 ・・・・・・・・・・・・・・・・ 409
15章　肘・前腕の運動／
16章　肘・前腕の運動障害 ・・・・・・・・・・・・・・・・ 410
17章　手根・手の運動／
18章　手根・手の運動障害 ・・・・・・・・・・・・・・・・ 411
19章　骨盤・股関節の運動／
20章　骨盤・股関節の運動障害 ・・・・・・・・・・・・ 411
21章　膝関節の運動／
22章　膝関節の運動障害 ・・・・・・・・・・・・・・・・・・ 411
23章　下腿・足関節・足部の運動／
24章　下腿・足関節・足部の運動障害 ・・・・ 412
25章　神経ダイナミクス ・・・・・・・・・・・・・・・・・・ 412
26章　感覚と運動 ・・・・・・・・・・・・・・・・・・・・・・・・ 413
27章　運動発達と姿勢反射 ・・・・・・・・・・・・・・・・ 413
28章　姿勢制御機構とその異常 ・・・・・・・・・・・・ 413
29章　基本動作の種類と分析 ・・・・・・・・・・・・・・ 414
30章　正常歩行と異常歩行 ・・・・・・・・・・・・・・・・ 414
31章　身体運動の分析法 ・・・・・・・・・・・・・・・・・・ 415
32章　体力良好と運動負荷 ・・・・・・・・・・・・・・・・ 415

参考文献 ・・・・・・・・・・・・・・・・・・・・・・・・・・・・・・・・・・・・ 417
索引 ・・ 427

1. 運動学と理学療法・作業療法

● 一般目標 **GIO**
- 運動学で学ぶ内容と理学療法・作業療法がどのように関連するかを理解する．

● 行動目標 **SBO**
1. 運動学の定義および学ぶ領域を説明できる．
2. 理学療法・作業療法の基礎科学としての解剖学，生理学，運動学の重要性を説明できる．
3. 運動と動作の成り立ちを説明できる．

● 調べておこう
1. ヒトの運動はどのような解剖学的要素と運動生理学的要素から成り立っているか調べよう．
2. 運動と動作の違いを調べよう．
3. 骨運動学と関節運動学とは何か調べよう．

A 運動学とはどのような学問か

- **運動学** kinesiology*とは，運動を研究する学問である．
- 運動を学ぶ場合，まず体の構造について学ぶ**解剖学**と，機能について学ぶ**生理学**が基礎となる．
- 身体が動く状態を分析するために，**幾何学**と**力学**を用いる．

*運動学
英語 kinesiology はギリシャ語の kinesis（運動）と logos（学）を表す語尾 -logy が接続母音 -o- で結びつけられた用語であり，文字どおり「運動＋学」を表している．

B 運動のとらえ方

ヒトの運動のなかで，走る場面を物理学，解剖学，生理学，運動学の各視点から考えてみよう（図1-1）．

1 物理学的視点

- 地球上で立っているときは，体には常に**重力**が作用している．
- 重力に打ち勝つように（倒れないように）身体を構成する骨や関節が抵抗し，

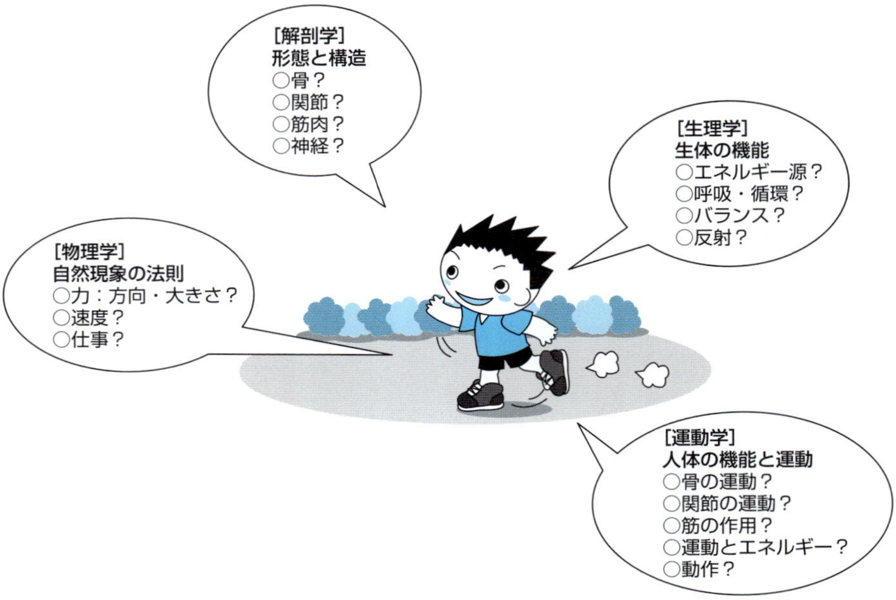

図 1-1　運動学の視点

[解剖学]
形態と構造
○骨？
○関節？
○筋肉？
○神経？

[生理学]
生体の機能
○エネルギー源？
○呼吸・循環？
○バランス？
○反射？

[物理学]
自然現象の法則
○力：方向・大きさ？
○速度？
○仕事？

[運動学]
人体の機能と運動
○骨の運動？
○関節の運動？
○筋の作用？
○運動とエネルギー？
○動作？

*抗重力筋
重力に抗して姿勢を維持するために働く筋をいう．頸，背部，殿部，膝の伸筋などが含まれる．

筋（**抗重力筋***）は力を発揮している．
- 走るとき足は地表をけり，その際，地表が押し返す力（**反力**）で進んでいる．

2 解剖学的視点

- 下肢，骨盤や脊柱は，その形や構造が重力に抵抗できるようになっている．
- 関節は走行のときに手足を動かしたり，体重を支えたりするのに適した形状をしている．
- 筋は身体が前進するときには力を発揮し，足が着地するときには衝撃を吸収している．

3 生理学的視点

- 走行中の動作をスムーズに行い，**バランス**をとって倒れないようにするために筋と神経は協調して働いている．
- 走るときに筋が力を発揮するためには**エネルギー**を必要とする．
- 筋が働くときの運動には，エネルギー源を分解するのに酸素を必要としない**無酸素運動**と，酸素を必要とする**有酸素運動**がある．
- 筋にエネルギー源や酸素を供給するには呼吸器系や循環器系が作用する．
- 運動のエネルギー源は，摂取した栄養を消化器系が分解し，それを利用しやすいかたちに合成して体内に蓄えられる．

4 運動学的視点

- 運動学は物理学，解剖学，生理学を，実際の運動にあてはめて考える．
- 走行時に身体のどの部分にどのような力が加わり，身体がどのように力を出しているかをみる．
- 身体の各部分がどのように動いているかを，**位置**，**角度**，**速度**，**加速度**などの視点から分析する．
- 走行のパターンがどのような相*からなり，筋がどのように作用しているかをみる．
- 走行中の呼吸・循環器系がどのように機能しているか，心肺機能への運動強度はどのくらいかをみる．

*相
現象や動作を特徴をもとにいくつかの部分に分けたときの各部分をいう．

column
走行中は片足が接地して加速する駆動相と両足が空中にある飛翔相がある．

C 理学療法・作業療法における運動学の重要性

- 理学療法・作業療法の直接的な治療対象は，神経筋骨格系や呼吸・循環器系の正常な機能の障害，すなわち**機能異常 dysfunction***や**機能障害 impairment***であり，**疾病 disease** や**外傷 injury** といった病理学的変化そのものではない．
- 機能の正常と異常を見出すためには，解剖学，生理学，運動学を基礎として学び，疾病や外傷の病理学を理解したうえで運動を評価する必要がある．
- 運動の評価は，関節の運動，筋の機能，神経筋の反射・反応，呼吸・循環器系の機能などから問題点を見出し，そこから治療プログラムを立案する．

*機能異常 dysfunction
器官や体の部位の機能が正常に作用しない状態をいう．とくに筋骨格系機能の変化を体性機能異常 somatic dysfunction ということがある．

*機能障害 impairment
国際生活機能分類 International Classification of Functioning, Disability and Health（ICF）では，人体のすべての身体構造および心身機能の変異や喪失を表す．

D 人間の運動行動と姿勢，運動，動作，行為

人間の**運動行動 motor behavior** は**運動 movement**，**動作 motion**，**行為 action** に分けられる．運動は**姿勢**が連続的に変化したものであり，動作は運動によって具体的に行われる**仕事 work** や**課題 task** との関係で行動をとらえる単位であり，行為は人間の行動を社会文化的意味や意図との関連でとらえるときの単位である．

hint
運動学の基礎となる学問分野は何か，そして運動を理解するときそれらはどのように関わってくるか考えてみよう．

1 姿　勢

- **姿勢 posture** は身体各部の位置関係や全身の形を表すのに用いられ，**構え attitude** と**体位 position** に分けられる．
- **構え**は頭部，体幹，上肢，下肢の相対的な位置関係を示している（図1-2）．
- **体位**は身体の基本面が重力方向に対してどのような関係にあるかを表しており，立位，座位，背臥位，腹臥位，側臥位，などの用語で表される（図1-3）．
- 運動の基本となる姿勢として，基本的立位肢位と解剖学的立位肢位がある．
- **基本的立位肢位**とは，顔面が正面を向き，両上肢は体幹にそって下垂し，前腕橈側縁は前方を向き，下肢は平行して足趾が前方を向いた直立位である（図1-4）．

図 1-2 構えと体位
aとbの姿勢を比較すると，構えは同一で体位が立位と臥位となり異なる．

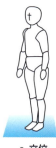
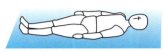

a. 立位　　　　b. 背臥位

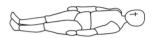
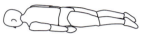

a-1 背臥位 supine lying　　a-2 腹臥位 prone lying

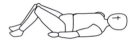
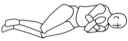

a-3 屈膝背臥位 crook lying　　a-4 側臥位 side lying

a. 臥位 lying

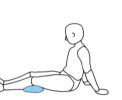
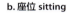

b-1 長座位 long sitting　　b-2 いす座位 sitting

b. 座位 sitting

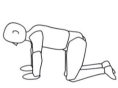

c-1 四つ這い位 prone kneeling　c-2 膝立ち位 kneeling

c. 膝立ち位 kneeling

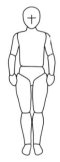
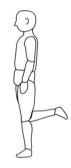

d-1 立位 standing　　d-2 片脚立位 one leg standing

d. 立位 standing

図 1-3 体位の分類

- **解剖学的立位肢位**とは，基本的立位肢位で前腕を回外位にして手掌を前方へ向けた直立位をいう（**図 1-5**）．
- 解剖学や運動学では身体の位置や方向を表す用語が定義されている（**図 1-6**）．

hint

　姿勢を構えと体位から分析することは，運動機能を評価したり，運動療法のプログラムを指導したりするときに重要である．たとえば，膝立ち位と屈膝背臥位から骨盤挙上した体位（ブリッジ）は足関節の角度を除けば構えは類似している（図 1-2，1-3）．この 2 つの体位での運動はそれぞれどのような効果があるだろうか．さらに，それぞれの体位で片足を床から上げたとき，どのような効果があるかを実際に試してみよう．

D 人間の運動行動と姿勢，運動，動作，行為　5

図 1-4　基本的立位肢位

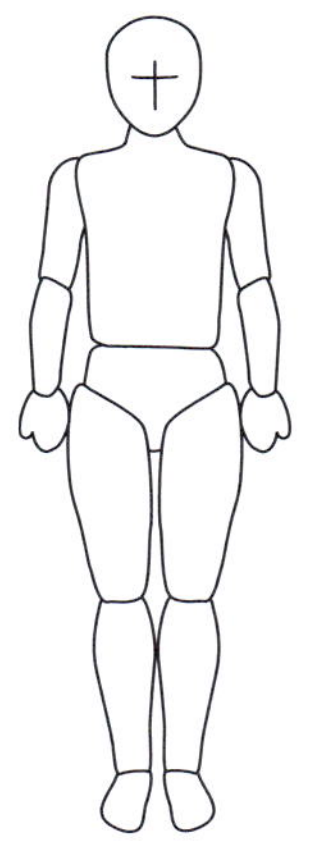

図 1-5　解剖学的立位肢位

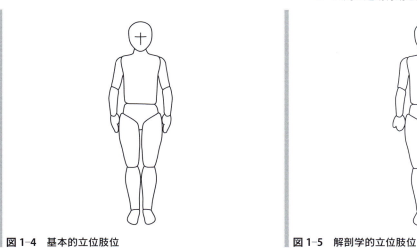

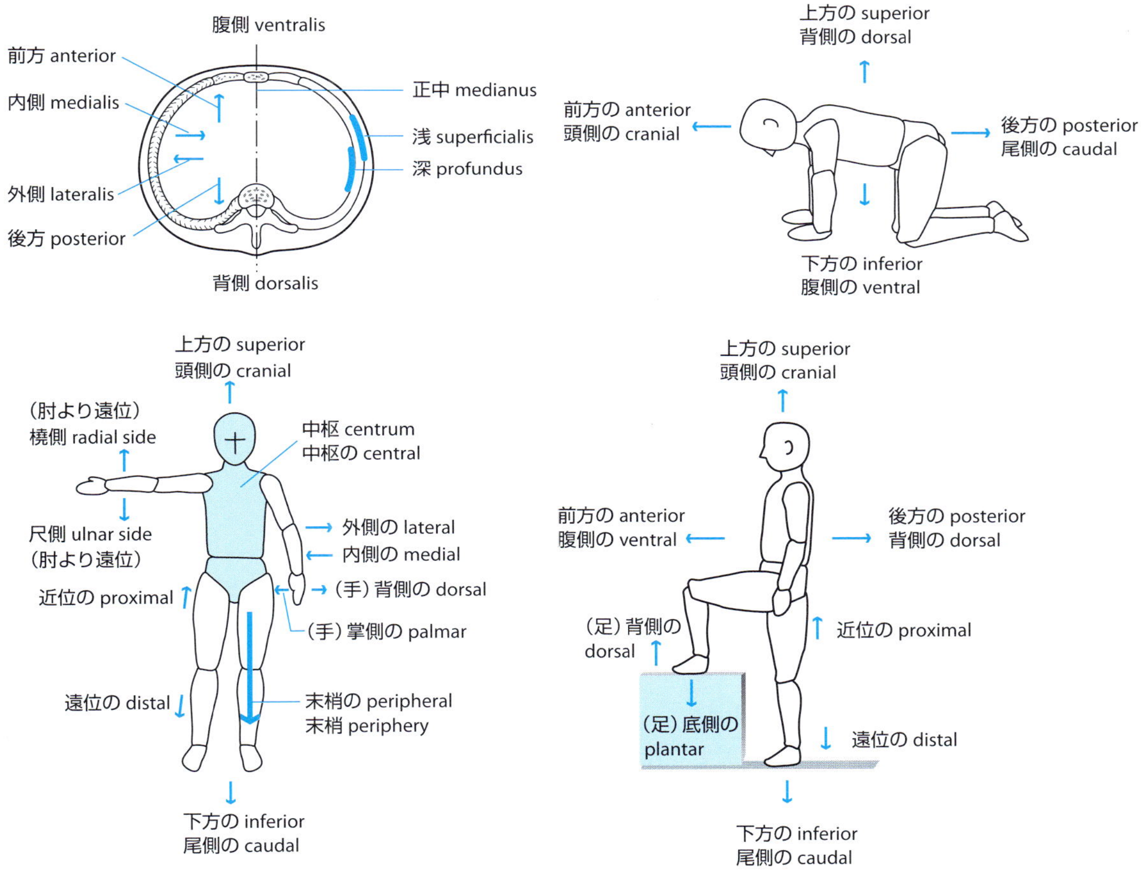

図 1-6　身体の位置と方向を表す用語

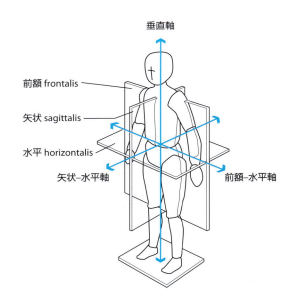

図 1-7　身体の面と軸
身体を 3 次元でとらえる面を矢状面，前額面，水平面といい，それぞれの方向で二分する基本面を表すときは基本矢状面，基本前額面，基本水平面という

表 1-1　運動面，運動軸と運動用語

運動面	運動軸	運動の種類（用語）
前額面	矢状-水平軸	外転・内転，左右側屈
矢状面	前額-水平軸	屈曲・伸展，背屈・掌屈，背屈・底屈
水平面	垂直軸	外旋・内旋，左右回旋，（前腕）回外・回内

2 運　動

- **運動**は姿勢が時間的に連続的に変化したものであり，体位と構えによって表現される．
- 解剖学や運動学で運動を考える場合，3 つの運動面と 3 つの運動軸を考える（**図 1-7，表 1-1**）．
- 四肢の各部を体幹への連絡桿（リンク link）とみなして運動連鎖を考えることがある．

a. 運動面と運動軸

▷3 つの運動面

①**矢状面** sagittal plane：正中矢状面 midsagittal plane ともいい，身体の正中を通る垂直な平面で，身体を左右の半分に分ける．正中矢状面に平行な平面も矢状面という．

②**前額面** frontal plane：身体を前部と後部に分ける垂直平面で，前頭面，冠状面 coronal plane ということもある．

③**水平面** horizontal plane：身体を上下に二分する平面で，横断面 transverse plane ともいう．

▷3つの運動軸

①**垂直軸** vertical axis：垂直の軸で水平面での運動の軸となる．
②**矢状−水平軸** sagittal-horizontal axis：前後方向の軸で前額面での運動の軸となる．
③**前額−水平軸** frontal-horizontal axis：左右方向の軸で矢状面での運動の軸となる．

b．運動連鎖

- **開放運動連鎖** open kinetic chain：四肢の遠位端が空間の中で体幹に対して自由に運動する．
  ［例］上肢を空中で伸展したり，下肢を振り上げたりする運動など．
- **閉鎖運動連鎖** closed kinetic chain：四肢の遠位端（手や足）が固定された状態で近位の四肢関節や体幹が運動する．
  ［例］腕立て伏せでの上肢の屈曲・伸展，スクワットでの膝・股関節屈曲・伸展など．
- 両者では同じ関節の運動でも筋の作用が異なる．

hint
　上肢の筋力トレーニングで，ダンベルを持った肘の屈曲・伸展運動や腕立て伏せがよく行われる．この場合，ダンベル運動は開放運動連鎖で，腕立て伏せは閉鎖運動連鎖である．同じように肘を屈曲・伸展するが，上肢の筋の作用にどのような違いがあるのか，自分で試して確認しよう．

c．運動分析

- **運動分析** kinesiological analysis は人間の行動を分析，評価する基本的な部分である．
- 運動分析では外力が運動に与える影響，筋の収縮様態など，身体運動に関与する要因を検討する．

3 動　作

- **動作**は**基本動作** fundamental motion から構成され，基本動作は運動から成り立っている．
- 動作を研究する要素には，①エネルギー消費，②疲労，③動作分析，④肉体的・精神的負担，⑤仕事の能率，⑥動作経済の法則，⑦筋電図，⑧時間研究，⑨動作範囲，などがある．

4 行　為

- **行為**は社会的・文化的意味や意図を表している運動行動をいう．

5 運動行動のとらえ方

- 「立っていて上肢を頭の横まで挙上する行動」をそれぞれの用語でとらえると

hint
立ってバンザイをする運動行動を，姿勢，運動，動作，行為の視点から説明したらどのようになるだろうか．

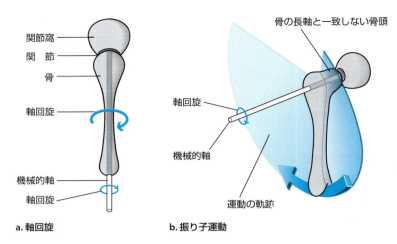

図 1-8 軸回旋と振り子運動
［William PL, Warwick R（ed）：Gray's Anatomy, W.B.Saunders, 1980 より改変］

以下のようになる．
- 姿勢：体位は立位で構えは上肢を体側から頭側へ移動する．
- 運動：上肢は肩関節で屈曲（前方から挙上したとき）または外転（側方から挙上したとき）約 180° である．
- 動作：三角筋や棘上筋などの収縮による，手で何かを取る目的などで上肢全体を上方へ引き上げる仕事である．
- 行為：状況により賛意を示す挙手と解釈される．

E 骨・関節の運動を分析するときの2つの見方

骨，関節の運動を分析する場合，骨運動学 osteokinematics と関節運動学 arthrokinematics の見方がある．

1 骨運動学

- 骨運動学は3次元空間の中，すなわち3つの運動面と3つの運動軸で生じる運動を表す．
- 屈曲・伸展，外転・内転，外旋・内旋という用語で表される運動，すなわち**生理学的運動** physiological movement を分析する学問である．
- 生理学的運動では骨が**機械的軸** mechanical axis を中心に運動しており，この運動は**軸回旋** spin と**振り子運動** swing に大別できる（**図 1-8**）．

2 関節運動学

- 関節運動学は骨が運動しているときの関節包内の運動，すなわち**副運動** accessory movement を分析する分野である．

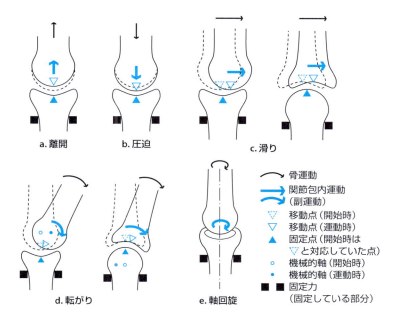

図 1-9 関節副運動
[細田多穂，中山彰一（編）：アドバンス版図解理学療法技術ガイド．文光堂，p. 274–275, 2005]

- 関節包内では**転がり** roll，**滑り** slide，**離開** distraction，**圧迫** compression，**軸回旋** spin が起こっている（図 1-9）．

3 骨の運動と関節副運動

- 骨が振り子運動（**角運動**）をすると，転がりは関節面の凹凸にかかわらず，常に骨の角運動と同じ方向へ起こる（図 1-10）．
- **凹凸の法則** convex concave rule：運動する関節面が凸の場合，滑りは骨の角運動とは反対の方向に起こり，関節面が凹の場合は滑りが骨の角運動と同じ方向に起こる（図 1-11）．
- **締まりの肢位** closed packed position：関節が構造的にロックして動かなくなる肢位をいう．たとえば膝関節を完全伸展し下腿を外旋させた状態である．閉鎖肢位ということもある．
- **休みの肢位** resting position：関節が最もゆるんだ肢位で，最大ゆるみの肢位 least packed position ともいう．締まりの肢位以外を**ゆるみの肢位** loose packed position という．関節包内運動を検査するときにはこの肢位で行う．

4 運動学と理学療法・作業療法評価

- 理学療法・作業療法評価には問診（聞き取り），観察（視診），運動機能検査，神経学的検査，触診など多くの検査があり，運動学と深く関連している．
- 評価には運動や動作の分析や，それらに関連した機能を評価することが多い．

> **hint**
> 肘を 90°屈曲位にして，上腕を体側につけて肩関節を内旋・外旋するときと，肩関節を 90°外転位で内旋・外旋するときの関節副運動の違いについて考えてみよう．

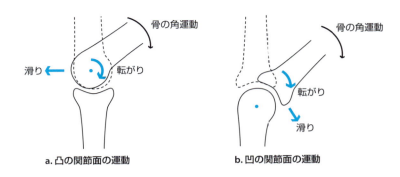

図1-10 骨の角運動と関節包内運動（転がりと滑り）
[細田多穂，中山彰一（編）：アドバンス版図解理学療法技術ガイド．文光堂，2005]

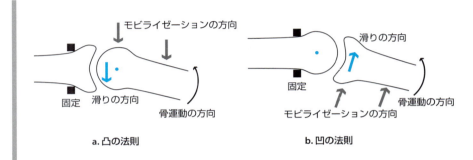

図1-11 凹凸の法則と関節モビライゼーションの方向
[細田多穂，中山彰一（編）：アドバンス版図解理学療法技術ガイド．文光堂，2005]

- 問診でどのような運動や動作ができないかを聞く．
- 観察では姿勢や個々の関節の運動，日常生活に関連する動作を分析する．
- 運動機能は自動運動や他動運動などで行う検査や筋力検査など，いずれも運動学が基本となっている検査で評価する．
- 神経学的検査には運動やそれに関連する感覚などを評価する多くの検査がある．
- 触診は組織の状態や異常を触って評価したり，骨の位置を確認しさらに運動時の骨の位置がどのように変化するかを検査することで運動機能を評価する．

5 関節可動域制限がある場合の運動学的分析と治療

- 関節可動域 range of motion（ROM）制限があるとき，関節副運動がないのに，骨の角運動を**他動的**に行うと転がりに伴う滑りが制限されているため，転がる方向の関節面には異常な圧迫力が，反対側の関節包には異常な伸張力が加わる（図1-12）．
- ROM制限がある関節を治療する場合，最初に関節副運動（**関節の遊び** joint play ともいう）を評価する．これを**関節副運動検査**（関節モビリティー検査）という．
- 関節副運動に制限があれば，関節包が最もゆるんでいるROMの中間位で，最

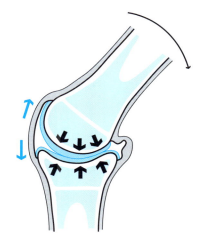

図 1-12　他動運動時に関節に加わる異常な力

初に2つの関節面を離開し，つぎに滑りを引き出す**関節モビライゼーション**を行う．
- 関節包内運動が改善したら，筋緊張を緩和しながら徐々に，骨の角運動を改善するように持続的に伸張していく．

hint

ROM制限の原因には痛み，関節内の癒着，関節包やその周囲の軟部組織の短縮による副運動の制限，周囲の筋の短縮などがあり，それらが複雑に影響しあっている．ROM制限がある患者に理学療法・作業療法を行うときに，運動学をどのように生かして評価・治療したらよいだろうか．

学習到達度 自己評価問題

1. 運動学の基礎となる学問分野は何か，そして運動を理解するときそれらはどのようにかかわってくるか説明しなさい．
2. 骨運動学の分野で運動をみるとき，運動をどのようにとらえ，どのように分類するか説明しなさい．
3. 立っていて腕を身体の横から耳のわきまで上げる運動を，運動学用語を用いてできるだけ詳しく説明しなさい．

2. 生体力学

● 一般目標
- 力を説明でき，身体運動を力学的視点で分析できるようにする．

● 行動目標
1. 力をベクトルとして説明できる．
2. 関節運動をテコの原理により説明できる．
3. テコを力のモーメントとして説明できる．
4. 姿勢や動作を力のモーメントで分析できる．

● 調べておこう
1. ベクトルの分解や合成方法を調べよう．
2. 運動方程式（力の方程式）を調べよう．
3. 肘関節のテコの種類は何か考えてみよう．
4. モーメントを用いて力を求める方法を調べよう．

A 力とは

1 理学療法・作業療法の場面から力を考えてみよう

- 力といってもいろいろな種類があり，力学的な力に限っても，重力，面の抗力，摩擦力，張力，弾性力などがある．
- 片脚立ちをしている人はその人の体重分の力で床面を押していることになる（重力）．
- 反対に床面は体重分の力を支えていることになる（面の抗力）．
- これらの力を表す方法の1つとしてベクトルがある．

2 ベクトル

- 力の働きは**大きさ**，**向き**，**作用点**で決まり，それをベクトルで表す．
- ベクトルとは大きさと向きをあわせもった量であり，力の向きと大きさを矢印（→）で表す．

①力の向きを矢印の向きで表す．
②力の大きさを矢印の長さで表す．
③力の作用する点を起点として表す．

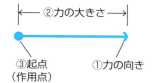

• 演習1 •

片脚立位の場合の力をベクトルで考えてみよう（図2-1）
- 床から鉛直方向下向きの矢印が床を押す力（F_1）
- 床から鉛直方向上向きの矢印が床を支えている力（F_2）
- 静止しているのであれば互いの矢印は方向が反対で，大きさ（長さ）と作用点は同じである．

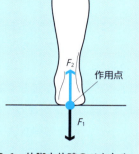

図2-1　片脚立位時のベクトル

• 演習2 •

立位の人を押す場合の力を考えてみよう（図2-2）
- 背中から前に押す場合は，力Fは「後ろから前へ」加えたことになる．
- ベクトルの矢印も「手掌部」が作用点で「左から右へ」向くことになる．

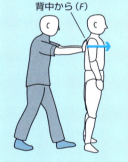

図2-2　背中から押す場合

• 演習3 •

図2-2で立位の人を2倍の力で押す場合の力の大きさを考えてみよう
- 背中から押す場合の力の大きさを考えてみよう．
  - 矢印の作用点は同じ「手掌部」
  - 矢印の向きは同じ「後ろから前へ」
  - 矢印の長さは2倍
- このように実際に加えた力の大きさとベクトルの長さは比例する．

3 ベクトルの合成と分解

- 力をベクトルで表すと，いくつかの力が合わさったときの力の方向と大きさを考えたり（ベクトルの合成），1つの力がいくつかの方向に分かれて作用するのを考える（ベクトルの分解）ときに大変便利である．

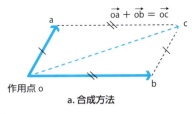
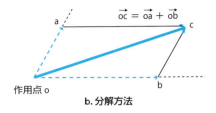

図 2–3　力の合成と分解

a. ベクトルの合成方法（2 つの力を 1 つに合成する場合）

①2 つの力をベクトルとして矢印で作図する（作用点，方向，長さに注意！）（図 2–3）．
②2 つの矢印を 2 辺とする平行四辺形をつくり，対角線（点線）を求める．
③対角線の長さが合力の大きさ，作用点から対角線の方向が合力の方向となる．

b. ベクトルの分解方法（1 つの力を 2 つに分解する場合）

①1 つの力をベクトルとして矢印で作図し，分解する 2 つの方向を定め作図する（図 2–3）．
②分解した 2 つの方向に対して，もとの 1 つの矢印が対角線となる平行四辺形を求める．
③その対角線を挟む 2 辺（点線）が分解された力となる．

● 演習 4 ●

立位の人を 2 人で引いた場合の力を合成してみよう

- A さんが 1 の力，B さんが 2 の力で C さんを引っ張る．
- A さんが引いている力を紐上に矢印で表す．
  作用点が o，方向が o から a へ，大きさは 1 として作図し $\vec{oa}$ として表す．
- B さんが引いている力を紐上に矢印で表す．
  作用点が o，方向が o から b へ，大きさは $\vec{oa}$ の 2 倍の長さで 2 として作図し $\vec{ob}$ と表す．
- $\vec{oa}$ と $\vec{ob}$ の矢印を 2 辺とする平行四辺形をつくり，対角線 $\vec{oc}$ を求める．
- $\vec{oc}$ が合力であり，作用点が o，方向が o から c へ，大きさは oc の長さとなる．
- つまり，C さんは c の方向に oc の大きさの力で引かれたことになる．

hint
図 2–4 を用いて，反対に $\vec{oc}$ から $\vec{oa}$ と $\vec{ob}$ に分解してみよう．

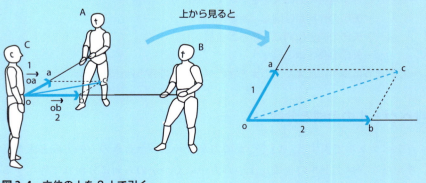

図 2–4　立位の人を 2 人で引く

B 力の釣り合い

1 力の釣り合い

a. 釣り合いの定義
- 物体に2つの力を加えているのに力の働きが現れないとき，2つの力は釣り合い状態にあるという．

b. 2つの力が釣り合うときの条件
①2つの力が同一直線上にある．
②2つの力の向きが反対．
③2つの力の大きさが等しい．

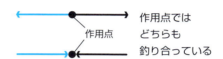

作用点ではどちらも釣り合っている

> ● 演習 5 ●
> **立位介助の場合で力の釣り合いを簡単に考えてみよう**
> 　立位を支持する下肢，体幹の力はあるが，左右方向へのバランスが悪い対象者を介助する場合（対象者は抵抗しないものとする），
> - 介助者は対象者と向き合い，対象者の両肩外側に手掌部をあてて介助する．
>   （介助者の右手は対象者の左肩外側，左手は右側外側にあてる）
> - 介助者は右手で左方向へ力を加え，左手で右方向へ力を加える．
> - 介助者の両手の力の大きさが同じで作用線が等しければ対象者は倒れず，介助者の両手の力は釣り合っているといえる．

2 作用・反作用の法則（運動の第3法則）

- 物体Aが物体Bに力を加えたときには，物体Aも物体Bから力を受けたことになる．AがBに加えた力を**作用**とするなら，AがBから受ける力を**反作用**という．
- 作用と反作用の力の作用線は同一直線上で向きが反対で大きさが等しい．

> ● 演習 6 ●
> **図 2-1 の片脚立位時の場合で考えてみよう**
> 　床から垂直方向下向きの力（F_1）である作用と床から垂直方向上向きの力（F_2）である反作用とが釣り合っている．理学療法の分野では，立位や歩行のとき床から受ける力（反作用）を床反力という用語を用いて表す．

▷ポイント
- 釣り合いは1つの物体に働く複数の力を扱い，作用・反作用は2つの物体の接点における力の関係を表す．

C テコの原理

1 テコの種類

- テコを考えるときは，①作用点，②支点，③力点の3つの点に着目し，それぞれの位置関係で3つに分類する（図2-5）．

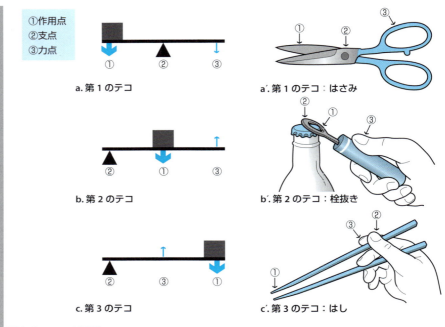

図2-5 テコの種類
(a) 第1のテコ：支点が作用点と力点の間にある．
(b) 第2のテコ：作用点が支点と力点の間にある．
(c) 第3のテコ：力点が作用点と支点の間にある．

*体節
この場合，関節単位で動かそう（保持しよう）とする身体の部位のことを意味している．たとえば，手関節の運動では手部，肩関節の運動では上肢全体を意味している．

● 演習7 ●

人体における①作用点，②支点，③力点を考えてみよう
①作用点：動かそう（保持しよう）とする体節の重心点
②支　点：関節運動が起こるときの運動の中心点
③力　点：筋が関節運動に作用する点

　重心とは，重力の合力の作用点である．つまり，その体節*だけを取り出し重心点に糸をつけてぶら下げると，前後左右とも釣り合いがとれ，体節は全く動かない点である．つまり，重心点にすべての重力が作用していると考えることができる．
　人体の関節におけるテコの種類は肢位によっても変化する．例えば中殿筋による股関節外転作用を考えると，

片脚立位時（図2-6）
　①作用点は立脚下肢を除いた重心点
　②支点は股関節中心
　③力点は中殿筋の停止部
で第1のテコである．

側臥位時（図2-7）
　①作用点は右下肢重心点
　②支点は股関節中心
　③力点は中殿筋の停止部
で第3のテコである．

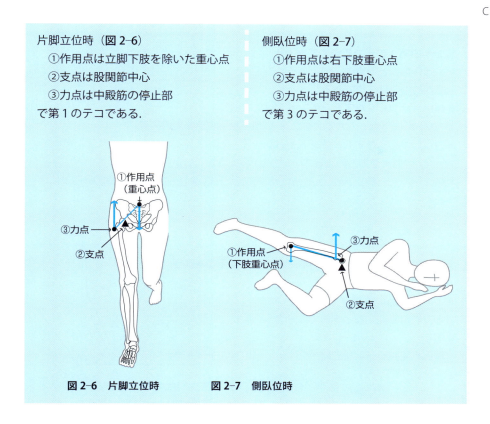

図2-6　片脚立位時　　図2-7　側臥位時

2 力のモーメント

- 日常生活はさまざまな関節運動によって体節の位置を変化させることで成り立っている．関節運動を筋で回転させているととらえてみる．
- 力が物体をある点のまわりに回転させる能力のことを**力のモーメント**という．

a. 力のモーメントの求め方

- 力のモーメントの大きさは，物体に働く力（F）と，モーメントアーム［運動の中心点から力の作用位置までの垂線との距離（l）］の積で求められる．

　　力のモーメント（M）＝力（F）×モーメントアーム（l）

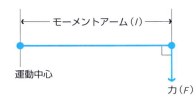

2つの力のモーメントが釣り合うときの条件
　①2つの回転軸が等しい
　②2つの回転方向が逆
　③2つの力のモーメントが等しい

- 物体に働く力の作用線と，モーメントアームの長軸は直交させる．
- 単位は**ニュートンメートル**（**Nm**）と表す（力の単位「ニュートン」については後述）．

● 演習 8 ●

図 2-5 の第 1 のテコで考えてみよう

- 力は作用点と力点の 2 つである．
- 運動の中心は支点である．
- 作用点がつくりだすモーメント M_1 は，
  $M_1 =$ 作用点での力の大きさ × 作用点から支点までの距離
- 力点がつくりだすモーメント M_2 は，
  $M_2 =$ 力点での力の大きさ × 力点から支点までの距離
- $M_1 = M_2$ なら静止，$M_1 > M_2$ なら反時計回りに回転，$M_1 < M_2$ なら時計回りに回転することになる．

● 演習 9 ●

上腕二頭筋による肘関節屈曲モーメントを考えてみよう（図 2-8）

- 運動の中心を O とする．
- 上腕二頭筋の停止部を A とし，B の方向に収縮するときの力を F とする．
- 肘関節屈曲モーメントは，
  OA × F
  ↑↑これは誤り！

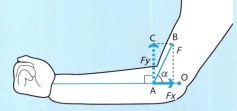

図 2-8　上腕二頭筋による肘関節屈曲モーメント

肘関節屈曲モーメントでは，もう 1 つ約束事がある．

- モーメントアームの長軸と，力の作用線は直交させる必要があるので，力 F の分力 Fy を求める．（ベクトルの分解を参照）
- よって，上腕二頭筋による肘関節屈曲モーメント M は，OA×Fy であり，肘の屈曲方向に作用している．

column

　図 2-8 で長さ OA と $\vec{F}$ のなす角が α ならば，三角関数を用いて，F から分力 Fy の大きさを求めることができる．
　　$Fy = F \times \sin \alpha$
　分力 Fy は，肘関節を屈曲させる力であるが，このとき分力 Fx も存在する．
　　$Fx = F \times \cos \alpha$
で求められ，分力 Fx は前腕が肘関節を圧迫する力となる（図 2-9）．

D　力と速度，加速度，仕事

1 速さと速度

a. 速　さ

- 速さとは，単位時間あたりの距離の変化量である．

- 上腕二頭筋の力のモーメント M_1 は
  $M_1 = OA \times Fy$
  M_1 は肘の屈曲方向に作用する力のモーメントである．
- 前腕の重心点を D，重さを mg とし，点 O での力のモーメント M_2 を求めると
  $M_2 = OD \times mg$
  M_2 は肘の伸展方向に作用する力のモーメントである．

$M_1 = M_2$ であれば，関節運動は生じない（上腕二頭筋の等尺性収縮）．
$M_1 > M_2$ であれば，肘関節は屈曲する（上腕二頭筋の求心性収縮）．
$M_1 < M_2$ であれば，肘関節は伸展する（上腕二頭筋の遠心性収縮）．

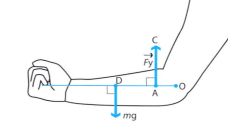

図 2-9 力のモーメント

[求め方] 時間の単位に秒（s），距離の単位にメートル（m）をとると，A さんが x の距離を歩くのに時間（t）かかったとすると，A さんの歩行の速さ v は，

$$\text{速さ}(v) = \frac{\text{距離}(x)}{\text{時間}(t)}$$

- 速さの単位は**メートル毎秒**（m/s）と表すことができる．

● 演習 10 ●

A さんが 10 m 歩行に 5 秒かかったとする．A さんの歩行の速さは何 m/s か．

（答：2 m/s）

---

b. 速 度

- 速度とは，速さに向きを加えたものである．
- 日常では，速さと速度は同じ意味で用いられるが，正確には区別されている．
- たとえば，北に 2 m/s で歩行しているときと，南に 2 m/s で歩行しているときは，どちらも速さは 2 m/s であるが，北を正の方向とすれば，北に歩行するときを速度 2 m/s で表し，南に歩行するときを －2 m/s と表す．

2 加速度

a. 加速度の定義

- 加速度とは単位時間あたりの速度の変化量である．

[求め方] 一直線上を歩行している A さんの速度が，時間 t の間に，$\vec{v_1}$ から $\vec{v_2}$ に変化したときの加速度 a は，

$$\text{加速度}(a) = \frac{\text{速度の変化}(v_2 - v_1)}{\text{時間}(t)}$$

---

column

速さのように大きさだけで向きを考えない量を**スカラー**といい，速度のように大きさと向きをもつ量を**ベクトル**という．速度の記号は $\vec{v}$ で表す．

- 時間の単位に秒（s），速度の単位にメートル毎秒（m/s）をとると，加速度の単位はメートル毎秒毎秒（m/s²）と表すことができる．

● 演習 11 ●

歩行の加速度を考えてみる

Aさんが歩行開始から 2 m/s の速さに達するまで 2 秒かかった．Aさんの加速度は何 m/s² か．

（答：1 m/s²）

---

b. 運動の法則

- 理学療法・作業療法の場面では患者の運動を変化させるために力を加える．つまり，患者に力が働くと加速度が生じることになる．
- 加速度の向きは加えた力の向きと同じである．
- 加速度の大きさは力の大きさに比例する．
- 加速度の大きさは物体の質量に反比例する．

①運動の法則（運動の第2法則）

- 質量 m の物体に力 F が働いたときに生じる加速度を a とすると，

$$\vec{力\,(F)} = 質量\,(m) \times \vec{加速度\,(a)}$$

- 質量単位にキログラム（kg），加速度の単位にメートル毎秒毎秒（m/s²）をとると力の単位はキログラムメートル毎秒毎秒（kgm/s²）となるが，これを**ニュートン（N）**として表す．
- **力の単位はニュートン（N）**

②慣性の法則（運動の第1法則）

- 物体に力が働かないとき，または，働いているすべての力が釣り合ってその合力が0であるとき，物体が静止していればいつまでも静止を続け，はじめに運動していれば，そのままの速度で等速度運動を続ける．

c. 質量と重さの違い

- 質量とは物質固有の量であって，地球上でも月面上でも変わらぬ量であり，単位はキログラム（kg）で表す．
- 重さとは物体に働く重力の大きさのことであり，質量と重力加速度の積で求められる量である．
- 運動の第2法則より，重さは力としてとらえられ，単位はニュートン（N）として表す（キログラム重 kgw と表すこともある）．
- 質量 1 kg の物体に働く重力の大きさを 1 kgw（キロポンド kp）と表す．
  1 kgw（kp）＝ 約 9.8 N であり，1 N は質量約 0.1 kg の物体に働く重力とほぼ等しい．
- 体重とは体の重さのことで，体をつくる物質（質量）に重力加速度が働いた重力の大きさを表す（重量）．
- 日常では体重の単位をキログラム（kg）として表すが，正確には重量なので，キログラム重（kgw）と表すべきである．

- 日常的に用いられる体重（本来は質量）を力として考えるには，体重に重力加速度 g（約 $9.8\,\mathrm{m/s^2}$）をかけてニュートン（N）で表す必要がある．

> **column**
>
> 質量 m（kg）の物体に働く重力 G（N）は重力加速度を g（$\mathrm{m/s^2}$）とすると，
> 　重力（G）＝質量（m）×重力加速度（g）
> 単位はニュートン（N），重力加速度は約 $9.8\,\mathrm{m/s^2}$

❸ 仕　事

a. 仕　事

- ここで用いる仕事とは，物体を移動するための働きの大きさを表す量である．
  ［求め方］物体に F の力を加え，力が働く方向に物体が距離 S 移動したときの力の仕事 W（J）は，

  　仕事（W）＝力（F）× 距離（S）

- 力の単位にニュートン（N），距離の単位にメートル（m）をとると仕事の単位はニュートンメートル（Nm）となりこれを**ジュール**（J）として表す．

●演習 12 ●

他動的下肢伸展挙上を，徒手で行った場合と，動滑車を用いた場合で比べてみよう（図 2-10）

- A さんの下肢の重さは mg（N）である．A さんの下肢を 0.1 m 持ち上げる場合，徒手で行うときの仕事 W_1，1 個の動滑車を用いたときの仕事 W_2 を比較せよ．
  - 徒手で行う場合 W_1
    下肢の重さ mg（N），力 $F_1 = mg$
    力を加えた距離 0.1（m）
    仕事 $W_1 = mg \times 0.1 = 0.1\,mg$（J）
  - 1 個の動滑車を用いた場合 W_2
    下肢の重さ $\dfrac{mg}{2}$（N），力 $F_2 = \dfrac{mg}{2}$
    力を加えた距離 0.2（m）
    仕事 $W_2 = \dfrac{mg}{2} \times 0.1 + \dfrac{mg}{2} \times 0.1$
    　　　$= 0.1\,mg$（J）
- 仕事からみるとどちらも同じといえる．

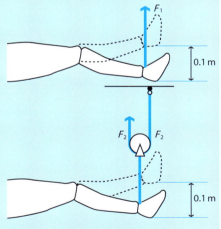

図 2-10　滑車を用いた場合の仕事
動滑車を 1 つ用いるごとに必要な力は $\dfrac{1}{2}$ になり，引く距離は 2 倍になる．

---

b. 仕事率

- 仕事率とは，単位時間あたり何 J の仕事をするかを表す量である．
  ［求め方］仕事 W（J）を行うのに時間 t（s）かかったときの仕事率 P（W）は

$$\text{仕事率}(P) = \frac{\text{仕事}(W)}{\text{時間}(t)}$$

- 仕事率の単位は J/s となり，これを**ワット（W）**として表す．

4 力積と運動量

力積とは一定時間が働いたときの力と時間の積をいう．
［求め方］力の単位に（kgm/s²），時間の単位に秒（s）をとると

　　力積（kgm/s）＝力（kgm/s²）× 時間（s）

運動量とは物体の運動の激しさや勢いを表し，質量と速さの積で求められる．
［求め方］質量の単位に（kg），速さの単位に（m/s）をとると

　　運動量（kgm/s）＝質量（kg）× 速さ（m/s）

- 力積と運動量は同じものなので，単位も同じになる（kgm/s）．
- 物体に加える力が大きいほど，また，加える時間が長いほど力積と運動量は大きくなる．
- 物体は質量が大きいほど，また，速度が速いほど力積と運動量は大きくなる．

5 回転運動とトルク

- 機械などの固定された回転軸を中心に回転運動をさせるときの力のモーメントを**トルク**と呼ぶ．トルクの単位は Nm（ニュートンメートル）である．
- 物体の回転の速さを角速度で表す．単位は通常 rad/s（ラジアン毎秒）．ラジアン（radian）は円の半径に等しい長さの弧の中心に対する角度をいう．1 ラジアンは度数法で測ると 180°/π で，約 57.3° に相当する．

---

column

自転車エルゴメータで用いられる単位
- kpm とは重量 kp（キロポンド）に長さ m（メートル）をかけた単位である．1 kpm ＝ 9.8 Nm ＝ 9.8 J
- Watt（ワット）は仕事率の W を表している．
- rpm（revolutions per minute，毎分回転数）は物体が 1 分間に回転する回数を示す回転速度（回転数）の単位である．

E 姿勢分析

- **姿勢分析**とは，観察によって体位や構えを客観的にとらえ，対象者がその姿勢をとっている意味を，力学的，神経学的，運動生理学的，心理学的などさまざまな方面から分析することである．
- 姿勢分析には種々の方法が用いられるが，構えと体位に着目するのが一般的で

E 姿勢分析　23

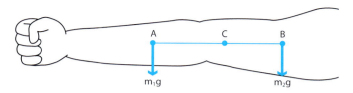

図 2-11　重心の合成
前腕部は重心点が A で重さ m_1g，上腕部は重心点が B で重さ m_2g，2 つの重心の合成点を C とすると，つぎの関係が成り立つ．$AC:CB = m_2g:m_1g$　C の重さは $(m_1+m_2)g$ となる．

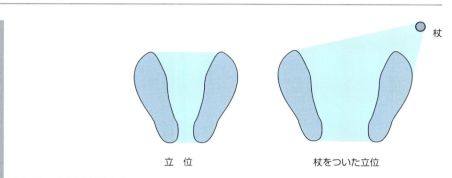

図 2-12　支持基底面の広さ
（　　　）の面積

ある．
- ここでは身体部位の合成された重心と支持基底面に着目し考えてみる．

1 重心の合成

- 身体のおのおのの体節には重心が存在し，関節運動とは重心の移動としてとらえることもできる．
- 上肢を（手部を除いた）前腕部と上腕部の 2 つの集合体と考えた場合，肘関節の運動では前腕部の重心移動が生じ，肩関節の運動では前腕部と上腕部を合わせた重心の移動が生じているといえる．
- 前腕部の重心点を A，上腕部の重心点を B とすると合成された重心点は C となる（図 2-11）．
- 合成された重心点 C からみると，それぞれの重心点 A，B までの距離と質量の関係は反比例する．

2 支持基底面

- **支持基底面** base of support（BOS）とは，身体の一部や支持物（杖など）が床面に接している外周を結ぶ線によって囲まれた面のことをいう（図 2-12）．
- 杖などで床面と身体がつながっているときには，杖も身体の一部とみなす．
- 姿勢を保持するには，その姿勢での**身体重心線***が支持基底面内に存在することが条件の 1 つとなる．

column
重心点は質量中心であるので，2 つの重心点がつくり出す力のモーメントも釣り合っている．よって
$AC \times m_1g$
$= CB \times m_2g$
が成り立つ．

***身体重心線**
身体重心点から鉛直下向きに引いた線

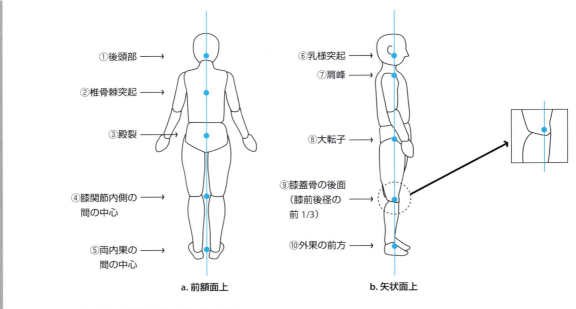

図 2-13　理想的な基本的立位肢位と重心線の関係

- 移動や転倒するときは，身体重心線が支持基底面内から逸脱している．
- 姿勢を保持するためには，身体重心線が，常に支持基底面内に収まっている必要がある．
- もし，支持基底面の左側に重心線があるのであれば，対象者は左に倒れやすい．
- なぜ，身体重心線がその場所にあるのか，なぜ，支持基底面はその大きさなのか，このように身体重心線と支持基底面の関係を考えることも姿勢分析といえる．

a. 構　え

- 構えとは身体の各関節がどのような位置にあるかを表した用語である．
- 各関節ごとに表現することができるが，おのおのの運動面により表現方法は変わってくる．
- 肩関節の運動軸は多軸性であり，矢状面，前額面，水平面での位置を表現する．
- 記述する場合には，肩関節屈曲・外転・外旋位などとなる．
- 関節の位置をより詳しく表現するには角度をつけ加えるとよい．
- 角度の簡易的な測定として，関節を構成するそれぞれの骨の遠位端中心と近位端中心を結ぶ線が作り出す角度を測定する．
- ランドマーク*を基準として分析もできる．例えばランドマークを大腿骨大転子，膝関節，外果にとることによって膝関節の状態を把握しやすくなる．

*ランドマーク
身体の目安となる部位．

b. 体　位

- 体位は身体が重力の方向とどのような関係にあるかを表す用語である（第 1 章 p. 3 参照）．
- 理想的な基本的立位肢位は重心線と下記ランドマークが一致している（図 2-13）．

学習到達度 自己評価問題

1. 力が半分になったときのベクトルについて説明しなさい．
2. 1点から3方向に向いている3本のベクトルを合成しなさい．
3. 力，質量，加速度の関係について説明しなさい．
4. 立位姿勢時，頸，背部筋活動のテコについて説明しなさい．
5. 立位姿勢時の重心と支持基底面の関係を説明しなさい．
6. 上腕重心点，前腕重心点，手部重心点と重さを仮定し，上肢重心点を求めなさい．
7. 肘関節屈曲時に働く力のモーメントについて説明しなさい．

3. 神経筋骨格系の機能

● 一般目標
- 関節，筋，神経系の基本構造および機能について理解する．

● 行動目標
1. 関節の基本構造と機能について説明できる．
2. 骨格筋の基本構造と機能について説明できる．
3. 筋力に影響する要因を説明できる．
4. 神経系の基本構造と機能について説明できる．

● 調べておこう
1. 関節を構成する組織のそれぞれの役割を調べよう．
2. 筋出力のメカニズムを調べよう．
3. 中枢神経系と末梢神経系のそれぞれの役割を調べよう．
4. 5つの筋収縮の種類を肘関節を例にして示してみよう．

A 関節の構造と機能

1 関節の分類

- 関節は相対する2つあるいはそれ以上の骨を連結する構造体と定義され，解剖学的構造により以下の3タイプに分類できる．

a．不動関節
- 結合組織によって支えられた骨間の連結．動きはほとんどない．
- 頭蓋骨にみられる縫合や，歯と上顎骨の間にみられる釘植と呼ばれる連結などがある（図3-1a,b）．

b．半関節
- 主に線維軟骨や硝子軟骨によって形成される骨の連結．椎間円板による脊椎の椎体間関節や恥骨結合，胸骨柄体部結合がその例である（図3-1c,d,e）．

c．可動関節
- 可動性を有する関節で四肢の関節の大多数がこれに属する．
- 相対する骨端は関節軟骨で覆われ，関節包と呼ばれる線維性の袋に包まれる

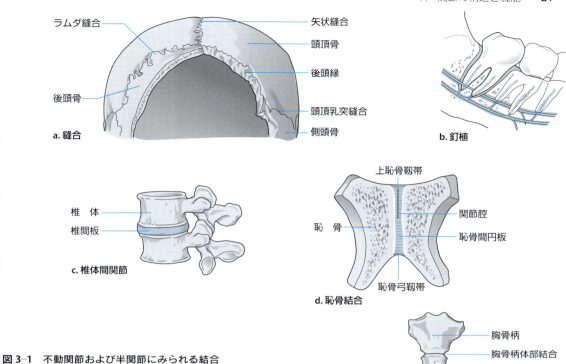

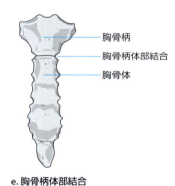

図 3-1 不動関節および半関節にみられる結合
(a) 縫合：主として頭蓋を構成する骨の骨間に生じ，わずかな量の結合組織によって結合されている．この結合組織が骨化すると骨結合となる．
(b) 釘植：歯根と歯槽との結合で，釘が打ち込まれたようにはまり込んでいる．(c) 椎間板による椎体間関節：上下に並ぶ椎体の間にある椎間板による関節．椎体との結合の間には，薄い硝子軟骨があって補強される．(d) 恥骨結合：恥骨体から突出した左右の恥骨上枝により形成される結合．
(e) 胸骨柄体部結合：胸骨柄と胸骨体との間の軟骨性の結合．中年以降になると軟骨は骨化し癒合する．

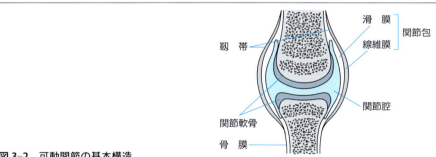

図 3-2 可動関節の基本構造

（図 3-2）．
- 関節包の内面は滑膜によって覆われており，滑膜性関節とも呼ばれる．

2 可動関節の構造

a. 関節軟骨
- 多くの場合，関節面は関節軟骨（組織学的には**硝子軟骨**）で覆われており（図 3-2），きわめて摩擦が少ない．

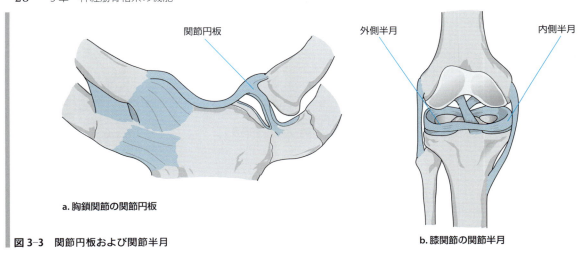

図3-3 関節円板および関節半月
a. 胸鎖関節の関節円板
b. 膝関節の関節半月

- 成人の関節軟骨には血管，神経，リンパ管はなく，**滑液**により栄養されている．

b. 関節包と靱帯
- 関節包は，内側の滑膜と外側の線維膜の2層からなる（**図3-2**）．
- 靱帯は，骨と骨をつなぐ結合組織であり，関節の安定性を強める働きがある．
- これらの組織には有髄・無髄神経の神経終末があり，痛覚および固有感覚に関する情報が中枢に伝達される．

c. 滑　膜
- 滑膜は，滑液の成分となるヒアルロン酸の産生と分泌を行う滑膜表層の滑膜細胞と，弾性線維・血管・神経が含まれる固有層とからなる．

d. 滑　液
- 滑液は関節腔内に貯留する粘性のある液体で，血漿濾過液に滑膜から分泌されたヒアルロン酸や糖蛋白などが加わったものである．
- 滑液は弱アルカリ性で一般的に淡黄色をしているが，正常でも無色や深黄色のこともある．
- 滑液は潤滑作用のほか軟骨を栄養する働きもある．

e. 関節円板または関節半月
- 肩鎖関節，胸鎖関節，顎関節などの内部や尺骨と手根骨との間には線維性軟骨でできた関節円板が，膝関節には関節半月（半月板）がある（**図3-3**）．
- 関節円板や関節半月は辺縁部のみ血行により栄養され，残りの大部分は関節軟骨と同様に滑液によって栄養される．
- 関節円板や関節半月は，**荷重の緩衝と吸収**，**関節の安定化**，**潤滑**などの機能を担っている．

f. 関節唇
- 肩関節および股関節には線維軟骨でできた関節唇が存在する．
- 関節唇は関節窩および臼蓋の辺縁部に付着する．

表 3-1　関節受容器の種類

タイプ	形　態	分　布	機　能	適　応
Type I	ルフィニ小体様	関節包の線維膜	静的，動的な関節位置に関する情報を提供する	遅　い
Type II	パチニ小体様	関節包の深層	運動の加速，減速についての情報を提供する	速　い
Type III	ゴルジ腱器官様	関節靱帯	運動方向をモニターし，ブレーキ効果をもたらすために筋緊張へ反射性の影響をもつ	遅　い
Type IV	自由神経終末	関節包，靱帯，骨膜内	疼痛受容器であり，通常の状態では活動しない	しない

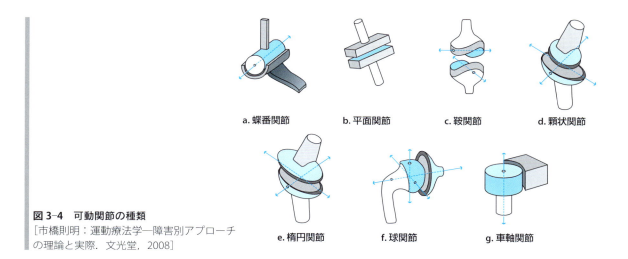

図 3-4　可動関節の種類
[市橋則明：運動療法学―障害別アプローチの理論と実際．文光堂，2008]

a. 蝶番関節　　b. 平面関節　　c. 鞍関節　　d. 顆状関節
e. 楕円関節　　f. 球関節　　g. 車軸関節

g. 滑液包

- 滑液包は滑膜細胞と類似の細胞で内面を覆われた袋状構造である．
- 滑液包は，皮膚と骨や，筋・腱，骨・靱帯との間にあって，関節運動に伴う組織間の摩擦を軽減し，円滑な関節運動を補助する．

column

関節の構成組織のなかでも，関節包，靱帯，筋，腱や関節半月，関節唇の一部には主に痛みを中枢に伝える自由神経終末や，運動方向や速度，加速度を感知する 4 つのタイプの関節固有受容器が分布している．関節固有受容器には，パチニ小体とルフィニ小体がある（表 3-1）．靱帯損傷などの傷害では，関節固有覚および神経筋協調性の低下が報告されている．

3 可動関節の種類

可動関節はその形状によってつぎのように分類される（図 3-4）．

a. 蝶番関節 hinge joint

- 蝶番のような動きをする 1 軸性の関節．
- 回転に加えてわずかな滑りが生じる（例：指節間関節）．

b. 平面関節 plane joint
- 平面どうしが向かい合っている多軸性の関節．
- 滑りと対向面に対するわずかな回転が生じる（例：椎間関節，手根間関節）．

c. 鞍関節 saddle joint
- 一側が凸，対側が凹の鞍状の関節面が向かい合っている2軸性の関節（例：母指の手根中手関節，胸鎖関節）．

d. 顆状関節 condyloid joint
- 凸面は球とは異なり少しいびつになっており，凹面は平面に近い．
- 2軸性の関節であり，転がりと滑りが生じる（例：大腿脛骨関節，顎関節）．

e. 楕円関節 ellipsoid joint
- 凸面は楕円で凹面はそれに一致して窪みをつくる2軸性の関節（例：橈骨手根関節）．

f. 球関節 ball-and-socket joint
- 球状の凸面とそれに一致した凹面をもつ3軸性の関節（例：肩甲上腕関節）．

g. 車軸関節 pivot joint
- 円柱状で凸面をなす関節面とそれに一致した凹面からなる．
- 1軸性の関節であり回旋が可能（例：近位橈尺関節，正中環軸関節）．

h. ラセン関節 spiral joint
- 蝶番関節の異型と考えられ，一方の関節面が隆起，他方が溝状となる．
- 運動軸は骨の長軸と直行ではなく鋭角で交わり，運動はらせん状となる（例：腕尺関節，距腿関節）．

i. 臼状関節 cotyloid joint
- 球関節の異型と考えられ，関節窩の窪みが深く臼状になっており，球状の関節頭の半分以上が関節窩にはまり込む．
- 球関節よりも関節窩が深いため，可動範囲が狭くなる（例：股関節）．

4 骨および関節の機能

a. 骨の機能
- 体重の支持，臓器の保護，筋や腱と協同して身体運動を行う作用．
- 骨髄での赤血球，顆粒球，単球，血小板などの造血作用．
- カルシウムなどのミネラルの貯蔵．

b. 関節の機能
- なめらかな運動を行う作用．
- 重力に抗して身体を支える支持性を与える作用．
- 固有受容器からの情報により運動を検知する作用．

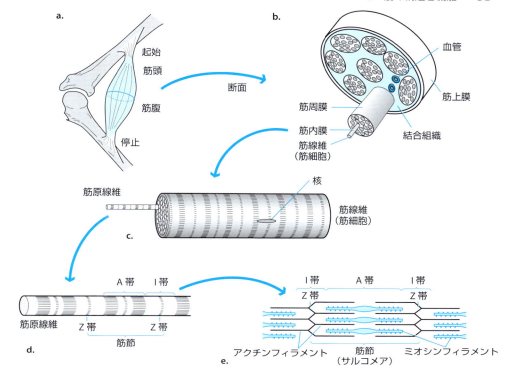

図 3-5 骨格筋の基本構造
[佐藤昭夫, 佐伯由香：人体の構造と機能. 医歯薬出版, 2002 より改変]

B 筋の構造と機能

1 骨格筋の基本構造

- 骨格筋は筋膜に包まれた数百から数千本の**筋線維**と呼ばれる細胞により構成された組織である（**図 3-5a, b**）.
- 個々の筋線維は**筋内膜**で包まれ, 筋線維が平行に配列集合した筋束を**筋周膜**が包む. 筋全体は**筋上膜**が包んでいる（**図 3-5b**）.
- 筋線維内には, 多くの**核**や**筋小胞体**などの細胞内小器官と**筋原線維**が存在している（**図 3-5c**）.
- 筋原線維はさらに**筋節（サルコメア）**に分けられる（**図 3-5d**）.
- **Z 帯**と呼ばれる隔膜により隣接する筋節と連結されている（**図 3-5d, e**）.
- 筋節の中央部は密度が高く **A 帯**と呼ばれ, その両側に密度の低い **I 帯**がある（**図 3-5d, e**）.
- 両方の Z 帯から中央へ向けて細いフィラメントが一定間隔で配列し, その間に太いフィラメントが位置している（**図 3-5e**）.
- 細いフィラメントは, 主に G アクチンと呼ばれる球状蛋白が重合した線維状蛋白で**アクチンフィラメント**とも呼ばれる.

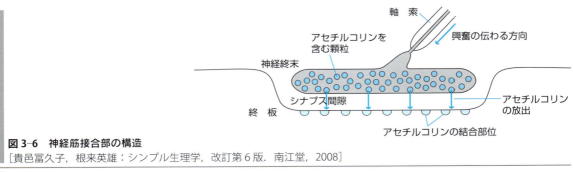

図 3-6　神経筋接合部の構造
[貴邑冨久子，根来英雄：シンプル生理学，改訂第6版．南江堂，2008]

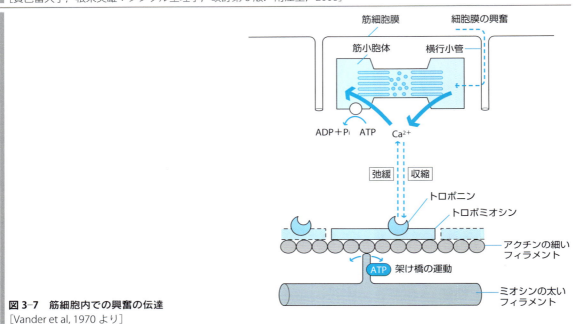

図 3-7　筋細胞内での興奮の伝達
[Vander et al, 1970 より]

- 太いフィラメントは，主に**ミオシン**と呼ばれる収縮蛋白から構成されており，**ミオシンフィラメント**と呼ばれる．

2 骨格筋の収縮のしくみ

- 筋収縮の際には，細いアクチンフィラメントが太いミオシンフィラメントの間を滑走して，隣どうしのアクチンフィラメントが互いに近づき，重なり合う．
- 筋収縮は，筋細胞の細胞膜に達している運動神経によって刺激され興奮することによって生じる．
- 筋細胞膜と接している運動神経終末には，**アセチルコリン**を含む顆粒があって，活動電位が神経筋接合部まで達すると，小胞に含まれるアセチルコリンが放出される（図3-6）．
- 神経終末の筋細胞膜は**終板**と呼ばれ，そこにアセチルコリンが結合すると，細胞膜は**脱分極**を起こす（図3-6）．
- 終板部の脱分極によって生じた**活動電位**は，横行小管を介して筋細胞内部へ伝わり，**筋小胞体**の電位変化をきたす（図3-7）．

表3-2 骨格筋線維のタイプ分類とその特性

	遅筋（ST）線維	速筋（FT）線維	
	Type Ⅰ	Type Ⅱa	Type Ⅱb
酸化系酵素活性	高い	高い	低い
解糖系酵素活性	低い	高い	高い
収縮速度	遅い	速い	非常に速い
疲労耐性	優れている	ある	ない
収縮タイプ	持久型	パワー型	瞬発型

［吉岡利忠ほか：筋力をデザインする，杏林書院，東京，2003より改変］

- 筋小胞体内からは貯蔵された**カルシウムイオン**が放出される（図3-7）．
- カルシウムイオンは細いフィラメントに配列している**トロポニン**と結合し，太いフィラメントのミオシン頭部と細いフィラメントのアクチン分子が結合可能となる（図3-7）．
- **アデノシン三リン酸（ATP）**の分解エネルギーにより，ミオシンとアクチンが相互作用を生じ収縮が起こる（図3-7）．
- 筋細胞の興奮が収まると，筋細胞原形質内のカルシウムイオンは再び筋小胞体内に回収され，トロポニンからカルシウムイオンが解離し，ミオシンとアクチンの結合が離れて筋は弛緩する（図3-7）．
- 筋細胞に活動電位を生じ，収縮という機械的効果を発揮するまでの現象を**興奮収縮連関**と呼ぶ．

3 筋線維のタイプ

- 筋線維はその特性から，収縮速度が遅く疲労しにくい**遅筋** slow-twitch（ST）**線維**もしくは **typeⅠ線維**と，収縮速度が速く疲労しやすい**速筋** fast-twitch（FT）**線維**もしくは **typeⅡ線維**とに大別できる．
- typeⅡ線維はさらに **typeⅡa（FOG）線維**と **typeⅡb（FG）線維**とに分類される．
- typeⅡa線維とtypeⅡb線維を比較すると，収縮速度や解糖系能力は同等であり，疲労耐性および酸化能力についてはtypeⅡa線維のほうが優れている．
- 一般に，ヒラメ筋や長内転筋ではtypeⅠ線維の割合が高く，足底筋や長指伸筋ではtypeⅡ線維の割合が高い．
- 同一筋においても筋の部位により筋線維のタイプ構成比が異なり，深層部ではtypeⅠ線維の割合が高く，表層部ではtypeⅡ線維の割合が高い．
- 各筋線維の特性を表3-2に示す．

4 骨格筋の種類

- 筋はその形状によって，**平行筋，羽状筋，多頭筋，板状筋**などに分類される（図3-8）．

> **column**
> 遅筋は毛細血管が発達し，ミオグロビンが豊富なため，赤筋ともいう．一方速筋は白筋ともいう．

FOG：fast-twitch oxidative glycolytic

FG：fast-twitch glycolytic

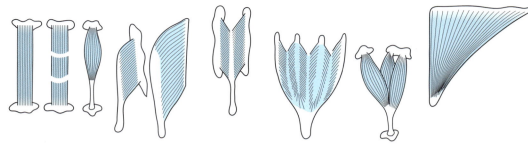

図 3-8 筋の形状による分類
[福永哲夫：筋の科学事典．朝倉書店，2003]

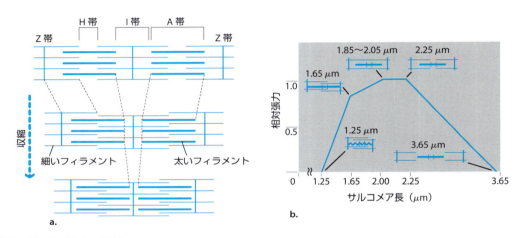

図 3-9 骨格筋の筋長と張力との関係
(a) 骨格筋の筋節構造と収縮の関係を模式的に示したもの．(b) カエル骨格筋単一筋線維から得られた筋節（サルコメア）長と相対張力の関係（長さ－張力関係）．
[福永哲夫：筋の科学事典，朝倉書店，2003]

a．平行筋
- 筋束の大部分が筋の長軸方向に対して平行に配列されている．
- 筋束が付着する腱膜が筋線維長よりも短い．紡錘状筋とも呼ばれる．

b．羽状筋
- 筋束が筋の長軸に対して斜めに配列されている．
- 腱膜の表と裏に筋線維が配列する両羽状筋や，それらが結合した多羽状筋と呼ばれる形状もある．
- 腱膜が筋線維長よりも長い．

c．多頭筋
- 筋頭が1つの筋を単頭筋，筋頭が2つの筋を二頭筋，筋頭が3つの筋を三頭筋といい，複数の筋頭をもつ筋を多頭筋と呼ぶ．

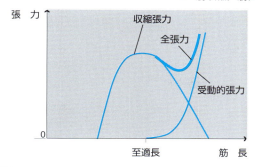

図 3-10 筋組織の長さ-張力曲線（骨格筋）

表 3-3 筋収縮の種類

種類	特徴	大腿四頭筋での例
等尺性収縮 isometric contraction	筋の長さが一定である収縮	スクワットで膝関節屈曲位を保持する
求心性（短縮性）収縮 concentric contraction	筋が短縮しながら力を発揮する場合の収縮	いすから立ち上がる
遠心性（伸張性）収縮 eccentric contraction	筋が伸張しながら力を発揮する場合の収縮	いすに座る
等張性収縮 isotonic contraction	筋の張力が一定である収縮	重りを足部につけて伸展する（等張性求心性収縮）
等速性収縮 isokinetic contraction	筋の収縮速度が一定である収縮	等速性筋力測定装置で，角速度を一定にし膝関節を伸展する（等速性求心性収縮）

d. 板状筋

- 長い腱膜をもつ平たい板状の筋を板状筋と呼ぶ．三角形や四角形を呈している筋が多い．

5 筋長と張力

- 筋，筋線維，筋節などの長さと発揮張力との関係を，**長さ-張力関係**と呼ぶ（図3-9）．
- 2種類のフィラメントのオーバーラップが最大になる筋節長では発揮筋力が最大になり，このときの長さを**至適長**と呼ぶ．
- 筋組織全体でも本質的には至適長でピークをもった吊鐘型の関係を示すが，至適長より伸張することにより顕著な受動的張力が発生する（図3-10）．

C 筋収縮，筋出力のメカニズム

1 筋収縮の種類（表3-3）

a. 等尺性収縮

- 筋の両端が固定され，筋の長さが変化しない（関節の動きを伴わない）場合の筋の収縮様式を等尺性収縮という．

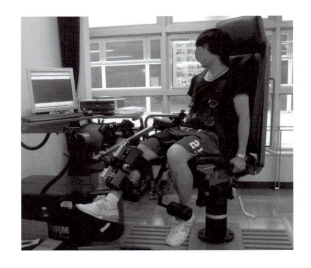

図 3-11　等速性運動用の機器

- いす座位で膝関節を完全伸展して保持しているときの大腿四頭筋の収縮が等尺性収縮である．
- 等尺性収縮時に発揮される筋力を**等尺性筋力**という．

b．求心性（短縮性）収縮

- 筋の長さが短縮し，起始と停止が近づく収縮様式を短縮性収縮という．
- いす座位で膝関節を 90°屈曲位から完全伸展位まで伸展する場合の大腿四頭筋の収縮が短縮性収縮である．
- 短縮性収縮時に発揮される筋力を**短縮性筋力**という．

c．遠心性（伸張性）収縮

- 筋の長さを伸張し，起始と停止が離れるような収縮様式を伸張性収縮という．
- いす座位で膝関節を完全伸展位からゆっくり屈曲する場合の大腿四頭筋の収縮が伸張性収縮である．
- 伸張性収縮時に発揮される筋力を**伸張性筋力**という．
- いすに座るときの大腿四頭筋の収縮が伸張性収縮である．

d．等張性収縮

- 筋の発生する張力が一定であるような関節運動時の筋収縮を等張性収縮という．
- 何 kg の重りを持ち上げることができるのかという筋力を**等張性筋力**という．
- 厳密には重錘をつけて持ち上げる場合，重力の方向と関節速度の関係で，筋に加わる張力は異なってくる．油圧式のトレーニング機器ではほぼ一定の張力が加わる．

e．等速性収縮

- 筋の収縮速度が一定となるような関節運動時の筋収縮を等速性収縮という．
- 関節運動時の角速度を一定に保つ機器（図 3-11）を使用したときの運動を等速性運動，そのとき発揮される筋力を**等速性筋力**という．
- 等速性筋力測定は，とくにスポーツ選手の筋力測定や，リハビリテーションの効果判定などで用いられている．

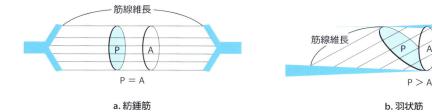

図 3-12　解剖学的断面積と生理学的断面積
紡錘筋（a）では ACSA（A）と PCSA（P）は等しいが，羽状筋（b）では紡錘筋と同じ A でも P のほうが大きくなる．同じ筋長であっても筋線維長は紡錘筋のほうが長い．

2 筋張力に影響する要因

a. 筋断面積

- 筋力と筋断面積は，高い相関関係を示し，筋断面積が大きいほど筋力も大きい．
- 一般的に筋断面積は，筋の長軸に対して垂直な面で横断した**解剖学的断面積**（ACSA）として表されることが多い．
- 筋の走向と筋線維の走向が等しい紡錘筋の場合は，筋線維に対して垂直に横断した断面積である**生理学的断面積**（PCSA）と ACSA は等しい（図 3-12a）．しかし，筋の走向と筋線維の走向が異なる羽状筋のような場合には，ACSA と PCSA は異なり PCSA のほうが大きくなる（図 3-12b）．
- 筋力は，筋線維に対して垂直に切った断面積に比例すると考えられるため，ACSA よりも PCSA の方が筋力に影響する重要な因子である．

ACSA：anatomical cross-sectional area

PCSA：physiological cross-sectional area

b. 筋線維長

- 筋線維長は筋力に直接関与しないが，筋の**収縮速度**に影響を与える．
- 筋の収縮速度は直列に並んだ筋節の数に比例し，筋線維長の長い筋（筋節が多い筋）ほど収縮速度が速い．
- 筋長と筋線維長は，紡錘筋では同じであるが（図 3-12a），羽状筋では筋長よりも筋線維長が短い（図 3-12b）．

c. 神経系による要因

- 筋は大脳からの命令により収縮する．
- 筋力は，①**動員する運動単位の種類と総数** recruitment，②**α 運動神経発火頻度** rate coding，③**運動単位の活動時相** synchronization，の 3 つの機序により調節されている．
- 生理的能力のすべてを発揮した場合の筋力を**生理的限界**，日常最大努力下での筋力を**心理的限界**といい，過度の収縮により筋が損傷しないように，心理的限界は生理的限界よりも 20～30% 低い．
- 火事が起こったときのような緊張状態におかれたときに普段よりも強い力が発揮できる（火事場のばか力）のは，精神的な興奮により，心理的限界が生理的限界に近づいたことによる．

> **column**
> 同じ筋長と解剖学的断面積をもった羽状筋と紡錘筋では，羽状筋は紡錘筋よりも高い収縮力を発揮できるが収縮速度は遅い筋構造である．

> **column**
> 筋力の心理的限界は大脳が末梢の運動神経を抑制していることによる．いわゆる「火事場のばか力」は中枢神経による抑制が弱まることによる．

d. 筋線維組成

- 速筋線維が多いほど高いパワーを発揮し，すばやい動きが可能である．
- 遅筋線維が多くあればあるほど長時間一定のパワーを発揮し，持久性の運動に優れる．
- 運動強度と筋線維の動員の関係は，運動強度（発揮筋力）が小さいときはまず遅筋線維が動員され，運動強度が大きくなると速筋線維も動員される．この現象を**サイズの原理**と呼ぶ．

3 筋電図

- 筋収縮は，筋線維膜上の脱分極により生じ，その電位を記録・表示したものが筋電図である．
- 筋電位の導出法は，用いる電極によって大きく2つに分けられる．1つは，皮膚表面に貼付する表面電極を用いるもので，これによって記録・表示されたものを表面筋電図と呼ぶ．
- 表面筋電図で記録される波形は，個々の運動単位が発する電位がいくつも時空間的に重畳したものである．
- 表面筋電図は，侵襲性がないので，リハビリテーション，体育・スポーツ，人間工学などの分野において主に用いられる．
- もう1つは，筋内に挿入する針電極を用いるもので，針筋電図と呼ぶ．
- 針筋電図は，人体に対して侵襲性があるものの，筋内の電位変化を高い空間分解能で識別できるので，神経筋疾患の診断などに用いられる．また，深層に位置する筋の電位を記録するためにも有用である．
- 筋電図から，波形の振幅，電位開始・終了のタイミング，電位の周波数などが評価される．筋電図による評価法の詳細は，本書31章を参照されたい．

4 関節トルクに影響する要因

- 関節トルクとは関節を軸心とした回転運動の力であり，単位はkgmやNmが使われる．
- 徒手筋力テストや各種筋力計で測定している各関節の筋力は，筋収縮力そのものではなく，関節を介して発揮された関節トルクを測定している．
- 関節トルクは，関節の構造すなわち**モーメントアーム**が関係する（図3-13）．
- モーメントアームとは，関節の回転中心から筋（正確にいうと筋の仮想上の力発揮方向）までの距離であり，この距離が大きいほど同じ筋張力であっても関節トルクは大きくなる．
- 関節のトルク（T），モーメントアーム（Ma），筋張力（F：筋線維張力が総合されて腱に作用された力）の関係は，$T = Ma \times F$で表すことができる．

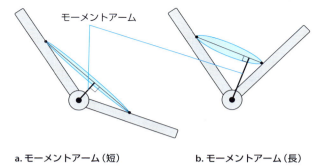

a. モーメントアーム（短）　　　　**b. モーメントアーム（長）**

図 3-13　関節角度の変化とモーメントアーム
関節角度が変化するとモーメントアームも変化する．筋が同じ力を発揮していると仮定すると，モーメントアームが長いほうが関節トルクが大きくなる．

5 運動時の筋の役割

a. 動　筋
- 筋の収縮により関節運動が生じるとき，その筋を動筋という．
- 動筋は関節運動への貢献度が高い**主動筋**とそれを補助する**補助動筋**とに分けられるが，関節運動にかかわる動筋のうち，どれが主動筋であるかについては意見が一致していない．

b. 共同筋
- 共同運動とは，特定の運動時に多くの筋が協調して働くことで運動がスムーズに行われる状態をいう．
- 共同して働く筋を共同筋（synergist）といい，helping synergist と true synergist の 2 つに分類される．
- Helping synergist とは，動筋による不必要な動きを抑制しあうことで目的とする動きのみを行うことをいう．例として，手関節屈曲時の尺側手根屈筋と橈側手根屈筋が協調して作用することで，尺屈と橈屈を中和しながら手関節屈曲のみが生じる運動が挙げられる．
- True synergist とは，多関節筋が収縮する際に中間にある関節の運動を抑止するために他の筋が関節の固定として働く共同筋のことである．例として，手指を屈曲する際に手関節が屈曲しないように手関節背屈筋が手関節を固定する作用が挙げられる．

c. 拮抗筋
- 動筋と逆の働きをする筋を拮抗筋という．
- 動筋による運動の速さや強さに応じて，それを調整するために伸張性収縮をすることが多い．動筋と拮抗筋が同時に収縮することを同時収縮という．
- 同時収縮は関節の安定性に貢献する一方，過剰な同時収縮は，筋力低下の一因となったり，関節への過剰な負荷を引き起こしたりする．

d. 固定筋，安定筋
- 筋が収縮して関節運動を生じるためには，その筋の起始部が固定され安定して

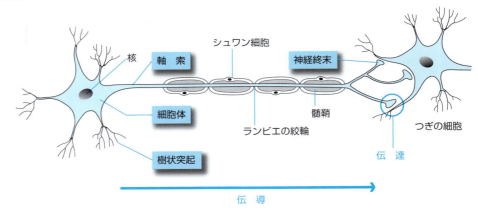

図3-14 神経の基本構造

いなければならない．
- 例えば，肩関節外転動作時には，三角筋が主動筋であるが，肩甲骨を固定するための筋が同時に働かないと外転筋力を発揮できない．この際の肩甲骨周囲筋を固定筋（安定筋）という．

D 神経の構造と機能

1 神経の基本構造

- 神経系を構成している機能的な単位は**神経細胞（ニューロン）**である（**図3-14**）．
- ニューロンは**細胞体**，**軸索**，**樹状突起**からなる．
- 樹状突起は信号を受け取り，軸索は細胞体の興奮を活動電位として伝える神経線維である．
- 軸索には，**シュワン細胞**により形成される**髄鞘**のあるものとないものがあり，前者を**有髄線維**，後者を**無髄線維**と呼ぶ．有髄線維は1〜2 mmごとに髄鞘がくびれて消失しており，この部位を**ランビエの絞輪**という．

2 シナプスにおける興奮の伝達

- ニューロンは互いに連絡しあって神経回路網をつくる．1つのニューロンから他のニューロンに興奮が伝達される部位を**シナプス**という（図3-15）．
- 神経終末はわずかにふくらんでいて**シナプス小頭**と呼ばれ，**伝達物質**を包み込んだ**シナプス小胞**が含まれている．
- 神経終末まで興奮が伝わると，シナプス小胞が神経終末の膜まで移動し，シナプス小胞から伝達物質がシナプス間隙へ放出される．
- 伝達物質がシナプス後膜にある受容体と結合すると，シナプス後膜のイオン透過性が変わり，イオンの流入あるいは放出が起こる．

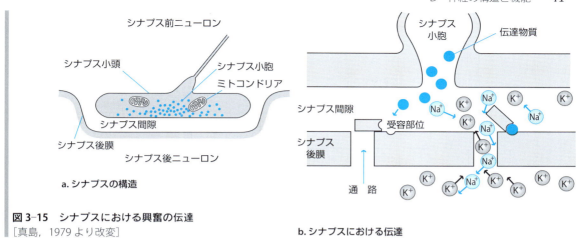

図 3-15 シナプスにおける興奮の伝達
[真島, 1979 より改変]

a. シナプスの構造

b. シナプスにおける伝達

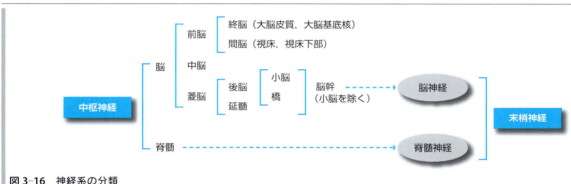

図 3-16 神経系の分類

3 神経系の分類

- 身体運動にかかわる神経系を形態的に分けると，**中枢神経系**と**末梢神経系**になる（図3-16）．

a．中枢神経系
- 中枢神経系は**脳**と**脊髄**に区分されるが，それらは形態的に連続したものである．
- 中枢神経系は，求心性神経を通じて体内外の情報を収集し，それらを統合する機能を有しており，必要に応じて遠心性神経を通じて環境に働きかける．

b．末梢神経系
- 末梢神経系は脳から発する**脳神経**（12対）と脊髄から発する**脊髄神経**（31対）に分けられる．
- 末梢神経系は情報の伝達機能を有する．
- 機能的には，運動や感覚などの動物性機能に関与する**体性神経系**と，呼吸や循環などの植物性機能に関与する**自律神経系**とに分けられる．
- 体性神経系は，中枢の興奮を末梢の効果器（骨格筋）に伝える**遠心性神経（運動神経）**と，末梢の受容器（感覚器）から中枢に情報を伝える**求心性神経（感覚神経）**からなる．
- 自律神経系の遠心性神経は**交感神経**と**副交感神経**からなる．1つの末梢器官（皮

表 3-4　神経線維の分類

種類	平均直径（μm）	平均伝導速度（m/s）	機能
Erlanger-Gasser の分類（文字式）			
Aα	15	100	運動神経，筋紡錘
Aβ	8	50	触・圧覚，筋紡錘の求心性神経
Aγ	5	20	筋紡錘への遠心性神経
Aδ	4	15	侵害受容器からの求心性神経
B	3	7	自律神経節前神経
C	1	1	自律神経節後神経
Lloyd-Hunt の分類（数字式）			
I	13	75	筋紡錘，ゴルジ腱器官からの求心性神経
II	9	55	触・圧覚，筋紡錘の求心性神経
III	3	11	侵害受容器からの求心性神経
IV	1	1	痛覚の求心性神経

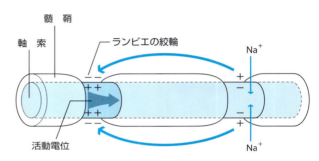

図 3-17　神経系における興奮の伝導

膚や内臓）に対して 2 種の神経線維が支配し，互いに拮抗的に機能している．求心性神経としては内臓の感覚神経がある．

- 神経線維の分類には 2 つの体系が用いられる．
- Erlanger-Gasser の分類は神経線維の伝導速度に基づいており，Lloyd-Hunt の分類は感覚対位線維の分類である（表 3-4）．

4 神経系における興奮の伝導

- 神経が興奮するとき，興奮する部分の膜電位は $-70\,\mathrm{mV}$ から $+30\,\mathrm{mV}$ へと急激に変化する．
- このような膜電位の変化を**活動電位**という．
- 細胞膜は刺激を受けると**ナトリウムイオン**（Na^+）が軸索内に入ることにより活動電位を発生する（図 3-17）．
- 活動電位が生じた部位は電位がプラス（脱分極）になり，隣接部位との間に電位差が生じることによって次々に活動電位を生じ，インパルスが伝導される．活動電位が通過した後は不応期になるため，中枢側へ興奮が伝わることはない．
- 有髄線維の髄鞘は絶縁されているので，活動電位はランビエの絞輪間部を飛び越して絞輪から絞輪に流れ（**跳躍伝導**），伝導の速さと大きさは減衰しない．

5 脊髄反射

- 筋・関節・皮膚などの各種受容器に発した一次求心性線維の感覚インパルスは，脊髄の神経機構を介して種々の筋の運動ニューロンに興奮性あるいは抑制性の作用を及ぼす．これを脊髄反射という．

a. 伸張反射
- 筋が引き伸ばされると筋紡錘からの求心性インパルスが生じ，その筋を支配する運動ニューロンに興奮作用が誘発され筋に張力が発生する．
- 伸張反射は，主として Ia 群線維が運動ニューロンに直接結合して生じる単シナプス反射である．
- 伸張反射の機能は，筋緊張を維持して姿勢や肢位を保持することとされている．

b. 拮抗抑制
- 筋を伸張すると伸張反射によって筋の張力は増すが，このとき同時に，拮抗筋の張力は減少する．
- これは，伸張された筋の筋紡錘からの求心性インパルスが拮抗筋の運動ニューロンを反射的に抑制するためであり，この現象を拮抗抑制という．
- 拮抗抑制により，主動筋の収縮と拮抗筋の弛緩が同時に起こり，スムーズな運動を可能にしている．

c. 屈曲反射
- 皮膚に侵害刺激が加わると，肢全体をひっこめて刺激から遠ざかろうとする反射運動がおこる．これを屈曲反射という．
- 屈曲反射は，多シナプス反射であり，多くの筋に波及し肢全体の運動を生じる．
- 屈曲反射は，侵害刺激だけでなく，皮膚の機械受容器や関節受容器の刺激などによっても生じる．
- 屈曲反射は，有害な刺激から肢を遠ざけようとする生体防御的な機能を持つ．

d. 交差性伸展反射
- 屈曲反射で肢の屈曲が生じたときに，同時に反対側の肢は伸筋群が興奮する．この対側肢の伸展を交差性伸展反射という．
- 交差性伸展反射は，肢の屈曲によって生じる重心移動を補償し，対側肢で体重を支えて姿勢を保持する役割を持つ．

学習到達度 自己評価問題

1. 関節の基本構造とそれぞれの機能について説明しなさい．
2. 骨格筋の基本構造と機能について説明しなさい．
3. 骨格筋の興奮収縮連関について説明しなさい．
4. 神経系の基本構造と機能について説明しなさい．
5. 神経系における興奮の伝導について説明しなさい．

4. 運動と呼吸・循環・代謝

●一般目標
- 運動時の呼吸，循環，代謝の変化について理解する．

●行動目標
1. 外呼吸と内呼吸について説明できる．
2. 運動と心拍，血圧の関係について説明できる．
3. 運動継続によるトレーニング効果について説明できる．
4. 無酸素性作業閾値について説明できる．
5. 運動を行うためのエネルギー代謝の特徴について説明できる．

●調べておこう
1. 安静時の酸素摂取量を調べよう．
2. 身体を構成する組織への血流は，運動でどのように変化するのか調べよう．
3. 動脈血の酸素分圧（PaO_2），二酸化炭素分圧（$PaCO_2$），pHの正常値を調べよう．
4. 2つの汗腺は，どこに分布するのか，また，運動に関係する汗腺は何か調べよう．
5. 有酸素運動で，脂質のみがエネルギーの基質となった場合は，呼吸商はいくつになるのか求めよう．

　運動している筋で必要とされる酸素は，心臓による循環で搬送される．搬送された酸素は，肺により体内に取り込まれる．また，運動している筋で代謝され排出された二酸化炭素も循環により搬送され，肺から体外に排出される（**図4-1**）．このように運動と呼吸・循環・代謝は，それぞれが関連している．本章では運動と呼吸・循環・代謝について解説する．

A　運動と呼吸

1 呼吸とは

- わたしたちは，体内にある糖質（グリコーゲン），脂肪，蛋白などの栄養素を酸化し，その際に生じるエネルギーを利用して生命を維持し，運動を行っている．
- 運動を継続する組織は，絶えず大気中から酸素を取り入れ，二酸化炭素を大気

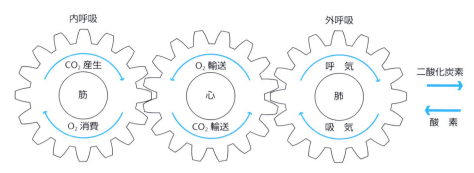

図 4-1　酸素搬送系の模式図（外呼吸と内呼吸）
呼吸器系および循環器系は，骨格筋収縮のエネルギー源（ATP）を産生するうえで欠くことのできない酸素を運搬することから酸素搬送系と呼ばれる．酸素搬送系には，血液も含まれる．
[谷口興一，吉田敬義（共訳）：運動負荷テストとその評価法，南江堂，p.2，1989]

中に排出しなければならない．
- 実際に，酸素を消費して栄養素の酸化を行うのは，体を構成する組織である．この組織は外界と接していない．
- 呼吸とは，大気中から体内に酸素を取り入れ，組織へ運び，組織がその酸素を消費して代謝を行い，その結果生じた二酸化炭素を体外へ排出する全過程のことである（図4-1）．
- 大気中と体内とのガス交換の過程を特に**外呼吸**（肺呼吸）という．
- 外呼吸により得た酸素を組織が取り入れて，エネルギーを産生することを特に**内呼吸**（細胞呼吸）という．
- 呼吸器系の機能は，外呼吸である．

2 呼吸器系の機能

a．換気機能
- 換気機能には，1回換気量，分時換気量，呼吸数，ガス交換，換気予備力がかかわる．
- 安静時の1回換気量は，約 500 mℓ である．
- 運動を開始すると強度により1回換気量と呼吸数が増加する．
- これにより体内に酸素が多く取り込まれ，二酸化炭素が体外に排出されるという外呼吸が促進される．
- **分時換気量**は，呼吸数と1回換気量の積で求められる．
- 運動強度が増加すると循環系の指標である心拍数や1回拍出量も増加する．

b．ガス交換能
- 肺胞での二酸化炭素のガス交換（拡散）は，静脈血と肺胞内の**分圧差**によって行われる（図4-2）．
- 肺胞での酸素のガス交換（拡散）は，肺胞内と静脈血の分圧差によって行われる（図4-2）．

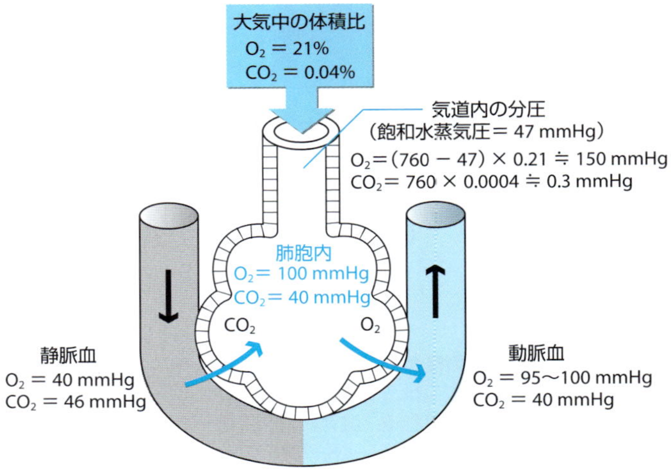

図4-2 肺胞でのガス交換（拡散）
静脈血の二酸化炭素分圧（46 mmHg）＞肺胞の二酸化炭素分圧（40 mmHg），この分圧差により静脈血の二酸化炭素は，肺胞内に入る．
肺胞の酸素分圧（100 mmHg）＞静脈血の酸素分圧（40 mmHg），この分圧差により肺胞の酸素は血液に取り込まれ，動脈血となる．

- 二酸化炭素の溶解度は酸素の24倍であり，二酸化炭素は酸素より拡散しやすい．
- 健康な人の拡散時間は，0.35秒と短い時間で行われるが，肺疾患があると拡散時間が延長する．

3 運動時の換気

- 軽度の運動強度では，呼吸数の増加より，**1回換気量**の増加が主である．
- 中等度の運動強度では，呼吸数と1回換気量が増加する．
- 高度の運動強度では，1回換気量は中等度の運動強度までの量から増加せず，呼吸数が急増する．
- 運動時には肺拡散能が増大し，1回換気量は肺活量の約50％（安静時の約5倍）まで増加し，呼吸数は50回/分（安静時の約4倍）まで増加する．
- 健康な人の分時換気量（分時換気量＝1回換気量×呼吸数）は，運動時には安静時の約20倍にも増加する．
- **酸素摂取量** oxygen uptake（$\dot{V}O_2$）（単位はml/分あるいはl/分）は，単位時間あたりに体内に取り込まれた酸素量である．
- $\dot{V}O_2$をさらに単位体重あたりで示す場合もある（単位はml/分/kg）．
- 安静座位の$\dot{V}O_2$は，成人の場合，おおよそ3.5（ml/分/kg）となる．
- METsは，運動を行うのに必要な$\dot{V}O_2$を安静時の$\dot{V}O_2$で除したものである．
- 安静座位は1 METとなる．1 METは体重1 kgあたり毎分3.5 mlの$\dot{V}O_2$となる（1 MET＝3.5 ml/分/kg）．
- 運動強度を増量している状態で，$\dot{V}O_2$が増加しなくなった状態の酸素摂取量の最大値を**最大酸素摂取量**（$\dot{V}O_2$ max）という．

- 最大酸素摂取量は，**運動耐容能**の評価に使用される．
- 運動耐容能とは，健常人にとっては体力を意味する．

> **column**
>
> 体重 50 kg の男性の最大酸素摂取量が 1,750（ml/分/kg）のときの METs は 10 METs となる．上記の内容については，単位を揃えることが非常に大切である．ここでは最大酸素消費量の 1.75（l/分/kg）を 1,750（ml/分/kg）とする．次に体重 50 kg の単位体重あたりの最大酸素消費量は 1,750 ÷ 50 = 35（ml/分）となる．METs は運動時の $\dot{V}O_2$ を安静座位時の $\dot{V}O_2$ で除すこと（35 ÷ 3.5 = 10）で METs は 10 METs となる．

4 有酸素運動と無酸素運動

- 運動開始から徐々に運動強度を高めていくと，低い強度の運動では有酸素系エネルギーのみでエネルギー産生が行われている（**有酸素運動**）．
- 運動強度がさらに高められると，ある強度を境に有酸素エネルギーのみではエネルギー産生が不十分となる．
- そこで，体内にある栄養素を無気的に代謝させてエネルギー産生を追加して運動が行われるようになる（**無酸素運動**）．
- この結果，血液中に乳酸が増加し始める．
- **無酸素性作業閾値**（AT）は，この血液中の乳酸が増加し始める点である． AT : anaerobic threshold
- **換気閾値**（VT）は，ランプ Ramp 運動負荷で，$\dot{V}O_2$ より二酸化炭素排出量（$\dot{V}CO_2$）がより多く増加する変曲点により算出される．通常，VT は，AT と一致する． VT : ventilation threshold
- 血中の乳酸が急増することにより血液の pH が低下する．
- pH の低下は，呼吸中枢を刺激し換気量を急増させる．
- AT は $\dot{V}O_2$ max の約 **50～70%** の強度である．
- AT 以下の運動強度の運動は，長く続けることができる．
- AT 以上の運動強度の運動は，血中乳酸が増加し蓄積するため，長く続けることができない．
- AT はトレーニングによって上昇する．
- 遅筋（赤筋）の多い者は AT が高い．
- 高強度（換気閾値以上の運動強度）の運動では，血液中の乳酸濃度が急増し，代謝性アシドーシス metabolic acidosis となる．

5 呼吸不全

- 呼吸器系の機能は，大気中との空気の出し入れに関する**換気機能**，肺内でのガス移動に関する**ガス交換能**に分けられる．
- 外呼吸の動脈血二酸化炭素分圧（$PaCO_2$）は，肺胞の換気量に反比例している．
- $PaCO_2$ が高くなると，肺胞の換気量を増加させることにより $PaCO_2$ が上昇しないようにコントロールしている．
- 換気が障害されると動脈血酸素分圧（PaO_2）が低下し，$PaCO_2$ が上昇してくる．$PaCO_2$ が 45 Torr 以上のものを肺胞低換気呼吸不全（Ⅱ型呼吸不全）という．

- 外呼吸のガス交換（拡散）のしやすさは，酸素と二酸化炭素では二酸化炭素のほうが酸素よりガス交換（拡散）しやすい．
- 拡散に障害が起こると酸素の取り込みが先に障害（Ⅰ型呼吸不全）されるのでPaO_2が低下し$PaCO_2$は上昇しない．
- 心臓の循環で，大動脈弁に狭窄が起こると，左心室から大動脈に血液を十分に押し出せなくなる．
- 大動脈弁の狭窄により左心室の内圧が上昇し，これに対応するため左心室の心筋が肥大する．
- 強い左心室肥大により，狭心痛が現れ，突然死の危険性がある．
- 高齢者になると動脈硬化などの原因により心臓の収縮期血圧が上昇する．
- 長期臥床により筋活動が低下すると，骨格筋量・筋力が低下して運動能力が低下する．こうした体力の低下は，安静時心拍数増加，末梢血管抵抗を増加させる．
- 長期臥床による筋力低下は，上肢筋に比べ下肢筋が大きい．

> **column**
> Torr（トル）は水銀圧（mmHg）と同じ体内圧力の単位．1 Torr = 1 mmHg．

6 呼吸中枢

- 呼吸が規則的，律動的に行われているのは，脳幹の中で橋および延髄に呼吸中枢が存在するからである．
- 呼吸運動の中枢は，**吸息中枢**と**呼息中枢**，**持続性吸息中枢**，**呼吸調節中枢**の4つがある．
- 延髄には，**吸息中枢**と**呼息中枢**がある．吸息中枢と呼息中枢は独立に存在し，その働きは相反的で吸息中枢が興奮すると呼息中枢が抑制される．
- 安静時の呼息は，呼吸筋の筋弛緩だけで行われるので，吸息中枢の抑制で十分であるが，運動時には，強制呼息のために呼息筋も活動する．
- 橋には，**持続性吸息中枢**と**呼吸調節中枢**があり，呼吸が円滑に行われるように働きかけている．
- 持続性吸息中枢は吸息中枢を刺激し，吸息時間を延長する．
- 呼吸調節中枢は呼息中枢を刺激し，呼息時間を延長する．

7 呼吸中枢の自己調節機能

呼吸中枢の自己調節機能での呼吸中枢への入力は，呼吸器系への機械的刺激による反射や体液性刺激を介する化学調節がある（**図4-3**）．

a. 機械的刺激による反射
- 肺の伸展受容器から迷走神経を伝わる求心性の興奮は，呼吸の抑制を引き起こす．
- この迷走神経を介する調節は，**ヘーリング-ブロイエル Hering-Breuer 吸息抑制反射**と呼ばれ，吸息が進行して肺が膨らんでくると，肺の伸展受容器が興奮し，肺がそれ以上に膨らまないように抑制の興奮を吸息ニューロンに送って，吸息を呼息に切り替える反射である．
- この反射は成人では，ほとんど認められない．

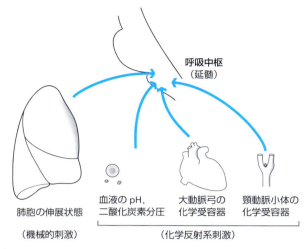

図4-3 呼吸中枢への情報入力

b. 呼吸の化学的調節

- 運動により増加した血液中の二酸化炭素は，脳細胞外液（延髄間質液）の水素イオン濃度を増加させる．その結果 pH 低下をもたらし，直接吸息中枢を刺激して換気量を増加させる．
- 大動脈弓では血液中の二酸化炭素分圧増加に反応し，吸息中枢を刺激して呼吸を促進させる．このとき，血液中の酸素は有効な呼吸中枢刺激物質にはならない．
- 大動脈弓で生じた求心性興奮は迷走神経を経て呼吸中枢（吸息中枢）に伝達される．
- 頸動脈小体では血液中二酸化炭素分圧増加に反応し，吸息中枢を刺激し呼吸を促進させる．
- 頸動脈小体の求心性興奮は，頸動脈洞，舌咽神経を経て呼吸中枢（吸息中枢）に伝達される．

B 運動と循環器系の機能

1 心臓の機能

a. 心拍数

- 心拍数（HR）は，運動時の身体反応を示す重要な指標である．
- 運動時には副交感神経抑制と交感神経亢進となるため心拍数は増加する．
- 運動強度を高めると心拍数はそれにほぼ比例して直線的に増加する．
- **最大心拍数**（HR max）とは，運動強度を高めても，心拍数が増加しないという限界時の心拍数である．
- 予測最大心拍数は，220 − 年齢（拍/分）で算出される．

HR：heart rate

CO : cardiac output
SV : stroke volume

b. 心拍出量と1回拍出量
- 心臓の働きは血液を送り出すポンプ作用である．
- この機能は**心拍出量**（CO）によって表される．
- 心拍出量は**心拍数**と**1回拍出量**（SV）の積で算出される．

$$CO = HR \times SV$$

2 運動時の循環

a. 運動時の心拍出量
- 運動時には心拍出量は増加する．
- 中等度の運動強度では，1回拍出量は1.5倍に増加するがそれ以上は増加しない．
- 高度の運動強度では，心拍数は安静時の約3倍に増加する．
- 運動時の心拍出量は安静時の心拍出量の約4〜5倍までしか増加しない．
- 運動選手が一般人に比して大きいのは**心拍出量**である．

b. 運動時の血液分布
- 運動時には，心臓を支配している**冠動脈の血流量は増加**し，全身からの**静脈還流も増加**する．
- 安静時は，脳や**内臓**の血液量が相対的に多い．運動すると**腹部臓器への血流量は減少**するが，**脳血流量の絶対量はほぼ一定**である．
- 運動時は**骨格筋**の血流量が絶対的にも相対的にも多くなる．

c. 心拍数を用いた運動強度の指標と運動処方
- 運動強度を表現する指標として，酸素摂取量を用いるもの（METs，先述）と，心拍数を用いるものとがある．
- 酸素摂取量を用いる指標は，以下の計算式のとおり，エネルギー消費量を簡単に計算できるという長所がある．

$$\text{エネルギー消費量（kcal）} ≒ 1.05 \times \text{Mets} \times \text{体重（kg）} \times \text{運動時間（hr）}$$

- ただし，酸素摂取量の測定には高額で大規模な設備・機器を要することなどから，運動療法の現場では，心拍数を用いた指標（カルボーネン法，Karvonen Formula）を用いることが多い．
- カルボーネン法では運動強度は

$$\text{運動強度} = \frac{（\text{心拍数} - \text{安静時心拍数}）}{（\text{最大心拍数} - \text{安静時心拍数}）}$$

で表される．
- 運動強度を設定して運動を処方する場合には，以下のように式を展開して目標とする心拍数を決定する．

$$\text{目標心拍数} = \text{運動強度} \times （\text{最大心拍数} - \text{安静時心拍数}） + \text{安静時心拍数}$$

- 安静時心拍数が70拍/分の50歳の人の50％運動強度の心拍数を計算すると，最

高心拍数（推定値）＝ 220 − 年齢であるから，220 − 50 ＝ 170 拍/分となり，目標心拍数は，0.5 ×（170 − 70）＋ 70 ＝ 120 拍/分となる．

> **column**
> 60 歳の女性．身長 160 cm，体重 50 kg．安静時心拍数 70 拍/分，安静時血圧 140/80 mmHg．現在，運動として，朝と夕方に散歩（3 METs）を各々 45 分行っている．
> 散歩による消費エネルギー（kcal）≒ 1.05 × Mets × kg × hr ＝ 1.05 × 3 × 60 × 1.5（45 min × 2 回 ＝ 1.5 hr）kcal ＝ 283.5 kcal となる．

3 運動時の血圧

- 血圧の指標には，収縮期血圧，拡張期血圧，脈圧，平均血圧がある．
- 運動中の心筋酸素消費量を表すおおまかな指標として，**ダブルプロダクト（二重積）** double product がある．
- ダブルプロダクトは，収縮期血圧と心拍数の積で求められる．
- 運動時の血圧は，
  ①収縮期血圧（SBP）が大きく上昇する．
  ②拡張期血圧（DBP）は小さく上昇する．
- 等尺性運動時の収縮期血圧は，
  ①上肢のみの運動時のほうが，下肢のみの運動時より大きく変化する．
  ②上肢のみの運動時のほうが，全身の運動時より大きく変化する．
  ③等張性運動より大きく変化する．
- したがって，等尺性収縮で行われる運動は，高血圧，心筋梗塞，高齢者には勧めないほうがよい．
- 脈圧は，収縮期血圧と拡張期血圧の差である．
- 平均血圧は，脈圧の 1/3 を拡張期血圧に加えた値である．
- 平均血圧は，末梢の血管抵抗の大きさを表している．
- 動脈圧の圧受容器は頸動脈洞と大動脈弓に存在する．

SBP：systolic blood pressure
DBP：diastolic blood pressure

> **hint**
> 運動時の血圧上昇を考慮しなくてはならない場合には，等尺性運動はできるだけ避け，等張性運動を選択する．

C 運動継続によるトレーニング効果

- 運動継続による呼吸機能へのトレーニング効果
  ①運動強度が同一の場合，運動時の 1 回換気量は減少する．
  ②運動強度が同一の場合，運動時の呼吸数は減少する．
  ③運動強度が同一の場合，運動時の分時換気量は減少する．
  ④肺活量が増加する．
  ⑤$\dot{V}O_2$ max が増加する．
- 運動継続による循環機能へのトレーニング効果
  ①運動強度が同一の場合，心拍数が減少する．
  ②運動強度が同一の場合，ダブルプロダクトが減少する．
  ③安静時の心拍数が減少する．

④安静時の1回拍出量が増加する．

■ 運動の継続による効果

① 1週間に2〜3回，20分程度の運動が，認知症予防に有効である可能性が明らかになってきている．
② 骨格筋量および骨格筋力の低下を特徴とする症候群を，サルコペニアという．
③ サルコペニアは，身体的な障害や生活の質の低下，それを原因とする死亡などの有害な転帰のリスクを伴うものであり，進行性および全身性である．
④ 運動習慣による骨髄由来血管内皮前駆細胞と神経前駆細胞の活性化が明らかになり，脳卒中発症予防・脳卒中治療に効果があることが明らかとなった．
⑤ 副腎で作られるDHEA（デヒドロエピアンドロステロン）というホルモンは，運動の継続で増加する．DHEAの増加は骨粗鬆症や動脈硬化，認知症，抑うつ症状の改善に役立つ．
⑥ 体脂肪の増減メカニズムには，インスリンとグルカゴンという2つのホルモンが深く関与している．
⑦ インスリンは血糖値を下げるが，糖を細胞に取り込むことから，過食などにより血糖値が高い状態が持続すると，体脂肪が増加する．
⑧ グルカゴンは血糖値が下がりすぎると分泌される．
⑨ グルカゴンの分泌は，体脂肪をエネルギーとして使える状態にする．

■ 運動後・休息時（睡眠時）の成長ホルモン

① 老化にヒト成長ホルモン（HGH）が関与することが明らかになった．
② HGHの働きは身長を伸ばすだけでなく，筋力の増強や免疫力を高めて丈夫な身体を作ることに役立つ．
③ HGHの分泌は運動後と睡眠中に起こる．したがって，運動後に体を休息状態にすることは重要である．

■ 運動と栄養補給

① 運動前の食事では，運動時に必要となるグリコーゲンの補充が重要である．前もってグリコーゲンを十分に貯蔵しておくために炭水化物を摂取する方法を，グリコーゲン・ローディング，またはカーボ・ローディング（carbohydrate loading）という．
② 運動時では，糖質［ショ糖（砂糖，スクロース），デンプン］を含んだ飲料を飲用する．
③ このことは，運動で失った水分とともにエネルギーとして消費したグリコーゲンや血中グルコースなどの体内の糖質補給にも役立つ．
④ 運動後の素早い疲労回復のためには，運動直後，できるだけ早く炭水化物を摂取することが大切である．
⑤ 運動により，グリコーゲンの形で筋に貯め込まれていたエネルギーが消耗する．運動後いかに効率よく炭水化物を補給するかが，エネルギー消耗による疲労回復のポイントとなる．
⑥ その後の食事には肉や魚をたっぷり摂って，筋をつくる蛋白質を十分に補給

> **column**
> 運動を継続することで成長ホルモンが分泌し，脳血管の新生が促されることで脳卒中と認知症を予防する．解糖系の運動は脳内のアミロイドβペプチドの集積を抑制するため，アルツハイマー型認知症の予防効果が期待される．

HGH：human growth hormone

するようにする．

D 運動と体温調節

1 体温調節

- 体温（深部体温）を一定に保つためには，体の内部と外部の温度変化を感知する必要がある．
- 内部の温度調節は視床下部にある温度調節中枢が行う．
- 外部の温度変化は，皮膚に温度受容器が存在し温度変化を感知している．外部の温度が上昇すると，皮膚血流量を増加させて発汗させ，体温を下げる．

2 運動と体温

- 運動は骨格筋の筋血流量を増加させる．
- 骨格筋はエネルギーを消費し，多量の熱を産生する．
- 熱産生は主として骨格筋で行われる．
- 運動により，深部体温は上昇する．
- 深部体温上昇を一定範囲内に抑えるため，発汗により熱を放散する．
- 発汗は，運動開始直後には出現しない．
- 身体に分布する汗腺には，**エクリン汗腺**と**アポクリン汗腺**がある．
  ①エクリン汗腺は，小汗腺とも呼ばれ，全身に分布する．
  ②エクリン汗腺は，運動時の発汗に関与する．
  ③アポクリン汗腺は，大汗腺とも呼ばれ，腋窩，外陰部など体の一部に分布する．

column

厚生労働省では「健康のため水を飲もう」推進運動が発足している．

尿や運動による汗などの喪失量に見合う水分を適量摂取できれば，血漿浸透圧は一定に保たれるが，水分摂取量が不足すると血漿浸透圧が上昇し，のどが渇き，尿が濃縮される．

発汗によって血液中の水分が減少すると，生体内では細胞外液と細胞内液の移動によって循環機能に支障をきたさないような体液を維持する調整が行われる．しかし，水分補給を行わないと，脱水による血液の濃縮のために循環不全を起こし，酸素や栄養素の運搬あるいは体温調節にも重篤な障害を起こす．こうした状態にとくに陥りやすいのが，暑熱環境下における身体適応の障害である熱中症である．熱中症は重症度により，
  ①熱疲労（血流増大の要求に心臓から送り出す血液量が追いつかなくなった状態．脱力感，倦怠感，めまい，悪心などの症状から始まり，時には失神もみられる）
  ②熱痙攣
  ③熱射病（異常な体温上昇により中枢神経障害を起こした状態．血液が固まらなくなったり，全身の臓器障害を合併したりすることが多く，死亡率も高くなる）
の3種類に通常分けられる．

④アポクリン汗腺は，運動時の発汗とは直接関係なく，体臭に関与する．

E 運動と血液ガス

- 肺機能の良，不良などが血液ガスの所見となって現れる．

1 動脈血酸素分圧（PaO_2）と動脈血二酸化炭素分圧（$PaCO_2$）（表4-1）

- 高齢になるに従い PaO_2 は低下する．
- PaO_2 が異常の場合，吸入酸素濃度，肺の状態，換気のいずれかに原因がある．
- パルスオキシメータ*による酸素飽和度が，動脈血酸素分圧とよく相関することから，臨床場面で広く利用されている．
- $PaCO_2$ は，換気に強い影響を受けるため，過換気では減少する．
- $PaCO_2$ が異常に高値のときは，換気障害，肺胞低換気があり，十分な換気量を確保することが大切である．

*パルスオキシメータ
非観血的に酸素レベルを光で測定する携帯装置．酸化ヘモグロビンと還元ヘモグロビンの吸光度の違いを利用して動脈血酸素飽和度（%）を測定する．

表4-1 血液ガスの正常値

	成人の正常値
動脈血酸素分圧（PaO_2）	95～100（mmHg）
動脈血二酸化炭素分圧（$PaCO_2$）	40±5（mmHg）
水素イオン指数（pH）	7.35～7.45

2 水素イオン指数 potential of hydrogen（pH）（表4-1）

- pHは，$PaCO_2$ と炭酸水素イオン（HCO_3^-）とによって決定される．
- $PaCO_2$ は，呼吸状態により変化する．
  ①$PaCO_2$ が上昇すると，pHは低くなる（呼吸性アシドーシス）．
  ②$PaCO_2$ が低下すると，pHは高くなる（呼吸性アルカローシス）．
- 過換気では，$PaCO_2$ が低下するので呼吸性アルカローシスとなる．
- HCO_3^- は代謝状態により変化する．
  ①HCO_3^- が体外に排泄されると，体は酸性に傾くことからpHは低くなる（代謝性アシドーシス）．
  ②HCO_3^- が体内に蓄積されると，体はアルカリ性に傾くことからpHは高くなる（代謝性アルカローシス）．

column
CO_2 ナルコーシス narcosis は，高二酸化炭素血症による著明な呼吸性アシドーシス，意識障害，自発呼吸の減弱を示す状態である．

F 運動時のエネルギー産生

- 運動時のエネルギーは，筋中のアデノシン三リン酸 adenoshine-triphosphate（ATP）が分解されてアデノシン二リン酸 adenoshine-diphosphate（ADP）に変化する過程で発生する（図4-4）．
- したがって，筋中にATPが存在すれば，エネルギーを発生し続けることができ，運動を継続できるようになる．運動を継続するためにはATPを補給しなけ

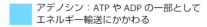

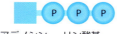

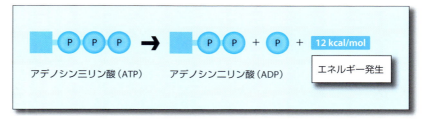

図4-4 アデノシン三リン酸からのエネルギー発生
ATPから，1つのリン酸基が分解するとADPとなる．このとき約12 kcal/molの**エネルギー**が発生する．

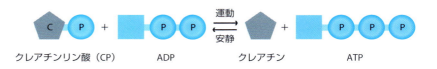

図4-5 クレアチンリン酸からのエネルギー発生
筋にはクレアチンリン酸（CP）が存在し，急激な運動時にリン酸基を素早くADPに提供して，ATPを補強する．**エネルギーは補強されたATPより発生する**．

ればならない．ATPの補給には，つぎの3つのATP生成過程がある．

1 ATP-CP系エネルギー（非乳酸系エネルギー）

- 筋中のクレアチンリン酸 creatine phosphate（CP）の分解によるATP生成過程（図4-5）．
- CPの分解はATPと同じ筋中で行われるため，エネルギーの発生過程をATP-CP系という．
- ATP-CP系は，無酸素過程（無酸素系）であり，乳酸を生成しないので非乳酸系である．
- 筋中のATPとCPの総量は少ない．このため激しい運動を行った場合には，**10秒前後しか維持できない**．
- エネルギーの発生がきわめて速やかであり，爆発的に多くのエネルギーが放出されるので**高いパワーを発揮**する．
- ATP-CP系のエネルギーは，短距離や瞬間的に高いパワーを必要とする競技に

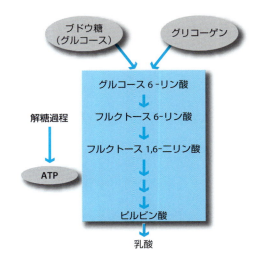

図 4-6　解糖系の ATP 生成
グルコース（ブドウ糖）とグリコーゲンからピルビン酸がつくられる**解糖過程**で **ATP** が合成される．

使用される．
- ATP-CP 系の容量は，主として筋量に比例する．

2 解糖系エネルギー（乳酸系エネルギー）

- 解糖系エネルギー産生の始まりは血糖（血液中のブドウ糖＝**グルコース**）やグリコーゲン*である（図 4-6）．
- グリコーゲンは，体内のほぼすべての組織に存在するが，とくに，**肝臓**と**筋肉**に多い．
- グルコースとグリコーゲンが，**無酸素過程**（無酸素系）においてピルビン酸となる**解糖過程**で，ATP を生成する（図 4-6）．
- ATP や CP の貯蓄が枯渇して，筋活動に必要な ATP の再合成エネルギーの供給が，有酸素系だけでは追いつかない場合，不足のエネルギー供給を解糖系に依存する．
- ATP の生成は **ATP-CP 系**ほどではないが，かなり速やかに起こる．
- 1 mol のグルコースから 2 mol の ATP，1 mol のグリコーゲンから 3 mol の ATP しか生成しないため，**エネルギーの発生効率が悪い**．
- グルコースやグリコーゲンの供給には限界があるので，解糖系エネルギーは**約 1～2 分間ぐらいしか続かない**．
- 高強度の運動を持続すると乳酸性機構が作動して，血中乳酸が急激に増加するため，代謝性アシドーシスが起こる．
- 代謝性アシドーシスの症状として**呼吸の逼迫**，**筋の硬化**，**解糖酵素の抑制**などが発生し，運動が継続できなくなる．
- ATP-CP 系ほどではないが高いパワーを発揮することができる．

*****グリコーゲン**
糖質は，肝臓や筋の中にグリコーゲンと呼ばれるグルコースの長い鎖として体内で貯蔵され，運動の主たるエネルギー源となる．肝臓には，約 100 g のグリコーゲンが含まれており，全身の筋組織内に蓄えられたグリコーゲン量は普通の生活をしている人で約 300 g，よくトレーニングされた選手で 500 g 以上あるといわれている．筋のグリコーゲンは筋運動のためのエネルギー源として使われるが，肝臓のグリコーゲンはグルコースに分解されて血液に放出され，運動中の血糖の維持に利用される．

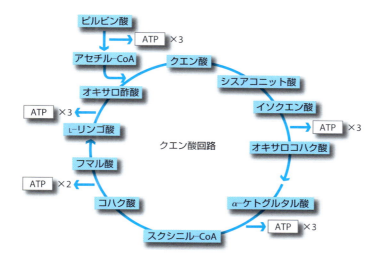

図4-7 クエン酸回路のATP生成
クエン酸回路では，ピルビン酸→アセチル-CoA，イソクエン酸→オキサロコハク酸，α-ケトグルタル酸→スクシニル-CoA，コハク酸→フマル酸，L-リンゴ酸→オキサロ酢酸の5ヵ所で，**ピルビン酸1分子につきATPが14 molつくられる**．

3 有酸素系エネルギー

- ミトコンドリア内にクエン酸回路があり，クエン酸回路で発生した水素を酸素と反応させることでATPを生成する（**有酸素系エネルギー**）．
- ピルビン酸1 molが代謝されると4ヵ所で3 molのATPが生成され，1ヵ所で2 molのATPが生成される．したがって，ピルビン酸1 molにつきATPは14 mol生成する（図4-7）．
- クエン酸回路のATPの産生は多量で**エネルギーの発生効率がよい**．
- エネルギー発生までの反応の立ち上がりが緩徐であり，必要なレベルまで反応が高まるのに2～4分間かかる．したがって，**エネルギー供給が急には間に合わない**．
- **高いパワーは発揮できない**がパワーを長時間持続させることができる．
- **エネルギー産生の持続性が長く**，酸素供給があればエネルギー基質のある限りエネルギーの産生が続けられる．
- エネルギー基質は，主にグリコーゲンと脂質である．
- グリコーゲンと脂質の割合は，呼吸商*から求められる．
- グリコーゲンのみがエネルギーの基質となった場合は，呼吸商は1.0になる．
- 脂質のみがエネルギーの基質となった場合は，呼吸商は0.7になる．
- したがって，呼吸商により，エネルギー基質であるグリコーゲンと脂質の割合が算出できる．
- 高強度の運動を行うと呼吸商は1.0に近くなり，低強度の長時間運動では呼吸商は0.7に近づく．

*呼吸商
二酸化炭素排出量を酸素摂取量で除した値である．したがって，適度な運動中の呼吸商は1.0を超えることはない．

呼吸商 = $\dfrac{単位時間あたりのCO_2排出量}{単位時間あたりのO_2摂取量}$

G 各種トレーニング方法

- トレーニングにより，筋力，持久力，体力を高め，運動を行う際の能力を向上させることができる．
- トレーニング方法には，エアロビックトレーニング，レジスタンストレーニング（ウェイトトレーニング），サーキットトレーニング，インターバルトレーニングなどがある．

1 エアロビックトレーニング（有酸素運動）

- エアロビックトレーニングは，クエン酸回路で生産される有酸素系エネルギーを使用して行う．
- クエン酸回路のエネルギー産生には初動から数分間かかり，脂肪が効率よくエネルギーとして用いられるまでに 15〜20 分程度かかる．
- エアロビックトレーニングは運動の持続が容易なため，脂肪燃焼や心肺機能の向上に用いられる．
- エアロビックトレーニングは，運動を持続できるよう運動強度を低く設定する．

2 レジスタンストレーニング

- 局所あるいは全身の筋群に負荷（抵抗）を与え，筋力，筋パワー，筋持久力といった骨格筋機能の向上に主眼をおくトレーニング手段である．
- レジスタンストレーニングでは有酸素運動と比べて血圧が上昇しやすい．
- 近年，心筋梗塞後の運動療法としても用いられている．

3 サーキットトレーニング

- 複数のトレーニング種目を組み合わせて，それら一連のトレーニング種目を循環して繰り返し行うトレーニングをサーキットトレーニングという．
- サーキットトレーニングがウェイトトレーニングと異なる点は大きく 2 点あり，1 つは種目と種目との間に休息を入れないことである．
- 休息をとらないことで持続的に負荷がかかるため，筋力の増大と全身の持久力向上の双方に効果が期待できる．
- もう 1 点は，1 種目の負荷がウェイトトレーニングに比べて小さいことである．

4 インターバルトレーニング

- インターバルとは，2 つのイベントの間隔を意味する語で，急走（速いスピードで走る）と休息（ゆっくりのスピードで走る）という 2 つのイベントを組み合わせて行うトレーニングである．
- インターバルトレーニングはタイム短縮に最も効果のある練習方法である．

学習到達度 自己評価問題

1. 有酸素運動と無酸素運動について説明しなさい．
2. 無酸素性作業閾値（AT）について説明しなさい．
3. 運動継続によるトレーニング効果について説明しなさい．
4. 有酸素エネルギーの特徴について説明しなさい．

5. 顔面・咀嚼・嚥下の運動

● 一般目標
- 表情，咀嚼，嚥下に関わる解剖学的および運動学的特徴を理解する．

● 行動目標
1. 主な表情筋の作用について説明できる．
2. 顎関節の構造と正常運動および咀嚼筋の作用について説明できる．
3. 咽頭部の構造と嚥下機能（嚥下期）および嚥下筋の作用について説明できる．
4. 舌骨，甲状軟骨，喉頭蓋，咽頭の運動について説明できる．
5. 嚥下に関係する神経や，嚥下と呼吸の関連性について説明できる．
6. 咀嚼運動の特徴と咀嚼筋の役割を説明できる．

● 調べておこう
1. 顎関節の運動における関節円板の役割を調べよう．
2. 嚥下と姿勢との関係を調べよう．
3. 嚥下の中枢について調べよう．
4. 嚥下における舌運動の役割について調べよう．

A 機能解剖

1 顔面・口腔

- 顔面（頭部）の筋は**表情筋**（浅頭筋）と**咀嚼筋**（深頭筋）に大別される．
- 人間の歯列は32本の永久歯から成り，上顎骨，下顎骨に16本ずつ配列している．
- 永久歯は最も前方に位置する2本の切歯，切歯後方の犬歯，犬歯後方に2本ある小臼歯，小臼歯の後方に3本ある大臼歯からなる（図5-1）．
- 歯列の最後方の第3大臼歯は一部または4本全てが欠如している場合がある（図5-1）．
- 咀嚼システムは**上顎骨**，**下顎骨**，**側頭骨**から構成される．上顎骨，下顎骨は歯を支持し，側頭骨は関節部で下顎骨を支持している．
- **顎関節**は側頭骨の**下顎窩**と下顎骨の**下顎頭**から形成される（図5-2）．
- 顎関節には**関節円板**が存在し，顎関節腔を上関節腔と下関節腔に区切っている

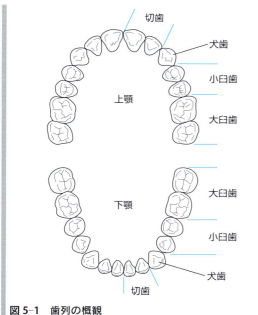

図5-1 歯列の概観
臼歯は第2大臼歯まで揃っている.

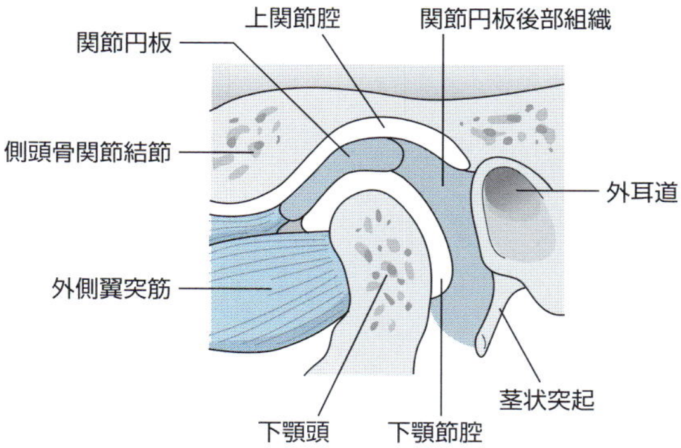

図5-2 顎関節の矢状断面（左側外側より観る）

（図5-2）.
- 関節円板は線維性結合組織から構成されており，円板の外周辺にわずかに神経の分布がある以外は，血管および神経線維が存在しない.
- 顎関節の運動は**三叉神経**に支配されている.
- 内直筋，外直筋，上直筋，下直筋，上斜筋，下斜筋によって眼球運動が行われる．これらの筋を外眼筋という（図5-3）.
- 内直筋，上直筋，下斜筋は動眼神経支配，上斜筋は滑車神経支配，外直筋は外転神経支配である.

2 咽頭部（図5-4）

- 咽頭は，上方は鼻腔，口腔に通じ，下方は喉頭，食道に通じる管腔で，気道と消化管の一部である.
- 咽頭は呼吸の経路であると同時に，食物が通る経路でもある.
- 喉頭は，呼吸の経路と食物の経路との交差点であり，嚥下運動の際に重要な役割を果たす.
- 食道は普段は閉鎖されており，嚥下運動の時にのみ開く.

B 運動

1 顔面

- 表情筋は収縮により顔面の表情を作り，関節運動には直接関与しない.

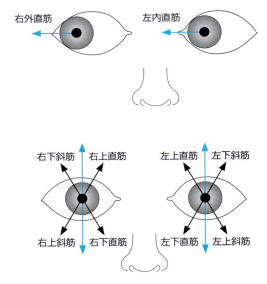

図 5-3 眼球運動と外眼筋
黒矢印は当該筋が作用した際の運動方向．

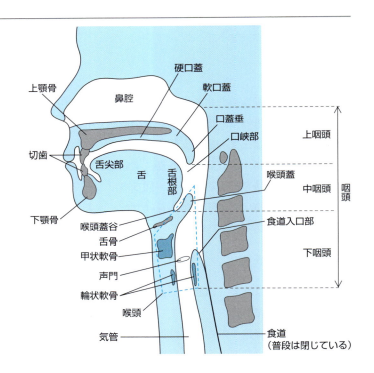

図 5-4 口腔・咽頭・喉頭の解剖

2 顎関節

- 左右の顎関節は，反対側の関節からの影響を完全に排除して同時に個別の運動を行うことはできない．
- 顎関節は上顎骨に対する下顎骨の骨運動として，挙上・下制，前突・後退，左右の側方移動が生じる（**図 5-5**）．

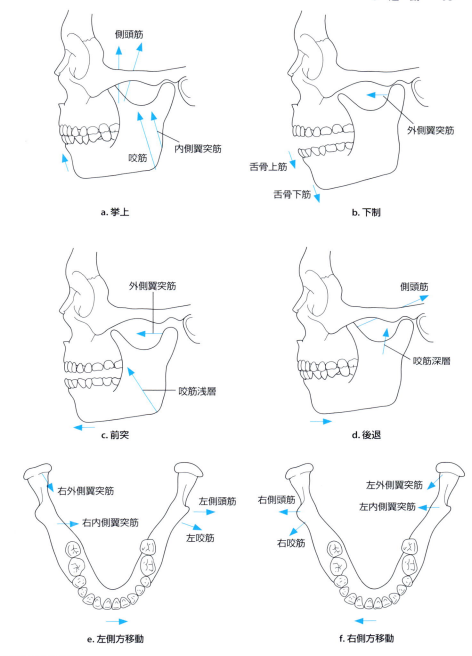

図 5-5 顎関節の運動方向と筋の作用

- 下顎骨の挙上・下制時の関節包内運動として，咬頭嵌合位（閉口して歯を咬み合わせている状態）（図 5-6a）から下関節腔において関節円板に対する下顎頭の回転運動（蝶番運動，図 5-6b）と上関節腔において下顎窩に対する関節円板の並進運動が同時に起こる（図 5-6c）．
- 開口量が約 25 mm までは回転運動によって開口し（図 5-6b），それ以降は並進運動が生じて開口する（図 5-6c）．

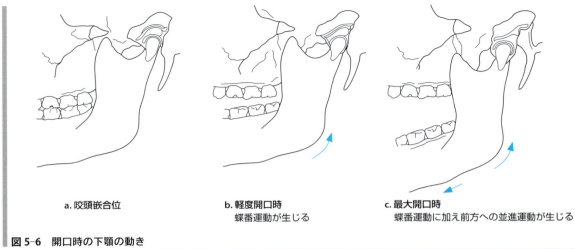

図5-6 開口時の下顎の動き

a. 咬頭嵌合位　　b. 軽度開口時　　c. 最大開口時
　　　　　　　　蝶番運動が生じる　蝶番運動に加え前方への並進運動が生じる

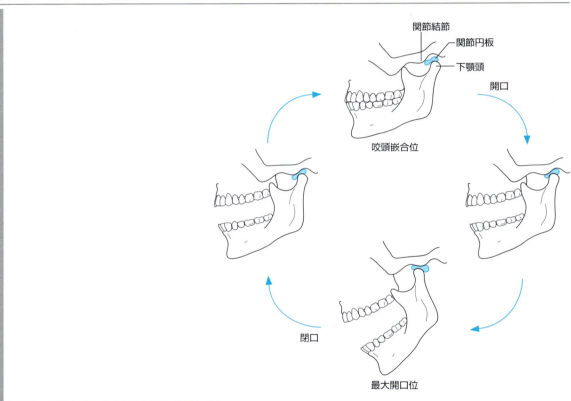

図5-7 正常な開口時の関節円板の位置と動き

- 関節円板は常に側頭骨と下顎骨の間に介在するように動く（図5-7）．
- 成人では上下切歯端の距離による最大開口量は約38〜60 mm（平均約50 mm）である．
- 自分自身の指で第二指〜第四指による3横指分の開口量が正常の目安である．
- 一側への側方移動は平均11 mmである．

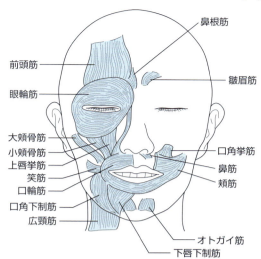

図 5-8　主な表情筋

3 嚥　下

- 嚥下運動は生命を維持し，身体活動や精神活動をするために重要な水分や栄養を摂取するための行為である．
- 嚥下運動は 1 日に 1,000 回ほど行われ，これにより咽頭内が常に清潔に保たれる．
- 嚥下運動は呼吸運動と中枢が同じであり，常に協調的に行われている．
- 嚥下をするためには呼吸だけでなく，咀嚼や頸椎の運動，頭部の安定，骨盤，体幹といった姿勢の安定が必要である．

C　運動に作用する筋

1 顔　面

- 表情筋は顔面の骨から起こり皮膚に停止する皮筋である．
- 表情筋は全て顔面神経支配である．
- 主な表情筋を図 5-8 に示し，その作用を表 5-1 に示す．

2 顎関節

- **咬筋，側頭筋，内側翼突筋，外側翼突筋**をまとめて咀嚼筋と呼ぶ（図 5-9，5-10）．
- 咀嚼筋の作用を表 5-2 に示す．
- 咀嚼筋は全て**下顎神経**（三叉神経第 3 枝）支配である．
- 咬筋は浅層と深層から構成される強力な筋で，咀嚼に重要である（図 5-9）．
- 側頭筋は前部・中部・後部の 3 つの筋束から構成される．側頭筋は閉口筋であると同時に，顎関節の安定化筋としての役割を有する（図 5-9）．

表 5-1 表情筋の起始・停止・作用・神経支配

筋名	起始	停止	作用	神経支配
前頭筋	帽状腱膜	眉間の皮膚	額に横皺を作る	顔面(VII)神経側頭枝
皺眉筋	眼窩口内側縁	眉毛中央部〜内側部	眉間に縦皺を作る	顔面(VII)神経側頭枝
眼輪筋	内眼角部の骨	外眼角部の皮膚	眼瞼部：眼裂を軽く閉じる	顔面(VII)神経側頭枝・頬骨枝
	内側眼瞼靱帯	外側眼瞼靱帯	眼窩部：眼裂を強く閉じる	
鼻根筋	鼻骨	眉間の皮膚	鼻根の皮膚に横皺を作る	顔面(VII)神経頬骨枝
鼻筋	上顎切歯および犬歯の歯槽隆起	横部：鼻背	横部：鼻孔を狭くする	顔面(VII)神経頬筋枝・頬骨枝
		翼部：鼻孔の皮膚	翼部：鼻孔を広げる	
上唇挙筋	眼窩下縁直下	上唇の皮膚	上唇を引き上げる	顔面(VII)神経頬骨枝
大頬骨筋	頬骨	上唇から口角部にかけての皮膚	口角を外上方に引き上げる	
小頬骨筋	頬骨	上唇から口角部にかけての皮膚	口角を外上方に引き上げる	
口角挙筋	上顎骨犬歯窩	口角部	口角を引き上げる	
頬筋	下顎骨臼歯部歯槽隆起	口角部の口輪筋深層	頬壁を歯列に押し付ける	顔面(VII)神経頬筋枝
	下顎骨頬筋稜・翼突下顎縫線			
笑筋	咬筋筋膜表層	口角の皮膚	えくぼを作る	
口角下制筋	下顎骨下縁前部	口角および下唇の皮膚	口角と下唇を引き下げる	顔面(VII)神経下顎縁枝
下唇下制筋	オトガイ孔下方	下唇の皮膚	下唇を外下方へ引く	
オトガイ筋	下顎骨第2切歯歯槽隆起	オトガイ部の皮膚	下唇を突き出す	
口輪筋	上・下唇内を輪走する		口裂を閉じる	顔面(VII)神経頬筋枝・頬骨枝下顎縁枝
			口を尖らせる	
広頸筋	下顎骨下縁	口唇・頬骨の皮膚（顔面部）	頸部前面および鎖骨下方の皮膚を緊張させる	顔面(VII)神経神経頸枝
		鎖骨，第2〜3肋間部の皮膚		

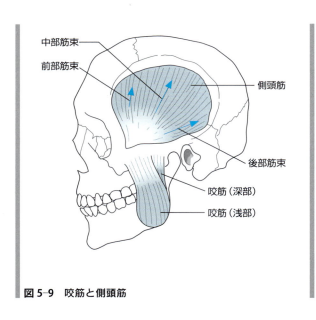

図 5-9 咬筋と側頭筋

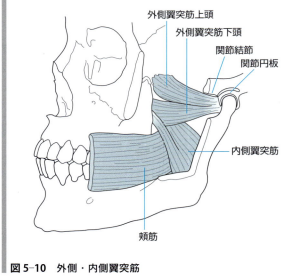

図 5-10 外側・内側翼突筋

- 外側翼突筋はまったく異なる機能を持つ下頭と上頭を持つ（図 5-10）．
- 外側翼突筋上頭の約 60 〜 70％は下顎頭頸部に停止し，30 〜 40％は関節円板に停止する（図 5-10）．

表 5-2 咀嚼筋群の起始・停止・作用・神経支配

筋名	起始	停止	作用	神経支配
咬筋	深層：頬骨弓後方 2/3 浅層：頬骨弓前部 2/3	下顎角外面（咬筋粗面）	下顎骨挙上	三叉（Ⅴ）神経第 3 枝 下顎神経咬筋神経枝
側頭筋	側頭鱗，側頭筋膜	下顎骨筋突起	下顎骨挙上 後部筋束は下顎骨の後退	下顎神経深側頭枝
内側翼突筋	翼突窩，翼状突起外側板	下顎角内面（翼突筋粗面）	下顎骨挙上	下顎神経内側翼突筋枝
外側翼突筋	上頭：側頭下稜 下頭：翼状突起外側板	下顎頸，顎関節包，関節円板	上頭：下顎骨挙上の補助 下頭：下顎骨前突，一側が収縮すると下顎骨の反対側への側方移動	下顎神経外側翼突筋枝

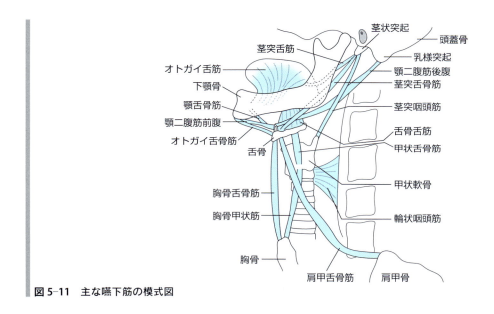

図 5-11 主な嚥下筋の模式図

- 外側翼突筋の筋線維は約 80％が遅筋線維であり，顎関節の安定化にも寄与していることが示唆されている．
- 舌骨上・下筋群が舌骨を固定し，左右の顎二腹筋が収縮すると開口する（図 5-11）．
- 下顎骨が固定されているときは，顎二腹筋は舌骨上・下筋群とともに舌骨を挙上させる（図 5-11）．

3 眼球運動

- 内直筋は眼球を内（鼻）側に，外直筋は外（耳）側に回転させる．眼球の上方への動きは上直筋と下斜筋，下方への動きは下直筋と上斜筋の働きである（図 5-3 参照）．

4 嚥 下

- 嚥下に主に関与する筋群について表 5-3 に示す（図 5-10，第 7 章頭部と頸部

表 5-3 嚥下に関与する筋群の起始・停止・作用・神経支配

	筋名	起始	停止	作用	神経支配（髄節）
舌骨上筋群	顎舌骨筋	下顎骨内面	舌骨	舌と口腔底を引き上げる 舌骨固定時：下顎を下げる	三叉（V）神経 下顎神経顎舌骨神経枝
	顎二腹筋・前腹	舌骨中間腱	下顎骨下縁正中	下顎固定時：舌骨を挙上する 舌骨固定時：下顎を下げる	三叉（V）神経 下顎神経顎舌骨神経枝
	顎二腹筋・後腹	乳様突起	舌骨中間腱	舌骨と舌根部を引き上げる	顔面（VII）神経 顎二腹神経枝
	オトガイ舌骨筋	下顎骨オトガイ棘	舌骨	舌骨を前方に引く 舌骨固定時：下顎を下げる	舌下（XII）神経 舌筋枝
	茎突舌骨筋	側頭骨の茎状突起	舌骨	舌根部と舌骨を引き上げる	顔面（VII）神経 茎突舌骨筋枝
	舌骨舌筋	舌骨	舌側縁	舌を引き下げる	舌下（XII）神経 舌筋枝
	オトガイ舌筋	下顎骨	舌尖～舌底	舌を突出させ，下へ引く	舌下（XII）神経 舌筋枝
	茎突舌筋	茎状突起	舌尖部の側面	舌を後上方へ引く	舌下（XII）神経 舌筋枝
舌骨下筋群	甲状舌骨筋	甲状軟骨	舌骨	舌骨と甲状軟骨を近づける	舌下（XII）神経 舌筋枝
	胸骨舌骨筋	胸骨柄，胸鎖関節	舌骨	舌骨を下方に引く	舌下（XII）神経 頸神経（C1～C3）
	肩甲舌骨筋	舌骨	肩甲骨上角	舌骨を下方に引く	舌下（XII）神経 頸神経（C1～C3）
	胸骨甲状筋	胸骨柄	甲状軟骨	喉頭を下方に引く	頸神経（C1～C3）
軟口蓋筋群	口蓋帆張筋	蝶形骨の舟状窩	軟口蓋の口蓋腱膜	軟口蓋を緊張する	三叉（V）神経下顎神経 口蓋帆張神経枝
	口蓋帆挙筋	側頭骨岩様部下面	軟口蓋の口蓋腱膜	軟口蓋を挙上する	咽頭神経叢 舌咽（IX）神経咽頭枝 迷走（X）神経咽頭枝
	口蓋舌筋	口蓋腱膜	軟口蓋	口峡を狭め，舌後方を引き上げる	
	口蓋咽頭筋	軟口蓋，翼突鉤	咽頭壁	口腔咽頭を狭め，咽頭を挙上し，鼻咽腔を閉鎖する	
	口蓋垂筋	後鼻棘，口蓋腱膜	口蓋垂の内部	口蓋垂を短縮し挙上	
咽頭筋群	茎突咽頭筋	側頭骨の茎状突起	甲状軟骨上下端咽頭粘膜下	咽頭を持ち上げて広げる	舌咽（X）神経 茎突咽頭筋枝
	耳管咽頭筋	耳管軟骨	咽頭後壁・外側壁	上咽頭側壁を引き上げる	咽頭神経叢 舌咽（IX）神経咽頭枝 迷走（X）神経咽頭枝
	上咽頭収縮筋	翼状突起，翼状下顎突起，下顎骨，舌	咽頭縫線	咽頭腔を狭くする	
	中咽頭収縮筋	舌骨の大角，小角			
	下咽頭収縮筋	甲状軟骨，輪状軟骨			
	輪状咽頭筋	輪状軟骨外側面で起こるが，正中は不明瞭で左右の線維は統合している		安静時は持続的に収縮しているが食塊通過時に弛緩し，食道入口部を開大する	咽頭神経叢 舌咽（IX）神経咽頭枝 迷走（X）神経咽頭枝

の運動参照）．

- 正常嚥下には口腔，舌，咽頭，喉頭，食道など，様々な筋活動が必要である．
- 舌骨上筋群，舌骨下筋群，軟口蓋筋群，咽頭筋群，舌筋などが，嚥下の各相において重複しながら活動している．
- 上記の嚥下に直接関わる筋群以外に，頭頸部と体幹の姿勢を保持する筋群や，

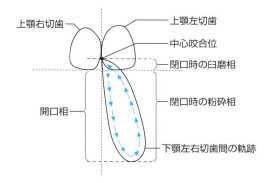

図 5-12 咀嚼ストローク時の下顎の軌跡
咀嚼時の下顎左右切歯間の軌跡を矢印で示す．図は左側での咀嚼時．

呼吸筋群との協調も重要である．

D 咀嚼機能

- 咀嚼は食べ物を噛むという行為と定義され，リズミカルで，よく制御された上下の歯の離開と近接によって行われる．
- 正常な咀嚼ストロークは涙滴状の運動軌跡を描き，開口運動と閉口運動に分けられる（図 5-12）．
- 閉口運動はさらに**粉砕相**と**臼磨相**に分類される．
- 粉砕相は閉口時に上下の歯で食べ物を挟み込む最初の段階である．
- 粉砕相では下顎は咀嚼側へわずかに側方移動を行っている．
- 臼磨相は下顎が側方へ偏位した状態で食塊を挟み込むところから始まり上下の歯が互いに側方移動することで食塊の剪断，臼磨が行われる．
- 咬筋浅層の力のベクトルは大臼歯咬合面に対してほぼ垂直をなすため，食物を効果的にすり潰し，噛み砕くための大きな力を生み出す．
- 咬筋の一側の収縮では下顎骨はわずかに同側へ偏位するため，臼磨運動に作用する．
- 外側翼突筋上頭は，大臼歯で硬いものを噛み砕く際のような，一側への強い閉口運動の際に重要な機能をもつ．

E 嚥下機能

1 嚥下期

- 嚥下は一般に先行期，準備期（口への取り込み，咀嚼，食塊形成），口腔期（舌根，咽頭への送り込み），咽頭期，食道期に分類される．障害を全体的にとらえるためには各期の意義や，つながりを理解しておく必要がある．

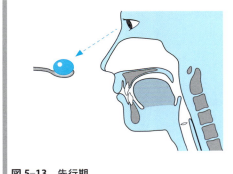

図5-13 先行期

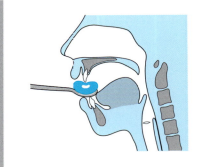

図5-14 準備期（口への取り込み）

a. 先行期（図5-13）
- 食事をするには，食物の認知が重要であり，食べる意思が重要である．
- 食べ物を視覚的にとらえるためには頭頸部保持のために姿勢の安定が必要となり，頸部筋群だけでなく姿勢保持筋である体幹筋，骨盤周囲筋，下肢筋群の活動も重要となる．

b. 準備期（図5-14）
- 食塊を口から取り込み，咀嚼し，舌で食塊を形成する過程で，**顔面筋群**や**咀嚼筋群**の活動によって行われる．

①口への取り込み
- 食べ物を口に取り込む際には口唇閉鎖が重要であり，これができないと取り込んだ食物がすぐに口からこぼれ出てしまい，食べこぼしや流涎（よだれ）の原因となる（図5-14）．

②咀嚼
- 取り込んだ食べ物は舌と歯を使い，唾液と混ぜられながら咀嚼される．
- 口唇閉鎖と咀嚼運動の協調運動が不良だと食べこぼしが多くなる．
- ゼリーやペースト状の物では舌を上下左右に動かし，口蓋との間に押し付け「押しつぶし咀嚼」が行われる．

③食塊形成（図5-15）
- 咀嚼動作を繰り返しながら食べ物は唾液と混ざり，「飲み込みやすい形＝食塊」に整えられ，この咀嚼と食塊形成時に食物の味を感じている．
- この時点で舌骨上筋群の活動により舌尖部を硬口蓋に押し付けながら，食塊を後方に押し，口蓋は口蓋舌筋や軟口蓋筋群により引き寄せが始まる．

c. 口腔期（図5-16）
- 舌骨上筋群，軟口蓋筋群の活動により口腔内で形成された食塊は硬口蓋を前方から後方へ，圧によって移動しながら咽頭部へ送りこまれていく．
- 最終的には舌根部が下がり，舌圧で食塊が咽頭腔へ入っていく．

d. 咽頭期（図5-17）
- 食塊が咽頭に送り込まれると軟口蓋筋群の活動により軟口蓋が挙上し，鼻腔と

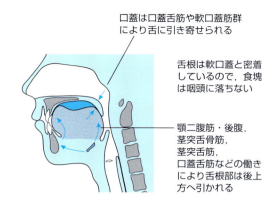

図 5-15　準備期（食塊形成）
顎二腹筋・前腹，オトガイ舌骨筋，舌骨舌筋や茎突舌骨筋などが活動し，舌は上方へ引き挙げられ，舌骨も挙上する．

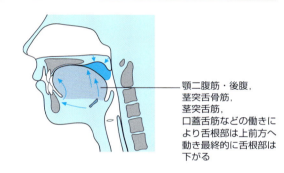

図 5-16　口腔期（舌根，咽頭への送り込み）
舌の活動により食塊が咽頭へ送りこまれる．

咽頭を閉鎖する．
- また，**咽頭収縮筋群**の活動により咽頭内に蠕動運動がおこり，次に**舌骨上筋群**の活動によって舌骨が前上方に引きあげられると同時に喉頭が挙上され，喉頭蓋が気道を閉鎖し，呼吸が停止する．
- 食塊が咽頭を通過する一連の運動は約 0.5 〜 0.7 秒というわずかな時間でおこる．
- 咽頭期は食塊が気道を通過する最も危険な時期であり，咽頭期のほとんどは反射によるパターン運動で構成されている．

e．**食道期**（図 5-18）
- 食道括約筋である**輪状咽頭筋**が弛緩することで，食道入口部が開口し，食塊は食道へ送り込まれる．
- 食道括約筋は食塊が逆流しないように緊張することで食道入口部を閉鎖する．
- その後，食道の蠕動運動によって食塊は胃へ移送される．
- 嚥下後，挙上した舌骨を引き下げる際には**舌骨下筋群**が活動する．

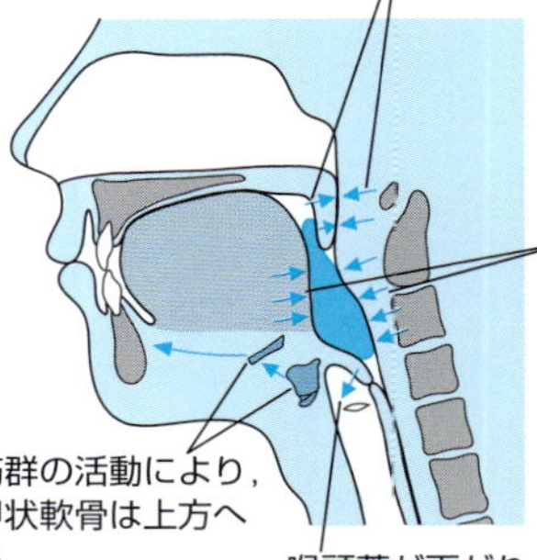

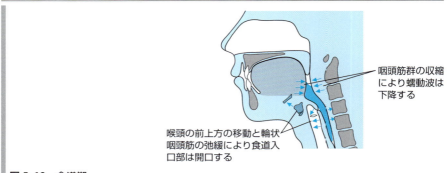

図 5-17 咽頭期

図 5-18 食道期

2 嚥下に関与する神経

- 嚥下の中枢は延髄の弧束核にあるとされ，中咽頭からの求心性神経からの刺激を受けると嚥下パターン形成器（CPG）に入力され，ここから嚥下関連筋群へ運動の命令が下り，咽頭期嚥下が発現する．

CPG：central pattern generator

- 嚥下は呼吸と同じように不随意な反射だけでなく，随意的に行うこともでき，これは大脳皮質から皮質延髄路により嚥下のCPGが影響を受けるからである．
- 大脳基底核は迷走神経知覚線維に含まれるサブスタンスPの量を調節することにより，咽頭期嚥下の惹起を調節している．
- 咽頭期嚥下はCPGにより反射的に行われるが，口への取り込み・咀嚼は三叉神経，顔面神経，舌下神経などにより随意的に行われる．
- 咽頭への送り込みについては舌咽神経，舌下神経が，食道蠕動については迷走神経が作用している．

3 嚥下と呼吸の関係

- 呼吸と嚥下の中枢は延髄にあり，ともに経路を共有している．
- 酸素低下などによる血液ガスの悪化により，延髄網様体の神経が呼吸に動員されて嚥下運動が弱くなることがある．

- 嚥下の役割は食物の輸送であると同時に気道の保護であり，唾液嚥下をして常に咽頭に残留物がないようにしている．
- 嚥下をしている時は喉頭蓋が気管を塞ぐため，呼吸は停止することになり，嚥下時は必ず無呼吸となる（嚥下性無呼吸）．
- 嚥下後の無呼吸からの呼吸再開は多くは呼気から行われる．

学習到達度 自己評価問題

1. 嚥下の各期について説明しなさい．
2. 咽頭期で特に重要な役割をする筋について説明しなさい．
3. 嚥下の中枢について説明しなさい．
4. 嚥下と呼吸の関係について説明しなさい．
5. 開口時の顎関節の運動の特徴について説明しなさい．
6. 咀嚼筋とその働きの特徴を説明しなさい．

6. 顔面・咀嚼・嚥下の運動障害

● 一般目標 GIO
- 表情，咀嚼，嚥下に関わる正常な運動学的特徴を理解したうえで，それらの障害の主要な病態について理解する．

● 行動目標 SBO
1. 顔面神経，三叉神経，舌咽神経，動眼神経，滑車神経，外転神経が麻痺した際の病態を説明できる．
2. 顎機能障害の病態について説明できる．
3. 嚥下機能が障害される疾患について説明できる．
4. 疾患以外にも生理的変化によって嚥下機能が障害されることを説明できる．
5. 誤嚥について生理的，運動学的な側面を関連付けて説明できる．

● 調べておこう
1. 顔面神経，三叉神経，舌咽神経，動顔神経，滑車神経，外転神経の働きについて調べよう．
2. 咀嚼筋の走行と作用を調べよう．
3. 正常な顎関節運動時の関節円板の動きについて調べよう．
4. 加齢における嚥下について調べよう．
5. 嚥下機能が障害される疾患について調べよう．
6. 誤嚥予防について調べよう．
7. 誤嚥性肺炎について調べよう．

A 病態運動学

1 脳神経麻痺

a. 顔面神経麻痺
- 顔面神経麻痺は**末梢性麻痺**と**中枢性麻痺**に分類される．
- 末梢性麻痺では一側の顔面が均一に麻痺するのに対し，中枢性麻痺では上眼瞼から前額に麻痺が見られないのが特徴である．
- 90％は末梢性麻痺であり，特に**ベル Bell 麻痺**，**ラムゼイ・ハント Ramsay Hunt 症候群**などの頻度が高い．

- 表情筋の運動障害のほかに摂食運動，味覚，構音，流涙，聴覚に異常を生じることがある．

b. 三叉神経麻痺
- 三叉神経は舌骨上筋群の一部や軟口蓋筋群の一部を支配しており，これらの筋群の麻痺により嚥下機能が障害される場合がある．
- 延髄神経核の上位ニューロン（皮質延髄路）の障害によって起こり，脳血管障害による仮性球麻痺がその原因の1つとして知られている．

c. 舌咽神経麻痺
- 脳血管障害の典型例である延髄外側症候群により延髄の疑核，孤束核，網様体などが障害された場合に出現する．
- その他，迷走神経や舌下神経も併せて障害されることが多く，舌骨上筋群や軟口蓋筋群の麻痺により発語，発声，嚥下機能が障害される．
- 一般的に球麻痺として知られ，筋萎縮性側索硬化症（ALS）などもその原因疾患の1つである．

d. 動眼神経麻痺
- 眼瞼下垂，外眼筋麻痺，散瞳，対光反射の消失などが生じる．

e. 滑車神経麻痺
- 下内方を見る眼球運動ができなくなる．

f. 外転神経麻痺
- 眼筋麻痺のうち最も多くみられる．眼球は内側に偏倚する．

2 顎機能障害

- 顎機能障害は開閉口中の**筋や関節の疼痛，関節雑音，開口可動域の制限**などの様々な臨床上の問題を引き起こす．
- 開口可動域制限の主な原因としては**咀嚼筋（閉口筋）の短縮や筋緊張の亢進**，下顎頭に対する**関節円板の位置異常**などが挙げられる．
- 片側の下顎頭運動に制限があると，開口時に下顎は制限側に偏位する．

表6-1 顎関節症の病態分類

- 咀嚼筋痛障害（Ⅰ型）
- 顎関節痛障害（Ⅱ型）
- 顎関節円板障害（Ⅲ型）
  a 復位性
  b 非復位性
- 変形性顎関節症（Ⅳ型）

column
日本顎関節学会（2013）は顎関節症の概念として，「顎関節や咀嚼筋の疼痛，関節（雑）音，開口障害あるいは顎運動異常を主要症候とする障害の包括的診断名である」としている．顎関節症は，その主な原因によって4つの病態に分類される（表6-1）．

3 嚥下障害

- 疾患や生理現象によって飲食物が飲み込めない状態のことをいう．
- 嚥下障害を呈する特徴的な疾患を知るだけでなく，その原因となるメカニズムの理解が重要である．
- 嚥下障害は疾患が原因となる上位運動ニューロン障害と下位運動ニューロン障害によるものと，その他の原因による障害とに分類できる．

a. 上位運動ニューロン障害
- 脳血管疾患を代表する中枢神経障害によるものが広く知られている．
- 多発性脳梗塞や脳出血，脳血管性のパーキンソニズムがその代表である．
- この際，病変部位の大きさなどにより病態は様々であるため，臨床においては嚥下に関与する中枢神経の役割と，どの部位が障害されているかを理解することが重要である．
- 大脳皮質や皮質延髄路などの上位運動ニューロン障害では，嚥下に関与する筋群に麻痺や萎縮はないが，嚥下プログラムが破綻するため，協調性の欠けた嚥下運動となる．
- 喉頭の挙上が遅延して，喉頭が閉鎖する前に食物などが通過すると誤嚥となる．

b. 下位運動ニューロン障害
- 延髄などの脳幹の梗塞における下位運動ニューロン障害では嚥下パターンの出力異常や嚥下の出力低下，脱落が起こる．
- ワレンベルグ症候群や脳幹脳炎などがある．
- これは喉頭挙上の遅延によるもの以外に，嚥下そのものが惹起できなくなり，嚥下不能になる場合がある．
- 予後は上位運動ニューロン障害よりも不良である．
- 筋委縮性側索硬化症（ALS）や進行性球麻痺でも下位運動ニューロンが障害され，嚥下筋群の収縮力が低下することにより，嚥下しても咽頭に食物が残留して気道に落下する，嚥下後の誤嚥をきたすことがある．
- 腫瘍や腫瘤，あるいは手術や外傷により口腔，咽頭，食道までの経路に器質的な異常をきたす場合も嚥下が障害される場合があり，他疾患との鑑別が重要である．
- 反回神経の損傷により声帯の内転が障害されると，嚥下時に十分気道を閉鎖できなくなり，誤嚥をきたすことがある．

c. その他の原因による障害
- 反回神経損傷と同様に人工呼吸器の気管内挿管などにより声帯が機械的かつ持続的に外転方向に圧迫をうけることで，抜管直後の声帯内転が困難になることで誤嚥をきたす場合がある．
- 声帯は呼吸しているときは左右に開き（外転），発声時や嚥下時は真ん中で閉じている（内転）．
- 大脳基底核の障害により迷走神経知覚線維に含まれるサブスタンスPが減少することで，咽頭期嚥下の惹起性低下だけでなく，咳反射も低下する．これにより誤嚥したものを喀出できずに肺炎を引き起こす場合があり，臨床において重要である．
- 嚥下時は喉頭蓋により気管が一時的に閉鎖されるために無呼吸となるが，呼吸状態の悪化により呼吸数が増えると，この無呼吸を維持することが困難となり，嚥下のタイミングがとれなくなる．
- また，嚥下してもすぐに吸気を行うことで咽頭に残留した液体や食物を誤嚥し

- てしまう可能性がある.
- そのため疾患に関係なく，呼吸数が多くなる臨床症状がある場合は嚥下障害が起こりうる（心不全や外科手術後など）.
- 頸部が伸展位になると喉頭と気管が一直線となり，喉頭挙上距離が増大することで嚥下時間が延長するため，誤嚥しやすくなる．したがって頸部の屈曲可動域が大きく制限される場合は嚥下運動が障害されやすい.
- 食道蠕動不全により食物が食道下部に貯留し，食道内逆流や，胃-食道逆流が起こる.
- 加齢により臼歯を喪失すると，顎運動不良，舌の運動変化による機能低下が起こり，口腔内での食物の咀嚼や舌による咽頭への送りこみが低下すると嚥下困難となる．また，嚥下時に喉頭挙上をさせる舌骨上筋群が活動するためには下顎の固定が必要であり，これら一連の機能が低下することで嚥下が困難となる.
- 加齢により喉頭や舌骨の位置が下がり，加えて舌骨上筋群などの筋力が低下することで，喉頭挙上時の喉頭や舌骨の移動距離は年齢とともに長くなる.
- それに伴い1回の嚥下運動に要する時間も加齢とともに延長し，流入速度の速い液体は誤嚥しやすくなる.

d. 誤嚥について

- 飲食物が食道ではなく誤って気管に流入することをいう.
- 誤嚥は健常者でも起こることがあるため，嚥下障害とは異なる.
- しかし，その頻度が高くなることなどにより，疾患が発生するという認識が重要である.
- 誤嚥には，喉頭が挙上することによる閉鎖が不完全なことで起こる**喉頭挙上期型誤嚥**（図6-1），喉頭が下降することで気道が開くときに起こる**下降期型誤嚥**，上記2つの**混合型誤嚥**，重度の嚥下障害で嚥下が起こらない**嚥下運動不全型**がある.
- 各疾患がどのタイプの誤嚥なのかを理解することが重要である.
- 誤嚥してもむせなどの生理的反応がない不顕性誤嚥 silent aspiration が臨床上重要であり，高齢者の誤嚥性肺炎の主な原因とされている.

e. 誤嚥性肺炎について

- 2013年の日本人の死因第3位が肺炎であり，肺炎で死亡する90％が65歳以上の高齢である．そして肺炎で死亡する65歳以上の人の約7割が誤嚥性肺炎である.
- 誤嚥性肺炎患者の多くが嚥下障害を合併している.
- 高齢になると，様々な合併症を有しており，脳血管疾患の他に呼吸器疾患，心疾患，骨折による長期臥床による筋力低下など嚥下障害の背景も多様である.
- 症例によっては複数の疾患を有する場合があり，病態が複雑になりやすい.
- 誤嚥性肺炎の主要因は嚥下障害である.
- 高齢者において頻度が高い食道蠕動不全も，誤嚥性肺炎の原因の1つとされ，臨床においてよく遭遇する.

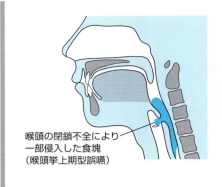

喉頭の閉鎖不全により一部侵入した食塊（喉頭挙上期型誤嚥）

図6-1　誤嚥

表6-2　顔面神経麻痺判定基準（40点法）

1. 安静時の対称性
2. 額に皺を寄せる
3. 軽く閉眼する
4. 強く閉眼する
5. 片目をつぶる
6. 鼻根に皺を寄せる
7. 頬を膨らませる
8. 口笛を吹く
9. イーと歯を見せる
10. 口をへの字に曲げる

高度麻痺を0点，ほぼ正常を4点，その間を2点とし，10項目で合計40点満点で評価する．

- その他の原因として歩行困難，座位困難や口腔清拭困難といったADL自立困難者や，誤嚥したものを喀出するための咳嗽力低下，咳反射が低下してしまうような内服をしている場合など，様々な要因によって起こるとされている．
- 誤嚥性肺炎患者の病態を把握するためには嚥下障害だけに捉われず，全身の生理学的，運動学的な状態を把握することが重要である．

B　病態評価学

1 顔面

- 視診で顔貌の対称性を確認する．
- 眼輪筋反射や口輪筋反射を確認する．
- 表情筋の自動運動については40点法（柳原法）がよく用いられる．表情筋による10種の運動を行わせ，健側と比較して主観的に評価する（表6-2）．
- 40点法で8点以下は高度麻痺，10点以上18点以下は中等度麻痺，20点以上は軽度麻痺に分類される．
- 発症2～3週間以内に20点以上の場合は完全回復型で機能異常は出現しない．
- 上記以外の症例では，4ヵ月後に病的共同運動など機能異常が出現する可能性が高い．
- 発症3ヵ月後でも10点以下の症例は完全脱神経型で予後不良とされる．

2 顎機能

- 成人では上下切歯端の距離による最大開口域は38 mm～60 mm（平均約50 mm）であり，患者自身の指で第二指～第四指による3横指分の開口量が正常の目安である．
- 顎関節の開口時痛，圧痛を確認する．
- 筋による開口制限が疑われる場合，咬筋の触診によって筋の硬さや圧痛を確認

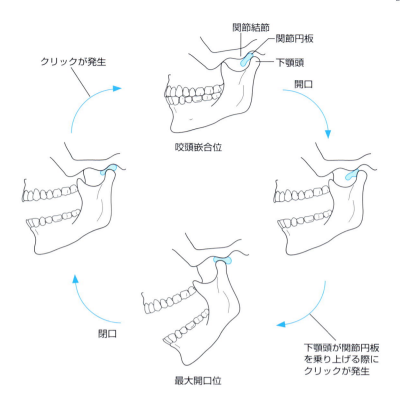

図 6-2 復位性円板前方転位時の関節円板の位置と動き

する.
- 開口時に前方転位していた関節円板が復位する際に**クリック**が発生する（図 6-2）.
- 開閉口双方で発生する**相反性クリック**が認められる場合は，復位を伴う関節円板転位の可能性が高く，その後の相反性クリックの消失は，非復位性の関節円板転位（**クローズドロック**）への移行を疑わせる所見である（図 6-3）.

> **column**
> 関節円板の転位はないが，関節結節下を円板が通過する際に関節上面と結節下面が擦れて発生する関節雑音をエミネンスクリックという.

> **column**
> 顎関節症は不良姿勢との関係が指摘されており，顎関節症患者は有意に頭部前方位姿勢を呈するとの報告がある（Uritani D et al, 2014.）.
> 頭部前方位姿勢では開閉口時の下顎頭の運動軌跡が後方へ偏位すると報告されている（Yamada R et al, 1999. Visscher CM et al, 2000.）.

3 眼球運動

- 眼筋麻痺によりしばしば斜視を起こす．外直筋の麻痺では障害側眼球は鼻側に偏倚する.
- 眼球運動に異常があるときには，しばしば複視を訴える.
- 眼球麻痺と偏倚方向を**表 6-3**に示す.

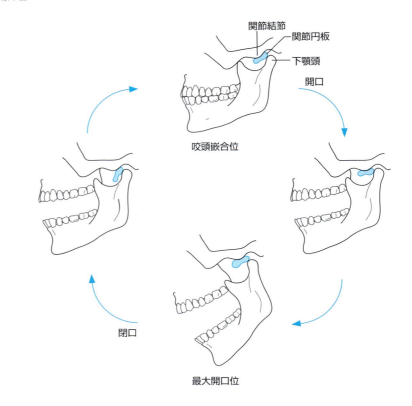

図 6-3 クローズドロックの関節円板の位置と動き
関節円板に下顎頭が乗り上げないのでクリックは発生しない

表 6-3 眼筋麻痺の徴候

筋	支配神経	眼球の偏倚方向
内直筋	動眼神経	鼻側
上直筋	動眼神経	上外方
下直筋	動眼神経	下外方
下斜筋	動眼神経	上内方
上斜筋	滑車神経	下内方
外直筋	外転神経	耳側

4 嚥下

- 正常な嚥下運動に必要などの要素に問題があるのかを把握する必要がある.
- 疾患のみに捉われず,嚥下の各相について評価が重要である.
- 嚥下相だけでなく,意識レベル(脳機能),姿勢保持能力(頸部,体幹,下肢機能),呼吸状態(呼吸,循環機能),など全身の評価が重要である.
- 嚥下相に問題がなくてもその他の機能障害によって嚥下が障害されている場合がある.
- 嚥下障害を疑う主な症状から,おおよその原因を分析する必要がある(表6-4).

表6-4 患者が抱える問題から考えられる咀嚼嚥下障害の原因

問題	原因の分析
声の変化	食前から声が濁る→咽頭部の唾液の貯留→咽頭知覚低下の疑い 食後に声が濁る→咽頭部の食物残留→嚥下筋力低下の疑い 声が小さい→呼吸機能の低下の疑い
むせ	食事中→嚥下のタイミングのずれの疑い 食後→咽頭残留による気管への流入疑い
咳	咽頭残留や喉頭侵入の疑い
痰の性状・量	黄色粘性強く，食事開始に伴い増える→誤嚥の疑い
食物残留の有無	口腔内の残留→口腔内の感覚低下→放置すると不顕性誤嚥の危険 咽頭部の残留→咽頭知覚の低下の疑い
咽頭知覚低下	口腔内吸引時に咽頭刺激しても嘔吐反射や咳が出ない →知覚低下による防御反射，嚥下反射の低下の疑い
嚥下困難感	液体は嚥下できるが固形物が困難→嚥下筋力低下の疑い 液体でも嚥下できない→延髄や舌咽神経の障害の疑い
食事内容の変化	硬いものを食べなくなった→歯の不調，咀嚼筋あるいは嚥下筋低下の疑い
食事時間の延長	口に入れてから嚥下までに時間がかかる→舌の運動不良 軟らかい物でも嚥下に時間がかかる→咽頭知覚低下，嚥下筋低下，呼吸機能低下
食べ方の変化	上を向いて食べる→舌運動不良による咽頭への送り込みを代償している可能性あり 下を向いて食べる→喉頭挙上困難の代償をしている可能性あり
食事中の疲労	呼吸機能の低下の疑い．軽度の誤嚥により低酸素血症の疑いあり
口腔内の状態	食前でも食物残渣や口臭あり→口腔内乾燥，口呼吸による開口位，口唇閉鎖困難 口腔ケア不十分

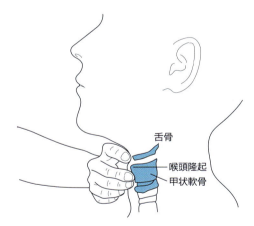

図6-4 反復唾液嚥下テスト時の喉頭挙上の触診
舌骨と喉頭隆起に手指を当て，嚥下時にこれらが指を乗り越え前上方にあがるかを確認する．

a. スクリーニング検査

- 反復唾液嚥下テスト（RSST）は唾液を随意的に連続で嚥下させるテストで，30秒間以内に3回嚥下ができれば正常と判断する．感受性が高く臨床症状との相関が高いが，患者が指示を理解できないと施行できない（図6-4）．
- 改訂水飲みテスト（MWST）はシリンジ*にて冷水3 mlを口腔底に注ぎ，嚥下を促すテストである．図6-5に示す基準で判定する．従来の水飲みテストは30

RSST : repetitive saliva swallowing test

MWST : modified water swallowing test

*シリンジ
注射筒（注射針を装着していない状態の注射器）．ただし，筒状の装置全般を指す場合もある．

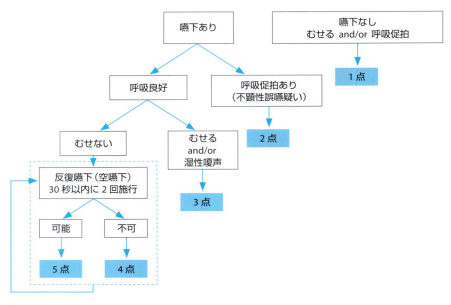

図 6-5　改訂水飲みテスト及びフードテストの判定

VF：videofluoroscopic examination of swallowing
VE：videoendoscopic examination of swallowing

mlであったが，こちらの方が，量が少なく安全であるため，臨床ではこちらがよく用いられる．

- フードテスト food test（FT）は茶さじ1杯のプリンやゼリーを舌背前部に置き，嚥下させるテストである．改訂水飲みテストと違って，固形のため，咀嚼運動や舌運動の動きも評価できる．嚥下後，口腔内を観察することも重要である．テストの判定は改訂水飲みテストと同様に図6-5に従う．
- 誤嚥及び誤嚥に伴う窒息は生命が危険にさらされる可能性があるため，検査は慎重に行う必要がある．
- スクリーニング検査を行う際は，全身状態の安定，意識レベルの安定，姿勢の安定，呼吸状態の安定などを評価してから実施する必要がある．
- スクリーニング検査にて異常が確認される場合は医師による嚥下造影検査（VF）や，嚥下内視鏡検査（VE）といった詳細な検査が必要となる．

学習到達度 自己評価問題

1. 嚥下障害を引き起こす代表的な疾患を挙げなさい．
2. 疾患以外の原因で起こる嚥下障害について説明しなさい．
3. 誤嚥性肺炎について説明しなさい．
4. 嚥下スクリーニング検査について説明しなさい．
5. 顎機能障害で見られる臨床的な問題を挙げなさい．
6. 顔面神経麻痺の判定に用いられる表情筋の自動運動を挙げなさい．

7. 頭部と頸部の運動

● 一般目標
- 頭部と頸部の連結について，その特徴と運動について理解する．

● 行動目標
1. 頭部と頸部にある関節の形態的な特徴を説明できる．
2. 各関節の運動の特徴について説明できる．
3. 頭部と頸部を支える靱帯についてその作用を説明できる．
4. 頭部と頸部を支える筋の作用について説明できる．

● 調べておこう
1. 頸椎が胸椎や腰椎の椎体と形態的に違うところはどこか調べよう．
2. 頭部と頸部の連結と関節について調べよう．
3. 頸椎の正常可動範囲を調べよう．
4. 頸椎の椎間関節の動きの特徴を調べよう．

A 機能解剖

1 頭部を支える頸部の役割

- 頭部には生命を維持し，身体活動や精神活動をつかさどる脳が存在する．
- 頭部を支える頸部は，それらの機能に支障が出ないよう脳を保護する重要な役割を担っている．
- 身体活動をバランスよくスムーズに実行するには，頸部による頭部の**支持性**と**可動性**が不可欠である．
- 頸部の骨格は頭部を支えるとともに，生命を維持する脳幹（延髄下部）と頸髄を**保護**している．
- 頸部の一部の筋は，頭部と頸部の運動のみならず，上肢を肩甲帯とともに懸垂し，咀嚼や体幹の運動にも関与している．

2 頸部の概観

- 頸部は7個の頸椎にて頭部と体幹を連結し，頸部全体では軽度の**前彎**を呈して

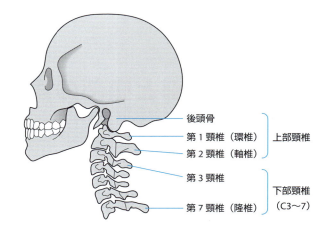

図 7-1　頭部と頸椎

いる．この前彎は，生後の運動発達とともに生じる．
- 頸椎は胸椎や腰椎に比べると形は小さいが脊柱管の径は大きい．
- 運動は多方向であり，姿勢の変化に伴い，椎間板や関節の部分にストレスが繰り返し加わる．
- 形態と機能的特徴から後頭骨（O），第1頸椎（C1），第2頸椎（C2）を**上部頸椎**，第3頸椎以下（C3〜7）を**下部頸椎**に分ける（図 7-1）．

3 上部頸椎の特徴

a. 第1頸椎（C1）
- 第1頸椎（C1）は，**環椎** atlas ともいわれ，椎体がなく側方に長く，広い脊柱管を有した環状の形状をしている（図 7-2）．
- 椎体がないことから前方を前弓，椎弓にあたる部分を後弓という．前弓の中央に前結節がありその後面に歯突起窩がある．後弓の中央には後結節がある．
- 前弓と後弓をつなぐ側方部分に外側塊を形成し，横突起や上下関節面を形成している．横突起の基部には横突孔があり，椎骨動脈と椎骨静脈が通る．

b. 第2頸椎（C2）
- 第2頸椎（C2）は，**軸椎** axis ともいわれ，椎体から関節の軸となる**歯突起**が環椎の椎孔へ伸びている（図 7-3）．
- 椎体の両側上面には上関節面があり，環椎の下関節面と関節をなす．
- 椎体の両下後側方には下関節面があり，第3頸椎（C3）の上関節面と椎間関節を形成する．
- 椎体から椎弓への構造は，下部頸椎（C3〜7）のそれとほぼ同様である．

c. 環椎後頭関節 atlanto-occipital joint
- 頭部の後頭顆と環椎の外側にある上関節面との連結は，**環椎後頭関節**（滑膜関節，顆状関節）で左右にある（図 7-4）．関節面は，後頭顆は凸面であり凹面の環椎外側塊の上関節面に対応している．それは水平面に対し約30°後方に傾い

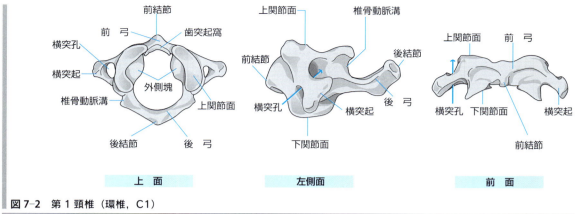

図 7-2　第 1 頸椎（環椎, C1）

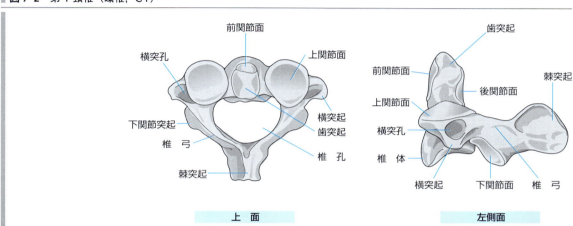

図 7-3　第 2 頸椎（軸椎, C2）

ている．
- 環椎後頭関節は，後頭骨を上関節面で受け止め 1 個の楕円関節（顆状関節）として機能する．
- 頭部の重量はこの関節を経て下位の頸椎へ伝えられる．
- 後頭骨と環椎をつなぐ組織として，環椎後頭関節の関節包，蓋膜，翼状靱帯，前環椎後頭膜，後環椎後頭膜，前縦靱帯，項靱帯などがある（図 7-4）．
- 環椎後頭関節の関節包は，この関節の過度な動きを制限している．
- 蓋膜は，後述する環椎後頭関節の後ろに位置し，幅の広い帯となって環椎と後頭骨の安定に寄与している．
- 蓋膜は下方に伸び後縦靱帯となる．
- 翼状靱帯は，歯突起より太い線維となって翼のように上側方へ伸び，大後頭孔の外側縁に付着する．
- 軸椎の歯突起の先端からは歯尖靱帯と翼状靱帯が後頭骨に伸びている．
- 大きな伸展では，環椎後弓は後頭骨と軸椎の後弓により挟まれ，運動を制限する．

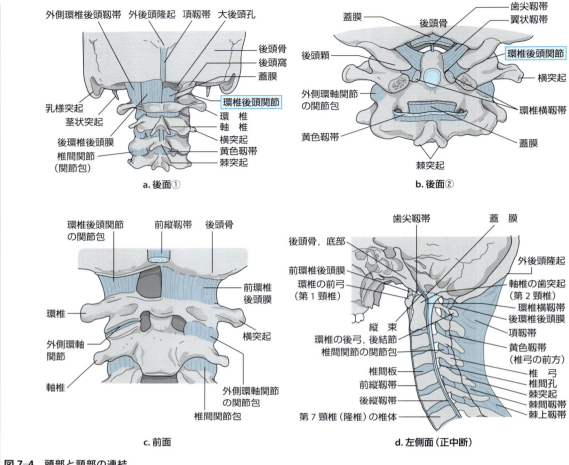

図 7-4 頭部と頸部の連結

d. 正中環軸関節 median atlanto-axial joint
- 軸椎の歯突起の前関節面（凸面）は環椎前弓後面の歯突起窩（凹面）と向かい合い、歯突起の後面の後関節面を環椎横靱帯（十字靱帯）によって挟み込むように強固に保持されている．これが頸部で最も特徴的な関節の１つである**正中環軸関節（車軸関節）**である（図 7-4, 7-5）．
- **環椎横靱帯**は、屈曲時の環椎の前方への滑りを防いでいる．
- その後方には、脊髄が椎孔の約 1/3 のスペースを使って通っている．

e. 外側環軸関節 lateral atlanto-axial joint
- 軸椎椎体の左右上外側（歯突起の両脇）には上関節面（凸面）があり、環椎の下関節面（凸面）と**外側環軸関節**（滑膜関節）を形成する（図 7-5, 7-7 参照）．
- 軸椎より上の重量を受け止めるのは、外側環軸関節であり C2/3 以下の支持機構と大きく異なる．
- 軸椎と環椎をつなぐ構造物としては、環軸関節の関節包、蓋膜、前縦靱帯、後縦靱帯、前環軸膜、後環軸膜、項靱帯などがある（図 7-4）．

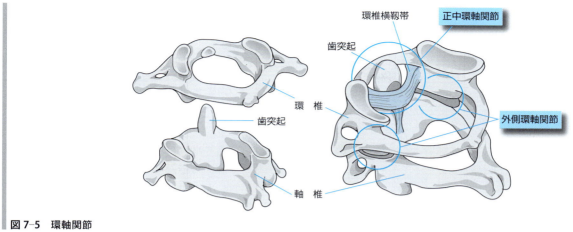

図 7-5　環軸関節

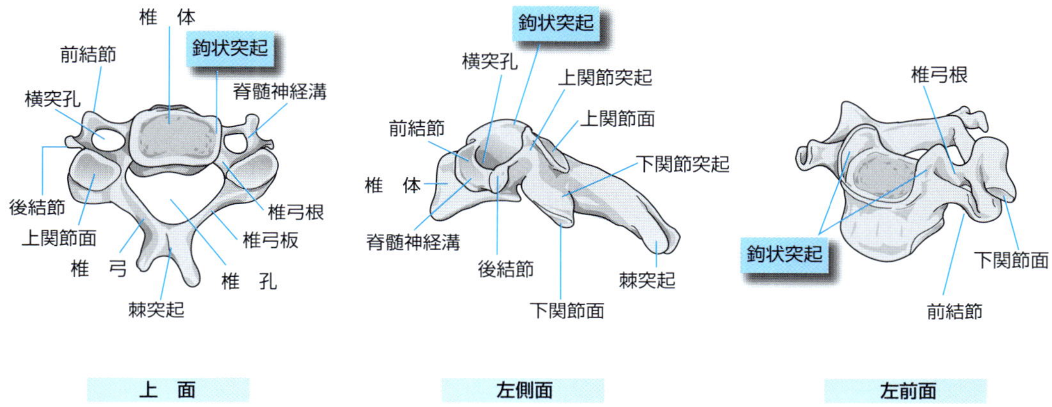

図 7-6　第 4 頸椎（C4）

4 下部頸椎の特徴

a. 椎体

- 椎体は下位になるほど大きく，前後より左右に幅が広くなる（図 7-6，7-7）．この椎体で頭部と上部頸椎の約 50% の重量を支えている．
- 椎体の大きな特徴は，椎体上面の**鉤状突起**の存在である（図 7-6，7-7）．
- 鉤状突起は，下位頸椎ほど高さが低く，前額面から見た水平面からの角度は下位頸椎ほど大きい．

b. 椎弓根と横突起

- 椎体の左右の後外側から椎弓に伸びる**椎弓根**が出ている（図 7-6）．
- 椎弓根の外側には横突起があり，**横突孔**を形成している．この横突孔を椎骨動脈と椎骨静脈が通過することで血管を保護している（図 7-6）．
- 横突起の外側上面には，椎間孔から続く**脊髄神経溝**がある（図 7-6）．
- 横突起の先端には前結節と後結節があり，筋の付着部となる（図 7-6）．
- 上下の椎弓根の間に**椎間孔**を形成し，そこに，脊髄神経が通る．頸椎の椎間孔

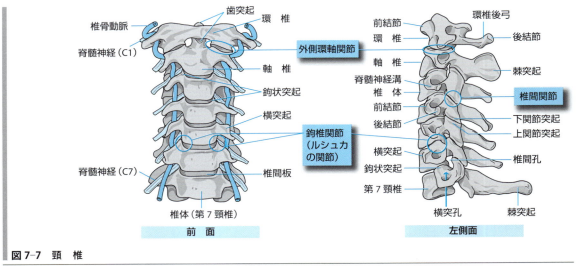

図7-7 頸椎

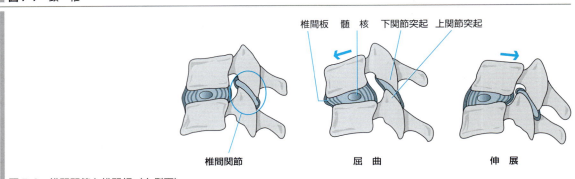

図7-8 椎間関節と椎間板（左側面）

はやや前外方を向いている（図7-7）．

c. 椎弓と棘突起

- 頸椎の後方には**椎弓**と**棘突起**がある（図7-6）．
- 椎弓の最後面から出る棘突起は，比較的短く平坦で，後端は結節状に2つに分かれている．
- 頸部の伸展に伴い上下の棘突起が接近し，伸展運動が制限される．
- 頸椎の棘突起は胸・腰椎に比べ短く水平であることから，伸展の可動域が比較的大きい．

d. 椎体と椎間板の連結

- 椎体は**椎間板**で連結（軟骨結合，平面関節）している（図7-8）．
- 椎間板の髄核は，頸部の屈曲・伸展・側屈などの動きに応じて，屈曲時に後方へ，伸展時に前方へ，側屈に凸側へ椎間板内を移動している．椎間板は，髄核が移動した反対側で圧縮され楔形に変形する．この楔形の連続により，頸部の屈曲・伸展・側屈が可能となっている．
- 椎体の前面には，**前縦靱帯**が後頭骨から仙骨までの椎体と椎間板の前面を覆っている（図7-4）．

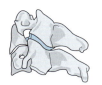
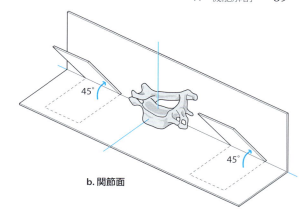

a. 頸椎椎骨の重なり方

b. 関節面

図 7-9　頸椎とその関節面
[Muhlemann DK et al, 1988]

- 前縦靱帯は，脊柱の伸展を制限する唯一の靱帯である．
- 椎体の後面（脊柱管の前方）には，**後縦靱帯**が後頭骨から仙骨まで椎体と椎間板の後面を覆っている（図 7-4）．
- 後縦靱帯は，屈曲を制限する靱帯のうちの1つであり，柔軟性は高い．

e. 椎弓と棘突起の連結

- 椎弓は椎弓の前（脊柱管の後方）にある**黄色靱帯**で連結されている（図 7-4）．黄色靱帯は，頸部の屈曲を制限する靱帯のうちの1つである．厚い靱帯であるが弾力性をもつことから，屈曲運動の制限作用はわずかである．
- 棘突起は**棘間靱帯**と**項靱帯**で連結されている（図 7-4）．
- 棘間靱帯は，屈曲を制限する靱帯のうちの1つである．非常に厚く強い靱帯であり，過剰な屈曲運動を強力に制限している．またこの靱帯は，頸椎の回旋運動に対しても過剰な運動を制限している．
- 後頭骨と頸椎棘突起を連結している項靱帯は，屈曲を制限する靱帯のうちの1つである．項靱帯は，僧帽筋などの筋の付着部でもある．

f. 椎間板

- **椎間板**の構造は，他の脊柱の椎間板と同様，周囲の**線維輪**と中央やや前方にあるゼラチン状の**髄核**からなり，C6/7 の椎間で最も厚い（図 7-8）．また，頸椎は前彎していることから椎間板の前方が後方より厚くなっている．
- 椎間板の線維輪の線維は，椎体の上面や下面に対して斜めに交差していることから，頸部の回旋運動を制限している．

g. 椎間関節

- この関節は関節包と滑膜を有しほぼ平面である．
- 椎体の左右の後側方にある**椎間関節**は，上下の関節突起からなり，頸椎の特徴的な運動に大きく関与する（図 7-8）．
- 上関節突起の関節面（凸面）は，水平面に対し**約 45° 前上外方向**へ傾斜している．それに対応している下関節突起の関節面（凹面）は，後下内方向に傾斜している（図 7-9）．

- 軸椎以上の重量の約半分を，左右の椎間関節で半分ずつ（全体の 25% ずつ）支持している．
- 椎間関節の関節包は，頸椎の過度の屈曲運動を制限している．
- **締まりの肢位**は伸展位であり，**休みの肢位**は屈曲-伸展中間位である．

h．鉤椎関節（鉤状関節）

- 鉤状突起は椎体上面の外側縁から半円状に上方に突起し，その上の椎体の下面にある鉤状突起に対する面とで関節包を有する，**鉤椎関節**［ルシュカの関節 Luschka joint（滑膜関節）］を形成している（図 7-7）．
- 鉤状突起は，形態的に椎体上面に前後に伸びた溝を形成し，その溝に直上の頸椎が収まる構造となっている（図 7-6，7-7）．この構造により椎体と椎間板の連結は，前後方向の滑りに対しては動きやすいが，側方への滑りの運動と頸椎の回旋運動の制限となっている．この運動の特徴は，上位頸椎の鉤状突起の高さが比較的高いことから上位頸椎で作用しやすい．
- 鉤状突起の後方部分は椎間孔の前壁を形成することから，鉤椎関節の変形（骨棘形成）による神経根障害を引き起こすことになる．

B　頭部の保持

- 頭部は，**第1のテコ**で支えられ，その**支点は後頭顆**の位置である．前方に位置している頭部の重量（重心位置はトルコ鞍辺り）と，頸部後面の伸筋活動でバランスをとっている．
- このときの矢状面の位置関係は，視線は水平に前方に向けられ，鼻尖と外耳孔の上縁を結んだ線が水平となっている．
- 前額面については，頭部が左右対称の形態であることから，左右の環椎後頭関節にて均等に支えられている．

C　骨運動学

　頭部から頸部にいたる運動は，そこに介在する多くの関節の動きが複合して生じている．そのため，全体の運動を理解した上で関節構造から運動を理解する必要がある（表 7-1）．

1　上部頸椎の運動

a．環椎後頭関節 atlantooccipital joint（図 7-4）
- 主な運動は，頸部の屈曲と伸展であるが，わずかな側屈と反対側への回旋の連結運動もある．

b．環軸関節 atlantoaxial joint（図 7-10）
- 正中環軸関節が環椎と軸椎の運動の主要な関節であり，外側環軸関節がその運動を支持している．

表 7-1 頸部の運動

		屈曲	伸展	側屈（一側へ）	回旋（一側へ）
頸椎全体		60〜70°（60°）	40〜60°（50°）	40〜50°（50°）	60〜80°（60°）
上部頸椎	環椎後頭関節	10°	15°	10°	0〜5°
	環軸関節	0〜5°	0〜10°	5°	25〜40°
下部頸椎		45〜50°	25〜30°	30°	20〜35°

- （ ）内は日本整形外科学会・日本リハビリテーション医学会制定の参考可動域である．
- 関節可動域（ROM）は，年齢，性別，生活歴などにより個体差がある．
- 椎体間ごとの運動については，屈曲-伸展運動は上部頸椎とC4/5/6で比較的多く，環椎後頭関節で約15〜25°，C1/2間で約10〜15°である．側屈の運動については，C2/3/4で比較的多く，環椎後頭間で一側へ約10°である．また回旋運動については，環椎後頭間で一方向へ約5°，環軸関節にて全回旋可動域の約50%（25〜40°）を担っている．
- 頸部の屈曲-伸展運動はC4〜7の部位で始まりO〜C4へと続く．
- 頸部の回旋運動は，最初にC1/2の最終可動域近くまで回旋した後にほかの頸椎で回旋が起こる．
- 頸部の側屈運動は，上部頸椎で始まり頸部全体では側屈方向への回旋がみられる．

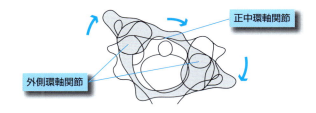

図 7-10 環軸関節

- 車軸関節である正中環軸関節の特徴から，その運動は純粋な頸部の回旋運動と，環椎横靱帯の若干の柔軟性によるわずかな頸部の屈曲・伸展・側屈運動である．

column

上部頸椎の連結運動 coupled movement *

上部頸椎の回旋時には，連動して回旋方向と反対方向への側屈（O/C1，C1/2にて各約4°）を伴う．さらに回旋と連動して伸展（O/C1で約10°，C1/2で約5°）を伴う．

側屈時には，連動して側屈方向と反対方向への回旋が生じる．側屈に伴うその回旋はC1/2で約15°である．連動した屈曲-伸展運動はわずかである．

この連動した運動が阻害された場合，関節可動域（ROM）低下の原因となる．

*連結運動については本文で示したように，頸部において側屈と回旋は連動した骨運動が起きている．

英語表記では，
coupled movement
coupled movements
coupled motion
coupled motions
などの表記がみられ，専門用語として統一されていない．

2 下部頸椎の運動

a. 椎体と椎間板の連結
- 頸部の屈曲，伸展，側屈，回旋運動を行う．

b. 鉤椎関節
- 頸部の屈曲，伸展とわずかの側屈と回旋を行う．

c. 椎間関節

- 頸部の屈曲，伸展とわずかの側屈と回旋を行う．
- 側屈の際には，側屈方向への回旋と伸展の動きを伴っている．
- 回旋の際には，回旋方向への側屈と伸展の動きを伴っている．

---

column

下部頸椎の連結運動 coupled movement

　下部頸椎では回旋に連動して回旋方向と同じ方向に側屈する．頸部の最大回旋時には，下部頸椎の椎体間で約5°の側屈が生じている．さらにC2/3, C3/4, C4/5 間では伸展運動，C5/6, C6/7, C7/Th1 では屈曲運動が連動している．

　側屈時には連動して側屈方向と同じ方向へ回旋を伴う．連動した屈曲–伸展運動はわずかである．

　上部頸椎と同様，この連動した運動が阻害された場合，ROM低下の原因となる．

---

column

側屈，回旋，伸展の複合運動

- 顔を正面に向けたまま側屈できるのは，正中環軸関節で反対方向への回旋と，下部頸椎での軽度の屈曲によって調整されている．
- 顎を肩に接することは，頸部の側屈・回旋に加え正中環軸関節の同方向への回旋と頸部の強い屈曲で可能となる．
- 頸部を側屈・伸展せずに回旋できるのは，環軸関節のみで回旋しているからである．

D　関節運動学

1 環椎後頭関節の運動

- 屈曲：後頭骨の後頭顆（凸面）は環椎の環椎外側塊の上関節面（凹面）上を前方へ転がり，後方へ滑る．
- 伸展：屈曲と逆の副運動が生じる．
- 側屈：後頭顆は上関節面を側屈方向と逆方向に滑る．
- 回旋：回旋方向側の後頭顆は上関節面を後方へ滑り，反対側の後頭顆は上関節面を前方へ滑る．同時に両側の後頭顆は，回旋側へ若干滑る．

2 正中環軸関節の運動（図7–5参照）

- 屈曲：環椎前弓・後面の歯突起窩（凹面）は歯突起の前関節面（凸面）をわずかに下方へ滑り，歯突起窩と歯突起の前関節面の上方でわずかな離開が生じる．
- 伸展：屈曲時と逆で，歯突起窩は歯突起の前関節面をわずかに上方へ滑り，歯突起窩と歯突起の前関節面の下方でわずかな離開が生じる．
- 回旋：歯突起窩は，歯突起の前関節面を回旋方向に軸回旋する．

3 外側環軸関節の運動 (図7-5 参照)

- 屈曲:環椎下関節面(凸面)は軸椎の上関節面(凸面)を前方へ転がる.
- 伸展:環椎下関節面は軸椎の上関節面を後方へ転がる.
- 回旋:回旋方向側の環椎下関節面は軸椎の上関節面を後方へ滑り,反対側の環椎下関節面は軸椎の上関節面を前方へ滑る.

4 椎体-椎間板連結 (軟骨結合) の運動 (図7-8 参照)

- 屈曲:椎間板の捻れにより上位椎体が前方へ滑る.
- 伸展:屈曲と逆で上位椎体が後方へ滑る.

5 鉤椎関節 (鉤状関節) の運動 (図7-7 参照)

- 屈曲:鉤椎関節を形成する上位椎体が前方へ滑る.
- 伸展:屈曲と逆に上位椎体が後方へ滑る.
- 側屈:側屈方向と反対側の鉤椎関節でわずかな離開が生じ,同側では狭小が生じる.

6 椎間関節の運動 (図7-8 参照)

- 屈曲:上位頸椎にある下関節面(凹面)が,下位頸椎の上関節面(凸面)の上を前上方へ滑る.
- 伸展:屈曲とは逆に下関節面が上関節面の上を後下方へ滑る.
- 側屈:側屈方向側の上位頸椎の下関節面が下位頸椎の上関節面を後下方へ滑り,反対側では,逆に上位頸椎の下関節面は下位頸椎の上関節面を前上方へ滑る.
- 回旋:側屈時と同様に回旋方向側の上位頸椎の下関節面が下位頸椎の上関節面を後下方へ滑り,反対側では,逆に上位頸椎の下関節面は下位頸椎の上関節面を前上方へ滑る.

E 運動に作用する筋

- 頭・頸部の骨運動と作用する筋について表7-2 にまとめる.
- 自由な身体活動に必要な頭部の安定性と運動を生み出す力源である.
- 前額面で左右対称な運動(屈曲-伸展)は,同名の筋が左右対称に活動することで可能となる.
- 一側だけで筋が活動した場合,筋の走行方向により回旋方向が変化する.
- 頭部の重心位置と荷重を支える関節との位置関係から,頸部の後方に付着する伸筋は重力に抗した持続的な筋活動が要求されている.
- 同じ筋でも頸部のアライメントの違いや,起始・停止部の固定性の有無で,筋の作用が変化する場合がある.
- 筋の位置と作用については表7-3 〜 7,図7-11 〜 15 にまとめる.

表 7-2 頭・頸部の骨運動と作用する筋

骨運動	部位	作用する筋	筋の収縮	作用と特徴
屈曲	頭部	前頭直筋	両側	環椎後頭関節に作用
		外側頭直筋		
	頭部・頸部	頭長筋		
		舌骨上筋		下顎が上顎に固定されているときに作用
		舌骨下筋		
	頸部	斜角筋		頸長筋の収縮により頸椎が固定されていれば作用
		頸長筋		
		胸鎖乳突筋		頭長筋，前頭直筋，外側頭直筋，舌骨上筋，舌骨下筋が作用し，環椎後頭関節と上部頸椎が固定されていれば作用
伸展	頭部	小後頭直筋		環椎後頭関節に作用
		上頭斜筋		
		頭最長筋		
	頭部・頸部	大後頭直筋		環椎後頭関節，環軸関節に作用
		胸鎖乳突筋		上部頸椎が固定されていないとき作用
		僧帽筋		
		頭半棘筋		
		板状筋		
	頸部	下頭斜筋		環軸関節で作用．同時に軸椎の後方脱臼を防いでいる
		頸最長筋		下部頸椎に作用
		頸半棘筋		
		横突間筋		
		肩甲挙筋		肩甲骨が固定されているとき作用
同側への側屈	頸部	横突間筋	一側	
屈曲 同側への側屈	頭部	頭長筋		
		外側頭直筋		
		小後頭直筋		
	頭部, 頸椎	頸長筋		
	頸部	斜角筋		前斜角筋では対側への回旋の作用が加わる
屈曲 同側への側屈 同側への回旋	頭部	前頭直筋		
屈曲 同側への側屈 対側への回旋	頸部	前斜角筋		
伸展 同側への側屈	頭部, 頸部	頭半棘筋		
		頸半棘筋		
		頸最長筋		下部頸椎に作用
同側への側屈 同側への回旋	頸部	斜角筋		
伸展 同側への側屈 同側への回旋	頭部, 頸部	大後頭直筋		頸部は環軸関節に作用
		頭板状筋		
		頭最長筋		
	頸部	下頭斜筋		環軸関節に作用
		頸板状筋		
		肩甲挙筋		肩甲骨が固定されているとき作用
伸展 同側への側屈 対側への回旋	頭部, 頸部	上頭斜筋		頸部は環軸関節に作用
		頭半棘筋		
		横突間筋		
		頸半棘筋		
		胸鎖乳突筋		
		僧帽筋		
反対側への回旋	頭部	上頭斜筋		
		小後頭直筋		

［骨運動］同側：収縮する筋と同側方向，対側：収縮する筋と反対側方向
［部位］頭部：環椎後頭関節，頸部：環軸関節以下の頸椎
［筋の収縮］左右対で存在する筋の収縮形態．両側：左右両側の同時収縮，一側：片側のみの収縮

表7-3 頭・頸部前面の筋とその作用

筋　名	起　始	停　止	筋の収縮と作用			神経支配（髄節）
			部位	収縮	運動方向	
頭長筋	C3～6の横突起前結節	後頭骨底部下面の咽頭結節外前方	頭部 頸部	両側 一側	屈曲 屈曲 側屈（同側）※ 回旋（同側）	頸神経叢（C1～5）
頸長筋	上斜部：C3～5の横突起前結節	環椎の前結節	頸部	両側	屈曲	頸神経叢（C2～6）
	垂直部：C5～Th3の椎体前面	C2～4の錐体前面		一側	屈曲 側屈（同側）※	
	下斜部：Th1～3の椎体前面	C5～6の横突起前結節				
前頭直筋	C1の横突起前面	後頭骨の底部，大後頭孔の前方	頭部	両側 一側	屈曲 屈曲※ 側屈（同側） 回旋（同側）	頸神経（C1, 2）
外側頭直筋	C1の横突起上面	後頭骨の底部，後頭顆の外側	頭部	両側 一側	屈曲 屈曲 側屈（同側）※	頸神経（C1, 2）
舌骨上筋群	下顎・側頭骨乳突切痕	舌骨体	頭部 頸部	両側	屈曲（下顎が上顎に固定されているときに作用）	下顎神経・顔面神経・舌下神経（C1, 2）
舌骨下筋群	胸骨柄・鎖骨後面・肩甲骨上縁・甲状軟骨	舌骨体・甲状軟骨	頭部 頸部	両側	屈曲（下顎が上顎に固定されているときに作用）	頸神経ワナ（C1～4）舌下神経（C1, 2）

［部位］頭部：環椎後頭関節，頸部：環軸関節以下の頸椎
［収縮］両側：両側の同時収縮，一側：片側のみの収縮
［運動方向］同側：収縮する筋と同側方向，対側：収縮する筋と反対側方向，※は主な作用

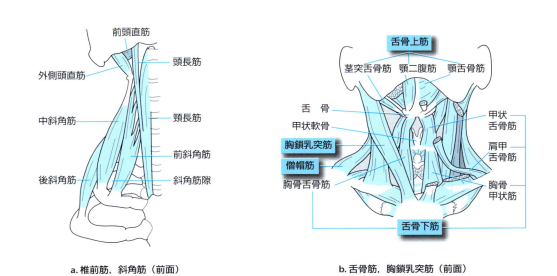

a. 椎前筋，斜角筋（前面）　　b. 舌骨筋，胸鎖乳突筋（前面）

図7-11 前面からみた頭・頸部前面の筋

表 7-4 胸郭につく筋とその作用

筋名	起始	停止	筋の収縮と作用			神経支配（髄節）
			部位	収縮	運動方向	
斜角筋群	前斜角筋：C3〜6 横突起の前結節	第1肋骨の前斜角筋結節	頸部	両側	屈曲（肋骨が固定されていることで作用）	頸神経叢・腕神経叢（C2〜7）
	中斜角筋：C3〜7 横突起の後結節	第1肋骨の上縁，鎖骨下動脈溝の後側		一側	屈曲 側屈（同側）※ 回旋（対側）（前斜角筋で対側への回旋作用あり）	
	後斜角筋：C5〜7 横突起の後結節	第2肋骨の外側面				
胸鎖乳突筋	胸骨頭：胸骨柄の上縁前面 鎖骨頭：鎖骨内側1/3上面	乳様突起の外側面・後頭骨の上項線外側	頭部 頸部	両側	屈曲 伸展（環椎後頭関節と上部頸椎が固定されていれば屈曲に作用し，固定されていないときは伸展に作用）	副神経・頸神経叢（C2〜4）
				一側	伸展 側屈（同側） 回旋（対側）	

表 7-5 頭・頸部後面の筋とその作用①

筋名	起始	停止	筋の収縮と作用			神経支配（髄節）
			部位	収縮	運動方向	
大後頭直筋	C2の棘突起	下項線の中間1/3	頭部 頸部	両側	伸展（環椎後頭関節と環軸関節に作用）	後頭下神経（C1）
				一側	側屈（同側） 回旋（同側） （側屈は主として環椎後頭関節に作用し，回旋は主として環軸関節に作用）	
小後頭直筋	C1後弓の後結節	下項線の内側1/3	頭部	両側	伸展	後頭下神経（C1）
				一側	側屈（同側）※ 回旋（同側）	
上頭斜筋	C1の横突起	大後頭直筋の停止の上部	頭部	両側	伸展	後頭下神経（C1）
				一側	側屈（同側）※ 回旋（対側）	
下頭斜筋	C2の棘突起	C1の横突起	頸部	両側	伸展（環軸関節に作用し，環椎の前方への滑りを防いでいる）	後頭下神経（C1）
				一側	伸展 側屈（同側） 回旋（対側）※	
頭板状筋	C3〜Th3の棘突起	上項線の外側部，乳様突起	頭部 頸部	両側	伸展	頸神経後枝の外側枝（C2〜8）
				一側	伸展 側屈（同側） 回旋（同側）	
頸板状筋	Th3〜6の棘突起	C1〜3横突起の後結節	頸部	両側	伸展	頸神経後枝の外側枝（C2〜8）
				一側	伸展 側屈（同側） 回旋（同側）	

［部位］頭部：環椎後頭関節，頸部：環軸関節以下の頸椎
［収縮］両側：両側の同時収縮，一側：片側のみの収縮
［運動方向］同側：収縮する筋と同側方向，対側：収縮する筋と反対側方向，※は主な作用

E 運動に作用する筋　97

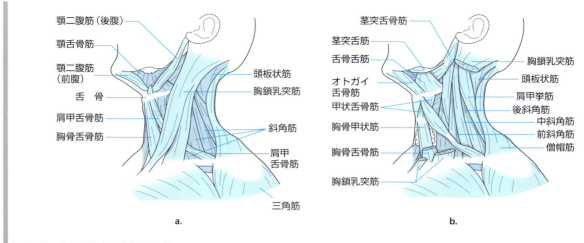

図 7-12　左側面からみた頸部の筋
b. は胸鎖乳突筋，胸骨舌骨筋，顎二腹筋，顎舌骨筋の下層．

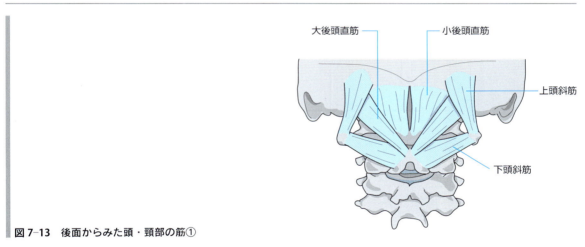

図 7-13　後面からみた頭・頸部の筋①

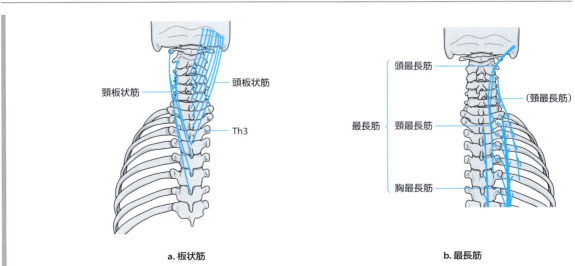

図 7-14　後面からみた頭・頸部の筋②

表7-6 頭・頸部後面の筋とその作用②

筋名	起始	停止	筋の収縮と作用			神経支配（髄節）
			部位	収縮	運動方向	
頭最長筋	Th1～3の横突起，C4～7の横突起と関節突起	乳様突起の後縁	頭部 頸部	両側	伸展	頸神経・胸神経後枝
				一側	伸展 側屈（同側） 回旋（同側）	
頸最長筋	Th1～6の横突起	C2～5の横突起の後結節	頸部	両側	伸展 下部頸椎に作用	頸神経・胸神経後枝
				一側	伸展 側屈（同側） 下部頸椎に作用	
横突間筋	C2～Th1の横突起	C1～7の隣接する横突起	頸部	両側	伸展	頸神経後枝・頸神経前枝
				一側	伸展 側屈（同側） 回旋（対側）	
頭半棘筋	C3～Th6の横突起	後頭骨の上項線と下項線の間	頭部 頸部	両側	伸展	脊髄神経後枝（C1～Th6）
				一側	伸展 側屈（同側） 回旋（対側）	
頸半棘筋	Th1～6の横突起	C2～7の棘突起	頸部	両側	伸展	頸神経後枝（C2～8）
				一側	伸展 側屈（同側） 回旋（対側）	

［部位］頭部：環椎後頭関節，頸部：環軸関節以下の頸椎
［収縮］両側：両側の同時収縮，一側：片側のみの収縮
［運動方向］同側：収縮する筋と同側方向，対側：収縮する筋と反対側方向

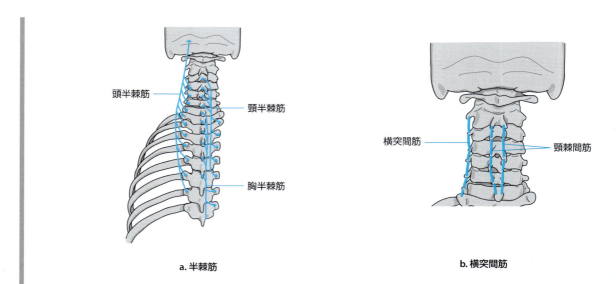

a. 半棘筋　　　b. 横突間筋

図7-15　後面からみた頭・頸部の筋③

表 7-7 肩甲帯につく筋とその作用

筋　名	起　始	停　止	筋の収縮と作用			神経支配（髄節）
			部　位	収　縮	運動方向	
僧帽筋（上部線維）	後頭骨の上項線内側・外後頭隆起 C2〜7 棘突起	鎖骨外側 1/3	頭　部頸　部	両　側	伸　展	副神経・頸神経叢（C2〜4）
				一　側	伸　展側屈（同側）回旋（対側）	
肩甲挙筋	C1〜4 の横突起	肩甲骨の上角内側縁	頸　部	両　側	伸展（肩甲骨が固定されているときに作用）	肩甲背神経（C4〜6）
				一　側	伸　展側屈（同側）回旋（同側）（肩甲骨が固定されているときに作用）	

［部位］頭部：環椎後頭関節，頸部：環軸関節以下の頸椎
［収縮］両側：両側の同時収縮，一側：片側のみの収縮
［運動方向］同側：収縮する筋と同側方向，対側：収縮する筋と反対側方向

学習到達度 自己評価問題

1. 環椎後頭関節と環軸関節の主な骨運動について説明しなさい．
2. 椎間関節の連結運動について説明しなさい．
3. 椎体−椎間板連結の関節運動（関節の副運動）について説明しなさい．
4. 胸鎖乳突筋の運動への作用について説明しなさい．

8. 頭部と頸部の運動障害

● 一般目標 **GIO**
- 頸椎の正常な動きを理解したうえで，異常な関節運動時の各分節における関節の動きと筋の働きを理解する．

● 行動目標 **SBO**
1. 頸椎椎間関節の関節包内運動を説明できる．
2. 分節的な関節可動域（ROM）制限を有する場合の運動を三次元的に説明できる．
3. 上部頸椎の運動を制限する靱帯の機能を説明できる．
4. 靱帯の機能が低下した場合の現象について説明できる．
5. 頭部および頸部の三次元的な動きを想起し，筋の作用を説明できる．
6. 頭部および頸部の筋の作用から，筋力が低下した場合のアライメント異常が説明できる．

● 調べておこう
1. 頸椎椎間関節の構造と各運動方向に伴う滑りの方向を調べよう
2. 上部頸椎にはどのような靱帯があり，どのような走行をしているのか調べよう．
3. 頭部および頸部周囲筋の走行と作用を調べよう．

A　病態運動学

- 頸椎は，上方の重い頭蓋の保持と大きな可動性という相反する機能を有するため，非常に複雑な構造をしている．また，**呼吸**や**循環**など生命の維持に関与しているため，解剖学上重要な部位である．
- 頸椎は構造上，**上部頸椎**と**下部頸椎**に分けて考える必要がある（p. 84 参照）．
- さらに，下部頸椎は頸部運動時と同時に運動が起こる第 1 胸椎（Th1）および第 2 胸椎（Th2）も含めて考える必要がある．
- 頸椎の関節可動域（ROM）は，頭部と頸部の動きを合わせたものであり，屈曲-伸展-側屈-回旋の**複合運動**を呈するが，最大屈曲および伸展は C5/6 間，ついで C4/5 間と C6/7 間で行われ，頸椎障害はこの中下位頸椎に多い．

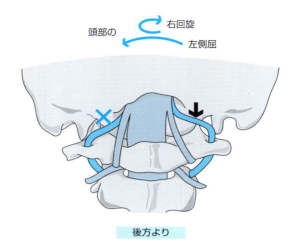

図 8-1 環椎後頭関節の片側に制限がある場合の屈曲運動
左側の制限時には右回旋と左側屈が生じる.
×：関節運動の制限を示す．青矢印は，頭部の運動方向を示す．黒矢印は関節運動を示す．

1 関節可動域（ROM）障害があるときの運動

a. 頸椎椎間関節の問題

①環椎後頭関節 atlantooccipital joint

- 両側の関節運動に制限がある場合は，頭部の屈曲-伸展，側屈運動に制限がみられる．回旋運動の制限はみられないことが多いが，これは頸椎の回旋は環軸関節でほぼ行われ環椎後頭関節では動きが少ないためである．
- 片側の関節運動に制限がある場合は，屈曲運動時では同側に生じる後頭顆の後方への滑りと前方への転がりが制限される．そのため，左に制限があれば左側が運動の軸となり頭部は右に回旋し，**連結運動 coupled movement** により同時に左に側屈する（図 8-1）．

②環軸関節 atlantoaxial joint

- 環軸関節の主な運動は軸回旋だが，関節の構造上屈曲-伸展運動が可能である．
- 屈曲運動時には，環椎の下関節窩が前方へ滑り，伸展時にはこの逆の運動が生じる．そのため，屈曲運動時に片側に制限がある場合は，制限側が運動の軸となり制限側に回旋する．

column

上部頸椎の関節内部や周辺組織には感覚神経の受容器が分布しており，視覚や前庭感覚とともに平衡を支配する固有感覚機能をもつ．とくに関節包や関節靭帯は豊富な感覚神経支配を受け，その伸展受容器は関節の状態についての固有感覚インパルスを絶えず中枢神経に向けて送っており，関節からの感覚情報が随意運動や姿勢の維持，筋緊張の調節に関与している．

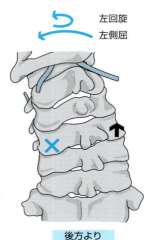

図 8-2 下位頚椎の片側に制限がある場合の屈曲運動
左側の制限時には左側屈と左回旋が生じる．
×：関節運動の制限を示す．青矢印は，頸部の運動方向を示す．
黒矢印は関節運動を示す．

- 回旋運動では，回旋方向と反対側の翼状靱帯が緊張する．そのため，回旋が制限される場合は制限側と反対の側屈が生じる．

③下部頚椎

- 上位椎体の下関節突起が下位椎体の上関節突起上を前上方に滑ることにより屈曲運動が生じる．伸展運動はその逆となり，後下方へ滑る．
- 1分節の片側に関節運動の制限が生じた場合，屈曲運動では片側の前上方への滑りのみが制限されるため，制限側への側屈が生じる．伸展運動では，その逆となり片側の後下方への滑りのみが制限されるため，制限側とは反対の側屈が生じる．
- 屈曲に制限があり，かつ片側の側屈に制限がある場合は，側屈の制限側と反対の椎間関節に制限が生じる．これは，正常運動において屈曲では前上方，側屈では側屈側と反対の椎間関節が前上方に滑るため判断できる（図8-2）．
- 屈曲－伸展時，1分節において両側ともに関節運動の制限が生じた場合，制限が生じている分節の上下の分節に代償的な過剰運動が生じる．
- 頭部を回旋させると，下部頚椎は頭側から順に回旋が生じる．そのため軸椎は，**鍵の骨 key bone** といわれ，下部頚椎の動きに関与する．

b．靱帯の問題

①翼状靱帯

- 翼状靱帯は，軸椎歯突起と後頭孔の外側縁にいたる靱帯であり，上部頚椎の運動に大きく関与している．
- 頭部を片側に側屈や回旋すると反対側の翼状靱帯が緊張し同側がゆるむ．これにより軸椎は側屈した方向とは反対の回旋が生じる．
- 自動車の後部から追突されたときなど，頭部が前屈，後屈し，さらに過度に回

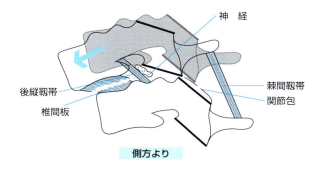

図 8-3 鞭打ち損傷時の並進力により加わる過剰なストレス

旋したときに靱帯が最も伸張される（下記の column 参照）．

column

鞭打ち損傷 whiplash injury

自動車の追突事故では，衝撃により急激に身体全体が前に押し出されるが，頭は同時に移動せずはじめに伸展し，つぎに反射的に過度に屈曲する．これにより，椎間板の線維輪や関節包などに過度なストレスが加わる結果が，いわゆる鞭打ち症である（図 8-3）．

②環椎横靱帯

- 環椎十字靱帯の横束は幅が広く**環椎横靱帯**と呼ばれ，歯突起の後方への脱臼を防ぎ脊髄を保護している．
- 関節リウマチでは，病期が進行すると環軸関節が破綻し環椎の前方亜脱臼や脱臼を引き起こす．
- 前方脱臼が大半であるが，歯突起の骨折，破綻，消失がある場合，後方亜脱臼を生じることもある．
- **環軸関節亜脱臼**は関節リウマチ患者全体の 25％ にあたり，脊髄の圧迫による麻痺や頭・頸部痛は日常生活に大きな障害をもたらす．

column

2つの環軸椎関節には滑液嚢が存在するため，関節リウマチ（RA）では滑膜が増殖し，環椎横靱帯を浸潤性に破壊することがある．そのため，環椎の前方制動に作用する環椎横靱帯の機能が消失し環椎の前方亜脱臼が生じる（図 8-4）．この場合はシャープパーサーテスト sharp purser test が陽性になる．

c．筋の問題

①胸鎖乳突筋

- 頭・頸部の肢位や他の頸部筋の状態によって作用が異なるが，両側性に短縮した場合は頸椎の前彎が増強するように伸展し，頭部が伸展し顎を前方に突き出したような肢位となる．
- 一側性の場合は，短縮した同側に側屈し，反対側に回旋した斜頸と同じ肢位となる．

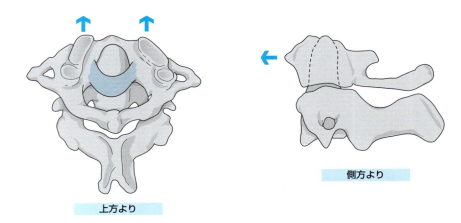

図 8-4　環椎横靱帯の機能低下による歯突起の前方脱臼
矢印は環椎の前方移動を示す．

②斜角筋
- 両側性に短縮した場合は頸椎の前彎が増強するように伸展する．また，吸息の補助筋でもあるため，第1，2肋骨を引き上げた状態にする．
- 一側性の場合は，短縮した同側に側屈する．前斜角筋のみの短縮では，側屈に伴い反対側に回旋する．

> **column**
>
> **胸郭出口症候群 thoracic outlet syndrome（TOS）**
>
> 鎖骨および第1肋骨，およびそれらの骨に筋，筋膜，靱帯が付着し構成されている胸郭出口とその近傍で起こる神経・血管圧迫症候群である．とくに前斜角筋と中斜角筋の異常緊張などにより，これらの間を通る腕神経叢と血管束が圧迫され症状が出現することを斜角筋症候群と呼ぶ．この場合は，モーレイテスト Morley test やアドソンテスト Adson test が陽性となる．

③肩甲挙筋
- 一側性に短縮することが多く，この場合は短縮した同側に側屈と回旋した肢位となる．また，肩甲帯の挙上と前方突出を伴う．

④僧帽筋
- 一側性に短縮することが多く，この場合は短縮した同側に側屈し，反対側に回旋した肢位となる．また，肩甲帯の挙上を伴う．

⑤後頭下筋群
- 両側性に短縮した場合は，頭部が伸展した肢位をとる．
- 一側性の場合は，短縮した同側に側屈と回旋した肢位となる．

d．疼痛の問題
- 頸部痛の侵害受容器は，前・後縦靱帯，線維輪後方，黄色靱帯，棘間靱帯，神経根，椎体骨膜，硬膜，関節突起包，頸部筋の各組織に存在する．
- 椎間板の周辺部には自由神経終末が分布しており，椎間板変性は頸部痛につな

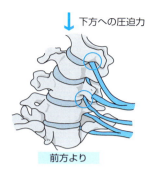
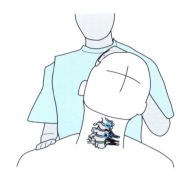

図 8-5　スパーリングテスト

がる．
- 頸部脊柱管狭窄症は，頸椎の加齢変化を中心として脊髄や神経根を圧迫する．神経根症状は，肩甲帯から上腕への疼痛で始まり，進行に伴い手指のしびれ感を生じる．
- 頸椎を屈曲すると椎間孔がやや拡大し，伸展すると椎間孔が縮小する．頸部側屈および回旋運動では，側屈・回旋方向の椎間孔は縮小し，反対側は拡大する．
- 頸部の他動運動や自動運動によって椎間孔が縮小し，神経が圧迫されるため頸部痛が出現する．
- 椎間関節には神経根後枝内側枝が分布しているため，椎間関節の変性や炎症により頸部痛が生じる．
- **緊張型頭痛**は，ストレスや心因性の他に，頸部後面筋の過緊張による血流障害により後頭下に痛みが生じる．
- **片頭痛**では脳表，硬膜動脈，硬膜に痛みを感じるが，これは三叉神経，第1，2頸神経が関与している．

column

スパーリングテスト Spurling Test

頸椎症や頸椎椎間板ヘルニアなどによる神経根刺激症状の有無を診断する際に用いられるテストである．頸椎をやや伸展し一側に側屈回旋させ下方に圧迫したとき，頸部や頸背部，上肢への放散痛やしびれ感が出現すれば陽性である．すぐに症状が出ない場合は，30秒以上持続して圧迫する（図 8-5）．

2 筋力低下があるときの運動

a．頭・頸部に作用する筋

- 胸鎖乳突筋は，頸長筋や頭長筋，舌骨上下筋の収縮が同時に起こる場合，頭・頸部の屈曲に作用する（図 8-6a）．
- 頸長筋や頭長筋，舌骨上下筋の筋力が低下している場合は，胸鎖乳突筋と斜角筋の収縮により頸椎前彎が増強し，頭・頸部の伸展が生じる（図 8-6b）．

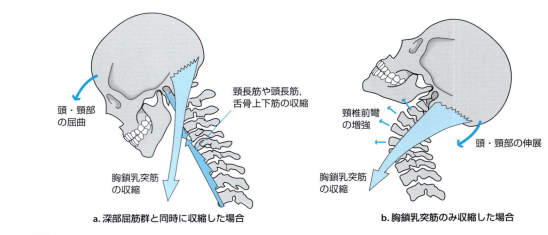

図 8-6　胸鎖乳突筋の作用

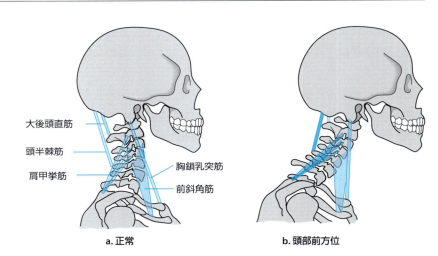

図 8-7　頭部前方位姿勢時の筋活動
(b) では肩甲挙筋や頭半棘筋が過剰に収縮する．

- 僧帽筋上部線維，頭板状筋，頭半棘筋，頭最長筋は，頭・頸部を伸展させる．
- 頸板状筋，頸半棘筋，頸腸肋筋，肩甲挙筋は，頸部を伸展させる．
- 僧帽筋上部線維は，一側のみ収縮すると同側に側屈し反対側に回旋する．
- 肩甲挙筋は，一側のみ収縮すると同側に側屈，回旋する．
- 後頭下筋群は，胸鎖乳突筋や僧帽筋上部線維などと同様に，胸椎後彎が強い場合に頭部の伸展に作用し過剰に収縮する．

b. 頭部前方位姿勢時の筋活動（図 8-7）

- 頸部周囲の筋はいずれも重要であるが，頸椎中間位を保持し良好な姿勢を維持するためにはこれらが同時に収縮する必要がある．
- 頸椎前方の**深部屈筋群**は頸椎を支持し，コントロールする重要な役割を担っている．

- 頸部の深部屈筋群である**頸長筋**と**頭長筋**は，椎体前面に直接付着しているため，頸椎前彎を調整して頸椎の**分節的安定化**に寄与している．
- 表在筋群の収縮は，解剖学的に頸椎分節の支持には有効に作用しない．
- 頸部の深部屈筋群の機能不全により，頸椎の表在筋群は過剰な収縮を生じる．
- 肩甲挙筋や頭半棘筋は，頭部前方位の姿勢で過剰に収縮する．
- 頸部の深部屈筋群である頸長筋と頭長筋の筋力が低下している場合，胸鎖乳突筋の両側の収縮により頭部の伸展と頸部の伸展および上部胸椎の屈曲が生じる．

column

頭・頸部の動きに関する情報は，半規管，耳石器，頸筋の伸張および視覚から得る．表層にある頸部筋でなく深部の短い椎間筋には筋紡錘が広く分布しており，これは頭・頸部が回転運動を起こしたとき，反射的に頭・頸部の位置を固定し，外乱に対する身体平衡を維持するとともに網膜上の視覚情報を正しく中枢へ伝える重要な機能をもっている．

B 観察と触診

1 観察するときの注意点

- 頭・頸部のアライメント*異常には，前額面での側彎，矢状面での前彎の増強，消失あるいは後彎，水平面での回旋を観察する．
- 日常の観察においても，後方に振り向くときなどに身体全体で向きを変えたり，手で頸部や頭部あるいは顎を支える姿勢をとる場合も頸椎障害を示唆する．

a. 静的アライメントのチェック

①前額面での観察

- 前方や後方から観察することで，主に頭・頸部の側屈の程度を評価することができる．
- 前方からの場合は，両側の耳介を結んだ線が床面との水平線に一致しているか，また，頭頂と胸骨柄頸切痕の中央を結んだ線が床面と平行となるかを観察する．
- 後方からの場合は，上項線の膨隆部の傾き，頭頂から床面へ降ろした垂線に頸椎棘突起が一致しているかを観察する．
- 棘突起の両側にある僧帽筋上部線維の膨隆の左右差を観察する．
- 頸部後方に皮線がみられる場合は，その位置が常に運動軸となり運動していると推測できる．皮線の左右の位置に違いがないかも観察しておく．
- 頸・胸椎移行部に皮下脂肪の膨隆がみられる場合は，分節の動きが少ないことが推測できる．
- 側彎が観察された場合は，頸椎のみの側彎は少ないため胸椎・腰椎・骨盤帯も観察する必要がある．

*アライメント
各部位の相対的位置関係や配列を表す．身体アライメントでは，基準となる部位との位置関係から姿勢の異常を評価する．座位や立位など静止した状態を表す静的アライメント，立ち上がりや歩行といった一連の動作の時間軸上の1点を観察する動的アライメントがある．

②矢状面での観察
- 側方から観察することで，主に頭部の屈曲・伸展と，頸椎の前・後彎の程度を評価することができる．
- 耳介と肩峰が，頭頂から降ろした垂線に一致しているかを観察する．

③水平面での観察
- 上方から観察することで，主に頭・頸部の回旋の程度を評価することができる．
- 鼻骨と外後頭隆起を結んだ線と両肩峰を結んだ線が直角になるかを観察する．わかりにくい場合は，両耳介を結んだ線と両肩峰を結んだ線が平行となるかを観察する．

b．動的アライメントのチェック
- 自動運動において各運動方向における可動域と運動パターンを観察する．また，その際の疼痛の出現についても注意しておく．
- 椎間板ヘルニアがある場合は，運動時に疼痛が生じ障害側に側屈を伴うが，運動の最終域では疼痛は消失する．
- 自動運動と他動運動の両方において，運動の左右対称性を確認することは，運動を阻害する因子を判断する重要な評価となる．
- 椎間関節が一側性に制限された場合，屈曲では制限側への側屈が生じるなど左右非対称な運動を示す．
- 頸部の回旋に伴い反対側への側屈が生じる場合，下部頸椎（C2/3以下）に制限が生じていると考えられる．なぜなら，下部頸椎の運動を上部頸椎（O/C1，C1/2）の連結運動により代償するためである．

2 触ったり介助するときの注意点

頸椎の障害は頭痛や吐き気，めまいなどを起こす可能性があり，頸椎の触診や運動の介助は慎重に行わなければならない．

a．骨の触診

①外後頭隆起
- 上項線の中央で後頭骨後部に位置する外後頭隆起は，後頭部において最も後方に突出した膨隆部として触診できる．これは，僧帽筋上部線維の起始部となっている．

②乳様突起
- 乳様突起は外耳道の後方に位置する骨隆起である．耳孔の後下方を軽く圧迫することで触診できる．これは，胸鎖乳突筋の停止部となっている．

③棘突起
- 棘突起の触診のポイントは，C2棘突起とC7棘突起の正確な触診にある．
- C2棘突起は，外後頭隆起より尾側に触診を進めたとき，最初に触れる大きな突起として確認できる．
- 隆椎とも呼ばれるC7棘突起は，一般に頸部を前屈したときに最も後方に突出する骨突起として触診できる．

- 前屈時最も突出した部分がC6棘突起やTh1棘突起であることも多いため，触診しておき，頸椎最大伸展位にて棘突起を確認できればそれがC7棘突起である．

④横突起
- C1横突起は，外耳道のやや尾背側で乳様突起と下顎角の間で触診できる．
- C2横突起以下は，おおよそ矢状面における頸部の中央にあるが，棘突起とは違い胸鎖乳突筋や肩甲挙筋に覆われているため慎重に触診する必要がある．

b．筋の触診

①僧帽筋上部線維
- 外後頭隆起を触診し，頸部背面を斜め外方に走行する線維を確認する．また，鎖骨外側1/3に停止部があるため，矢状面から見て斜め前方に走行していることに注意する．

②胸鎖乳突筋
- 乳様突起を触診し，頸部側面を斜め前方に走行する2つの線維束を確認する．頸部屈曲および反対側へ回旋させることにより，その筋収縮が表層から観察できる．

③肩甲挙筋
- 肩甲骨上角やや内側において，僧帽筋上部線維を介して肩甲挙筋を触診することができる．
- 肩甲骨上角よりC1〜4横突起の方向へと触診を進めると，筋腹の触診も可能である．
- 上方では胸鎖乳突筋，下方では僧帽筋上部線維が表層に走行している．

④前斜角筋，中斜角筋
- 停止部付近において胸鎖乳突筋鎖骨頭の外側より手指を軽く押し込みその深層にて触診することができる．
- 前斜角筋と中斜角筋の間を鎖骨下動脈，腕神経叢が走行しているため注意して触診する必要がある．

c．動かすときの注意点
- 上部頸椎の不安定性検査は，頸椎を動かす前に必ず行う．とくに，交通事故や頭部への外傷後の患者や，頸部の運動に伴いめまいや吐き気を訴える患者には必須の検査である．
- 椎骨動脈は頸椎の横突孔を通るため，頭・頸部の動きに大きな影響を受ける．
- 頸椎を一側に回旋すると環椎の部分で反対側の椎骨動脈が引き伸ばされ血流が低下する（図8-8）．
- 頸椎は，分節によって動きの大きさが異なることを理解しておく（図8-9）．
- 椎間関節の関節面は，水平面に対して約45°傾き，前額面に対して平行である．したがって，この面に対して平行に動かさなければ正確に関節の遊びを確認することができない．

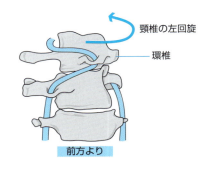

図 8-8 椎骨動脈の狭窄
頸椎左回旋により右の椎骨動脈の血流が低下する.

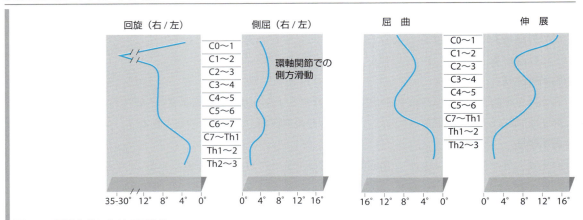

図 8-9 頸椎分節における可動性

学習到達度 自己評価問題

1. 頸椎椎間関節に運動制限がある場合の運動を説明しなさい.
2. 環椎横靱帯の機能と,その機能が低下したときに起こる現象を説明しなさい.
3. 深部屈筋群の筋力低下がある場合の,胸鎖乳突筋の作用を説明しなさい.
4. 頭部前方位姿勢時の頸部筋活動の特徴について説明しなさい.

9. 胸椎・腰椎の運動

● 一般目標
- 胸・腰椎の解剖学的および運動学的特徴を理解する．

● 行動目標
1. 椎間関節の特徴と機能について説明できる．
2. 椎間板の特徴について説明できる．
3. 胸・腰椎の靱帯の特徴と機能について説明できる．
4. 胸・腰椎の筋の機能について説明できる．

● 調べておこう
1. 胸・腰椎の椎間関節の関節面は，水平面および前額面に対し，それぞれ何度傾いているか調べよう．
2. 椎間板にかかる荷重は，姿勢の変化によってどのように変化するか調べよう．
3. 胸・腰椎にはどのような靱帯があるか調べよう．
4. 胸・腰椎の屈曲，伸展，側屈，回旋の可動範囲を調べよう．
5. 胸・腰椎の運動にかかわる筋を調べよう．

A 機能解剖

- 胸・腰椎は，12個の**胸椎** thoracic vertebrae（Th1〜12）と5個の**腰椎** lumber vertebrae（L1〜5）からなり，それぞれの椎骨は，**椎間板** intervertebral disk という結合組織によって連結されている．
- 矢状面において，胸椎は約40°の**後彎** kyphosis，腰椎は約45°の**前彎** lordosys をしている（図9-1）．
- 椎間板の前方には**前縦靱帯** anterior longitudinal ligament，後方には**後縦靱帯** posterior longitudinal ligament，椎孔の後方には**黄色靱帯** ligamenta flava，棘突起間に**棘間靱帯** interspinous ligament，棘突起上に**棘上靱帯** supraspinous ligament，横突起間に**横突間靱帯** intertransverse ligament があり，胸・腰椎を安定させている（図9-1）．

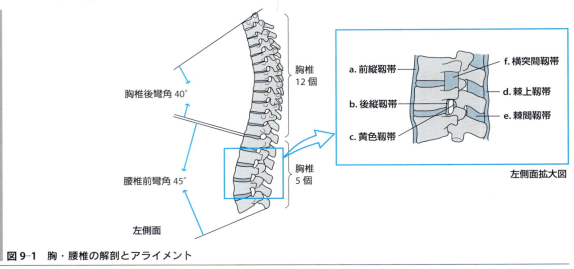

図9-1 胸・腰椎の解剖とアライメント

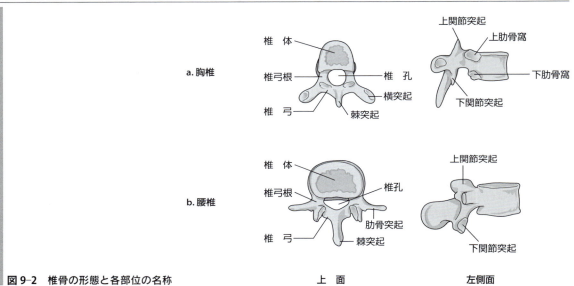

図9-2 椎骨の形態と各部位の名称

1 椎体と椎間関節

- 椎骨は，①**椎体** vertebral body，②**椎弓** vertebral arch・上下の椎骨を連結する**椎間関節** facet joint・棘突起・横突起から構成される**脊椎後方部**，③椎体と脊椎後方部を連結する**椎弓根** pedicle，の3つの部分で構成される（図9-2）．
- 椎骨の基本的形態は，胸椎と腰椎とで大きくは違わないが，胸椎は肋骨との関節面をもっているのが腰椎との違いである．
- 椎体の大きさや強度は，第1胸椎（Th1）から第5腰椎（L5）にかけて段階的に増加していく（図9-3）．これは，下位の椎骨ほど大きくなる荷重ストレスに適応するための構造である．
- 上下の椎骨を連結しているのが**椎間関節**である．
- 椎間関節の関節面は，胸椎では上関節突起関節面が凸，下関節突起関節面が凹，

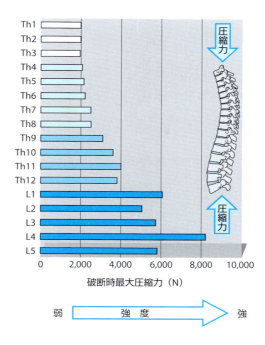

図 9-3　各胸・腰椎の最大強度
鉛直方向への圧縮力に対して，尾側の椎骨ほど強度は高くなっている．すなわち胸椎よりも腰椎のほうが強度は高い．

- 腰椎では上関節突起関節面が凹，下関節突起関節面が凸だが，いずれも彎曲が少ないので**平面関節**に分類される．
- 胸椎と腰椎では関節面の傾斜角度が異なり，胸椎の関節面は，水平面に対して60°，前額面に対して20°傾いている（**図 9-4**）．
- 腰椎の関節面は，水平面に対して90°，前額面に対して45°傾いている（**図 9-4**）．
- 椎間関節には，脊柱の安定性を構造的に高める機能があり，脊柱全体にかかる負荷の0〜33%程度は椎間関節が支えている．

hint

本文中の椎間関節の関節面の傾斜角度は，平均的な傾斜角度を近似的に示したものであり，椎骨の高位により傾斜角度にはばらつきがある．腰椎椎間関節の前額面における傾きを，コンピュータ断層撮影 computerized tomography（CT）にて確認すると，L1〜2の椎間関節の傾斜角度は25°であるが，L4〜5では53°である．

column

椎間関節を外科的に一側性または両側性に切除すると，脊柱の不安定性が増大する．しかし椎間関節を両側とも切除しても，回旋筋や多裂筋など背部の深層筋の力で，脊柱の安定性を維持できるという実験データがある（Panjabi MM et al, 1989）．このことから，背部深層筋のトレーニングは，脊柱の安定性を高め，腰痛治療に有効であると考えられている．

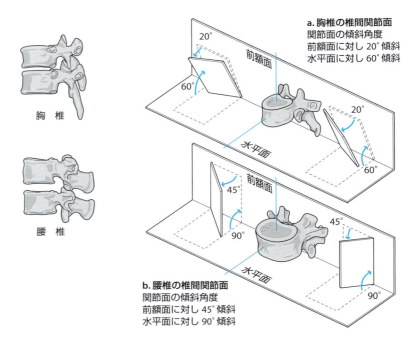

図 9-4　胸・腰椎の椎間関節における前額面および水平面に対する平均的な傾斜角度
［White AA, Panjabi MM：Clinical Biomechanics of the Spine, 2nd ed, T.B Lippincott Company, Philadelphia, 1990 より一部改変］

2 椎間板

- **椎間板**は，椎体と椎体の間にあり，脊柱全体の高さの約 25% を占めている．
- 構造は，中心にある**髄核** vertebral pulp とその周囲にある**線維輪** annulus fibrosus からなり，椎体とはシャーピー Sharpey 線維という膠原線維によって結合されている．
- 髄核は，椎間板の横断面積の 30〜50% を占め，70〜90% は水分，残りは蛋白，ムコ多糖類，ヒアルロン酸，コンドロイチン硫酸などから構成される．
- 線維輪は，髄核の周りを取り囲む薄板状のコラーゲン線維の輪である．
- 椎間板は，**粘弾性**のある構造をしており，生体のさまざまな運動により生じる圧縮力や引っ張り力，剪断力により変形する性質をもつ．
- 椎間板に圧縮力が加わると，中心の髄核には圧縮力が発生するが，周囲の線維輪には引っ張り力が発生する（図 9-5）．
- 体幹の屈曲，伸展などの運動時には，髄核や線維輪に，圧縮力や引っ張り力が同時に組み合わされて発生する（図 9-6）．
- 立位や座位において，椎間板には体幹の重量以上の力が発生し，姿勢や活動の変化によって，生じる力は増大する．
- 椎間板には粘弾性があり，運動により生じるストレスに対して柔軟に変形して，ストレスを軽減している．

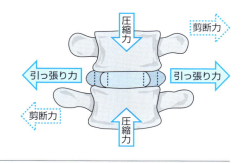

図 9-5 椎間板の変形と発生する力
図は椎骨と椎間板を正面からみたもの．鉛直方向に圧縮力を与えると，髄核には圧縮力が加わるが，線維輪には引っ張り力が加わる（線維輪は引っ張り力により，点線から実線に偏位する）．なお，剪断力とは，図中点線矢印で示すような，2つの平行な反対方向の力である．

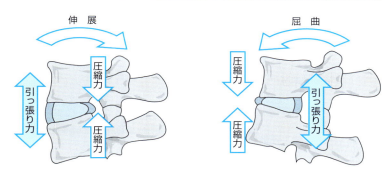

図 9-6 胸・腰椎の生理的運動と椎間板の変形
側面から見た椎骨と椎間板．伸展運動時は，椎間板の後方には圧縮力が加わるが，前方には引っ張り力が加わる．屈曲運動時には，椎間板の前方に圧縮力が加わり，後方には引っ張り力が加わる．

- 椎間板は，修復能力が低く，繰り返し生じるストレスによって変性し，粘弾性が低下する．粘弾性が低下すると，運動によって生じるストレスを軽減する能力が減弱する．

hint
座位また立位で体幹を 20°屈曲させると，L3 と L4 間の椎間板には，体重の約 250% の負荷がかかる．さらに，立位で手に 20 kg の重りをもった場合は，体重の約 300% の負荷がかかる．

column
椎間板は 20 歳を過ぎると変性が始まり，粘弾性が低下していく．変性の程度や早さは，椎間板へのストレス量に依存しているが，屍体の椎間板を用いた実験では，可動域 5°の屈曲運動を 200 回繰り返し行うと疲弊の徴候が現れ，1,000 回繰り返し行うと損傷したという報告がある（Brown T et al, 1957）．

3 胸・腰椎の靱帯

- 胸・腰椎の靱帯の役割は，
  ①椎骨間の固定性を保つ．
  ②筋と共同して，生理的な可動域の範囲内で脊柱を安定させる．
  ③生理的範囲を超えた，過剰な動きを制限することで，脊髄を保護する．

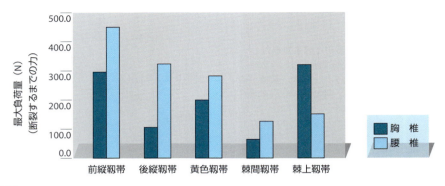

図 9-7 胸・腰椎の靱帯の強度
最大負荷量は，各靱帯を断裂させるために必要な力を示す．すなわち，最大負荷量が高い靱帯ほど強度が高いことを示す．

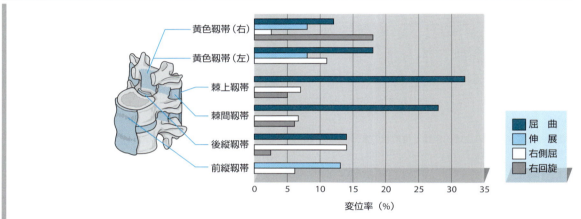

図 9-8 胸・腰椎の運動によってかかる各靱帯へのストレス
変位率が大きいほど，靱帯が伸張されていることを示し，さらに当該運動方向を制限していることを意味する．

④脊柱に大きな外力が加わったときに，脊髄を保護することなどである（**図 9-7，9-8**）．

a. 前縦靱帯

- 線維性組織で構成され，胸・腰椎の椎体の前面に堅固に付着しており，胸部では靱帯の幅が狭く，腰部に行くに従って幅が広くなる（**図 9-1 参照**）．
- 線維輪への付着は堅固ではなく，靱帯の幅は椎間板部分では狭くなっている．
- 他の靱帯よりも比較的強度は高く，胸・腰椎の伸展や側屈の運動を制限する靱帯である．

b. 後縦靱帯

- 椎体の後方を走行しており，胸部では靱帯の幅が広く，腰部では幅が狭い（**図 9-1 参照**）．
- 前縦靱帯とは対照的に，椎間板部分では幅が広く，椎体部分では幅が狭くなっている．
- 胸椎部分での強度は低いが，腰椎部分での強度は比較的高く，胸・腰椎の屈曲や側屈を制限する．

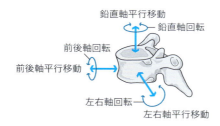

図 9-9　椎骨の運動方向
屈曲時では，左右軸回転と前後軸平行移動が組み合わされる．また，側屈時では，前後軸回転と左右軸平行移動が組み合わされる．

c. 黄色靱帯
- 椎弓の前面から下位椎弓の後面に向けて走行し，胸・腰椎の隣接する椎弓どうしを連結し，胸椎部分では厚くなっている（図 9-1 参照）．
- 弾性線維を多く含んでおり，生体の中で最も純粋な弾性組織であるが，加齢により線維組織が増大していく．
- 特徴は，脊柱中間位の状態でも 18 N 程度の張力を保つことで，靱帯の脊柱管内への突出を防ぎ，さらに脊柱を安定させている．
- 屈曲や同側への回旋を制限する．

d. 棘上・棘間靱帯
- 胸・腰椎の棘突起に沿って連続的に走行している（図 9-1 参照）．
- 胸椎部分と比べると腰椎部分では幅が広く厚い．
- 胸椎での強度は比較的高いが，腰椎での強度は低い．
- 棘間靱帯は，隣接する椎体どうしを連結しており，胸椎では幅が狭く，腰椎では幅が広く厚い．
- 他の靱帯よりも比較的強度は低く，胸・腰椎の屈曲を制限している．

e. 横突間靱帯
- 横突起間に付着しており，背部の深層筋と密接に結合している（図 9-1 参照）．
- 腰椎では横断面積が小さいため，機能的意味は小さいが，胸椎の横突間靱帯は，胸・腰椎の他の靱帯と比べて，強度が高いのが特徴である．
- 対側への側屈や屈曲を制限する．

f. 腸腰靱帯
- L4 と L5 の横突起から仙骨・腸骨（仙腸関節前方部分）に付着している．
- L5 横突起・仙骨・腸骨を結合する強靱な靱帯である．
- 仙腸関節を補強する靱帯の一部である．

B　骨運動学

1　胸・腰椎の骨運動
- 胸・腰椎の椎骨は，前後軸，鉛直軸，左右軸への平行運動と回転運動が可能であり，これらの運動の組み合わせにより，矢状面では**屈曲・伸展**，前額面では**側屈**，水平面では**回旋**運動が起こる（図 9-9）．

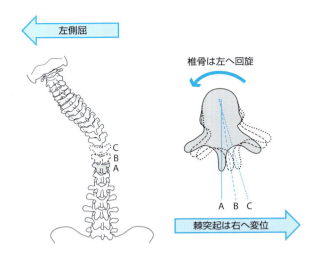

図9-10 胸・腰椎の側屈運動
側屈運動は，椎骨の側屈と回旋が組み合わされて起こっている．胸椎では左側屈に対して左回旋が起こるが，腰椎では，左側屈に対して右回旋が起こる．
[White AA, Panjabi MM：The basic kinematics of the human spine: A review of past and current knowledge. Spine 3: 12-20, 1978 より一部改変]

- 胸・腰椎の運動において，単一の運動軸のみで起こる運動（non-coupled movement）は，生理的な状態では起こりにくい．
- 生理的な状態では，胸・腰椎の骨運動は，主たる運動面での動きに付随して，自動的に他の運動面の動きが組み合わされて起こる（coupled movement）．
- coupled movement は，胸・腰椎の側屈や回旋において顕著に認められる．
- 胸・腰椎の側屈運動を行うと，自動的に回旋運動が組み合わされ，胸・腰椎の回旋運動を行うと，自動的に側屈運動が組み合わされる（図9-10）．
- 側屈運動を行うと，胸椎では右側屈時には右の回旋運動が組み合わされ，左側屈時には左の回旋運動が組み合わされる（図9-10）．
- 回旋運動を行うと，胸椎では同方向への側屈運動が組み合わされて起こる．
- 側屈運動を行うと腰椎においても回旋運動が組み合わされて起こるが，回旋運動の方向は胸椎とは逆方向に起こり，右側屈時には左の回旋運動が組み合わされ，左側屈時には右の回旋運動が組み合わされる．
- 腰椎での回旋運動も同様に反対方向への側屈運動と組み合わされて起こる．
- 胸・腰椎の骨運動は，「椎間関節」と「椎間板とその上下の椎体（椎体間関節）」が1つの複合体として機能することで成り立っており，各椎骨間の**瞬間回転中心**を軸に運動が起こる．
- 瞬間回転中心の位置は，屈曲・伸展・側屈・回旋運動ですべて異なる（図9-11）．

2 胸椎の可動域

- 屈曲-伸展可動域は，最上位のTh1とTh2では約4°であるが，最下位のTh11と

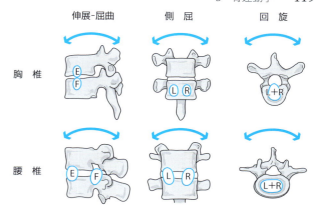

図9-11 胸・腰椎の運動時における瞬間回転中心の位置
[White AA, Panjabi MM：The basic kinematics of the human spine: A review of past and current knowledge. Spine 3: 12-20, 1978より一部改変]

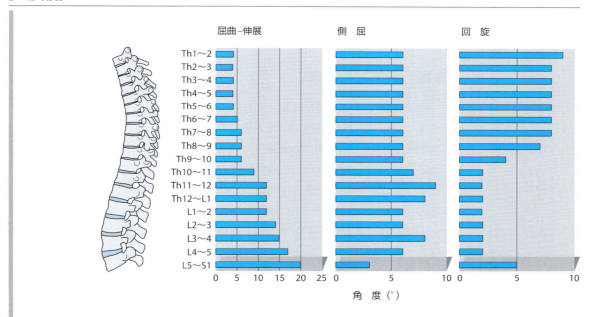

図9-12 胸・腰椎の各椎間関節における可動域

Th12では約12°と，尾側方向（下位胸椎）になるほど増加する（**図9-12**）．
- 回旋可動域は屈曲-伸展可動域とは逆になり，最上位の可動域は約9°であるが，最下位の可動域は約2°である．
- 側屈可動域は，胸椎ではほぼ一定である．
- 上位胸椎は，頸椎の運動に近似しており，下位胸椎では腰椎の運動に近似しているのが特徴である．

3 腰椎の可動域

- 屈曲-伸展可動域が大きく，回旋可動域が小さい（**図9-12**）．
- L5とS1（第1仙椎）では，他の腰椎のレベルと比べて回旋可動域が大きく，

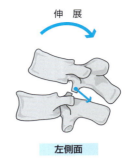
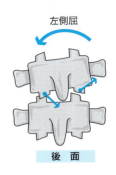

図9-13 椎骨の関節包内運動
胸椎の伸展では，上位椎体の関節面が後下方に滑る．左側屈では，上位椎体の左関節面は下方かつ右へ滑り，右関節面は上方かつ右へ滑る（矢印は関節面の滑りの方向を示す）．

側屈可動域が小さい．
- 体幹の屈曲-伸展可動域は，主に腰椎での運動の関与が大きい．

C 関節運動学

1 胸・腰椎の関節運動

- 関節運動としては，**滑り運動**がみられる（図9-13）．
- 屈曲運動時は，上位椎体の関節面が前上方に滑る．
- 伸展運動時は，上位椎体の関節面が後下方に滑る．
- 側屈運動時は，胸椎では上位椎体の関節面が上下方向，左右方向へ滑り，腰椎では上位椎体の関節面が上下方向，前後方向へ滑る．
- 回旋運動時は，胸椎では上位椎体の関節面が上下方向，左右方向へ滑り，腰椎では上位椎体の関節面が上下方向，前後方向へ滑る．

2 胸椎の関節運動

- 屈曲運動時は，左右の関節面が同方向に動き，上位椎体の関節面が前上方に滑る．
- 伸展運動時は，左右の関節面が同方向に動き，上位椎体の関節面が後下方に滑る．
- 右側屈運動時は，上位椎体の右関節面は下方かつ左へ滑り，左関節面は上方かつ左へ滑る．
- 左側屈運動時は，上位椎体の左関節面は下方かつ右へ滑り，右関節面は上方かつ右へ滑る．
- 右回旋運動時は，上位椎体の右関節面は左かつ下方へ滑り，左関節面は左かつ上方へ滑る．
- 左回旋運動時は，上位椎体の左関節面は右かつ下方へ滑り，右関節面は右かつ上方へ滑る．
- 肩関節の屈曲や外転などの運動に伴って，胸椎は非運動側へ回旋運動をする．

3 腰椎の関節運動

- 屈曲運動時は，左右の関節面が同方向に動き，上位椎体の関節面が前上方に滑る．

- 伸展運動時は，左右の関節面が同方向に動き，上位椎体の関節面が後下方に滑る．
- 右側屈運動時は，上位椎体の右関節面は下方かつ前方へ滑り，左関節面は上方かつ後方へ滑る．
- 左側屈運動時は，上位椎体の左関節面は下方かつ前方へ滑り，右関節面は上方かつ後方へ滑る．
- 右回旋運動時は，上位椎体の右関節面は後上方へ滑り，左関節面は前下方へ滑る．
- 左回旋運動時は，上位椎体の左関節面は後上方へ滑り，右関節面は前下方へ滑る．

D 運動に作用する筋

　胸・腰椎は，椎間板や靱帯，椎骨そのものの構造などにより安定性がはかられているが，筋の機能なしには大きなストレスに耐えることはできない．また，さまざまな姿勢変化に対して体幹の安定性を保ち，さらに生理的な運動を行うのも，筋の重要な機能である．

1 腹部の筋群

- 椎骨の前面に位置する筋群である．
- **腹直筋** rectus abdominis muscle，**内腹斜筋** internal abdominal oblique muscle，**外腹斜筋** external abdominis oblique muscle，**腹横筋** transverses abdominis muscle がある．
- 腹直筋は前腹筋に，内腹斜筋，外腹斜筋，腹横筋は側腹筋に分類される．

2 腹部の筋群の作用 （表 9-1）

- 腹直筋は，胸郭から骨盤にかけて付着している腹壁の前方を形成する筋である．
- 胸郭の引き下げと骨盤の引き上げの作用をもち，胸・腰椎の屈曲運動を起こす．
- 内腹斜筋は，胸郭，骨盤に付着し，腹直筋鞘に移行する腹壁の中間層をなす筋である．
- 内腹斜筋は，上内側方向に走行している．
- 内腹斜筋の作用としては屈曲，同側への側屈，同側への回旋運動を起こす．
- 外腹斜筋は，胸郭，骨盤に付着し，一部は腹直筋鞘に移行する外側腹壁を形成する表在層をなす筋である．
- 外腹斜筋は，下方内側方向に走行している．
- 外腹斜筋の作用としては屈曲，同側への側屈，反対側への回旋運動を起こす．
- 腹横筋は，腹筋群の中で最も深層にある．
- 腹横筋は，胸腰筋膜や肋軟骨の後面から白線にかけて横方向に走行している．そのため，コルセット筋とも呼ばれる．
- 腹圧を高め，腰部を安定させる作用や内・外腹斜筋付着部を固定する作用がある．

表 9-1 腹壁の筋の解剖と作用

筋 名	起 始	停 止	作 用	支配神経（髄節）
腹直筋	第 5 ～ 7 肋軟骨 剣状突起	恥骨結合 恥骨結節	胸郭の引き下げ 骨盤の引き上げ ↓ 屈曲	肋間神経 （Th6 ～ 12）
内腹斜筋	腰背筋膜 腸骨稜中間線 鼠径靱帯外側	第 11, 12 肋骨 腹直筋鞘外縁から腱膜となり，腹直筋鞘に移行	両側の活動 →屈曲 片側の活動 →同側への側屈 →同側への回旋	肋間神経 腰神経 腸骨鼠径神経 腸骨下腹神経 （Th7 ～ L1）
外腹斜筋	第 6 ～ 12 肋骨外側	白 線 恥骨結合 鼠径靱帯	両側の活動 →屈曲 片側の活動 →同側への側屈 →反対側への回旋	肋間神経 （Th5 ～ L1）
腹横筋	腸骨稜，胸腰筋膜，第 6 ～ 12 肋軟骨後面，鼠径靱帯	白線，対側の腹直筋鞘	腹圧の上昇，内・外腹斜筋付着部の固定	肋間神経（Th7 ～ 12），腸骨下神経（L1），腸骨鼠径神経（L1）

3 背部の筋群

- 脊椎と胸郭の後方に位置する筋群である．
- 浅背筋，深背筋に分類される．
- 浅背筋はすべて椎骨の棘突起から起こり上肢帯骨と上肢骨に停止し，上肢の運動にかかわる．第 1 層の僧帽筋 trapezius，広背筋 latissimus dorsi，第 2 層の大・小菱型筋 rhomboideus major・minor，肩甲挙筋 levator scapulae からなる（p. 131 参照）．
- 深背筋は第 1 層の棘肋筋と第 2 層の固有背筋からなる．棘肋筋には上・下後鋸筋 serratus posterior superior・inferior があり，胸筋として肋骨を動かして呼吸を助ける（p. 131 参照）．固有背筋は脊柱を動かす筋群で胸椎・腰椎には脊柱起立筋，横突棘筋，棘間筋，横突間筋がある．
- **脊柱起立筋** erector spinae muscle には外側から**腸肋筋** iliocostalis muscle，**胸最長筋** longissimus thoracis muscle，**胸棘筋** spinalis thoracis muscle がある．
- 横突棘筋には，**胸半棘筋** semispinalis thoracis muscle，その下に**多裂筋** multifidi muscles がある．
- 深層には**棘間筋** interspinales，**横突間筋** intertransversalii，**回旋筋** rotators muscles がある．

4 背部の筋群の作用（表 9-2）

- 脊柱起立筋は，胸・腰椎の伸展，同側への側屈，回旋運動の作用を有する．
- 脊柱起立筋は，座位・立位姿勢の保持にも重要な役割を果たす筋でもある．
- 横突棘筋，棘間筋，横突間筋などの中間層から深層にある筋は，胸・腰椎の隣

表 9-2　背部の筋の解剖と作用

筋　名	起　始	停　止	作　用	支配神経（髄節）
脊柱起立筋群 （腸肋筋） （胸最長筋） （胸棘筋）	胸・腰椎 肋骨 胸腰筋膜 腸骨稜 仙骨	頸　椎 胸　椎 肋　骨	両側の活動 　→伸展 片側の活動 　→同側への側屈 　→同側への回旋	脊髄神経 （Th1～L5）
胸半棘筋	第6～10胸椎 （横突起）	第6頸椎から 第4胸椎（棘 突起）	両側の活動 　→伸展 片側の活動 　→同側への側屈 　→反対側への回旋	脊髄神経 （Th1～12）
多裂筋	頸椎（関節突起） 胸椎（横突起） 腰椎（乳頭突起） 腸骨（PSIS） 仙骨（後面）	高位脊椎の棘 突起 （2～4つ高位 の棘突起にま たがる）	両側の活動 　→伸展 片側の活動 　→同側への側屈 　→反対側への回旋	脊髄神経 （Th1～12）
回旋筋	胸・腰椎の横突起	高位脊椎の椎 弓板下縁	同側への回旋	脊髄神経 （Th1～12） （腰神経は変異あり）
棘間筋	胸・腰椎の棘突起 間を縦走	起始参照	伸　展	脊髄神経 （Th1～L5）
横突間筋	胸椎の横突起間 腰椎の副突起と乳 頭突起	起始参照	同側への側屈	脊髄神経 （Th1～L5）

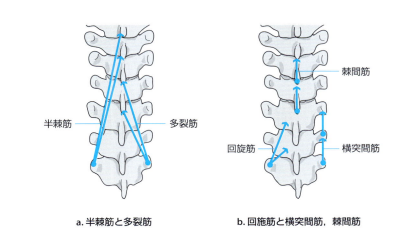

図 9-14　背部の中間筋および深層筋の起始，停止と走行方向

接する椎骨どうしを連結する，長さの短い筋群である（図 9-14）．作用としては屈曲，側屈，回旋運動を起こすとともに胸・腰椎の安定性を高める重要な役割も有している．
- 回旋筋は，脊椎の回旋を補助するとともに立位保持の際に持続的な筋活動を示し，姿勢を安定させる役割も有する．

column

　屍体の脊柱（Th1〜仙骨）から，筋と肋骨を除いた状態で垂直に固定し，上部から力を加えたとき，耐えうる最大負荷量は 20 N であるという．一方，脊柱の上には頭部が乗っているが，ヒトの頭部の重量は約 5 kg であるから，脊柱に頭部を乗せただけで，理論上約 50 N（$F = $ 約 5 kg × 9.8 m/s^2［重力加速度］）の負荷がかかることとなる．つまり，座位や立位の姿勢保持には，筋活動が絶対不可欠であるといえる．

column

　四つ這いでの上肢挙上や下肢挙上は，バランストレーニングや体幹筋の機能的トレーニングとして臨床で用いられている．このとき脊柱や骨盤を安定させるために活動している体幹筋は，脊柱起立筋と腹斜筋であり，腹直筋はほとんど活動していない（Souza GM et al, 2001）．つまり，四つ這い動作を用いて，脊柱起立筋と腹直筋との同時収縮を促すことは難しいといえる．

学習到達度 自己評価問題

1. 胸・腰椎の椎間関節にはどのような機能があるか．また，椎間関節にかかる負荷量はどのくらいか説明しなさい．
2. 胸・腰椎の靱帯の機能および屈曲・伸展・側屈・回旋運動を制限する靱帯についてまとめなさい．
3. 屈曲–伸展運動の際，髄核と線維輪にはどのような力が作用するか説明しなさい．
4. 胸・腰椎の屈曲・伸展・側屈・回旋運動に関与する筋をあげなさい．また，背部にある深層・中間筋の運動以外の役割とは何か説明しなさい．
5. 胸・腰椎の屈曲・伸展・側屈・回旋運動における可動範囲についてまとめなさい．

10. 胸椎・腰椎の運動障害

● 一般目標
1. 胸・腰椎において障害が及んだ際の運動の特徴について理解する．
2. 胸・腰椎における運動障害の視診，触診のポイントを学ぶ．

● 行動目標
1. 胸・腰椎における関節可動域（ROM）制限の要因を説明できる．
2. ROM制限の要因別にみた運動の特徴を説明できる．
3. 胸・腰椎におけるローカル筋群とグローバル筋群の役割を説明できる．
4. 胸・腰椎運動に関与する筋群の筋力低下がもたらす運動の特徴を説明できる．
5. 胸・腰椎における姿勢分析の具体的手法を実践できる．
6. 胸・腰椎における動作分析の具体的手法を実践できる．

● 調べておこう
1. 胸・腰椎の機能解剖学的な特徴を調べよう．
2. 胸・腰椎におけるローカル筋群とグローバル筋群の運動学的な差異を調べよう．

A 病態運動学

- 脊柱においては側屈と回旋の運動が組み合わさって生じることが多い．
- 上位胸椎では側屈運動に伴い同側への回旋を伴うが，中・下位胸椎では側屈時の回旋運動が明確でない．
- 腰椎では側屈運動に伴い対側への回旋を伴うが，腰仙椎部では側屈運動に伴い同側への回旋を伴う．しかし，これら胸椎と腰椎の運動を明確に分離することは困難である．

1 関節可動域（ROM）制限があるときの運動

ROM制限があれば運動の広がりに問題が生じるが，その要因はさまざまである．

a. 椎間関節の問題
- 椎間関節は圧縮荷重の25%程度を負担する．この負荷量は荷重条件に左右される（p. 113参照）．剪断力に対する制御は関節突起の関与が主体となる．

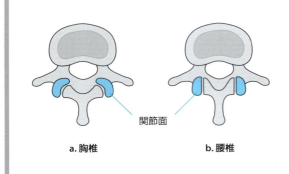

図 10-1　胸椎と腰椎における椎間関節の形状
関節面が矢状面に近い腰椎では，関節面が前額面に近づく胸椎と比較して，屈曲-伸展運動が生じやすい．

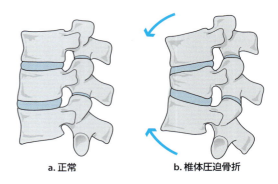

図 10-2　椎体圧迫骨折に伴うアライメント変化
椎体前方が後方より薄い形状になれば，その上下椎体を屈曲させる力が大きくなる．

- 椎間関節の形状は，胸椎と腰椎で大きく異なる．水平面でみた腰椎の関節面は頚椎や胸椎に比して矢状面に近づくため，腰椎は前方滑りを発症しやすい（図10-1）．
- 伸展位からの屈曲運動を行った場合，正常な腰椎では椎体間で可動域が異なっていても上位椎体間から順に運動を開始する．しかし，不安定な腰椎では，大きな滑り運動がみられる椎体間から運動が開始される．
- 腰椎の過剰な前彎増強は関節包の過度な伸張をもたらし，椎間関節由来の疼痛を生じさせることがある．また腰椎の過伸展運動時に，下関節突起と椎弓の間に関節包下部が衝突することが，**椎間関節性腰痛**の原因の1つと考えられている．
- 椎間関節性腰痛の原因として，椎間関節の関節症性変化や関節包，滑膜の炎症があげられる．このような病態が片側性に生じた場合，あるいは椎弓切除などの手術により椎間関節の可動性に左右差が生じた場合には，椎間関節への機械的ストレスを増大させるだけでなく，関節包の侵害受容器を刺激する要因にもなりかねない．
- 椎間関節の関節包の前方は黄色靱帯，後方は棘上靱帯で補強されている．しかし，椎間板が変性することにより椎間関節における関節の遊びが大きくなり，その結果として荷重を受けやすくなる．そのため椎体の不安定性が出現し，障害部位に過剰な運動が出現する．
- 第2～10肋骨は，それぞれ上下の胸椎の椎体側面と連結して肋骨頭関節を形成する．したがって，肋骨の運動が胸椎の運動に影響を及ぼす．

column

椎間孔外口部に存在する椎間孔靱帯が骨化や石灰化することで，椎間関節での運動は大きく制限される．また，加齢に伴う椎間関節の微小外傷は関節軟骨の変性や関節包の伸張を招き，椎間関節の支持性を低下させる．椎間関節の支持性が低下して不安定となれば，骨棘が形成されて最終的には可動性が低下する．

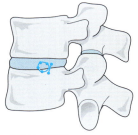
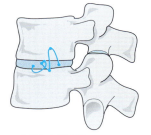

a. 正常な椎間板　　　　　　b. 変性した椎間板

図 10-3　不安定な椎間における瞬間回転中心の軌跡
椎間板に変性が生じることで，瞬間回転中心が正常と比較して大きくなる．このことは，腰椎の運動に不安定性をもたらす．

b. 椎骨の問題

- 椎体前方部分の骨梁構造は非常に虚弱であり，力学的に不利な構造となる．圧迫骨折が生じると椎体前方が薄い楔形を呈し，その上下椎体を屈曲させる力が大きくなる（図 10-2）．
- 骨梁の圧縮強度は後外側縁で最も低く，**脊椎分離症**＊の発症部位として知られている．分離症の患者では，椎間の安定性が大きく低下する．
- 第 5 腰椎分離症における腰・仙椎動態は，矢状面，前額面，水平面の順に大きく，回旋方向に不安定性が増加する．

c. 椎間板の問題

- 椎間板が厚いほど可動性は大きくなる．椎間板の変性に伴いその厚さが減少すれば，椎体の可動性は減少する．
- 腰椎の前後屈における瞬間回転中心は，後縦靱帯の前方において小さな軌跡を示す．椎間板に変性が生じた際の瞬間回転中心は，正常な場合よりその軌道が上下，前後に大きく広がる（図 10-3）．
- 脊椎固定により健常椎間の可動性が増大するが，隣接椎間への影響がとくに大きくなる．脊椎固定を行った場合，腰椎を前屈すると，固定上位可動椎間には回旋（矢状面で前方への回旋）を主体に（図 10-4a），固定下位可動椎間には並進を主体とした運動が増大する（図 10-4b）．

d. 靱帯の問題

- 脊椎間の靱帯が連続性を有することで，椎間関節の運動を制御している．加齢に伴い靱帯の伸張性が低下すれば，椎体の可動性は減少する．
- 体幹筋の筋力低下や麻痺により，靱帯が受ける機械的ストレスは大きなものとなる．大きな，あるいは長期に及ぶ機械的ストレスにより，靱帯が引き伸ばされてしまう．
- 伸張に伴って靱帯に不可逆的な変化が生じれば，椎間関節や椎骨自体にも過剰な機械的ストレスをかけることになる．
- **前縦靱帯**は前・後屈における運動軸の前方，**後縦靱帯**は後方に存在するため，それぞれ体幹の伸展，屈曲の大きな制限因子となる．これらの靱帯の伸張性増

＊**脊椎分離症**
椎弓の構成要素である関節突起間部の連続性が断たれた状態をいう．発症の基盤には先天性素因（遺伝）もあるが，青少年期における過度なスポーツによる外的素因（力学的ストレス）が大きく関与する．

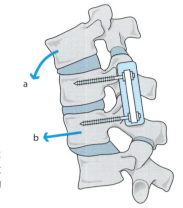

図10-4 脊椎固定による隣接可動椎間への影響
腰椎を前屈した場合，固定した椎体の上位椎間（a）では主に回旋運動が，下位椎間（b）では主に並進運動が増大する．いずれも，固定した椎間の代償として生じる可動性増大の影響といえる．

大は過剰な椎体可動性増大を，伸張性低下は椎体可動性減少を生じさせる．

- **黄色靱帯**は関節突起の前面に位置し，他の脊柱の靱帯に比較して伸張性が非常に大きい．これは多量の弾性線維が存在することによると考えられる．変性などにより黄色靱帯の弾性が低下すると神経組織の圧迫はもちろん，屈曲を中心としたROM制限が生じる．
- **棘上・棘間靱帯**は屈曲運動の制限因子となるが，加齢に伴いその引っ張り強度は低下する．ただし，腰椎に比較して胸椎ではその厚さが薄い．棘上・棘間靱帯の強度低下は，体幹を中間位で保持する機能を低下させる．
- L5～S1間の運動制御には**腸腰靱帯**が大きく関与している．ぎっくり腰などにより腸腰靱帯が損傷を受けた場合には，同部位の過剰な可動性が生じる．しかし多くの場合，受傷後の安静，固定などの影響により伸張性低下が生じ，可動性が減少することが多い．

e．その他の問題

①妊娠や肥満など体型に変化が生じて相対的に体幹前面（腹側）の質量が大きくなった場合

- 腰椎や下部胸椎を伸展させることで平衡を保つことが多い．
- すべての運動方向における脊椎の可動性が制限され，その代償を股関節などの下肢の関節に依存することが多い．

②構築学的問題により，脊椎全体の可動性に大きな影響を与える場合

- 仙骨上面の前下方傾斜角（岬角）が先天的に大きい場合には，腰椎前彎が増強する．
- 臼蓋形成不全によって，腰椎前彎が増強される．過度な腰椎前彎により，仙腸関節や腰椎椎間関節の可動性が制限されるため，より上位の椎間関節や下肢の関節にその補償としての代償が生じやすい．

③左右非対称な動作を強いられるスポーツを長期に行う場合

- 椎間関節への機械的ストレスの負荷量が異なる．
- 陸上トラック競技では周回方向が反時計回りと一定であり，トラック内側の左椎間関節にかかるストレスは大きくなってしまう．このような場合には，筋緊

A 病態運動学

張や伸張性に問題が生じることが多い．

④**職業が姿勢，運動に及ぼす影響**
- 長時間のデスクワークを強いられる職業の場合，骨盤後傾に伴い腰椎前彎減少や胸椎後彎増大が生じやすい．
- この肢位では脊椎の可動性が大きく制限され，頸部や肩甲帯を中心とした上肢の運動も制限される．

2 筋力低下があるときの運動

- 立位における重心線は胸椎の前方を通るため，胸椎より頭側に位置する構成体（主に頭・頸部と上肢帯）の質量は胸椎を屈曲させる力として作用する．
- これに対して腰椎レベルの重心線は，腰椎のやや前方あるいは腰椎を通るとされており，理想的な立位姿勢では重力による外的モーメントが少ない．
- 実際には，理想的な姿勢をとらないことも少なくないため，重力による外的モーメントに抗する筋力が必要となる．
- 深層に位置する筋群は調和した収縮作用を有し，その結果として体幹の安定性をもたらす．
- 一方で浅層に位置する筋群は，体幹の動きそのものに作用する主動作筋となる．

a. 筋力低下の臨床的視点

- 筋力低下が生じた場合には，脊柱の不安定が生じて姿勢異常がみられる．また，脊柱自体の運動はもちろん，四肢の運動における運動連鎖にも障害が及ぶ．
- 筋力低下により目的動作を達成しえない場合は，体幹筋では中枢側や深層部で各関節運動を保障するための筋活動が重要となる．
- 体幹に作用する筋群は，機能解剖学的に**ローカル筋群**と**グローバル筋群**に分類される．
- ローカル筋群としては，腹横筋および内腹斜筋，さらには背部の中間筋および深層筋が中心となる（前章の運動に作用する筋を参照）．
- グローバル筋群としては，腹直筋および外腹斜筋，さらには背部の浅層筋が中心となる（前章の運動に作用する筋を参照）．
- ローカル筋群の多くは深層に位置し，筋長が短い．脊柱の剛性と脊椎同士のアライメント維持および姿勢制御に関与する．
- グローバル筋群はより表層に位置し，いくつかの分節/肋骨にわたって付着する．脊椎運動に関与するだけでなく，胸郭と骨盤との間の直接的負荷伝達に関与する．
- グローバル筋群による力の産生時にローカル筋群に活動がみられないと，脊柱

column

脊柱を中心として，体幹筋は前後・左右対称に存在する．共同的に収縮すべき状況において片側の収縮が強い場合，姿勢や運動に変化をもたらす．前額面における非対称性は体幹の側屈（時に回旋）を生じさせる．矢状面における非対称性は体幹の前・後屈を生じさせる．これらは，正常な運動連鎖パターンの破綻に直結する．

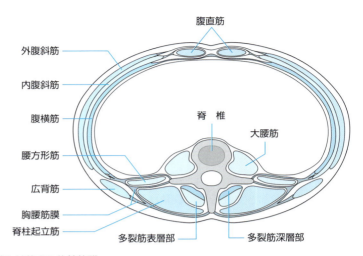

図 10-5　胸腰筋膜と付着する体幹筋群
胸腰筋膜を介して体幹前面と後面の筋が結合する.

の運動は不安定なものとなる.
- 腰痛を有する患者では，脊椎分節の安定性を得るために必要なローカル筋群の持続的な収縮が得られない.
- グローバル筋群は脊椎の剪断負荷には反応しないとの報告もあり，不安定腰椎に対してはローカル筋群の活動が重要となる.

b．腹部筋の筋力低下
- 腹部の筋は，**浅腹筋群**と**深腹筋群**に分類される.
- 腹壁を構成する浅腹筋群のうち，腹直筋と錐体筋を**前腹筋**，外・内腹斜筋と腹横筋を**側腹筋**という（図 10-5）.
  ①腹直筋と錐体筋は，体幹屈曲の主動作筋として作用する.
  ②外腹斜筋と内腹斜筋は，体幹回旋の主動作筋として作用する．これらに筋力低下が生じれば，体幹屈曲・回旋トルクを大きく減少させることになる.
- **胸腰筋膜**と付着する内腹斜筋の線維と腹横筋は，ローカル筋群に分類される.
  ①腹横筋は胸腰筋膜との付着を有するため，その収縮は胸腰筋膜の緊張を生み出し，脊柱の安定性に関与する.
  ②腹横筋の活性化は腹腔内圧上昇をもたらし脊柱の安定性が増加するといわれるが，腹横筋を活性化させた場合には腹斜筋の活動を伴うことが多い.
- 深腹筋群には，腰方形筋と大腰筋がある（図 10-5）.
  ①腰方形筋の外側線維は体幹側屈の主動作筋として直接的に関与する.
  ②内側線維は分節的安定性に関与するため，ローカル筋群に分類される.

column
腹横筋と多裂筋の共同した収縮により，椎間関節の適合性が得られる．したがって，両者の共同作用が得られない場合には，静的・動的アライメント（p. 107 参照）に問題が生じる.

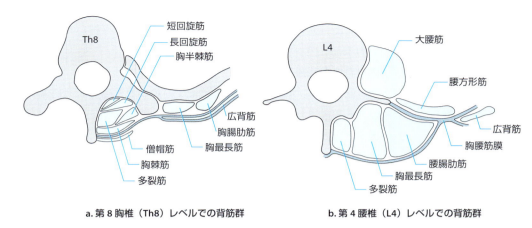

図 10-6 横断面でみた背筋群の概略
棘間筋と横突間筋および腰部の回旋筋は省略している．

- 股関節の屈筋である大腰筋も，腰方形筋と同じく分節的安定性に関与する．これらに筋力低下が生じれば，体幹-骨盤-下肢の連結が不十分となる．

c．胸椎部における背部筋の筋力低下

- 胸椎部における体幹後面の筋は，浅層（浅背筋），中間層（深背筋第1層），深層（深背筋第2層）の3層に分けられる（図10-6a，p.122，123 参照）．

①浅層筋群

- 上肢の運動に関与する僧帽筋，広背筋，大・小菱形筋，肩甲挙筋である．
- 浅層筋群の筋力低下は胸椎の運動に対して直接的に影響する要素ではないが，これらの筋が過剰に作用することで，椎体可動性を低下させる間接的要素にはなりうる．

②中間層筋群

- 肋骨を動かすことで呼吸運動を補助する上・下後鋸筋である．
- 吸息時の胸郭拡張には胸椎伸展を伴うため，呼吸機能の低下が胸椎伸展運動を制限することになる．
- 上・下後鋸筋は非常に薄い筋であり，その発揮筋力の影響は少ない．

③深層筋群

- 体幹の前後屈への関与が大きい腸肋筋，最長筋，棘筋と，側屈・回旋への関与が大きい半棘筋，多裂筋，長・短回旋筋が存在する．
- 胸椎はもともと可動性が少ないため，これらの筋力低下はその可動性を大きく左右する．
- 片側性に筋力低下が生じれば，静止時において側屈あるいは回旋位をとることがある．

④胸郭を安定させるローカル筋

- 回旋筋，多裂筋の深層線維，短および長肋骨挙筋，内・外肋間筋が含まれる．
- これらの筋力低下は，胸椎の局在安定性を低下させることになる．

> **column**
> 胸部における最長筋と多裂筋は，遅筋線維が74%を占めている．すなわち，胸椎における姿勢保持筋としての機能を，これらの筋が担っていることになる．

d. 腰椎部における体幹後面筋の筋力低下

- 腰椎における体幹後面の筋は，広背筋の筋膜により覆われている（図 10-6b）．その深部に固有背筋がある（p. 122, 123 参照）．

①固有背筋の浅層筋群

- **脊柱起立筋**は，左右それぞれに位置する最長筋と腸肋筋（仙棘筋），さらには棘筋から構成される．これらの筋力低下は，腰椎伸展トルクを大きく減少させる因子となる．
- 片側性に筋力低下が生じれば，側屈や回旋がみられる．

②固有背筋の中間・深層筋群

- 中間層には短いながらも複数の髄節をまたぐ**横突棘筋**（多裂筋，回旋筋）がある．
- 深層には 1 つの髄節からつぎの髄節へ走る**短分節筋**（棘間筋，横突間筋）が存在する．
- 中間・深層筋の筋力低下は，腰椎の局在安定性を低下させることになる．

B 観察と触診

1 観察するときの注意点

　胸・腰椎においては，観察のみで解剖学的位置を確定することが困難であるため，静的場面に限っては触診を併用することが多い．

a. 静的アライメントのチェック（姿勢分析）

①前額面での観察

- 立位もしくは座位にて，殿裂を通る垂線に棘突起が一致しているかを触診で確認する．
- **側彎**が存在する場合には，どの位置に彎曲の頂点（頂椎）があるかを確認する．彎曲が 1 つとは限らないことを念頭に置く必要がある．
- 棘突起の両外側において背筋群の圧痛の有無を確認することも重要である．
- 上半身重心がほぼ剣状突起の高さに一致するため，座位での姿勢不良者ではこの位置に圧痛を訴える場合が少なくない．
- 観察および触診によって，棘突起のレベルを決定することは容易でないので，つぎの指標を目安とする（図 10-7）．
- 立位，座位において，両側の肩甲棘内側縁を結ぶ線は Th3 棘突起上を通る．
- 肩甲骨下角を結ぶ線は Th7 棘突起上を通る．
- 腸骨稜頂点を結ぶ線は L4 棘突起上（もしくは L4, L5 の椎間）を通る．

②矢状面での観察

- 立位もしくは座位にて，大転子を通る垂線に肩峰が一致しているか確認する．
- 上・中位胸椎と下位胸椎，腰椎そして骨盤の 4 つに分割して観察するとわかりやすい．

---

column

腰部における最長筋と多裂筋の遅筋線維が占める比率は，浅層で 57%，深層で 63% を占めている．このことは，これらの筋における深層の線維が，腰椎における姿勢保持筋としての機能をより担っていることを示している．

column

短回旋筋は，多裂筋や半棘筋の 4.58 〜 7.30 倍の筋紡錘を有している．このことは，短回旋筋が腰椎の分節的安定性に大きく関与していることを，生理学的に裏づけることになる．

column

突発性側彎症のように構築学的な問題が存在する場合，椎体は彎曲の凸方向に回旋する．胸椎に側彎がみられる場合，肋骨にまでその影響が及ぶ．彎曲の凸側の肋骨は後方に押し出され，胸郭自体が狭くなる．

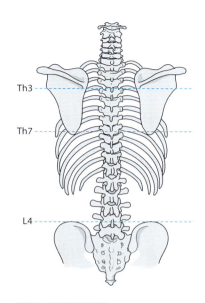

図 10-7　胸・腰椎の解剖学的指標
座位もしくは立位での観察，触診時の指標であるが，個人差があることも念頭に置く．

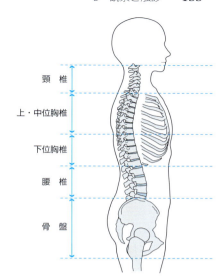

図 10-8　矢状面における姿勢観察
上・中位胸椎と下位胸椎，腰椎そして骨盤の4つに分けて観察する．

- 上・中位胸椎と下位胸椎の区分は，剣状突起レベルを目安にする（図 10-8）．
- 胸椎における後方凸の彎曲の頂点がどの位置にあるかも確認する．
- 肩甲骨と棘突起の位置関係が参考になるが，できれば触診によって同定することが望ましい．

column

　理想的な立位において重心線を通過するとされる指標のうち，身体重心に最も近く位置するのが大転子である．身体重心を視覚的に同定することは不可能であるため，観察による姿勢分析を行う場合には便宜上，大転子を通る垂線を重心線とする．ただし，大転子を通る垂線に肩峰が一致していてもアライメントが正常とは限らないことがある．たとえば，骨盤が後傾して腰椎前彎が減少していても，胸椎後彎を増強させた姿勢（一般的に猫背と呼ばれる姿勢）をとることで，肩峰は大転子を通る垂線に一致する．

- 立位においては，大転子を通る垂線が外果の位置，あるいはその後方を通過していれば腰椎前彎の減少が疑われる．
- 肩甲骨が内転すると胸椎後彎，腰椎前彎は減少し，外転すると胸椎後彎，腰椎前彎は増大する．
- 肩関節の伸展-外転-外旋運動をさせることで肩甲骨内転を，屈曲-内転-内旋運動をさせることで肩甲骨外転を導き，その際の胸椎，腰椎の変化を確認する（図10-9）．
- 側彎が存在する場合に体幹を屈曲させると，胸郭後面の左右非対称が明らかとなる（図 10-10）．

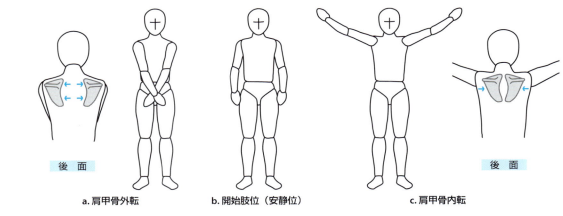

図 10-9　肩甲骨の運動に伴う胸椎，腰椎の運動
肩甲骨の外転に伴い胸椎後彎は増大，腰椎前彎は減少し，内転に伴い胸椎後彎は減少，腰椎前彎は増大する．

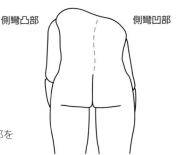

図 10-10　側彎症にみられる肋骨の変位
椎体は側彎の凸側に回旋するため，棘突起は凹側に偏位する．体幹を屈曲させて胸郭を後面からみると，側彎の凸側でその隆起が明らかになるが，これを肋骨隆起という．

- 検者は対象者の背側に立ち，胸郭の高さまで目線を下げて非対称な状態を観察する．

③水平面での観察
- 座位において，左右の肩峰，上前腸骨棘を結んだそれぞれの線が平行であるかを確認する．
- 胸椎，腰椎における回旋の問題でも平行にならないが，骨盤帯や肩甲帯に問題が存在する可能性もあるので注意を要する．
- 矢状面において，骨盤帯や肩甲帯に左右差がないかを確認しておくことが必要となる．

b．動的アライメントのチェック（運動分析）
- 運動課題に対する各体節の変位を視覚的に確認する．
- 運動の広がりパターン（どの部位が最初に動き，つぎにどの部位が動いたか），変位量（移動距離）などを確認する．
- たとえば，立位や座位で前方あるいは側方リーチの動作を課題にする．
- 自動運動による屈曲・伸展時の疼痛や代償運動の出現も，機能障害を判断する一要素となる．
- 疼痛の出現部位や代償運動のパターンを評価することで，運動を阻害する要因を絞り込むことができる．

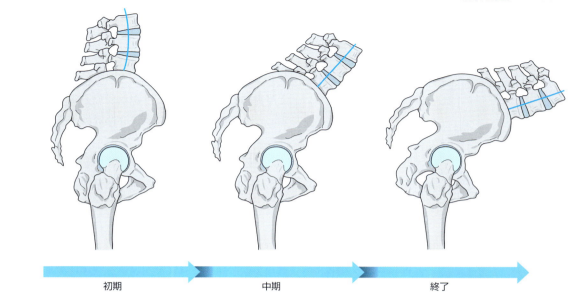

図 10-11 体幹屈曲時にみられる腰椎骨盤リズム
運動の初期では腰椎の屈曲が生じ，その後に骨盤の前傾が起こる．伸展の際には，逆のパターンで運動が生じる．

- 体幹を屈曲，伸展させた場合に，胸椎-腰椎-股関節が連結して運動しているかを観察する．
- 体幹の屈曲-伸展運動にみられる腰椎と骨盤の連動した運動パターンを腰椎骨盤リズムという．
- 一般には，体幹屈曲運動の初期には腰椎の屈曲が主に生じ，その後骨盤の前傾が生じる（**図 10-11**）．一方，屈曲位からの伸展では，先に骨盤が後傾し，腰椎が遅れて伸展する．
- 椎間関節の可動性低下や筋の短縮などが原因で腰椎骨盤リズムが阻害された場合，腰椎や仙腸関節痛を惹起する．
- 腰椎に ROM 制限がある対象者に手を床面につけるよう指示すると，股関節の過度な屈曲運動，場合によっては胸椎の過度な屈曲運動を示す．
- 体幹を屈曲，伸展させた場合には，左右対称性の確認も重要な評価の1つとなる．
- 椎間関節の一側性障害が存在する場合には，左右非対称な運動を示す．
- 頭・頸部や四肢，とくに下肢に機能障害が存在する場合，体幹による代償が大きいことを念頭に観察することが重要となる．
- 末梢に位置する頭・頸部や四肢に比して，体幹の変位量は少ないために，見過

column

膝を伸展した体幹前傾位から体幹を伸展させていくと，正常な腰椎-骨盤リズムでは股関節の伸展から始まり，その後に腰椎の伸展が生じる．疼痛などにより腰椎の運動が困難な場合，腰椎-骨盤を固定させたままで股関節伸展運動に依存して体幹を持ち上げようとする場合がある．

ごされる可能性が高い.

2 触ったり介助するときの注意点

a. 座位における注意点
- 座位における介助では，**上半身重心**を制御することが重要である．
- 剣状突起レベルに上半身重心があるので，この位置に介助者は手を当てて操作することが望ましい．
- 長時間の座位を強いられると，胸椎後彎は増大，腰椎前彎は減少傾向を呈する．
- この状況下で矢状面からのアプローチを行う場合，胸骨柄を後方へ，腰椎部を前方へ移動させるように同時に操作する．このような操作は上半身重心の制御につながる．

b. 立位における注意点
- 立位における介助では，身体重心が存在する骨盤の位置での操作が望ましい．
- 体幹前面筋，いわゆる腹筋を立位で活性化できていないことが非常に多い．この場合，体幹背側の深層筋（ローカル筋群）も活性化できていないと考えるべきである．
- 「背筋を伸ばしてください」と口頭指示しても，体幹背側の表層筋（グローバル筋群）が過剰に収縮してしまう．座位と同様に，胸骨を後方へ，腰椎部を前方へ移動させるように口頭指示を加えながら軽く同時操作を行う．
- 動的な状況下でのアプローチには，ステップ動作を用いるとよい．低い段差を昇降させる課題のなかで，胸骨柄と腰椎部に適度な刺激を加えて身体重心の操作を自覚させる．

column
姿勢，動作へのアプローチを行う前に，ローカル筋群の活性化をはかるエクササイズを行うことが望ましい．筋感覚を入力，賦活させて，自己制御能力を養うことを目的とする．

> **学習到達度 自己評価問題**
> 1. 胸椎，腰椎における ROM 制限の要因について説明しなさい．
> 2. 腰椎の椎間関節の機能障害が生じやすい理由について説明しなさい．
> 3. 椎体や椎間板が障害した場合の瞬間回転中心について（正常と比較して）説明しなさい．
> 4. 妊娠や肥満時にみられるアライメントの変化（代償的姿勢）の具体例について説明しなさい．
> 5. 胸椎，腰椎における筋の作用と弱化時の問題点について説明しなさい．
> 6. 静的・動的アライメントのチェックポイントについて説明しなさい．
> 7. アライメントに異常がある場合，理学療法士としてどのような点に着目して姿勢，動作の指導を行うのか説明しなさい．

11. 胸郭と呼吸運動

- **一般目標** GIO
  - 呼吸運動における胸郭の運動学的な特徴を理解する．

- **行動目標** SBO
  1. 胸郭の構造を説明できる．
  2. 横隔膜の構造を説明できる．
  3. 肋椎関節，胸肋関節の構造を図解できる．
  4. 胸郭の運動学的特徴を説明できる．

- **調べておこう**
  1. 呼吸は陰圧呼吸という性質をもつが，どのような特徴があるのか調べよう．
  2. 呼吸の種類と筋活動の関係性はどのようになっているのか調べよう．
  3. 胸郭運動の特性はどのようなものか調べよう．

A 呼吸とは

- 安静呼息においても胸腔内圧は**陰圧**であるが，肺内圧は大気圧と同じであるのでこの間に圧差はない．
- 吸息が行われると胸郭が広げられ，胸腔内圧は次第に陰圧の程度を増し肺内圧は大気圧から陰圧（−6 mmHg）へ傾く．
- 十分な吸息が行われると神経反射を介して吸息運動が止まる．
- 次に呼息が起こるというより肺と胸郭の**弾性** recoil により縮まる．このとき，肺内圧は大気圧に比べて高くなるので空気は圧の高い肺内からそれより低い大気圧のほうへ出ていき呼出される．

B 機能解剖

1 胸郭

- 胸郭 thorax は肺と心臓を収めているカゴのような形状をした骨格であり（図11-1），主として呼吸運動に関与している．

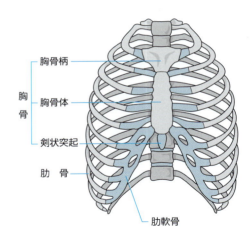

図 11-1　胸郭の形状

- 後方にある **12 個の胸椎** thoracic cavity，側方にある **12 対の肋骨** ribs，前方にある **1 個の胸骨** sternum，下面を覆っている **横隔膜** diaphragm によって構成される 1 つの単位構造である．
- 胸郭の内腔を **胸腔** cavitas thoracis と呼ぶ．
- 胸郭は上下で開口し，それぞれ胸郭上口，胸郭下口と呼ばれる．
- 胸郭上口は両側の第 1 肋骨により構成され，胸郭下口は肋骨弓と剣状突起により構成される．
- 左右の肋骨弓によってなされている角度は **肋骨下角** と呼ばれている．
- 肋骨下角は吸息時には広くなって鈍角をなし，呼息時には狭くなり鋭角をなす．

column

　正常な胸郭はカゴのような形状をしているが，呼吸器疾患などで変化する．たとえば肺気腫ではタル型となり，前後径が横径よりも広くなる．また，X 線所見では肋骨の挙上，平行化および横隔膜の低下が目立ち，X 線所見では透過性の低下が認められる．

a. 胸　椎

- 胸椎は左右対称の 12 本の肋骨をつなげる椎体である．
- 椎間関節は前額面に近い角度で上下の椎体と連結しており，**回旋運動** には優れた構造となっている．

b. 肋　骨

- 肋骨は 12 個の胸椎に対してその左右に 12 本存在する．前方では胸骨と連結し，後方では胸椎と連結している **扁平長骨** である．
- 後方の先端は肋骨頭となり，2 つの関節面が上下 2 つの椎体と連結する．
- 肋骨のアーチの前方部は軟骨でできており，肋軟骨と呼ばれ，弾力性に優れた構造になっている．
- 肋軟骨は衝撃を受けたときの **緩衝作用** も有する．
- 上位 7 対の肋骨は肋軟骨を介して胸骨に連結するが（**真肋**），下位 5 対は上位の

column

肋骨は必ずしも左右対称に 1 対あるとは限らない．また，11 対あるいは 13 対の場合もまれに存在する．

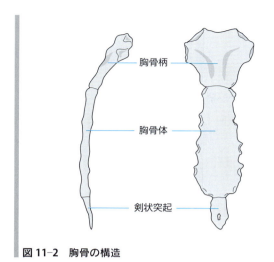

図 11-2　胸骨の構造

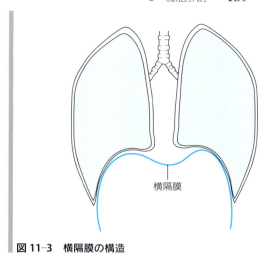

図 11-3　横隔膜の構造

肋骨に接続し，直接胸骨との連結はない（**仮肋**）．第 11，12 肋骨は末端が遊離した状態にあり**浮遊肋**と呼ばれている．

c. 胸　骨

- 胸骨は鎖骨および肋骨と関節を形成し，胸郭前面に位置する扁平骨である．
- 胸骨は**胸骨柄** manubrium of sternum，**胸骨体** body of sternum，**剣状突起** xiphoid process の 3 つの部分から形成されている（図 11-2）．
- 胸骨は，**上端が第 3 胸椎**（Th3），**下端が第 9 胸椎**（Th9）の高さに位置する．

d. 横隔膜

- 横隔膜は呼吸にかかわる最も重要な呼吸筋である．大きなドーム状で胸郭の下端で胸郭と腹部を分けている（図 11-3）．
- 胸腔に高く隆起し，その収縮によって胸腔を広げる（吸息筋）．
- 円蓋の**上端は第 4 肋間**（呼息）から**第 6 肋間**（吸息）の位置に変化する．
- 右側の横隔膜は肝臓が直接直下に位置するため左側に比べてわずかに高い．
- 横隔膜はクローバー様の形をした強靱な線維組織で形成され，**腱中心**をもつ．
- 中央部には 3 つの開口部があり，**下大静脈**，**食道**，**腹大動脈**が通り抜ける．
- 横隔膜は，胸骨部（剣状突起），肋骨部（第 7 〜 12 肋骨表面の深い部位と軟骨部），脊柱部（L1 〜 3 椎体に付着する右足と L1 〜 2 椎体に付着する左足に分かれ，弓靱帯を形成する）から起始し，すべて腱中心に停止する（図 11-4）．

2 胸郭の関節構造

- 胸郭は，呼吸運動において**肋椎関節** costovertebral joint と**胸肋結合**の複合的な関節運動により形状を変化させる．

a. 肋椎関節

- 肋椎関節は胸椎と肋骨の間の関節で，①**肋骨頭関節** costocorporeal joint と②**肋横突関節** costotransverse joint の 2 種類からなる（図 11-5）．
- 肋骨頭関節は第 1，11，12 肋骨頭では同番号の胸椎椎体単一の肋骨窩と，第 2

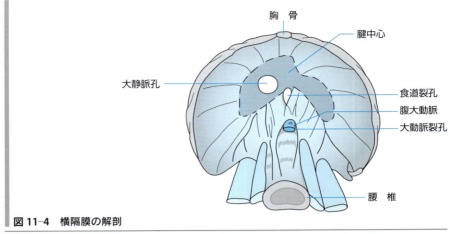

図11-4　横隔膜の解剖

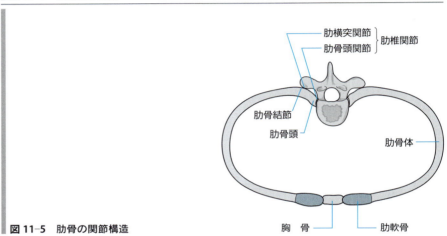

図11-5　肋骨の関節構造

〜10肋骨頭では第1〜10胸椎の上下肋骨窩との間の半関節で結合する．関節包を補強するために表面には放射状肋骨頭靱帯がある．
- 肋横突関節は肋骨結節と同番号の胸椎横突起との間の関節である．

b．胸肋結合

- 胸肋結合には①**胸肋関節** sternocostal joint，②**肋軟骨間関節** interchondral joint，③**胸骨柄体軟骨結合**の3種類がある．
- 胸肋関節は第2〜7肋軟骨と胸骨との間にある半関節である．第1肋骨の胸骨との連絡は軟骨結合である．
- 肋軟骨間関節は第5〜10肋軟骨相互のものであり，それぞれ半関節である．
- 胸骨柄体軟骨結合は胸骨柄と胸骨体を癒合している半関節であり，恥骨結合と同様の構造である．

3 胸郭の運動

- 胸郭の呼吸にかかわる運動学的特徴は，胸郭全体の運動から生まれており，最大吸息位，最大呼息位がある．

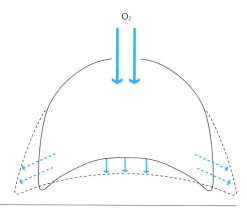

図 11-6 呼吸運動における胸郭運動

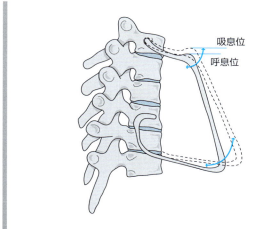

図 11-7 呼吸によって生じる上下方向の運動（ポンプの柄運動）

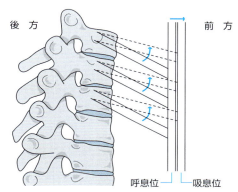

図 11-8 呼吸によって生じる前後方向の運動（ポンプの柄運動）
呼吸運動に伴い肋骨が引き上げられ前後径が増大する．

- 吸息時に，胸腔内容量を拡大するには，胸郭が**上下方向，前後方向，左右方向**の3つの方向に拡大し，胸腔内容量が増大する（**図 11-6**）．この運動は，胸郭のもっている弾性によってもとの形状に復元する性質によってなされている．

a. 上下方向への拡大
- 上下方向の拡大は，**吸息時に横隔膜の収縮（下降）によって生じるドームの下方向への拡大によって増大する（図 11-7）．
- 第1肋骨と第2肋骨の挙上によって胸郭の縦径は増大する．

b. 前後方向への拡大
- **上位肋骨（第2～第6肋骨）**では，運動軸が前額面のなす角度と近くなるため，吸息による肋骨の挙上は胸郭の縦径を増大させる（**図 11-8**）．
- 胸骨も前上方に移動し，胸郭の前後径を増大させる．
- これらにより肋骨と胸椎のなす角度は増大する．
- この運動はポンプを押す運動に似ていることから，**ポンプの柄運動**と呼ばれる．

c. 左右方向への拡大
- 胸郭の左右への拡大で**下位肋骨（第7～第10肋骨）**における肋骨頭関節と肋

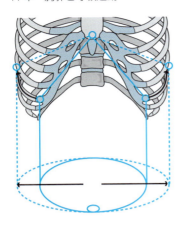

図 11-9　呼吸によって生じる左右方向の運動（バケツの柄運動）

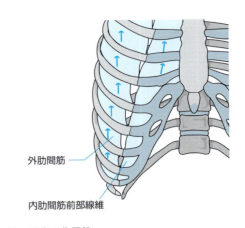

図 11-10　吸息の作用筋
矢印は外肋間筋と内肋間筋前部線維が肋骨を動かす方向を示している.

横突関節の間を貫いた運動軸が矢状面の角度と近くなり，下位肋骨の挙上で胸郭の横径が増大する．この運動は**バケツの柄運動**と呼ばれる（図 11-9）．
- 下位肋骨の挙上により胸郭の横径が増大し，横隔膜を伸張することによって，吸息時における収縮力を増大している．

d. 水平面上での運動
- 第 11，12 肋骨は水平面上で吸息時に外側へ広がる**キャリパー運動**が主となる．

C　吸息筋と呼息筋

1 胸部の筋

呼吸筋として作用している胸部の筋は浅胸筋，深胸筋，横隔膜の 3 つに分けられる（表 11-1）．

2 吸息筋（表 11-2）

a. 安静吸息筋
- 安静吸息とは，何の努力も要さない日常的な吸息である．
- 安静吸息の筋は，**横隔膜，外肋間筋，内肋間筋前部，斜角筋群**である（図 11-10）．
- 主な働きは横隔膜によってなされているが，外肋間筋の収縮によって肋骨が挙上され，胸郭の前後径，左右径が増大することから横隔膜についで主要な吸息筋である．
- 横隔膜の収縮により，円蓋は下降し，胸腔内の容積は増大する．
- 容積が増大するため肺内圧が下がり外の空気が流入する．
- 安静吸息において，横隔膜は **1.2 〜 1.5 cm 下降する**といわれている．

表 11-1　胸部の筋（呼吸筋）

	筋　名	起　始	停　止	神経支配（髄節）
浅胸筋	大胸筋	鎖骨 胸骨と肋軟骨 腹直筋鞘	上腕骨大結節	胸筋神経（C5～Th1）
	小胸筋	肋骨（cos3～5）	烏口突起	内側胸筋神経（C8～Th1）
	鎖骨下筋	肋骨（cos1）	鎖　骨	鎖骨下神経
	前鋸筋	肋骨（cos1～9）	肩甲骨内側縁	長胸神経
深胸筋	外肋間筋	肋骨（cos1～11）下縁と肋骨結節	肋骨（cos2～12）上縁	肋間神経（Th1～11）
	内肋間筋	肋骨（cos1～11）内面の縁	肋骨（cos2～12）下位肋骨の上縁	肋間神経（Th1～11）
	最内肋間筋	下位の肋間腔では上位肋骨の肋骨溝	下方の肋間腔の下位	肋間神経（Th1～11）
	肋下筋	下位の肋骨の肋骨角近くの内面	起始の肋骨より2～3つ下位の肋骨内面	肋間神経（Th4～11）

表 11-2　吸息運動に参加する筋

筋　名	安静吸息	強制吸息	作　用
横隔膜	○	○	■ 横隔膜の下降により胸腔内圧を上昇させる ■ 横隔膜の下降により胸腔の垂直径が増大する
外肋間筋	○	○	■ 外肋間筋の収縮により肋骨が挙上され胸郭の前後径，左右径が増大する
内肋間筋前部	○	○	■ 内肋間筋前部は胸肋関節を支点とする肋骨の挙上に作用する
斜角筋	△	○	■ 斜角筋は上位肋骨（第1，2肋骨）と胸骨を挙上する
肋骨挙筋		△	■ 肋骨挙筋は胸椎か肋骨が固定されると脊柱の肋骨挙上の補助を行う
胸鎖乳突筋		△	■ 胸鎖乳突筋は胸骨および鎖骨を挙上させる
上後鋸筋		△	■ 上位肋骨を挙上させ胸腔内容量を増加させる
下後鋸筋		△	■ 胸郭下口を引っ張り，横隔膜が作用するための力学的支点を作る
大・小胸筋		△	■ 肋骨を挙上させ胸腔内容量を増加させる
僧帽筋		△	■ 上肢帯の引き上げ
肩甲挙筋		△	■ 上肢帯の引き上げ

○：参加が多い　　△：参加が少ない

column

　横隔膜は安静呼息によって1.5 cm下降し，強制吸息によって平坦となる．このときの位置はTh11の椎体の高さに相当する．臥位姿勢においては横隔膜の腹部臓器の圧迫が頭側に加わるため，姿勢によって形状を変える．背臥位では背側に抵抗が加わり，この部分の横隔膜は腹側と比べてより上位へ変化する．
　側臥位では下側の横隔膜へ抵抗が加わることで上側と比べてより上位へ変化する．座位や立位では横隔膜へ加わる圧迫から開放されるため横隔膜は収縮しやすい状態となる．呼吸困難を有する者が起き上がると呼吸が楽になるのもこのためである．

表 11-3　強制呼息運動に参加する筋

筋　名	強制呼息	作　用
腹筋群		
腹直筋	○	■ 体幹の屈曲を強め，肋骨を下制させる
外腹斜筋	○	
内腹斜筋	○	
腹横筋	○	■ 腹圧を高めるとともに腹部臓器を圧縮する ■ 横隔膜を上方へ押し上げ胸腔内容量を減少させる
内肋間筋横・後部	○	■ 肋骨を引き下げて肋間隙を狭くし胸腔を縮小する
胸横筋	△	■ 腹筋群と同期して作用する
肋下筋	△	■ 腹筋群と同期して作用する

○：参加が多い　　△：参加が少ない

b. 強制吸息筋

- 強制吸息は，安静吸息に対して補助的に働き，胸腔内容量を増加させる．
- 安静吸息に関与する筋のほかに肋骨挙筋，胸鎖乳突筋，上・下後鋸筋，大・小胸筋，僧帽筋，肩甲挙筋などが参加する．

column

強制吸息筋は，胸腔内容量の増加のために健常者においても使われている．しかし多くは主動作筋の機能障害が起こったときなどの代償的な作用として使われている．慢性閉塞性肺疾患を有する者では代償的な吸息筋として日常的に作用する．

3 呼息筋

a. 安静呼息筋

- 安静呼息とは肺や胸郭，横隔膜自身の性質により受動的に行われる過程である．
- 通常の呼息では，横隔膜が弛緩して円蓋が上方へ働く．この移動により胸郭の縮小が生じ，肺内の空気は体外へ呼出される．
- **胸郭にも弾性収縮力**があり，吸息によって伸張された肺も自身の収縮によりもとの大きさまで縮小する．

b. 強制呼息筋

- 強く息を吐き出す場合などは随意的な筋活動が必要である．
- 強制呼息には多くの筋活動が参加する．
- **4つの腹筋群**（腹直筋，外腹斜筋，内腹斜筋，腹横筋），**内肋間筋横・後部，胸横筋，肋下筋**が主要な強制呼息筋である（表11-3）．
- 腹筋群は直接的に胸郭を曲げ，肋骨と胸郭を下制させる．
- 腹筋群により咳やくしゃみなどにおいて胸腔内容量を急速かつ強烈に減じることができる．

c. 呼吸運動における内肋間筋と外肋間筋の作用

- 外肋間筋が収縮すると肋骨が挙上し，このときの胸骨，2本の肋骨，および脊柱の囲む平行四辺形の面積は増す．
- 内肋間筋が収縮すると肋骨が下がり，このときは平行四辺形の面積は減る．

学習到達度 自己評価問題

1. 呼吸は肺内圧と大気圧の差によってどのような機序が発生しているのか説明しなさい.
2. 胸郭の構造的特徴について説明しなさい.
3. 呼吸において胸郭は複合的に運動しているが,具体的にどのように行われているか説明しなさい.
4. 吸息筋と呼息筋の活動にはどのような違いがあるのか説明しなさい.

12. 胸郭と呼吸運動の障害

●一般目標 GIO
1. 換気装置としての胸郭呼吸運動とその障害について理解する．
2. 横隔膜の下降運動と阻害要因について理解する．

●行動目標 SBO
1. 胸郭可動域制限を引き起こす原因について説明できる．
2. 胸郭可動域制限が換気運動におよぼす影響について説明できる．
3. 呼吸パターンと換気効率について説明できる．
4. 胸郭呼吸運動に及ぼす重力と自重について説明できる．
5. 胸郭呼吸運動の観察評価の方法を説明できる．
6. 胸郭呼吸運動に介入する方法を説明できる．
7. 横隔膜の下降運動について説明できる．
8. 横隔膜下降運動の制限要因について説明できる．

●調べておこう
1. 胸郭の呼吸運動を阻害する漏斗胸，ピラミッド胸，鳩胸とはどのような変形か調べよう．
2. 男性と女性で胸郭の呼吸運動にどのような差があるのか調べよう．
3. 閉塞性換気障害と拘束性換気障害とで，胸郭の運動障害と関係が深いのはどちらか調べよう．
4. 側彎や後彎などの脊柱の変形は胸郭運動にどのような影響があるのか調べよう．

A 病態運動学

1 閉塞性換気障害

- さまざまな気道病変により下肺野の末梢気道で発生する生理的閉塞現象が，呼息の初期段階で生じてしまう．
- 末梢気道における生理的閉塞現象の早まりは，結果として残気率の増加と換気効率の低下をもたらす．
- 肺活量実測値を基準として，1秒間に実測値の70%以上を呼出できない場合を閉塞性換気障害という．

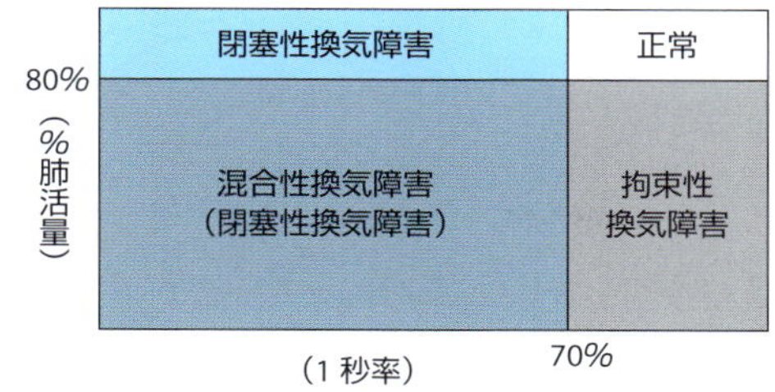

A 病態運動学

図12-1 肺気量指標による区分

- **慢性閉塞性肺疾患（COPD）** は末梢気道病変と気腫性病変がさまざまな割合で複合的に作用し，気流閉塞をきたす．
- 気管支喘息はCOPDから除外されるが，閉塞性肺疾患を代表する疾患の1つである．

COPD : chronic obstructive pulmonary disease

2 拘束性換気障害

- 肺および胸郭のコンプライアンス*が低下して起こる換気障害である．
- **肋間筋**は生体内で最も筋紡錘を多く含む筋群である．
- 肋間筋は**痙縮**が出現すると，その影響を直接的に受ける．
- 肋間筋の痙縮は**胸郭コンプライアンス**を著しく低下させる．
- 胸郭の変形は胸郭コンプライアンスを低下させ吸気量を減少させる．
- 脊柱側彎は肋間腔の左右不均等を生じ，肋骨の挙上・下制運動を妨げる．
- 身長，年齢，性別から予測される予測肺活量を基準として，実測した肺活量が80%を下回ると拘束性換気障害にあてはまる．
- 閉塞性換気障害は呼息運動が制約を受け，拘束性換気障害では吸息運動が制約を受ける．2つが混在する混合性換気障害の臨床像では閉塞性換気障害による制約がより大きい（**図12-1**）．

*コンプライアンス
p.149 参照

3 呼吸の協調運動

- 呼吸運動では効率的換気運動のために胸郭と腹部の協調運動および左右の胸郭の協調運動が行われている．
- 協調運動が崩れ，それぞれの運動が同期しないものになると換気運動は阻害され，呼吸効率は低下する．

a．胸郭の呼吸運動を阻害する胸郭変形

- 吸息時にみられる正常な胸郭運動では，**矢状面**において**胸鎖関節**と**胸肋関節**が支点となり，胸骨を中心とした胸壁前部が**ポンプの柄運動**により前・上方へ持ち上がる．
- **前額面**では胸郭の両外側下部が**バケツの柄運動**により外・上方へ拡大する．
- 呼吸による胸郭運動はこの2つの運動が複合したものである．
  ①**漏斗胸** funnel chest（**図12-2**）：胸骨が陥凹する．
  ②**鳩胸** pouter pigeon breast：胸骨上部が突出する．

hint
呼吸運動では胸部優位か，腹部優位か，という観察に加え，胸部と腹部の協調運動および左右胸郭の協調運動を忘れずに観察し，確認する必要がある．

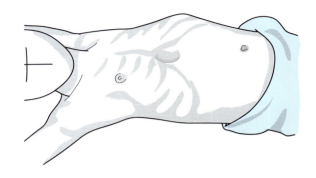

図 12-2 漏斗胸
胸郭のコンプライアンスが高く，骨化が未熟な小児でシーソー呼吸（後述）が常態化すると漏斗胸変形の原因となる．

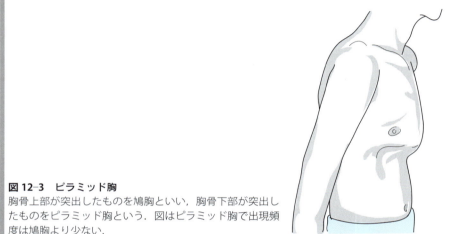

図 12-3 ピラミッド胸
胸骨上部が突出したものを鳩胸といい，胸骨下部が突出したものをピラミッド胸という．図はピラミッド胸で出現頻度は鳩胸より少ない．

　③いわゆる**ピラミッド胸** pyramid chest（図 12-3）：胸骨下部が突出する．
　④**タル状胸郭** barrel shaped thorax：胸郭の左右径と前後径の比率が正常より小さくなる．
- 胸郭変形は呼吸性複合運動を阻害する可能性が高い．また胸郭変形は，直接的に吸気量を減少させる原因となる．

b. 横隔膜下降運動の阻害要因

- 横隔膜は排便時を除いて純粋な呼吸筋であり，吸息運動最大の**主動作筋**である．発生学的には**不随意筋**であったものに**随意機能**が備わったものと考えられている．
- 横隔膜の拮抗筋は肋間筋と腹筋群である．
- 横隔膜の下降運動に最も影響を与えるのは**腹圧**である．**横隔膜直下**には**胃**があるので食後の**胃内圧上昇**は横隔膜の下降運動の**抵抗**となる．
- 腹腔全体の圧上昇の原因として**便秘**や**肥満**があり，腹圧が全体的に上昇すると横隔膜の下降運動は制約を受ける．
- 横隔膜下降運動の抵抗となる要因として，以下のものがある．
　①腹臥位による直接的腹部圧迫

②入浴時の水圧による腹部圧迫

③和装での帯による腹部圧迫

④妊娠による胎児の成長（下降運動を大きく阻害）

- 成人女性の呼吸運動は横隔膜よりも胸郭運動優位である．
- 横隔膜はその頂点が高いほど収縮する際に大きい張力を発揮する．適度な腹筋の筋緊張と腹圧は横隔膜頂点の高さの維持に貢献している．

4 コンプライアンスとエラスタンス

- 呼吸運動では肺や胸壁の適度な柔軟性があることが必要である．**コンプライアンス**はふくらみやすさ，逆に**エラスタンス**は吸息位から元に戻る弾力性を表している．
- 呼吸運動発生の基礎的条件をとらえるためには，この吸息と呼息の両方の視点が必要である．

a. コンプライアンス compliance

- 肺や胸郭の膨らみやすさ（distensibility）を表現するものである．
- 肺の**静的コンプライアンス**正常値は 0.2 l/cmH$_2$O である．
- 高度の肥満では胸郭全体が皮下脂肪に圧迫されるため，コンプライアンスは低下し吸気量が減少する．
- 胸郭のコンプライアンスは部位により格差が存在する．胸郭で脊柱がある背側部のコンプライアンスは低く，腹側部は高い．肩甲胸郭関節の可動性が低下すると胸郭背側部のコンプライアンスも低下する．

hint

胸郭の弾性力の変化を把握できるようになるためには，日ごろから正常な胸郭の弾性力に多く触れておく必要がある．実際に胸郭を圧迫してみると，同世代の同性のなかでも圧迫したときのやわらかさや，弾力性に差があることがわかる．たとえば四肢の関節弛緩や関節動揺がある場合は胸郭もやわらかい傾向にある．

b. エラスタンス elastance

- 肺，胸郭の縮みやすさを表現するものである．
- 呼吸運動の呼息が正常に行われるためには胸郭の**至適弾性力**が必要である．至適弾性力が正常よりも上昇したり，低下したりすると呼吸運動が阻害される．
- 安静時の呼吸運動ではとくに呼息筋の筋収縮は必要としない．
- 呼息のために肋間筋の筋緊張や胸郭周囲の軟部組織の弾性力，また**肺自体の復元力**などがエラスタンスを提供している．

column

肋間筋は単位面積あたりの筋紡錘の数が生体内で最も多い筋であるため，脳性麻痺や頸髄損傷などの痙縮を生じる疾患では容易にその影響を受ける．胸郭コンプライアンスは低下して胸郭運動は阻害され，換気量は少なくなる．

横隔膜は肋間筋とは逆に筋紡錘がほとんど存在しない．よって痙縮の影響は受けず，神経筋疾患の末期でも換気装置としてその役割を果たしている．

- 胸郭にかかる**自重**と**重力**は呼息をサポートする．
- **肋間筋麻痺**などによる胸郭の筋緊張低下はエラスタンスの低下をもたらし，呼吸運動が阻害される．

c．胸郭の呼吸運動

- コンプライアンスとエラスタンスは相反するものである．コンプライアンスは吸息運動を考える指標となる．エラスタンスは呼息運動を考える指標となる．
- 吸息と呼息は表裏一体で，吸気量が減少すると呼気量も減少する．

column

胸部外科手術後で胸壁に疼痛がある場合は，肋間筋，大胸筋，広背筋，僧帽筋，前鋸筋などに反射性筋収縮が発生する．この結果，術側の胸郭は「こわばった stiffness」状態に陥り胸郭の運動は著しい制約を受ける．これは胸骨で連結されている反対側の胸郭にも波及する．

B　姿勢と呼吸運動

1　脊柱の変形と胸郭の運動

- 肋骨は**肋横突関節**と**肋骨頭関節**の2つの関節で脊柱と連結している．
- 脊柱の変形により位置関係が変わると肋骨の挙上運動と下制運動は大きく影響を受ける．
  ①正常な状態で脊柱が伸展すると肋骨の挙上，拡大運動を起こし吸息に作用する．
  ②脊柱が屈曲すると肋骨は下制し**肋間腔**が**狭小化**するため呼息に作用する．

hint

両上肢の挙上運動は，肋間筋や胸壁の皮膚の十分な伸張性，肋骨と脊柱を連結する関節の十分な可動性によって保証されている．脊柱の変形や肩関節の障害がないにもかかわらず，両上肢を十分に挙上できない場合は胸郭コンプライアンス低下を疑ってみる．

column

両上肢挙上による二次的肋骨挙上と肋間腔拡大を目的にした介入方法があり，主に頸髄損傷や長期臥床者に対して用いられる．徒手胸郭伸張法の1つでシルベスター法*という．理学療法領域では他動的上肢挙上による胸郭可動域改善および胸郭コンプライアンス改善の介入方法として知られている．

*シルベスター法
英国人医師，HR Silvesterにより用手人工呼吸法として考案された．

a．側彎と胸郭運動

- 側彎 scoliosis は前額面上での彎曲だけでなく，水平面状の回旋が混在している．
- 側彎凹側の胸郭では肋間腔の狭小化がみられ，凸側の胸郭では肋間腔の拡大がみられる．
- 側彎では胸郭全体が硬くコンプライアンスの低下がある．
- 凹側の肋間筋と胸郭周囲の軟部組織には短縮が発生している．

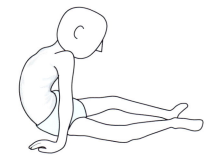

図 12-4 筋緊張低下による後彎姿勢
神経筋疾患などで体幹の筋緊張が低下している場合は長座位により脊柱が後彎する現象がみられる.

- 側彎では肋骨頭関節と肋横突関節の拘縮が形成され可動域制限が存在する.
- 側彎では凸側の肋骨が長期にわたって脊柱から押された結果,背側に隆起する.これを**肋骨隆起** rib hump という.
- 上位胸椎に側彎があると凸側の肩甲骨が背側に突出する現象(prominent scapula)が出現する.
- 中等度以上の側彎は他の胸郭変形と同じく直接的に**肺容量**を減少させる.側彎の進行に伴う肺容量の減少は横隔膜の筋力低下の原因となる.
- **呼吸予備力**とくに**機能的残気量**の減少が大きい.
- 側彎では**骨性胸郭**の可動域改善と胸郭軟部組織の伸張性改善が胸郭運動の改善につながる.

b. 後彎と胸郭運動

- 高齢女性では椎体圧迫骨折が複数ヵ所で発生すると**老年性後彎** senile kyposis が形成される.
- 神経筋疾患や頸髄損傷で体幹の筋緊張が低い場合に座位姿勢になると後彎 kyposis が出現する(図 12-4).
- 後彎ではとくに肋骨の挙上運動が制限される.脊柱の**屈曲姿勢**が**慢性化**すると肋間腔狭小化も慢性化する.
- 慢性的肋間腔狭小化は肋間筋の筋力低下と短縮を生じる.
- 腰椎部からの後彎(前屈)は横隔膜の下降運動を阻害する.
- 脊柱変形は長期的に横隔膜の筋力を低下させる(図 12-5).

2 体位と呼吸運動

a. 立位の呼吸運動

- 全肺容量では,立位＞座位＞背臥位の順に高値を示す.
- 立位では胸郭運動を制限するものがないので,全肺容量は身長に比例する.立位は脊柱伸展が容易で吸息を補助し,換気運動の能力を最大限に発揮できる.
- 立位では重力と自重により肋間腔が開大される.肋間腔が適度に開大すると肋間筋が伸張し,**収縮効率**を向上させる.
- 背臥位に比べポンプの柄運動に対する重力の直接的影響が減少する.
- 骨性胸郭の前後径,横径の拡大とともに横隔膜の収縮効率が向上する.

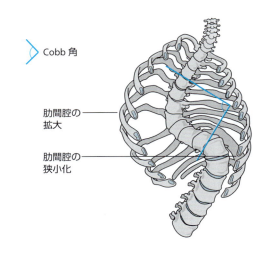

図 12-5　脊柱の後側彎変形
後側彎変形では肋間腔の左右差が生じる．とくに狭小化した側の肺では呼吸運動が阻害され換気量が減少する．肺容量の減少は横隔膜の筋力低下の原因になる．脊柱側彎変形ではカーブの大きさをコブ Cobb 角で表す．Cobb 角は目標となるカーブの椎体が最も傾いている椎体と椎体のなす角である．

- 横隔膜の頂点は背臥位より低いが，立位姿勢は横隔膜下降運動の制限要因を減少させる．

b．背臥位の呼吸運動

- 呼吸性胸郭運動は重力，自重，ベッドからの反力の影響を受ける．
- 肋横突関節，肋骨頭関節は可動域が制限される．
- 胸郭背側部のコンプライアンスは低下する．
- 肋骨は下制し脊柱とのなす角が減少するとともに肋間腔は狭小化する．肋間腔の狭小化は肋間筋の収縮効率を低下させる．
- 胸郭前壁のポンプの柄運動は重力，自重の直接的影響を受ける．背臥位では重力，自重，腹腔臓器の影響で腹圧が上昇する．背臥位で上昇した腹圧は頭側と尾側方向へ分散する．
- 腹圧上昇による横隔膜下降運動制限のため，**全肺気量**は立位や座位よりも低値を示す．
- 横隔膜背側部は腹圧上昇により伸張されるため，頂点が立位よりも高くなる．
- 横隔膜の運動範囲は各体位のなかで最も大きい．
- 横隔膜背側部の伸張は機能的残気量増加をもたらす．背臥位の機能的残気量増加の要因は**予備吸気量**の増加で，立位よりも**高値**を示す．

column

背臥位では横隔膜背側部が重力，自重，腹腔臓器の影響で伸張されるため，自発呼吸では肺の背側部の換気が良好となる．逆に人工呼吸管理下では機械による送気が行われるため，肺内の気道抵抗の少ない腹側部の換気が良好となる．このため人工呼吸管理下では肺の背側部に換気できない領域が発生しやすく，無気肺を生じやすい．

> **hint**
> 人工呼吸管理下で背臥位を長く設定すると，肺の腹側部と背側部で不均等換気が発生する．そのため左右の半側臥位，側臥位，半腹臥位などで定時的に体位を変換し，日中の背臥位時間を短縮する必要がある．

c．側臥位の呼吸運動
- 自重，重力，ベッドからの反力は下側胸郭に集中する．
- 下側胸郭のバケツの柄運動は著しい制約を受けほとんど消失する．
- 下側胸郭の胸郭運動の制約は胸骨で連結されている反対側の胸郭にまで少なからず波及する．
- 下側部の肺は圧迫により容量が減少する．
- 横隔膜は下側部が伸張されるが，下側胸郭圧迫のため換気能力は相殺され増加しない．
- 健常人では下側肺の容量減少を補償するために上側での**代償換気**が出現し胸郭運動は大きくなる．

d．腹臥位の呼吸運動
- 自重，重力，ベッドからの反力で呼吸性胸郭運動は他の体位と比較し，最も悪影響を受ける．
- コンプライアンスが高く，やわらかい胸郭腹側が圧迫されるため全肺容量は最低値を示す．
- 肋間腔の狭小化とともに胸郭自体が**扁平化**する．
- ポンプの柄運動は著しい影響を受け運動がほとんど消失する．横隔膜下降運動は腹部の直接的圧迫のため強い制約を受ける．
- 胸郭運動と横隔膜下降運動の両方が制限され，心理面でも体位のなかで最も圧迫感の強い体位である．

> **hint**
> 臨床では長期間の背臥位や人工呼吸管理下において肺内不均等換気改善，無気肺予防，沈下性肺炎予防の目的で腹臥位を積極的に設定することがあり，一般的に腹臥位療法と呼ばれている．しかし腹臥位は体位のなかで最も呼吸運動を阻害するものであり，強い心理的圧迫感を伴うので，体位の設定では適応の是非とともに十分なリスク管理の上で慎重に実施されるべきである．

C　呼吸効率と呼吸運動パターン

1　呼吸効率とは

a．呼吸筋の収縮効率
- 換気装置としての呼吸筋は**酸素消費量**が少ないほうが効率がよい．休むことのない運動のため**疲労**しにくい筋が理想的である．少ないエネルギー消費で大き

い**換気量変化**をもたらす運動が要求される．
- 呼吸筋の単位時間あたりの**収縮回数**は少ないほうが効率がよい（呼吸回数は少ないほうがよい）．

b．循環動態
- ガス交換は肺胞の膜と肺動脈の血管壁との間で行われる．肺胞内に送られた空気中の一部の酸素が血液中のヘモグロビンと結合する．
- 肺内は**低圧系**と呼ばれ肺動脈の血圧は大動脈の 1/6 程度である．
- 立位や座位では肺の上葉部分に十分な血液は供給されない．血液の多く存在する中葉以下の部位に空気を送るためには **1 回換気量**が大きいほうがよい．

c．換気運動
- 空気が肺胞に到達するまでにはガス交換に関与しない気道を満たすだけの死腔と呼ばれる気量がある．**解剖学的死腔**は 150 ml 程度あるのでこの量を上回る 1 回換気量が必要である．
- 胸腔内部に強い**陰圧**をつくりだす換気運動が要求される．
- 呼息相では**軟骨支持組織**がない下肺野の**末梢気道**は**閉塞**するので，ゆっくり長く呼出するほうがよい．

2 呼吸パターン

a．部位による違い
- 呼吸運動パターンには胸式呼吸と腹式呼吸がある．
  ①胸式呼吸は肋間筋の筋収縮による肋骨の挙上が主体の呼吸パターンである．
   胸式呼吸は**上部胸式呼吸**と**下部胸式呼吸**とに区分される．
  ②腹式呼吸は横隔膜の下降運動が主体の呼吸パターンである．
- 横隔膜の収縮効率向上のためには付着部の下位肋骨が挙上し胸郭の横径が拡大し，横隔膜を伸張することが必要である．
- 腹式呼吸では横隔膜呼吸と下部胸式呼吸が同時に発生している．臨床上は上部胸式呼吸と腹式呼吸（横隔膜呼吸・下部胸式呼吸）とに区分されている．

b．性別による違い
- 男性は女性に比し横隔膜の筋力が強く，下降運動の範囲も大きい．成人男性では腹式呼吸への依存度が高く，2/3 以上を負担し，残りが上部胸式呼吸である．
- 女性では胸郭運動への依存度が高く，上部胸式呼吸は女性の呼吸パターンとされている．
- 例外的に女性で武道経験者，合唱経験者，ヨガ経験者などでは腹式呼吸の優位性が確認される．男性においては水泳や器械体操経験者などで上部胸式呼吸の優位性が確認される．

c．随意的コントロール
- 肋間筋も横隔膜も不随意筋と随意筋の両方の機能を備えているため，本人の**意思による操作**が可能である．特定の呼吸運動パターンを**強調**したり，**抑制**したり，**修正する**などの**随意的制御**が可能である．

- 呼吸筋力強化も部位別の強化が可能である．
- 全身運動で**酸素不足**や**二酸化炭素の蓄積**が発生すると，体内の**化学受容器**が検出する．
- 軽い運動では1回換気量増加で応答し，補えなくなると呼吸数が増加して応答する．
- 努力呼吸が必要になると頸部の**副呼吸筋**や体幹の**呼吸補助筋群**が段階的に駆り出される．
- 身体活動レベルに対する**換気応答**に応じて呼吸パターンは変化を生じる．

d．上部胸式呼吸の問題点

- 上部胸式呼吸は上部肋骨を中心とした呼吸運動である．主動作筋は**胸鎖乳突筋**，**中斜角筋**に代表される頸部副呼吸筋群である．
- 頸部副呼吸筋は四肢の骨格筋と同じで酸素消費率が高い．頸部副呼吸筋や胸郭周囲の補助筋群は容易に筋疲労を生じる．
- 上部胸式呼吸の1回換気量は上部肋骨挙上による容積変化が低いため，250 ml程度である．1回換気量が少ないため呼吸数増加による代償機能が作用しやすく，呼吸数は安静時の2倍程度になる．

e．腹式呼吸の優位性

- 胸腔内に最大の容量増加を発生させることができる．安静呼吸では1〜2 cmの下降運動を行い，500 ml程度の胸郭容量増加を単独で発生させることができる．
- 横隔膜は遅筋（赤筋）と速筋（白筋）が半分ずつで酸素消費量が少なく，疲労しにくい．換気量が1,200〜1,300 mlをこえるとドームの形状が変化し始める．
- 腹式呼吸の1回換気量は約500 mlであるため，死腔を除いた**肺胞換気量**が上部胸式呼吸より多い．
- 換気量変化が大きいため，血液の充足している中葉に空気を送り込むことができる．
- 腹式呼吸は上部胸式呼吸に比べ**酸素化能**が**高い**．
- 腹式呼吸は主動作筋の酸素消費，換気効率，酸素化能の点で上部胸式呼吸より優位である．

D　呼吸の奇異運動

1 シーソー呼吸

- 呼吸運動が正常に行われるためには胸郭の**至適弾性力**が必要である．
- シーソー呼吸は頸髄損傷や脳性麻痺で，肋間筋や胸郭周囲筋が**低緊張**で横隔膜の収縮力が強いときに発生する．
- 胸部のコンプライアンスが異常に高いことが発生条件である．
- 吸息時の横隔膜下降運動によって生ずる胸腔内圧の変化に胸郭前壁が耐えきれず，**陥没する現象**である．

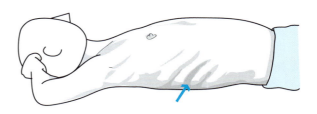

図 12-6 リッテンの徴候

- 呼息時には横隔膜の弛緩とともに陥没した胸郭が復元し呼息を阻害する**奇異運動***となる.
- 腹部と胸部の協調運動が完全に失われる. 胸部と腹部がシーソー (seesaw) のように**逆運動**をすることから名がついた.
- 非効率な呼吸運動下では体力の消耗が著しい. 代表的な**呼吸筋疲労所見**である.
- 小児でシーソー呼吸が持続した場合には漏斗胸形成の危険度が増加する. 対応策は第一に横隔膜の収縮の抑制である.
- 介入方法には用手圧迫法や肘立て位の保持がある. 効果延長の方法として, 呼吸ベルト pneumo-belt の装着や腹帯 abdominal-binder の装着がある.

*奇異運動
正常の呼吸運動から逸脱したものをいう. 吸息時にみられる胸壁の部分的陥没や胸部と腹部の逆運動などがある.

2 リッテンの徴候

- 成人の頸髄損傷などで肋間筋が麻痺した場合に発生する(図 12-6).
- 吸息時に肋間腔が内側へ引っ張られ陥没する現象をいう. 横隔膜下降運動によって生じた胸腔内の陰圧を吸収してしまう現象である.
- 第 8 から第 10 肋間での吸息時の**陥没現象**が強く, これを**リッテンの徴候** Litten's sign という.
- 呼吸筋疲労所見の 1 つで, 体力も消耗する.

3 フーバー徴候

- **フーバー徴候** Hoover's sign は**肺気腫**による不可逆的気腫症状で肺自体が大きくなったときに出現する.
- 横隔膜の頂点が低くなり, 吸息時の下降運動に加え肋骨部, 胸骨部の筋の付着部を引っ張り込んで近づけてしまう.
- 吸息時にもかかわらず下部胸郭の前後径と左右径が狭小化し, 吸息の阻害要因として作用する.
- 呼吸の効率が著しく低下する. 横隔膜の収縮効率低下は代償作用として頸部副呼吸筋の筋活動を誘発する.
- 横隔膜の収縮効率低下は**胸鎖乳突筋, 中斜角筋, 僧帽筋**の**異常発達**をきたすことがある.
- 常態化すると次第に上部胸式呼吸優位の呼吸パターンが優位となり強化される.

4 陥没呼吸

- 小児喘息の気道閉塞による呼息性呼吸障害は喘息発作の重症化とともに吸息障害が合併する．
- 吸息時に**胸骨柄上縁**，**鎖骨窩部**，**上部胸郭外側部**，**季肋部**，**上腹部**などが**陥没**することがある．陥没呼吸は喘息発作の強さを表す所見で陥没現象にも強弱がある．
- 呼吸困難感とともに体力の消耗も著しい．

column

多発性肋骨骨折では胸郭コンプライアンスの左右差や疼痛のため，左右胸郭の協調運動が消失する現象がみられる．食道がんや心臓外科手術後に片側の横隔神経が麻痺した場合にも，横隔膜の下降運動に左右差が生じるため左右の胸郭運動が協調性を失うことが確認される．また片側の横隔膜麻痺では吸息時に臍が麻痺側に引っ張られる現象がみられることがある．

学習到達度 自己評価問題

1. 上部胸式呼吸を抑制すべき理由をあげなさい．
2. 上部胸式呼吸と横隔膜呼吸を比較し後者の優位性を説明しなさい．
3. 長期間の背臥位が呼吸機能に及ぼす悪影響をあげなさい．
4. 横隔膜を強化する具体的方法をあげなさい．
5. 呼吸の奇異運動が及ぼす悪影響をあげなさい．
6. 正常な呼吸運動が行われるための基礎的条件を説明しなさい．

13. 肩複合体の運動

● 一般目標
1. 肩関節，肩甲骨の複合的な運動学的特徴を理解する．
2. 肩関節運動の自由度に関連づけて筋機能を理解する．

● 行動目標
1. 肩甲骨の運動について説明できる．
2. 肩関節運動について説明できる．
3. 肩関節運動と筋の作用について説明できる．
4. 肩関節の靱帯の機能について説明できる．

● 調べておこう
1. 肩関節にかかわる組織を解剖学的に調べよう．
2. 肩関節運動にて共同作用として働く筋を調べよう．
3. 肩の運動に関連する複数の関節の機能を調べよう．

A 機能解剖

1 肩関節複合体

- 広義の肩関節は上腕骨，肩甲骨，鎖骨，胸骨，肋骨で構成される．
- これらは滑膜性関節として肩甲上腕関節，肩鎖関節，胸鎖関節，筋による生理的連結として肩甲胸郭関節，機能的**第2肩関節**を構成する（**図13-1**）．
- さらに肋骨の運動と脊柱の運動も加わるため肋横突関節，肋骨頭関節，脊椎椎間関節も関係する．
- これらが肩の運動に関与するために**肩関節複合体**と呼ばれる．
- 加えて，上肢骨は上肢帯（肩甲帯）と自由上肢骨とに分けられ，前者は鎖骨と肩甲骨，後者は上腕，前腕，手の骨によって構成されている．

a. 肩甲上腕関節
- 上腕骨と肩甲骨で構成されている．
- 関節の種類は，**球関節**であり可動範囲が非常に大きい．
- 可動範囲の大きい理由は，関節窩が骨頭に比べ小さく，浅いためである（上腕

A 機能解剖 159

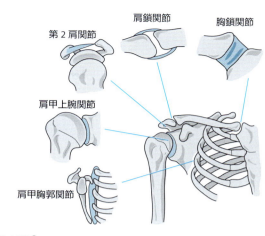

図13-1 肩関節複合体
[松本治之ほか：肩関節の機能と構築．関節外科14（増刊）：5-12, 1995]

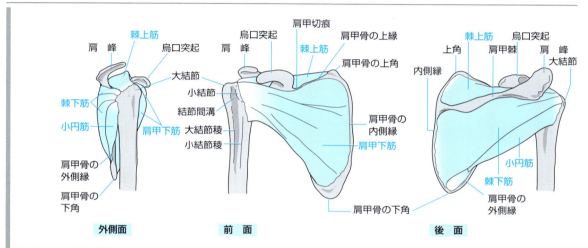

図13-2 回旋筋腱板（ローテーターカフ）

骨頭は関節窩の縦径の約1.9倍，横径の約2.3倍．
- 可動範囲が大きい代償として不安定である．そのため安定化のために関節窩の辺縁に関節唇があり，関節包を回旋筋腱板（ローテーターカフ）が覆っている．
- 腱板は，前方から肩甲下筋，棘上筋，棘下筋，小円筋の順に並び，それぞれの付着部が腱組織となり上腕骨頭に向かう（図13-2）．
- 動的安定性は腱板で制御し，それ以上の強い外力に対して関節包および関節包が肥厚した靱帯（**上・中・下関節上腕靱帯**）にて制動する（図13-3）．
- 締まりの肢位は最大外転，外旋位，休みの肢位は55°外転位，30°水平内転位である．

b. 肩甲胸郭関節
- 骨どうしが連結する関節とは異なり，肩甲骨と胸郭が機能的につくり出す生理的な関節である．したがって**胸郭仮性関節**とも呼ばれる．
- 肩甲胸郭関節は肩甲上腕関節およびその他の関節と共同して肩関節の可動性を

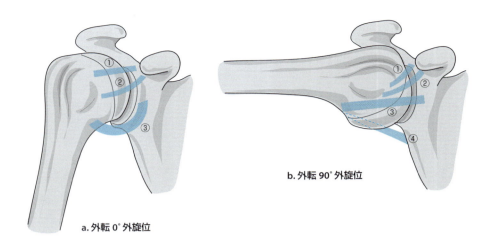

図 13-3 関節上腕靱帯の走行と緊張
①上関節上腕靱帯（SGHL），②中関節上腕靱帯（MGHL），③前下関節上腕靱帯（AIGHL），④後下関節上腕靱帯（PIGHL）．
[越後隆弘ほか：最新整形外科学大系 13　肩関節・肩甲帯．中山書店，2006]

確保している．
- 胸郭上に浮遊する肩甲骨は筋による連結が主であり，唯一体幹をつなぐ関節は肩鎖関節のみとなる．

c. 肩鎖関節
- 肩甲骨の肩峰突起と鎖骨外側端にて連結される関節である．
- 数多くの筋に連結されて胸郭に浮遊する肩甲骨は肩鎖関節を運動の支点として回旋などの運動を可能にする．
- 肩甲骨の運動方向は肩鎖関節を支点とした垂直軸，矢状軸，前額軸での運動が可能であり上腕骨の動きに対応している（図 13-4）．
- 締まりの肢位は上腕の 30°外転位であり，休みの肢位は正常な生理学的な位置にして体側で休ませた状態である．

d. 胸鎖関節
- 胸鎖関節は鎖骨が胸骨，第 1 肋骨に連結された関節であり，関節円板を介し解剖学的には**鞍関節**であるが，機能的には**球関節**の働きをする．
- 胸鎖関節は鎖骨を介して体幹と肩甲骨を連結する唯一の関節である．
- 鎖骨を介して肩甲骨運動の支点ともなる．
- 締まりの肢位は肩の最大挙上位であり，休みの肢位は正常な生理学的な位置にして体側で休ませた状態である．

e. 第 2 肩関節
- 骨頭と烏口肩峰弓との滑動を肩峰下滑液包が緩衝作用として機能していることからこの部位を第 2 肩関節と呼ぶ（図 13-5）．
- 烏口突起と烏口肩峰靱帯および肩峰で構成される烏口肩峰弓と呼ばれる支持機構によって，骨頭の上方逸脱を防いでいる．

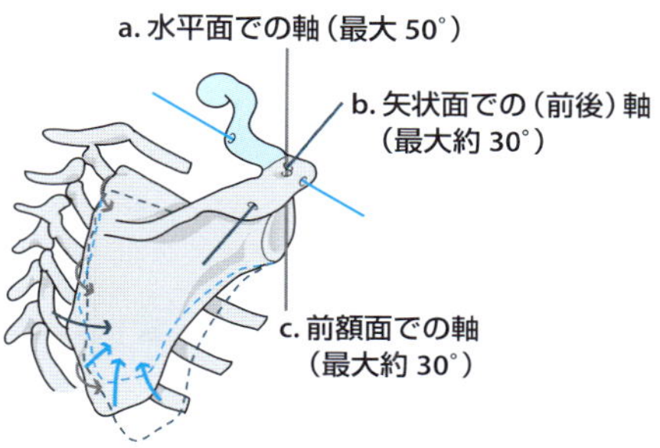

A 機能解剖　161

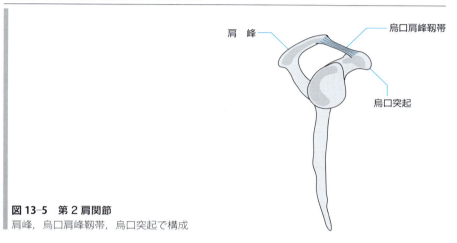

図 13-4　肩鎖関節における肩甲骨の運動

図 13-5　第 2 肩関節
肩峰，烏口肩峰靱帯，烏口突起で構成

- 上記以外に構成として大結節，腱板があげられる．

column

上肢挙上にて烏口肩峰靱帯（烏口肩峰アーチともいう）の下を大結節がスムーズにくぐることが必要となり，肩峰下滑液包が正常に機能しない場合や挙上筋のアンバランスおよび変形や炎症による構築学的な変化が挙上困難をもたらす．

- 側方挙上や前方挙上にて大結節の通り道が変化する．
- 前方の通路を anterior path と呼び，後方の通路を posterolateral path と呼ぶ．
- 烏口肩峰靱帯と大結節の位置関係を表す指標として，烏口肩峰下に位置［rotational glide（RG）］，烏口肩峰をくぐりぬけた位置（post RG），烏口肩峰をくぐり抜けていない位置（pre RG）に分類される．

2 肩関節の靱帯

- 肩関節は自由度の高い関節であるが安定性という部分においては脆弱さが認められる．その安定化に関与するのが筋や靱帯（**図 13-6**）である．
- 筋は正常可動範囲内において安定化作用を担っているが，靱帯は正常可動範囲を逸脱する場合に制動因子として機能する．

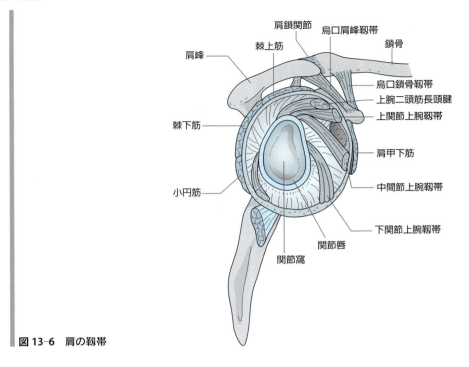

図 13-6 肩の靭帯

a. 関節上腕靭帯（図 13-3 参照）

- 関節包が肥厚しているとされる関節上腕靭帯は 3 つに分類される．

①上関節上腕靭帯 superior glenohumeral ligament（SGHL）

- 関節唇の上前方から小結節に向かい走行する．
- 下方への脱臼を制動する．
- 下垂位外旋位にて最も緊張する．

②中関節上腕靭帯 middle glenohumeral ligament（MGHL）

- 上関節上腕靭帯付着部より前下方から小結節下部に向かい走行する．
- 前方安定性に関与しているとの報告もあるが，外転角が大きくなると緊張が弱まる．
- 下垂位に近い外転外旋位にて緊張する．

③下関節上腕靭帯 inferior glenohumeral ligament（IGHL）

- 下関節上腕靭帯は袋状をしている．そのなかでもとくに肥厚した部位は，前下関節上腕靭帯 anterior band と後下関節上腕靭帯 posterior band と呼ばれている．
- anterior band は関節窩の前方中央から下方へ，posterior band は関節窩の後方中央から下方に向かって走行している．
- 外転外旋位にて anterior band が緊張し，外転内旋位にて posterior band が緊張するといわれている．

b. 烏口上腕靭帯

- 烏口突起から大結節に向かう線維と小結節に向かう線維とがある．
- 肢位によって 2 つの靭帯の緊張に差がみられる．

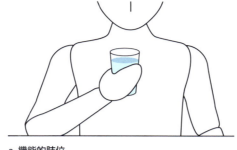
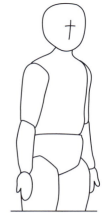

図 13-7　相対的肢位
a. 機能的肢位
b. 解剖学的肢位

B　骨運動学

1 相対的肢位

- **解剖学的肢位**は上肢を体側に下垂し手掌を前方に向ける肢位であり，肩関節運動の評価，すなわち可動域測定などの開始肢位（0°）となる（図 13-7b）．
- また，肩関節の構成を考慮すると，運動がスムーズかつ安定して行える肢位を**機能的肢位**といい，運動学的に重要な肢位である（図 13-7a）．
- 機能的肢位は通常，肩甲骨面と上腕骨の長軸が一致した肩甲骨面で遂行される挙上運動を指すことが多く，肩周囲の筋や関節包，靱帯の緊張の調和が最も優れている肢位である．

2 肩の運動

a．屈曲および外転による最大挙上

- 正常可動域の最大挙上は 180° とされている．肩関節複合体として考えると，屈曲や外転の最終域では脊柱の動きも含む．
- 最大挙上位では脊柱による運動が必要となり，脊柱の動き（体幹の後屈および側屈）を制限すると 160° 程度しか挙上できないとされている（図 13-8）．

b．内旋，外旋

- 肩関節の内外旋を確認するには肘関節を屈曲位にする必要がある．その理由は肘関節伸展位では，前腕の回内，回外が代償動作となり純粋な内外旋が確認できない．
- 下垂位での最大内旋は肘関節が屈曲しているため可動途中に体幹が制限要因となる．そのため，最大内旋位には肩関節伸展も伴う．

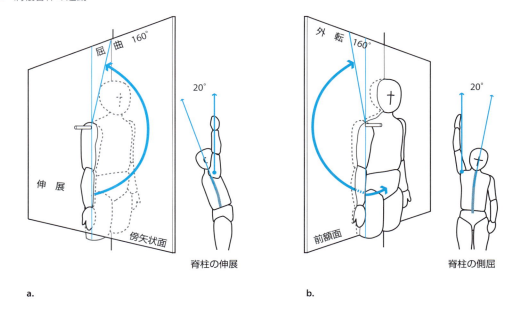

図 13-8　真の挙上角度
（a）屈曲：脊柱の伸展にて 20° を代償する．（b）外転：脊柱の側屈にて 20° を代償する．

- 内外旋は機能上 3 つの肢位で定義されている．
  第 1 肢位：**ファーストポジション**→上肢を体側に下垂
  第 2 肢位：**セカンドポジション**　→肩関節 90° 外転位
  第 3 肢位：**サードポジション**　　→肩関節 90° 屈曲位
- ファーストポジションとセカンドポジションでは，肩関節の内外旋の可動性に差が発生するので，肩関節回旋の可動性を測定する際には，肢位の記載が必要となる．
- 通常セカンドポジションとファーストポジションではセカンドポジションのほうが可動範囲は大きい．

c．肩甲上腕リズム

- 肩甲骨の運動方向は挙上，下制，外転，内転，上方回旋，下方回旋，前方傾斜，後方傾斜と多方向の運動性を有し，肩関節複合体としての可動性を大きく担う（**表 13-1**）．
- 上肢を挙上する際に上腕骨と肩甲骨が連動して運動が起こるが，これを**肩甲上腕リズム** scapulo-humeral rhythm という．おのおのの回転角度の比については多くの報告がなされているが，一般的によく知られているのは **2：1** である（**表 13-2**）．
  ①肩関節 90° 挙上位では，肩甲上腕関節で 60°，肩甲骨で 30° の回転が生じる．
  ②肩関節 120° 挙上位では，肩甲上腕関節で 80°，肩甲骨で 40° の回転が生じる．

d．分回し運動

- 上肢を振り回すような動きを分回し運動と称する（**図 13-9**）．2 軸性または多

表 13-1 肩甲骨運動に作用する筋

運動方向	作用する筋
挙上	僧帽筋上部線維，肩甲挙筋
下制	鎖骨下筋，小胸筋，大胸筋，広背筋
外転	前鋸筋
内転	僧帽筋中部線維，大・小菱形筋
挙上，上方回旋	僧帽筋上部線維，前鋸筋
下制，下方回旋	大・小菱形筋，肩甲下筋，小胸筋，僧帽筋下部線維，大胸筋，広背筋

表 13-2 肩甲上腕リズム

部位＼相	1	2	3
肩関節	腕下垂位→前挙 60°　側挙 30°	→前挙 90°　側挙 90°	→最大挙上位
胸鎖関節（鎖骨）	鎖骨外端の挙上 12〜15°	鎖骨外端の挙上 30〜60°	クランクシャフト状回旋 30〜40°　前挙が側挙より先に起こる
肩甲胸郭関節（肩甲骨）	前後軸の回旋（±）	肩関節に対する肩甲骨運動比 2：1＝肩関節 10°：肩甲骨 5°	左記の運動比は逆転 1：2＝肩関節 5°：肩甲骨 10°
肩鎖関節	垂直軸にて角度 10° 増　前挙＞側挙		角度はさらに 10° 増，合計 20° 増

[信原克哉：肩—その機能と臨床．医学書院，1987]

軸性の関節で可能であり，手関節，股関節，足関節でも類似した運動がみられる．
- 分回し運動は肩関節複合体での，より数多くの運動方向の組み合わせによって生じる．
- 肩甲上腕関節，肩甲胸郭関節，肩鎖関節，胸鎖関節が複合的に運動して可能となる．

C　関節運動学

1 肩甲上腕関節の運動

▷**肩甲骨関節窩が凹，上腕骨頭が凸の球関節である**
- 屈曲：上腕骨頭が前方に転がり後方へ滑るが（図 13-10），結果として後方への軸回旋が主となる．
- 伸展：上腕骨頭が後方に転がり前方へ滑るが，結果として前方への軸回旋が主となる．
- 外転：上腕骨頭が上方に転がり下方へ滑る．
- 内転：上腕骨頭が下方に転がり上方へ滑る．
- 第 1 肢位の外旋：上腕骨頭が後方に転がり前方へ滑る．
- 第 1 肢位の内旋：上腕骨頭が前方に転がり後方へ滑る．
- 第 2 肢位の外旋：上腕骨頭が後方への軸回旋が主となる．

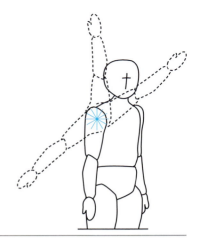

図 13-9 分回し運動

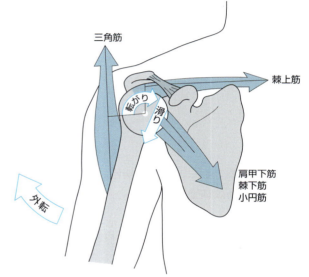

図 13-10 肩外転の際の三角筋と腱板構成筋とのフォース・カップルを示した右肩前面像
三角筋の上向きの力線は上腕骨頭を上方へ転がす．棘上筋は上腕骨頭を外側方向へ転がし，安定性を付加するために関節を圧迫する．残りの腱板筋（肩甲下筋，棘下筋，小円筋）は上腕骨頭の過剰な上方並進に対抗する骨頭を下方へ並進させる力を生ずる．三角筋と棘上筋それぞれの内的モーメント・アームに注意せよ．
[Neumann DA：カラー版筋骨格系のキネシオロジー，嶋田智明ほか（監訳），医歯薬出版，2010]
[Donald A. Neumann：KINESIOLOGY of the MUSCULOSKELETAL SYSTEM−Foundations for Physical Rehabilitation, Mosby-Elsevier, 2009]

- 第2肢位の内旋：上腕骨頭が前方への軸回旋が主となる．
- 第3肢位の外旋：上腕骨頭が後方に転がり前方へ滑るが，結果として後方への軸回旋が主となる．
- 第3肢位の内旋：上腕骨頭が前方に転がり後方へ滑るが，結果として前方への軸回旋が主となる．
- 水平外転：上腕骨頭が後方に転がり前方へ滑る．
- 水平内転：上腕骨頭が前方に転がり後方へ滑る．

2 胸鎖関節の運動

▷鞍関節で，挙上・下制方向では胸骨鎖骨切痕が凹，鎖骨胸骨端が凸であり，前方突出・後退方向では逆に胸骨鎖骨切痕が凸，鎖骨胸骨端が凹である
- 挙上：鎖骨胸骨端が頭内側に転がり尾外側へ滑る．
- 下制：鎖骨胸骨端が尾外側に転がり頭内側へ滑る．
- 前方突出：鎖骨胸骨端が前方に転がり前方へ滑る．
- 後退：鎖骨胸骨端が後方に転がり後方へ滑る．

3 肩鎖関節の運動

▷肩関節の屈曲・伸展，外転・内転などの骨運動に伴って，肩甲骨と鎖骨の間で以下の肩鎖関節で述べる構成運動が起こっている
▷卵形の関節面で，肩峰関節面が凹，鎖骨肩峰端が凸である

①**垂直軸の運動**
- 肩甲骨の前方突出：鎖骨と肩甲骨の角度が拡大する．
- 肩甲骨の後退：鎖骨と肩甲骨の角度が縮小する．

②**矢状水平軸の運動**
- 肩甲骨上方回旋/下方回旋：矢状水平軸ではほとんど運動がなく，鎖骨長軸で軸回旋が起こる．

③**前額水平軸の運動**
- 肩甲骨の上前方運動：下角が前額水平軸上で後方へ振り子運動をし，肩鎖関節では軸回旋が起こる．
- 肩甲骨の下後方運動：下角が前額水平軸上で前方へ振り子運動をし，肩鎖関節では軸回旋が起こる．

D 運動に作用する筋

a．肩甲上腕関節
- 肩甲上腕関節に作用する筋を**表13-3**にまとめる．

b．肩甲骨の運動
- 肩甲骨の運動方向と関与する筋
    - ①挙上：僧帽筋（上部線維），肩甲挙筋
    - ②下制：鎖骨下筋，大・小胸筋，広背筋
    - ③内転：僧帽筋（中部線維），大・小菱形筋
    - ④上方回旋と挙上：前鋸筋，僧帽筋（上部線維）
    - ⑤下方回旋と下制：大・小菱形筋，肩甲下筋，僧帽筋（下部線維），広背筋，大・小胸筋

c．腱板の安定化作用
- 腱板とは棘上筋，棘下筋，小円筋，肩甲下筋の停止腱の集合体である．

表 13-3 肩甲上腕関節に作用する筋

筋 名	起 始	停 止	作 用	支配神経（髄節）
棘上筋	肩甲骨の棘上窩，棘上筋膜	上腕骨の大結節，肩関節包	肩関節外転	肩甲上神経（C5）
棘下筋	肩甲骨の棘下窩，棘下筋膜	上腕骨大結節の中央部，肩関節包	肩関節外旋	肩甲上神経（C5, 6）
肩甲下筋	肩甲骨の肩甲下窩，肩甲下筋膜	上腕骨の小結節と小結節稜，肩関節包	肩関節内転，内旋	肩甲下神経（C5, 6）
大円筋	肩甲骨下角後面	上腕骨小結節稜	肩関節内転，伸展，内旋	肩甲下神経（C5〜6 (7)）
小円筋	肩甲骨の外側縁付近の後面，棘下筋膜	上腕骨大結節，肩関節包	肩関節外旋	腋窩神経（C5）
三角筋	鎖骨外側1/3の領域，肩甲骨の肩峰と肩甲棘	上腕骨の三角筋粗面	前部線維：肩関節屈曲，内旋 中部線維：肩関節外転，外旋 後部線維：肩関節伸展，外旋	腋窩神経（C (4) 5〜6）
上腕二頭筋	長頭：肩甲骨の関節上結節と関節唇の一部 短頭：烏口突起	橈骨粗面，前腕筋膜	肘関節屈曲，前腕回外	筋皮神経（C6, 7）
上腕三頭筋	長頭：肩甲骨の関節下結節 内側頭：上腕骨後面，橈骨神経溝より内側尾方の部位，内側上腕筋間中隔 外側頭：上腕骨後面，橈骨神経溝より外側尾方の部位，外側上腕筋間中隔	尺骨の肘頭	肘関節伸展	橈骨神経（C6〜8）
上腕筋	上腕骨の前面で三角筋の停止より尾方の領域，内側上腕筋間中隔，外側上腕筋間中隔，肘関節包の前面	尺骨の鉤状突起と尺骨粗面，肘関節包の前面	肘関節屈曲	筋皮神経（C5, 6） 外側部の筋腹は橈骨神経（C7）
烏口腕筋	肩甲骨の烏口突起	上腕骨の内側面の中央部	肩関節屈曲，内転	筋皮神経（C6, 7）
腕橈骨筋	上腕骨の外側縁の遠位1/3の部位付近，外側上腕筋間中隔	橈骨茎状突起の近位部	肘関節屈曲，前腕回外	橈骨神経（C5, 6）
広背筋	胸腰筋膜浅葉，第7〜12胸椎，全腰椎の棘突起，仙骨の正中仙骨稜，肩甲骨の下角，腸骨の腸骨稜，第 (9) 10〜12肋骨	上腕骨の小結節稜	肩関節内転，伸展，内旋	胸背神経（C6〜8）

- 4筋のうち3筋が回旋運動に関与し，肩甲下筋が内旋，棘下筋・小円筋が外旋に作用するため回旋筋腱板とも呼ばれる．棘上筋の起始・停止を考慮すると外転に作用するが，肢位によって回旋筋の作用をもつ．

①**棘上筋による安定化作用**（図 13-11）
- 肩甲上腕関節は自由度が高いゆえに安定性に欠けている．それを静的・動的に安定させるのが棘上筋を代表とする回旋筋である．
- 上腕骨頭を関節窩に引きつける：回転軸をつくる．
- 肩関節の外転作用：三角筋と共同作用を行う．

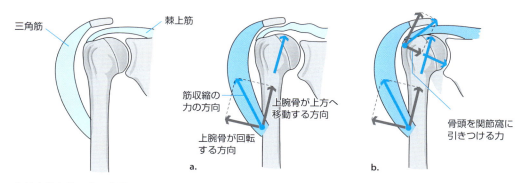

図 13-11　三角筋と棘上筋の共同作用
(a) 棘上筋が収縮しなければ，三角筋による収縮ベクトルの1つにより上腕骨が上方へ移動し，骨頭は肩峰に衝突する．
(b) 棘上筋が収縮することで上腕骨の上方移動を防ぎ，スムーズな挙上が行われる．
[Castaing J et al：図解関節・運動器の機能解剖　上肢・脊柱編．井原秀俊ほか（訳），協同医書出版社，1986]

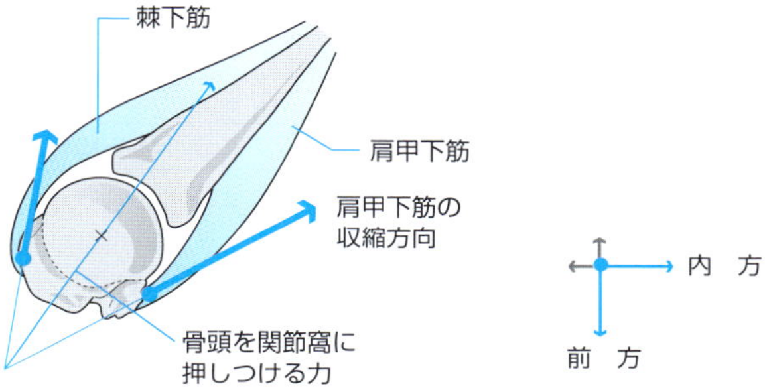

図 13-12　回旋筋の安定化作用
関節の安定した運動を得るためには，骨頭を関節窩に押しつける力が必要であり，目的とする運動に対する拮抗作用をもつ筋の収縮が必要となる．
[Castaing J et al：図解関節・運動器の機能解剖上肢・脊柱編，井原秀俊ほか（訳），協同医書出版社，1986]

- 懸垂作用：棘上筋がないと骨頭（上腕骨）は上肢の重さにより下方に変位する．

② 三角筋と棘上筋の共同作用
- 三角筋と棘上筋はその位置と働きから，三角筋を**アウターマッスル**（表層筋），棘上筋を**インナーマッスル**（深層筋）とも呼ぶ．
- アウターおよびインナーマッスルと呼ばれる筋が共同作用を行い，動的安定性を確保している．
- 三角筋のみが収縮した場合，収縮ベクトルから2つのベクトルに分けられる．その分力は回転分力と骨頭を上方へ押し上げる分力となる．ゆえに上腕骨が上方へ移動し，骨頭が烏口肩峰アーチに衝突（**インピンジメント**）し支点をつくれずに肩関節の挙上運動が困難となる（図 13-11）．
- 棘上筋のみが収縮に参加すると，外転に作用する分力と骨頭を関節窩に押しつける分力が発生する．上腕骨頭が関節窩に押しつけられ，支点が安定するために肩関節の外転運動が可能となる．
- 上肢（レバーアーム）を強力に運動させる三角筋と回転運動に必要な支点を安定化させる棘上筋によって動的安定性をもつ運動が可能となる．

③ **棘下筋と肩甲下筋の共同作用**（図 13-12）
- 肩関節内外旋において動的安定性をはかるため棘下筋と肩甲下筋が共同作用を行う．

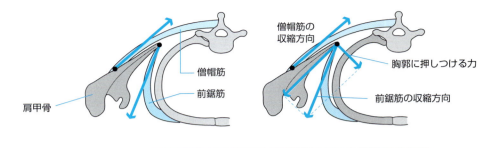

図 13-13　前鋸筋と僧帽筋の共同作用
僧帽筋と前鋸筋の共同作用が，肩甲骨を胸郭に押しつけ，上肢の安定した運動を可能にしている．
[Castaing J et al：図解関節・運動器の機能解剖　上肢・脊柱編，井原秀俊ほか（訳），協同医書出版社，1986]

表 13-4　僧帽筋と前鋸筋の動的安定性に関連する各成分

	前鋸筋	僧帽筋
運動成分	肩甲骨の外転に作用する分力	肩甲骨の内転に作用する分力
安定成分	肩甲骨を胸郭に押しつける分力	肩甲骨を胸郭から引き離す分力

- おのおのの筋が収縮することで 2 つのベクトルに分かれ，1 つは回旋に働く運動分力，もう 1 つは骨頭を関節窩に押しつけようとする（求心位ともいう）分力である．
- 関節運動の安定性は骨頭が関節窩に押しつけられることで得られる．そのため，拮抗筋を収縮させることでおのおのの求心位方向へのベクトルを合わせ，適切な求心位へ骨頭を関節窩に押しつける共同作用が必要となる．

④**前鋸筋と僧帽筋の共同作用**（図 13-13）

- 肩甲胸郭関節は解剖学的には関節には含まれないが，機能的な関節としてとらえる必要がある．上肢を空間上にて制御するためには安定化が必要となる．
- 安定化を担うのが肩甲骨に付着している筋であり，主動作筋，拮抗筋の共同作用が行われる．
- **前鋸筋**と**僧帽筋**は共同作用にて動的安定性を担う．僧帽筋は肩甲骨の内転，前鋸筋は肩甲骨の外転の作用があり，2 つの筋が働くことで肩甲骨は固定される．
- さらに両筋の作用ベクトルは分力が発生し，僧帽筋は肩甲骨を胸郭から引き離し，前鋸筋は肩甲骨を胸郭に押しつけることで動的安定性を得ている（表 13-4 および図 13-13）．

⑤**フォースカップル理論**

- 上肢挙上（肩関節屈曲・外転の組み合わせ）時に肩甲骨の上方回旋がみられるが，この時の上方回旋運動ではフォーカスカップルというメカニズムが形成される（図 13-14）．
- 胸郭上での肩甲骨の運動は 3 つの筋（僧帽筋上部線維，僧帽筋下部線維，前鋸筋）により発生し，運動軸を表現する明確な関節を認めない（肩鎖関節の連結のみ）．

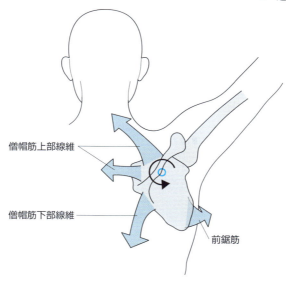

図13-14 フォースカップル
僧帽筋上部線維，下部線維，前鋸筋と3つの筋の収縮方向へ力が働くことで，肩甲骨上方回旋軸が形成される．どれか1つの筋でも弱化することで，肩甲骨の移動が生じてしまい上方回旋ができず上肢挙上の障害が起こる．

- 上方回旋時初期は僧帽筋上部線維が先行して働くが，回旋軸を保持できるように僧帽筋下部線維および前鋸筋によって牽引力をバランスよく保つ．
- この牽引力バランス保持は肩甲骨の移動が生じることで，固定性を失い上肢挙上の効率が悪化するためであり，肩甲骨が移動しないよう回旋することが重要である．

学習到達度 自己評価問題

1. 肩に関与する関節をあげ，それぞれの機能を説明しなさい．
2. 肩甲骨と上腕骨のリズムについて説明しなさい．
3. 肩関節運動に作用する筋をあげ，その支配神経と髄節をあげなさい．
4. 腱板の構成を前方から順にあげ，肩関節挙上における共同作用について説明しなさい．

14. 肩複合体の運動障害

● 一般目標
- 肩関節に生じる病態について運動学的特徴を理解する．

● 行動目標
1. 肩関節障害の病態が生じる異常運動メカニズムが説明できる．
2. 動的安定化に関与する機能が説明できる．
3. 代償運動のメカニズムが説明できる．
4. 回旋筋腱板，関節包の役割について説明できる．

● 調べておこう
1. 肩関節障害の病態にはどのようなものがあるのか調べよう．
2. 代償運動時の肩の動きを調べよう．
3. 肩関節の異常運動の原因を調べよう．

A 病態運動学

1 肩関節障害の病態

- 肩関節障害における病態は，外傷性によるものと非外傷性によるものに大別される．
- 肩関節に病態を有する主な症状は，肩関節周囲の疼痛や関節可動域制限などである．

a. 外傷性病態
- 外傷は，耐久許容範囲を超える負荷によって組織構造が破壊されるものであり，骨折や脱臼，腱板断裂などが含まれる．

b. 非外傷性病態
- 非外傷性の病態は耐久許容範囲内の負荷の繰り返しにより組織構造が破壊されるものであり，インピンジメント（衝突）症候群，肩峰下滑液包炎，上腕二頭筋腱炎，バンカート損傷などが含まれる．
- 非外傷性の病態では，肩関節の疼痛とROM制限を伴う疾患の総称として肩関節周囲炎とされる場合が多く，加齢的変化による運動障害では一般的に四十

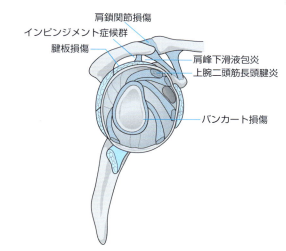

図 14-1 非外傷性の代表的な肩関節病態部位

肩，五十肩と呼ばれる．

2 病態の発生と関節運動メカニズム

- 外傷性の病態はスポーツ時や日常生活での転倒など，明らかな受傷機転が存在する．
- 非外傷性の病態発生は長期における関節窩上の上腕骨頭の動き（臼蓋上腕リズム gleno-humeral rhythm：①rotation，②gliding（ball roll），③ship roll）がもたらす上腕骨頭の並進・回転運動の異常によるものであることが多い．
- 肩関節は複合体であることから肩甲上腕関節以外の部位による機能障害の影響も受けやすく，肩甲上腕関節によるものと他関節の機能障害によるものとが混在している場合が多い．
- 肩関節の屈曲や外転など，本来の挙上動作での骨頭の動きは並進運動と回転運動が組み合わさって生じる．
- 肩甲上腕関節での運動に異常が生じると関節包内運動の不安定性が増し，病態が生じると考えられる．
- 肩関節の非外傷性の病態は，関節窩の中心よりも上位において多く認められる（図 14-1）．

column

　下垂位では関節窩に対して上腕骨頭が若干下方に位置しているので，関節窩中心より上位が衝突（インピンジメント）することはありえない．一方，挙上動作において上腕骨頭が相対的に上昇することによって衝突をきたして病態を生じていることは，上肢の誤った挙上動作が病態を生じる直接原因となっている，ということでもある．

column

　肩関節は人間の関節で最も脱臼しやすく，脱臼によって肩関節の器質的変化が生じる．脱臼しやすい理由として，①身体表面の突出した部位にあること，②骨頭の大きさが肩甲骨関節窩の約3～4倍もあること，③各方向に広い運動性をもっていること，④肩関節自体にある程度のゆるみがあって，関節包は薄くたるみ，周囲の靱帯も比較的弛緩して弱く，関節の固定が筋に依存していることなどがあげられる．

column

　肩関節の機能的変化は，インピンジメント症候群や腱板損傷などの持続的疼痛，関節周囲筋萎縮などが代表例である．腱板が烏口肩峰アーチに衝突して起こる**インピンジメント症候群**は，stage Ⅰ（第2肩関節の浮腫と出血），stage Ⅱ（肩峰下滑液包の線維化と肥厚，腱板炎），stage Ⅲ（骨棘形成と腱板断裂）へと進行して腱板断裂を生じる原因となる．さらに腱板断裂はその損傷度合により，完全断裂と不全断裂に分類される．

a. 器質的変化による病態例（肩関節脱臼）

- 肩関節脱臼*の主な臨床症状は，肩関節の疼痛，変形，運動制限などである．
- 脱臼の受傷機転は，上腕骨頭後方から加わる直達外力*，または手や肘からの介達外力*により上腕骨頭が過度に前方に移動したときが多い．
- 比較的高齢者に多い損傷は関節包および靱帯実質部の断裂や伸張であり，若年者では関節包の骨付着部（前方関節唇）の裂離（**バンカート損傷 Bankart lesion**）が多い．
- 肩関節脱臼では，上腕骨頭を関節窩の中心に引き付ける複数の安定化機構が失われる．
- 関節包，関節上腕靱帯の損傷によって肩関節の受動的抑制作用も失われる．
- 関節包，関節上腕靱帯は動的支持機能の中でセンサーとしての役割ももつため，肩関節脱臼症例では関節不適合性に伴い関節位置覚の低下を多く認める．
- 肩関節は広範囲の可動性を有するが，骨頭の動きに対し関節包の張力によって骨頭を関節窩上に保つように作用する．
- 上関節上腕靱帯（SGHL）は上腕二頭筋長頭腱の関節内安定性を保持する役割を担い，前方ストレスに対しては前・後の下関節上腕靱帯（IGHL）が同様に緊張する．

column

- 20～40歳代では関節唇付着部断裂が多く，50～70歳代では靱帯実質部での断裂が多い．
- 肩関節外転45°では肩甲下筋腱，中関節上腕靱帯（MGHL）が前方負荷に対する主要抑制体の役割を果たし，外転90°ではIGHLが前方負荷に対して役割を果たす．この肢位では下方負荷に対してもIGHLが最も安定性に貢献することから，関節包ではIGHLが最も外傷性脱臼に関係があるといえる．
- 通常の靱帯は破断時応力が約25～48 MPa*（前十字靱帯では約38 MPa）であるが，IGHLの破断時応力は5.5～7.4 MPaであり，その1/5以下の外力に対する抑制体であることが報告されている．

***脱臼**
関節を構成している相対する関節面がずれて適合しなくなった状態をいう．「脱臼」とは一方の骨が他の骨の辺縁を乗りこえたもの，「亜脱臼」とは自然に原位置に戻るものと区別する．

***直達外力**
介在物を通さないで直接的に加わる外力である．

***介達外力**
受傷部位から離れた部位に働く間接的に加わる外力のことである．

***MPa（メガパスカル）**
1 Pa（パスカル）は1 m²（平方メートル）の面積に1 N（ニュートン）の力が作用する圧力または応力であり，この1 Paの100万倍を1 MPaとしている．

A 病態運動学 175

- 前方脱臼は IGHL の実質部の損傷が重要であり，関節唇と IGHL の複合損傷は反復性肩関節脱臼へ移行することが多い．
- 肩関節下垂位では烏口上腕関節と SGHL が下方負荷に対する抑制体となり，屈曲位では後方関節包が後方負荷に対する主要抑制体となる（図 13-3 参照）．

b．器質的および機能的変化による病態例（腱板損傷）

- **腱板損傷**は，肩甲下筋，棘上筋，棘下筋，小円筋の腱板付着部での断裂（**腱板断裂**）および**腱板疎部損傷**（rotator interval lesion：RIL）を含む疾患である．
- 腱板断裂の発症要因は外傷によるものが大半を占めるが，中年以降ではごくわずかな外力で，外傷の既往がなくても発生する．
- 腱板断裂は完全断裂と不全断裂に分類される．
- 完全断裂の症状は疼痛（運動痛，夜間痛），機能障害，軋音，impingement sign* 陽性，有痛弧（painful arc），drop arm sign* 陽性，断裂部の触知，貯留液，棘上・棘下筋萎縮・拘縮などである．
- 不全断裂では完全断裂のような症状を呈することは少なく，むしろ二次性に生じた腱板炎や肩峰下滑液包炎の症状が認められる．

*impingement sign
患者の肩峰に手を置き，上肢を内旋位にして他動的に挙上すると疼痛が誘発される現象のこと．

*drop arm sign
患者の上肢を他動的に挙上し外転 90°付近で放すと上肢が落ちてしまう現象のこと．腱板断裂，肩峰下滑液包炎，腋窩神経麻痺などでみられる．

column
- 腱板はそれぞれが共同して働き，上腕骨頭を肩甲骨関節窩に安定させると同時に三角筋を有効に働かせるものである．
- 棘上筋腱は解剖学的・運動学的にも他の 3 腱より圧倒的に損傷を生じやすい．
- 棘下筋および肩甲下筋の単独断裂は少ない．
- 腱板疎部損傷では，肩甲下滑液包の閉塞が高頻度で認められている．また，腱板疎部に炎症が起こり，病期が進むにつれ，二次的に弛緩するため肩の不安定性を招く．

- 不全断裂は，肩峰下滑液包側断裂，関節包側断裂，腱内断裂に分類される．
- 圧倒的に肩峰下滑液包側断裂が多い．
- 完全断裂は，小範囲（針穴）断裂，中等度（横，三角形，縦）断裂，広範囲断裂に分類される．
- 広範囲断裂は棘上筋を含めた 2 腱以上の断裂で，断裂端から大結節までの距離が 3 cm 以上のものである．なかでも断裂端に腱性部分が全くなくなっているものを global tear といい，治療が困難なことが多い．

column
- 外傷による受傷機転は，打撲などの直達外力，転倒・転落などによる下方からの圧迫外力，ねじれによる回旋外力などがある．
- 非外傷性では，腱板の退行変性による脆弱化が原因とされ，とくに棘上筋の大結節付着部は肩峰下面や烏口肩峰靱帯との間で磨耗や損傷が生じやすい部位である．
- 40～50 歳代の棘上筋腱は全域で循環血流量が減少し，とくに大結節付着部の棘上筋腱は関節包面と滑液包面とで張力の差が生じるため，腱内水平断裂が発生しやすくなる．これが腱板不全断裂の発生基盤となる．

- 疼痛は就寝後や早朝に，運動痛はとくに挙上，内・外旋時に多くみられる．
- 疼痛の原因は二次性に生じた肩峰下滑液包炎によるものが多い．

表 14-1　臼蓋上腕リズム（肩甲上腕関節）

肩関節運動		関節窩上の骨頭軌跡
挙　上	0°→90°	回　旋
	90°→180°	下方＋後方滑り
下　制	180°→90°	上方＋前方滑り
	90°→0°	回　旋
外　転		下方＋前方滑り
内　転		上方＋後方滑り
第1肢位外旋		前方滑り
第1肢位内旋		後方滑り

［整形外科リハビリテーション学会（編）：関節機能解剖学に基づく整形外科運動療法ナビゲーション—上肢，メジカルビュー社，2008］

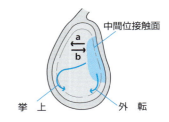

図 14-2　関節窩と骨頭との接触面の軌跡
（a）下垂位内旋，（b）下垂位外旋．
［整形外科リハビリテーション学会（編）：関節機能解剖学に基づく整形外科運動療法ナビゲーション—上肢，メジカルビュー社，2008］

- 腱板損傷の症状は上肢の自動挙上障害であるが，その障害の程度はさまざまであり，広範囲断裂でも著明な機能障害を呈さないこともある．
- 他動運動は新鮮例では障害されないが，陳旧例では拘縮が生じる．
- 腱板の機能低下によって上腕骨の外転が不十分であり，肩甲骨の挙上・回旋が優位になることで肩甲上腕リズムの乱れを生じる．
- 腱板損傷によって引き起こされる機能障害は，断裂の部位，大きさ，形態，経過期間，損傷されていない他の腱板の機能，上腕二頭筋長頭腱の形態，機能などによって，程度が異なる．
- 完全断裂では2〜3週経過すると棘下筋に萎縮が認められる．
- 完全断裂では断裂部を通して関節液が往来するため，肩峰下滑液包の癒着が起こりにくいが，不全断裂では肩峰下滑液包が癒着し拘縮が認められる．
- 腱板疎部損傷では，筋力は維持されることが多いが，外旋の過可動性と内旋の制限が多く認められ，さらに過外旋・水平外転位での疼痛を認める．
- 肩甲帯全体の外旋方向への柔軟性を獲得することにより，疼痛の寛解が得られることが多い．

> **column**
> 自動外転60〜120°で断裂部が大結節と肩峰・烏口肩峰靱帯との間に挟まれて疼痛を訴えることが多く，160〜180°では肩鎖関節の問題が多い．

3 関節可動域（ROM）制限があるときの運動

- 肩関節障害の臨床症状は，有痛性の肩ROM制限である．
- ROM制限の原因はROM制限因子と呼ばれ，①痛み，②皮膚の癒着や伸張性の低下，③関節包の癒着や短縮，④筋，腱の短縮および筋膜の癒着，⑤筋緊張増加（筋スパズム），⑥関節包内運動の障害，⑦腫脹，浮腫，⑧骨の衝突，の8つに分類される．
- ROM制限因子の違いにより，ROM制限に対するアプローチは異なる．
- 最終域感（エンドフィール）もROM制限因子により異なり，患者の主観的感覚とあわせて非常に重要な情報となる．
- 上肢を挙上するには，肩関節を構成する機能的・解剖学的関節がスムーズに連動して，かつ制限なく動く必要がある（**表14-1，図14-2**）．

A 病態運動学　177

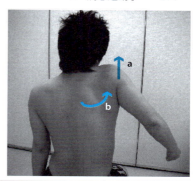

図14-3　肩甲上腕関節や第2肩関節にROM制限がある異常肩甲上腕リズム例
(a) 上腕骨頭の挙上，(b) 早期の肩甲骨上方回旋．

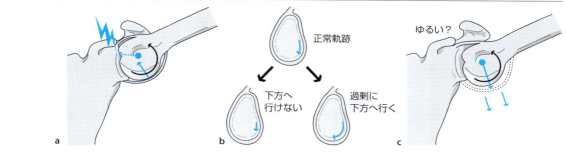

図14-4　臼蓋上腕リズムの破綻
(a) 支持組織の破綻は柔軟性が低下しても過剰であっても機能障害を引き起こす．(b) 柔軟性の低下は左のように下方への動きが制限され，結果として肩峰下でのインピンジメントを生じる．(c) 逆に柔軟性が過剰な場合は，下方への動きが制限されずスリッピングを起こすことになる．
［整形外科リハビリテーション学会（編）：関節機能解剖学に基づく整形外科運動療法ナビゲーション―上肢，メジカルビュー社，2008］

- 正常な肩甲上腕リズムは深層に位置する回旋筋腱板（棘上筋，棘下筋，小円筋，肩甲下筋），表層に位置する三角筋，僧帽筋，前鋸筋などの肩甲帯周囲筋が協調して働くことで得られる．

a. 肩甲上腕関節や第2肩関節にROM制限がある異常肩甲上腕リズム
- 挙上早期より肩甲骨の上方回旋が大きく，上腕骨頭の相対的な上昇がみられる（図14-3）．
- 肩甲骨と上腕骨頭の動く割合が不規則である．
- 肩甲上腕関節のROM制限を認めるが，肩甲骨の動きに制限は認められない．
- この現象は五十肩や肩峰下滑液包炎などの肩甲上腕関節や第2肩関節における運動制限と，それを代償しようとする肩甲骨の大きな動きである．

b. 肩甲上腕関節にROM制限がある異常臼蓋上腕リズム
- 肘関節屈曲位で，骨頭が内・外旋しないように肩甲骨面挙上を他動的に行うと，120°をこえる可動範囲を認める．一方，110°以前に制限が認められる例では，肩甲上腕関節自体のROM制限が認められる（図14-4，14-5）．

c. 肩鎖・胸鎖関節にROM制限がある異常肩甲上腕リズム
- 上肢挙上90°までに鎖骨は30°の挙上が生じて，その後鎖骨の回旋が生じるため，肩鎖・胸鎖関節にROM制限がある場合，挙上90°以上での水平内転などに制限を認める．

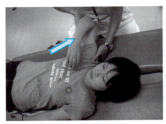

図 14-5 臼蓋上腕リズムに制限を認める異常例

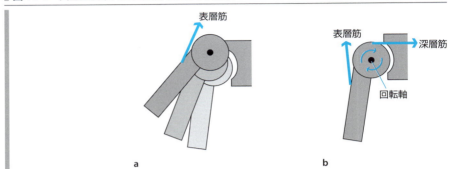

図 14-6 関節運動軸の形成と深層筋・表層筋の筋バランス
(a) 表層筋のみが収縮した関節運動：表層筋のみが収縮した場合には，並進運動が増強される．
(b) 深層筋と表層筋による関節運動：深層筋が収縮することで関節運動が円滑に行われる．
[鶴見隆正ほか：骨・関節系理学療法実践マニュアル．文光堂，2006]

表 14-2 筋の弱化に伴う代償作用

弱化する筋	肩関節運動	典型的な代償作用
前鋸筋	肩甲骨の外転と上方回旋	小胸筋の代償作用によって肩甲骨を外転させる
僧帽筋上部線維	肩甲骨の挙上	菱形筋の代償作用によって肩甲骨を内転させる
僧帽筋下部線維	肩甲骨の下制と内転	体幹伸展筋の代償作用によって体幹を伸展させる
三角筋前部線維	肩関節の屈曲	僧帽筋上部線維の代償作用が生じ肩甲骨を挙上させる 上腕二頭筋の代償作用が生じ肘関節を屈曲させる
三角筋後部線維，広背筋	肩関節の伸展	僧帽筋上部線維の代償作用が生じ肩甲骨を挙上させる 体幹回旋筋の代償作用が生じ体幹を回旋させる
三角筋中部線維，棘上筋	肩関節の外転	上腕二頭筋，上腕三頭筋による代償作用や肩甲骨挙上と体幹の側屈による代償作用が働く
棘下筋，小円筋	肩関節の外旋	三角筋による代償作用が生じ肩関節を外転させる 体幹回旋筋の代償作用が生じ体幹を回旋させる
肩甲下筋，広背筋	肩関節の内旋	三角筋前部線維による代償作用が生じ肩関節を屈曲させる 体幹回旋筋の代償作用が生じ体幹を回旋させる

4 筋力低下があるときの運動

- 関節の回転中心軸は，並進運動と回転運動とが組み合わさることにより，関節運動に伴って移動する．
- 正常な関節中心軸は，関節の動的安定化の基本要素である．
- 肩関節の運動は，深層筋による回転運動と表層筋による並進運動が組み合わさって生じる．したがってそれらの筋バランスに異常をきたすと回転中心軸が定まらずに代償運動が生じる（図 14-6）．
- 筋の弱化により代償作用が認められる（表 14-2）．

> **column**
> - 異常肩甲上腕リズムを生じる原因として，若年者では動揺肩などの可動性の増加による障害や腕神経叢損傷などの麻痺性の障害が多く，中高年では五十肩や腱板断裂のような退行性変性を基盤とした可動性の低下による障害が多い．
> - 下肢関節は荷重位において各関節が共同し，下肢全体としての代償機能を果たしているのに対し，肩はそれ自体での非常に緻密な運動によって代償機能を果たしている．

B 観察と触診

1 観察するときの注意点

- 肩関節の観察は，肩の前方，側方，後方の3方向から行う．
- 観察する注意点は，①肩関節の骨格形態の異常，②筋の萎縮，③局所の腫脹，④発赤，⑤変形，などである．

a. 前方，側方からの観察部位

- 肩関節は上腕骨，肩甲骨より構成されており，肩鎖関節，胸鎖関節を通じて，上肢と体幹との連結がなされていることを認識しておく（図14-7）．
- 患者の前外方より観察し，おのおのの骨格形態の異常を観察する．

▷ポイント1：前方から観察できる症状と考えられる疾患
- 肩峰下滑液包の腫脹，発赤など→肩峰下滑液包炎，インピンジメント症候群，腱板断裂など
- 肩鎖関節の変形，腫脹，発赤など→肩鎖関節脱臼，鎖骨遠位端骨折，肩鎖関節炎など
- 鎖骨の変形，腫脹など→鎖骨骨折など
- 胸鎖関節の変形，腫脹，発赤など→胸鎖関節脱臼，胸鎖関節炎など
- 上腕骨頭の位置異常→肩関節前方脱臼（三角筋の生理的膨隆の消失や角状肩峰），上腕骨頸部骨折など
- 上腕二頭筋筋腹の形態異常→上腕二頭筋長頭腱断裂など（図14-8）

▷ポイント2：側方から観察できる症状と考えられる疾患
- 三角筋萎縮→腋窩神経麻痺
- 上腕骨頭の位置異常→動揺性肩関節症，上腕骨頭の亜脱臼など

b. 後方からの観察部位

- 肩甲骨と胸郭間は筋で構成される関節である．肩甲骨は安静位で第2～7肋骨上にあり，肩甲棘は第3胸椎レベルにある．
- 後方より，肩甲骨を中心に骨格形態の異常を観察する．

▷ポイント3：後方から観察できる症状と考えられる疾患
- 肩甲骨の位置異常→シュプレンゲル変形 Sprengel deformity，副神経麻痺，腋窩神経，長胸神経麻痺などに合併
- 僧帽筋萎縮→副神経麻痺

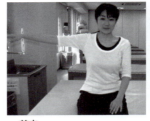
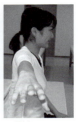

図14-7 前方，側方からの観察　　a. 前方　　b. 側方

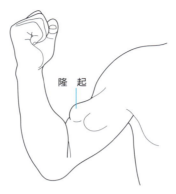

図14-8 上腕二頭筋長頭腱断裂
上腕二頭筋の筋腹の短縮と異常な隆起を認める．腱断裂端の圧痛を肩前面に認め，結節間溝に腱を触知しない．

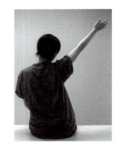

図14-9 肩甲骨の動きの観察

- 三角筋萎縮→腋窩神経麻痺
- 前鋸筋萎縮→長胸神経麻痺
- 棘上筋，棘下筋萎縮→肩甲上神経麻痺，腱板断裂など

c. 肩甲骨の動きの観察

- 肩関節は関節複合体であるために複数の運動が存在し，ROMの制限はこれらの運動の妨げとなる．
    - ①肩甲骨と上腕骨の運動：肩甲上腕リズム scapulo-humeral rhythm
    - ②関節窩上の上腕骨頭の運動：臼蓋上腕リズム gleno-humeral rhythm
    - ③胸郭上の肩甲骨の運動：肩甲胸郭運動リズム scapula-thoracic rhythm
- 肩の運動では，これらの動きを分けて観察すると，さらにROM制限因子が理解しやすくなる．

▷ポイント4：肩甲上腕関節の異常

- 後方より観察し，両上肢を肩甲骨面上で対称的に自動挙上させると見つけやすい（図14-9）．

①肩甲上腕関節における上腕骨の動き

- 肩甲上腕関節の関節面は上腕骨頭と肩甲骨関節窩により形成される．
- 上肢を180°まで最大挙上すると，肩甲骨に対して上腕骨は約120°回転する．
- 上肢を挙上させるためには，上腕骨を回転させる腱板と三角筋の協調した働きが重要である．

> **column**
> 上肢挙上時に骨頭はわずかに上方移動するが，その動きは関節窩の直径の1/30と小さく，ほぼ純粋な回転運動といえる．

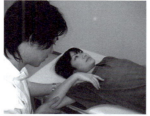
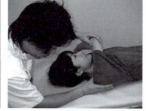

a. 水平外転位での安定性　　b. 水平内転位での安定性

図 14-10　動的安定化機構の機能評価

- 腱板が上腕骨頭と関節窩を引き付けて安定化させ，さらに三角筋の作用により両者が協調運動することで上腕骨の円滑な回転運動が可能となる．

②**肩甲胸郭関節における肩甲骨の動き**
- 肩甲胸郭関節は肩甲骨と胸郭からなる機能的関節である．
- 肩甲骨を動かすのは僧帽筋（上・中・下部線維），前鋸筋，肩甲挙筋および菱形筋であり，なかでも主に僧帽筋上部線維と前鋸筋が肩甲骨の上方回旋に作用している．
- 上肢最大挙上時はこれらの筋の働きで，肩甲骨は約 60°上方回旋して上腕骨を支えている．

③**肩甲上腕リズム**
- 上肢挙上時の上腕の動きに伴う肩甲骨の連動運動を肩甲上腕リズムという（p.164 参照）．

2 触る，介助するときの注意点

a. 動的安定化機構の機能評価（図 14-10）

- 肩関節の**安定化機構** dynamic stabilization は，①関節窩と上腕骨頭の解剖学的関係，②関節包，深層筋（腱板筋）による機能的機構，③肩甲胸郭関節と表層筋による機構，の 3 つから成り立っている．
- 動的安定化機構に破綻が生じると肩関節の運動が障害される．
- 肩甲上腕関節には上腕骨頭の 1/3 〜 1/4 しか収まっていないため，各関節の機能解剖特性により動的安定性を得ている（**図 14-11**）．
- そのため，安定性よりも可動性に優れた関節構造といえ，安定した運動を行うためには肩関節の安定化機構が重要な役割を果たしている．
- **関節唇**の存在は，関節窩の凹面をより深くすることによって表面積を大きくし，骨頭との適合性をよくする（**図 14-12**）．
- 肩関節挙上 60 〜 90°付近は損傷しやすい角度であり，さらに関節唇損傷を伴うと，関節窩と骨頭を密封する機能が失われるために関節内圧に影響を及ぼし，不安定性が増す．
- **上腕二頭筋長頭腱**が関節内に位置することにより肩関節のあらゆる方向への運動に対しても骨頭は関節窩に押し付けられる（**図 14-13**）．

> **column**
> 腱板を構成する各筋はすべて羽状筋であり，それぞれの腱性部分は筋腹内の腱性部分（筋内腱）と筋腹外の腱性部分（筋外腱）とに分けることができる．

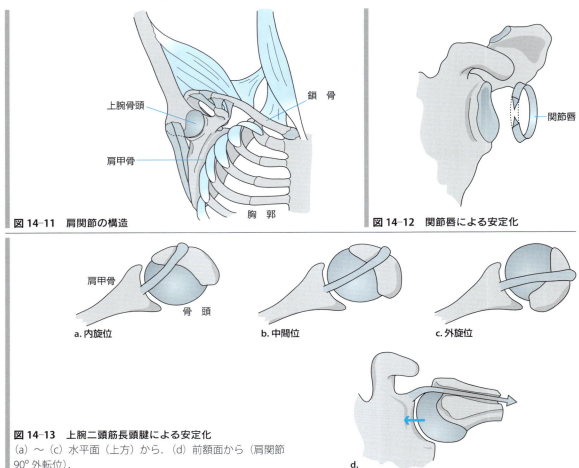

図14-11 肩関節の構造

図14-12 関節唇による安定化

図14-13 上腕二頭筋長頭腱による安定化
（a）～（c）水平面（上方）から．（d）前額面から（肩関節90°外転位）．

- 上腕二頭筋長頭腱は肩の外転にも作用するため，外転運動ではとくに重要な役割を果たす．
- 上腕二頭筋短頭は烏口突起を支点として上腕骨頭を持ち上げる作用を果たすために，骨頭の下方脱臼を予防している．
- 肩関節包内の内圧は下垂位の状態では約 –30 mmHg の陰圧で保たれており，これが骨頭と関節窩を近づける安定化の役割を果たしている（図14-14）．

column

　常に働いている安定化機構は，関節窩と上腕骨頭の解剖学的関係である①骨性要素，②関節内圧と容積，③軟骨面の吸着，④関節唇，などであり，これらは主に肩関節の中間可動域での微小外力に対抗している．

　比較的大きな外力に対抗している安定化機構は，腱板，上腕二頭筋長頭筋腱，表層筋などの機構であるが，常に作用しているものではないために突然の外力や速い速度の外力に対しては比較的弱い．

　肩関節の最終可動域における安定化機構は関節包，関節上腕靱帯などであり，限界可動域をこえた場合に損傷し，最終的に肩関節脱臼を生じる．

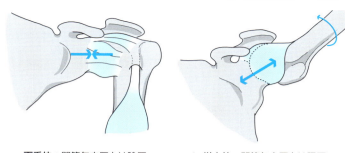

図 14-14　関節包による安定化　　a. 下垂位：関節包内圧力は陰圧　　b. 挙上位：関節包内圧力は陽圧

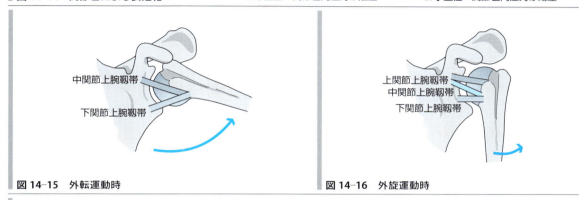

図 14-15　外転運動時　　　　　　　　　　　　　　　　**図 14-16　外旋運動時**

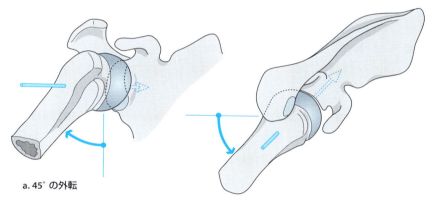

a. 45°の外転

図 14-17　肩関節の機能的肢位
[Castaing J et al：図解関節・運動器の機能解剖　上肢・脊柱編，井原秀俊ほか（訳），協同医書出版社，1986]

- 肩関節 60°以上の挙上位では関節内圧が陽圧へと移行し，90°以上で陽圧となるが，挙上に伴い関節包が捻れるので骨頭と関節窩を近づける安定化の役割を果たしている．
- **関節上腕靱帯**により関節包を補強している（図 13-3 参照）．
- 肩関節外転運動では，関節上腕靱帯のうち，中関節上腕靱帯（MGHL）と下関節上腕靱帯（IGHL）が緊張するが，上関節上腕靱帯（SGHL）と烏口上腕靱帯は弛緩する（図 14-15）．
- 外旋運動ではこれらはすべて緊張し，内旋では弛緩する（図 14-16）．
- 肩甲骨面上挙上 45°位で上下前後の関節包張力はほぼ均一となる（図 14-17）．

表 14-3 関節包の緊張する肢位・運動方向

関節包	緊張する肢位・運動方向
上部	肩甲骨面上挙上 45°未満
下部	あらゆる方向への挙上
前部	外旋および肩甲骨面をこえての水平外転
後部	内旋および肩甲骨面をこえての水平内転
前部・下部	挙上位での外旋運動
後部・下部	挙上位での内旋運動

[山嵜 勉（編）：整形外科理学療法の理論と技術，メジカルビュー社，1997 より一部改変]

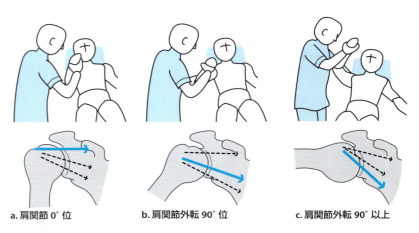

a. 肩関節 0°位　　b. 肩関節外転 90°位　　c. 肩関節外転 90°以上

図 14-18　腱板の上・中・下部線維筋力差の評価
[岡西哲夫（編）：骨・関節系理学療法クイックリファレンス，p.174，文光堂，2006]

- 肩甲骨面上挙上 45°位からすべての方向において最大の可動域が得られるため，肩関節の**機能的肢位**と呼ばれる．
- 機能的肢位から他動的な肩関節運動を生じることにより，関節包の緊張部位が変化し，そのことから制限因子や疼痛の原因を推察する（表 14-3）．
- 腱板による動的安定化が得られると機能的肢位から角度を変化させても同様の筋力が発揮される（図 14-18）．

b. 触診による評価

- **肩峰下滑液包**は肩関節の頂点を形成する角張った肩峰の前縁直下で触診できる（図 14-19）．
- 肩関節屈曲や外転運動 80〜120°（rotational glide）位では，大結節が肩峰と烏口肩峰靱帯付近に最も近づく．この時期に肩峰下滑液包によって両者の滑り運動は効率よく行われているが，これら構成体に異常が生じると円滑な運動が障害されて摩擦やひっかかりが生じる（図 14-20）．
- 肩峰下滑液包に圧痛などを認める場合，肩峰下滑液包炎，インピンジメント症候群，腱板断裂，石灰沈着性滑液包炎などの可能性が考えられる．
- **腱板疎部** rotator interval は，烏口突起の約 2 cm 外側で，約 1 cm 上方にある陥凹で触知できる（図 14-21）．

B 観察と触診　185

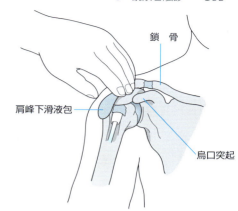

図 14-19 肩峰下滑液包の触診の仕方

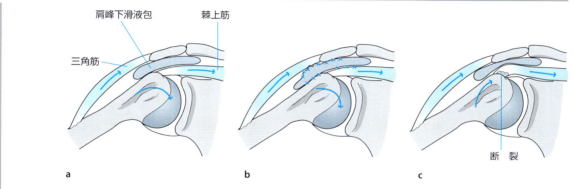

図 14-20 肩峰下インピンジメント
（a）肩峰下滑液包には脂肪組織が存在し，包壁と周囲組織の間に大きな可動性が保たれている．（b）肩峰下滑液包の癒着は動きを阻害しインピンジメントの原因となる．（c）腱板断裂や腱板の筋力低下は深層筋と表層筋の不均衡を生じてインピンジメントを引き起こす原因となる．

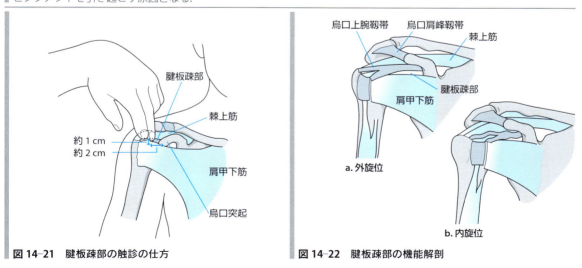

図 14-21 腱板疎部の触診の仕方　　**図 14-22** 腱板疎部の機能解剖

- 腱板疎部は烏口突起の外側で棘上筋腱と肩甲下筋腱との間隙であり，解剖学的に脆弱な部位である．外旋位で緊張し，内旋位で弛緩する（図 14-22）．
- 外旋と内旋を繰り返すスポーツ動作（投球など）では，棘上筋と肩甲下筋の走行の違いを緩衝する腱板疎部には非常にストレスがかかる．そのため，拘縮と

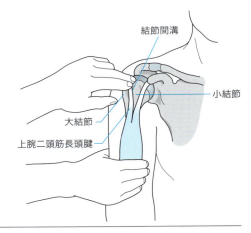

図 14–23　結節間溝の触診の仕方

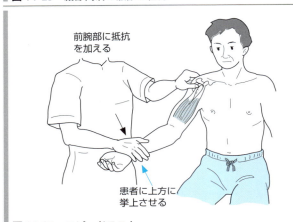

図 14–24　スピードテスト

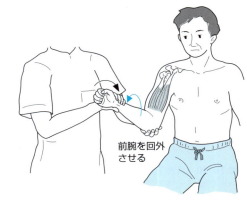

図 14–25　ヤーガソンテスト

不安定という病態となりうる部位でもある．
- 烏口上腕靱帯の拘縮も生じることで著明な肩関節外旋制限をきたす．
- 腱板疎部に圧痛などを認める場合，腱板疎部炎，烏口上腕靱帯損傷などの可能性が考えられる．
- **結節間溝**は肩関節を下垂位中間位にすると肩関節前面に触診できる．大結節と小結節の間の骨陥凹であり，滑膜と上腕二頭筋長頭腱が存在する（図 14–23）．
- 上腕二頭筋の筋腹の短縮と異常な隆起などを認める場合，上腕二頭筋長頭腱炎および断裂などの可能性が考えられる．

c. 代表的な徒手検査

①スピードテスト／ヤーガソンテスト

- いずれも上腕二頭筋長頭腱の異常を調べるテストである．
- スピードテストは，患者に前腕を回外，肘伸展位で上肢を前方挙上させ，患者の前腕に抵抗を加える（図 14–24）．
- ヤーガソンテストは，患者の前腕を回内肘 90°屈曲位にして，検者の抵抗に対して前腕を回外させる（図 14–25）．
- 上腕二頭筋長頭腱炎や部分断裂などで結節間溝に圧痛を認める．

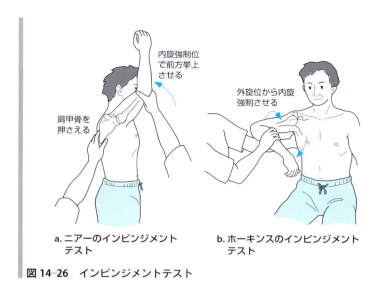

図 14-26 インピンジメントテスト
a. ニアーのインピンジメントテスト
b. ホーキンスのインピンジメントテスト

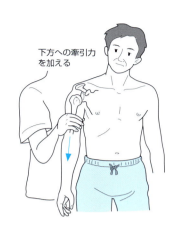

図 14-27 サルカスサイン

② インピンジメントテスト
- 腱板および上腕骨大結節と肩峰下面のぶつかり（インピンジメント）を調べるテストである．
- ニアーのインピンジメントテストは，肩甲骨を押さえて肩甲骨の運動を抑制しながら，肩関節内旋位で他動的に前方挙上させる（図 14-26a）．
- ホーキンスのインピンジメントテストは，肩甲骨を押さえて肩甲骨の運動を抑制しながら，肩関節外転外旋位から他動的に内旋させる（図 14-26b）．
- インピンジメント症候群や肩峰下滑包炎，腱板断裂などで軋音（クリック音）や疼痛を認める．

③ サルカスサイン
- 肩甲上腕関節の下方への不安定性を調べるテストである．
- サルカスサインは，上腕を把持し，下方へ牽引を加える（図 14-27）．
- 肩関節亜脱臼やルーズショルダー，腋窩神経麻痺などで肩峰と上腕骨頭の間に陥没を認める．

学習到達度 自己評価問題
1. 肩関節に生じる病態，運動を説明しなさい．
2. 肩関節の動的安定に関与する機能を説明しなさい．
3. 肩を見たり触ったりするときの注意点を説明しなさい．

15. 肘・前腕の運動

● 一般目標
1. 肘関節の運動学的な特徴を理解する．
2. 前腕の運動学的な特徴を理解する．

● 行動目標
1. 肘関節を構成する 3 つの関節を指摘できる．
2. 橈骨と尺骨で構成する 2 つの関節を指摘できる．
3. 肘関節および前腕の靱帯の機能を説明できる．
4. 肘関節および前腕の動きと靱帯の作用を関連づけて説明できる．
5. 肘関節および前腕の関節包内運動について説明できる．
6. 肘関節および前腕の筋の作用を説明できる．

● 調べておこう
1. 肘関節の構造と機能を調べよう．
2. 肘関節および前腕の正常な運動を調べよう．
3. 肘関節および前腕に作用する筋の作用と起始・停止，神経支配を確認しておこう．

A 機能解剖

1 肘関節を構成する関節

- 肘関節は，**腕橈関節**，**腕尺関節**，**上橈尺関節**の 3 つからなる複合関節である（図 15-1）．
- 腕橈・腕尺・上橈尺関節は，すべて同一関節腔に存在する．

a. 肘関節 elbow joint
①**腕橈関節** humeroradial joint
- 上腕骨小頭が凸，橈骨頭が凹の関節面をつくる．
- 関節の形状は球関節である．
- 球関節であるが靱帯の影響で，肘関節屈曲・伸展，前腕回内・回外に関与する．
- 締まりの肢位は 90°肘屈曲位，5°前腕回外位であり，休みの肢位は完全伸展位，

A　機能解剖　189

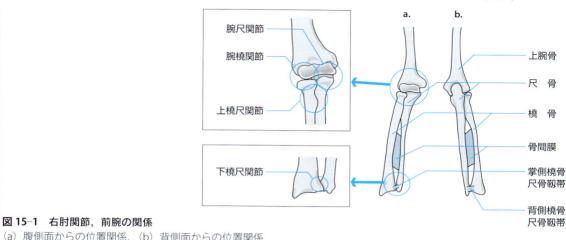

図 15-1　右肘関節，前腕の関係
（a）腹側面からの位置関係，（b）背側面からの位置関係

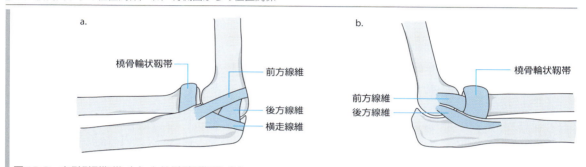

図 15-2　内側側副靱帯（a）と外側側副靱帯（b）

完全回外位である．

②**腕尺関節** humeroulnar joint
- 上腕骨滑車（糸巻き状）が凸，尺骨の滑車切痕が凹の関節面をつくる．
- 関節の形状は蝶番関節，機能的にはラセン関節である．
- 肘関節屈曲・伸展に関与する．
- 上腕骨滑車の長軸と上腕骨長軸は直角ではなく，鋭角に交わる．
- 締まりの肢位は伸展位であり，休みの肢位は 70°屈曲位，10°回外位である．

③**上橈尺関節** superior（proximal）radioulnar joint
- 機能的には前腕の運動に関与するので次項で述べる．

b．肘関節の靱帯

①**内側側副靱帯**（図 15-2a）
- 上腕骨内側上顆から起こり，尺骨滑車切痕内側縁に停止する．
- 前方線維，後方線維，横走線維からなり，前方線維が強靱である．
- 肘関節の外反ストレスに対して働く．

②**外側側副靱帯**（図 15-2b）
- 上腕骨外側上顆から起こり，橈骨輪状靱帯に停止する．
- 前方線維，後方線維からなる．
- 肘関節の内反ストレスに対して働く．

- 輪状靱帯を補強する．

2 前腕を構成する関節

- 前腕の運動は，上橈尺関節，下橈尺関節の2つの関節（図15-1，15-2）で行われる．

a．関　節

①上橈尺関節 superior radioulnar joint（図15-1）
- 橈骨頭の関節環状面が凸と尺骨の橈骨切痕が凹の関節面をつくる．
- 関節の形状は車軸関節である．
- 前腕の回内，回外に関与する．
- 締まりの肢位は5°回外位であり，休みの肢位は70°屈曲位，35°回外位である．

②下橈尺関節 inferior radioulnar joint（図15-1）
- 尺骨の関節環状面が凸，橈骨の尺骨切痕が凹の関節面をつくる．
- 関節の形状は車軸関節である．
- 前腕の回内，回外に関与する．
- 締まりの肢位は5°回外位であり，休みの肢位は10°回外位である．

b．靱帯と骨間膜

①橈骨輪状靱帯（図15-2）
- 橈骨の関節環状面を取り巻き，尺骨の橈骨切痕の前縁から起こり，その後縁に停止する．
- 上橈尺関節の安定性に関与する．

②骨間膜（図15-1）
- 橈骨骨幹と尺骨骨幹を連結している．
- 回内時に弛緩し，回外時に緊張する．

③背側橈骨尺骨靱帯および掌側橈骨尺骨靱帯（図15-1）
- 橈骨の尺骨切痕と尺骨の関節環状面を連結している．
- 背側橈骨尺骨靱帯は回内運動を，掌側橈骨尺骨靱帯は回外運動を制限する．

3 肘関節のアライメント

a．肘角（運搬角）

- 上肢を解剖学的肢位に位置させたときの上腕と前腕の軸を**肘角** carry angle といい，生理的外反肘を呈する（図15-3）．
- 正常では男性5〜15°，女性10〜15°である．

①外反肘
- 肘角が正常角度より増大している．
- 上腕骨外顆骨折後に発症しやすい．
- 遅発性の尺骨神経麻痺が起こりやすい．

②内反肘
- 肘角が減少している．

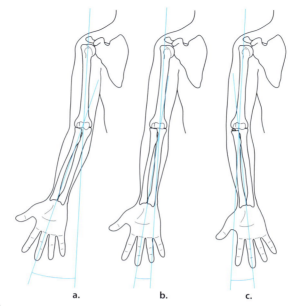

図 15-3　肘関節のアライメント
右上肢を前方から見る．
(a) 生理的外反角度より増大すると外反肘となる．(b) 正常では上肢を解剖学的肢位にすると生理的外反を示す．(c) 生理的外反角度が減少すると内反肘となる．

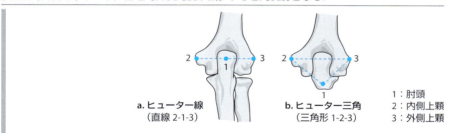

a. ヒューター線
（直線 2-1-3）

b. ヒューター三角
（三角形 1-2-3）

1：肘頭
2：内側上顆
3：外側上顆

図 15-4　ヒューター線とヒューター三角
右肘を後方から見る．左図は伸展位，右図は屈曲位を示す．

- 上腕骨顆上骨折後の偽関節や，小児の骨端線の発育障害に発症しやすい．

b. ヒューター線とヒューター三角

- 肘関節を後方から観察した場合，肘頭，内側上顆，外側上顆が一直線にならぶ．これを**ヒューター線** Hüter line という（**図 15-4a**）．
- 肘関節屈曲位では，肘頭，内側上顆，外側上顆が二等辺三角形を形成する．これを**ヒューター三角**という（**図 15-4b**）．

B　骨運動学

1 肘関節の運動

- 屈伸運動における関節面の動きは，腕尺関節と腕橈関節による．
- 肘関節は 0 ～ 145° の屈曲と，0 ～ 5° の伸展が可能である．

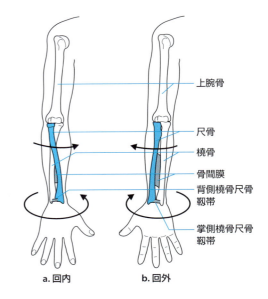

図15-5　前腕の回内と回外

> **column**
> 女性は男性よりも伸展角度が大きく，10〜15°になることもある．

- 肘関節屈曲の制限因子は，上腕前部の軟部組織，上腕三頭筋，後方関節包である．
- 肘関節伸展の制限因子は，肘頭と肘頭窩の接触，上腕二頭筋，上腕筋，前方関節包である．

2 前腕の回内と回外

> **column**
> 肘関節伸展位では回内・外の角度が大きく見えるが，これは肩関節の回旋が入るためである．

- 回内・回外運動における関節面の動きは上橈尺関節と下橈尺関節による（図15-5）．
- 肘関節屈曲位のとき，前腕は0〜90°の回内と，0〜90°の回外をする．
- 前腕回内の制限因子は，橈骨骨体と尺骨の接触と回外筋，骨間膜，背側橈骨尺骨靱帯の緊張である．
- 前腕回外の制限因子は，円回内筋と骨間膜，掌側橈骨尺骨靱帯である．

C　関節運動学

1 屈伸運動時の関節包内運動

a. 腕橈関節
- 橈骨頭が上腕骨小頭に対して凹の法則（第1章 p.9参照）で動く．
- 屈曲時に，橈骨頭が上腕骨小頭に対して前方に転がり前方に滑り，伸展時に後方に転がり後方に滑る．

b. 腕尺関節
- 尺骨の滑車切痕が上腕骨滑車に対して凹の法則で動く．
- 屈曲時に，滑車切痕が滑車関節面に対して前方に転がり前方に滑り，伸展時に

後方に転がり後方に滑る.

2 回内・回外運動時の関節包内運動

a. 上橈尺関節
- 橈骨頭が尺骨の橈骨切痕に対して凸の法則で動く.
- 回内時に橈骨頭が腹側に転がり背側に滑り，回外時は背側に転がり腹側に滑る.

b. 下橈尺関節
- 橈骨の尺骨切痕が尺骨頭に対して凹の法則で動く.
- 回内時に橈骨の尺骨切痕が腹側に転がり腹側に滑り，回外時は背側に転がり背側に滑る.

D 運動に作用する筋

肘関節および前腕の運動には，肘関節の屈曲と伸展，前腕の回外と回内がある.

1 肘関節

- 肘関節の屈筋には筋皮神経の支配を受ける上腕二頭筋と上腕筋，そして橈骨神経の支配を受ける腕橈骨筋がある．また，上腕筋は一部橈骨神経からも支配を受けている．一方，伸筋には橈骨神経支配の上腕三頭筋と肘筋がある.

a. 屈　曲

①上腕二頭筋（図15-6）
- 上腕二頭筋 biceps brachii は，強力な肘関節の屈筋で，名前のとおり長頭と短頭の2つの筋頭をもつ.
- 長頭は肩甲骨の関節上結節と関節唇の一部から起こって上腕骨の結節間溝を通り，短頭は烏口突起から起こり，2つの筋頭が合流して橈骨粗面に付着する.
- 停止腱の一部は上腕二頭筋腱膜となって前腕の筋膜に付着する.
- 肩関節と肘関節をまたぐ2関節筋である.

②上腕筋（図15-7）
- 上腕筋 brachialis は上腕骨前面の下半分から起こり，尺骨粗面に停止する.

③腕橈骨筋（図15-8）
- 腕橈骨筋 brachioradialis は上腕骨外側縁の遠位から起こり，橈骨の茎状突起の上に停止する.
- 前腕回内・回外中間位での肘関節屈曲に作用する.
- この筋は前腕の外側に位置しており，前腕が回内位にある場合は回外に，回外位にある場合は回内にも作用する.

b. 伸　展

①上腕三頭筋（図15-9）
- 上腕三頭筋 triceps brachii は，長頭，外側頭，内側頭の3つの筋頭をもつ筋である.

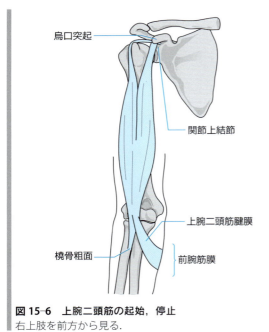

図 15-6 上腕二頭筋の起始，停止
右上肢を前方から見る．

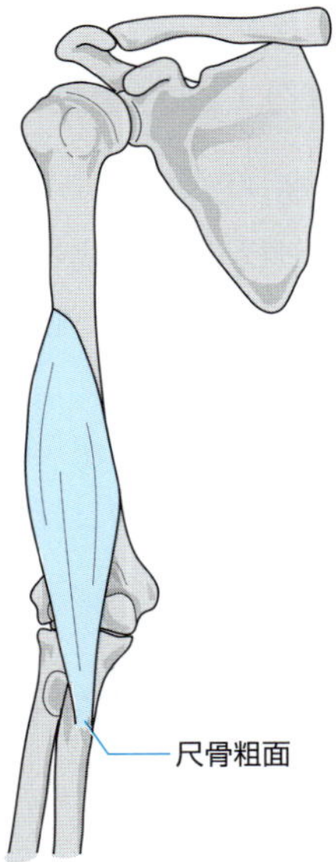

図 15-7 上腕筋の起始，停止
右上肢を前方から見る．

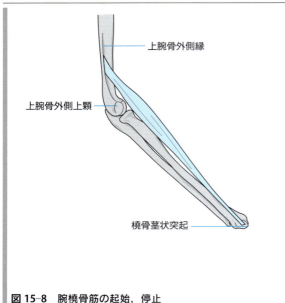

図 15-8 腕橈骨筋の起始，停止
右上肢を外側から見る．

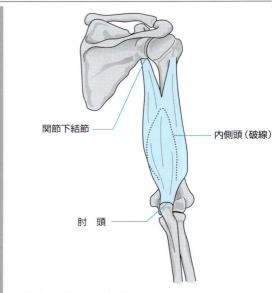

図 15-9 上腕三頭筋の起始，停止
右上肢を後方から見る．

- 内側頭は上腕骨の橈骨神経溝より下方の後面から起こり，腱板をつくって尺骨の肘頭に付着する．
- 肩甲骨の関節下結節から起こる長頭と，上腕骨の橈骨神経溝より上方の後面から起こる外側頭が内側頭を覆うようにして腱板に付着する．
- 長頭は肩関節と肘関節をまたぐ二関節筋である．
- 肘関節伸展に作用する．

D 運動に作用する筋　195

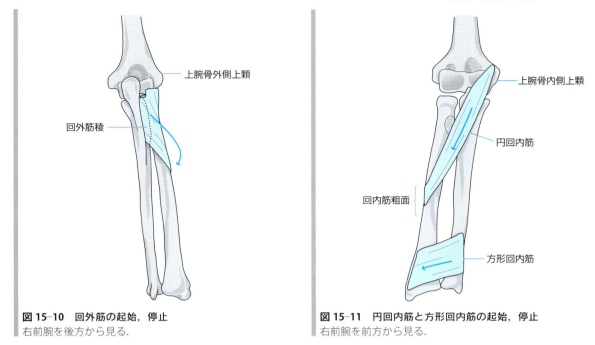

図 15-10 回外筋の起始，停止
右前腕を後方から見る．

図 15-11 円回内筋と方形回内筋の起始，停止
右前腕を前方から見る．

②回外筋
- 前腕の回外に作用するとともに，肘関節伸展の作用ももつ．

2 前　腕

- 前腕の回外筋には上腕二頭筋と橈骨神経支配の回外筋がある．一方，回内を示す筋には円回内筋および方形回内筋があり，これらは正中神経の支配を受ける．
- 回外筋と円回内筋は上腕骨と橈骨の間を連結する筋でもあり，それぞれ肘関節の伸展と屈曲の作用をもつ．

a. 回　外
①回外筋（図 15-10）
- 回外筋 supinator は上腕骨外側上顆と尺骨の回外筋稜から起こり，橈骨上部の外側に付着する．
- 前腕の回外に作用するとともに，肘関節伸展の作用をもつ．

②上腕二頭筋
- 前腕の回外の作用をもつ．

b. 回　内
①円回内筋（図 15-11）
- 円回内筋 pronator teres は上腕骨内側上顆および尺骨の鉤状突起の内側から起こり，橈骨の中央外側にある回内筋粗面に付着する．
- 前腕の回内に作用するとともに，肘関節の屈曲の作用をもつ．

②方形回内筋（図 15-11）
- 方形回内筋 pronator quadratus は前腕の深層に位置する筋で，尺骨の下部前面か

表 15-1 肘および前腕の運動に関与する筋

筋　名	起　始	停　止	作　用	神経支配（髄節）
上腕二頭筋	長頭：肩甲骨の関節上結節と関節唇の一部 短頭：烏口突起	橈骨粗面 ※一部は上腕二頭筋腱膜となって前腕の筋膜に付着する	肘関節屈曲 前腕回外 （長頭：肩関節外転，短頭：肩関節屈曲，内転）	筋皮神経 (C5, 6)
上腕筋	上腕骨前面の下半分	尺骨粗面	肘関節屈曲	筋皮神経 （橈骨神経） (C5, 6)
腕橈骨筋	上腕骨外側縁の遠位	橈骨の茎状突起の上方	肘関節屈曲 前腕回内・回外	橈骨神経 [C(5), 6, 7, (8)]
上腕三頭筋	長頭：肩甲骨の関節下結節 内側頭：上腕骨の橈骨神経溝より下方の後面 外側頭：上腕骨の橈骨神経溝より上方の後面	尺骨の肘頭	肘関節伸展 （肩関節伸展）	橈骨神経 (C6～8)
回外筋	上腕骨外側上顆と尺骨の回外筋稜	橈骨上部の外側	前腕回外 肘関節伸展	橈骨神経 [C(5), 6, 7, (8)]
円回内筋	上腕骨内側上顆および尺骨の鉤状突起の内側	橈骨の中央外側にある回内筋粗面	前腕回内 肘関節屈曲	正中神経 (C6, 7)
方形回内筋	尺骨の下部前面	橈骨の下部前面	前腕回内	正中神経 (C6～8, Th1)

ら起こり，橈骨の下部前面に付着する．
- 前腕の回内に作用する．
- 肘関節および前腕の運動に作用する筋を表15-1にまとめた．

学習到達度 自己評価問題

1. 腕橈関節，腕尺関節，上・下橈尺関節の位置関係を説明しなさい．
2. 肘角の正常，異常を説明しなさい．
3. 肘，前腕に作用する筋を列挙し，各筋の付着部，作用，神経支配を説明しなさい．
4. 腕橈関節，腕尺関節，上・下橈尺関節の凹凸の法則を説明しなさい．

16. 肘・前腕の運動障害

● 一般目標
- 肘関節と前腕に生じる病態について運動学的特徴と理学療法の関連性を理解する.

● 行動目標
1. 肘関節（腕尺関節，腕橈関節）および前腕の運動（回内，回外）障害を説明できる.
2. 肘関節周囲の筋機能異常や代償運動を説明できる.
3. 肘関節の運動および前腕の運動を制限する病態を説明できる.

● 調べておこう
1. 肘関節，前腕の運動に関する関節の機能異常について調べよう.
2. 異常な関節運動と筋機能異常について調べよう.
3. 正中神経，尺骨神経，橈骨神経の機能異常とそれに伴う障害について調べよう.

A 病態運動学

1 関節可動域（ROM）制限があるときの運動

a. 可動域と関節の最終域感
- 肘関節のうち，腕尺関節（ラセン関節）と腕橈関節（球関節）は肘の屈曲，伸展に関与している.
- 自動的可動域の first stop から他動的可動域の final stop までの抵抗感を**最終域感 end feel** という.
- 肘関節屈曲の可動域は 145°，伸展は 5°であるが，肥満や筋肉質の人では前腕の筋と上腕の筋のぶつかりによって可動域が制限されることがあるため，肘関節屈曲の可動域が減少して関節の最終域感もやわらかい．しかしながら，痩身の人では最終域感は骨と骨のぶつかり（尺骨鉤状突起と鉤突窩）のために硬い.
- 肘関節伸展の最終域感は，体格に左右されず，骨性の制限により硬い（肘頭と肘頭窩）.
- 前腕の運動は，回内と回外という 2 つの運動があり，上・下橈尺関節（車軸関

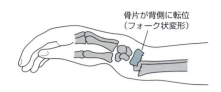

図 16-1　コーレス骨折

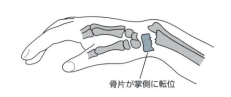

図 16-2　スミス骨折

節）がかかわり，可動域はそれぞれ 90° である．
- 運動軸は橈骨小頭と尺骨の茎状突起を結ぶ線であり，この線を中心に橈骨が回転する．
- 回内を制限する因子は，上・下橈尺関節と骨間膜である．
- そのほかに方形靱帯や三角靱帯（下橈尺関節）が回外を制限する．
- 回内や回外（上橈尺関節と下橈尺関節）の運動制限は，筋や結合組織の短縮が原因となることが多い．

b. 関節の運動制限
- 肘関節は屈曲-伸展，前腕は回内と回外の動きをもっているが，屈曲や回外に制限が生じると日常生活に支障を生じる．
- 一般的な日常生活での活動では，30 ～ 130° の限定された可動域が利用されている．また，前腕の動きでは，50° の回外，回内で十分とされている．
- 関節の ROM 制限の原因として，痛み，硬さの問題で制限されていることが多い．
- 痛みによる ROM 制限は，①骨・関節原性の痛み，②筋原性の痛み，③神経因性の痛み，④心因性の痛みなどによっている．
- 硬さでは軟部組織（皮膚，靱帯，腱，筋，筋膜など）や関節包内運動の制限が考えられる．
- ROM 制限の原因は，肘関節炎，骨折後のギプス固定，肘関節屈筋群の異常筋緊張（痙縮など），皮膚の瘢痕などが考えられる．
- 前腕骨（尺骨，橈骨）の骨折は，骨折した部位などにより，**橈骨遠位端骨折**（コーレス骨折，スミス骨折），**骨幹部骨折**，モンテジア骨折などに分けられる．
- 手関節周辺では，橈骨遠位端骨折が最も頻度の高い骨折である．
- 高齢者に多く，手掌をついて末梢骨片が背側に転位する骨折を**コーレス骨折** Colles fracture（フォーク状変形）と呼ぶ（図 16-1）．コーレス骨折では，正中神経麻痺などを認めることがある．
- 転倒の際，手の甲をついて骨片が掌側に転位するものは，**スミス骨折** Smith fracture（逆コーレス骨折）と呼ぶ（図 16-2）．
- 橈骨遠位部の骨折でも，関節内に骨折線が入る場合（関節内骨折），**バートン骨折** Barton fracture と言う（図 16-3）．
- 前腕の骨幹部骨折では，橈骨骨幹部遠位 1/3 付近の骨折と尺骨遠位端の背側脱臼を合併する**ガレアッチ骨折** Galeazzi fracture がある（図 16-4）．
- これは，橈骨が短縮転位するため，尺骨頭の背側脱臼を合併する．正中神経麻

A 病態運動学　199

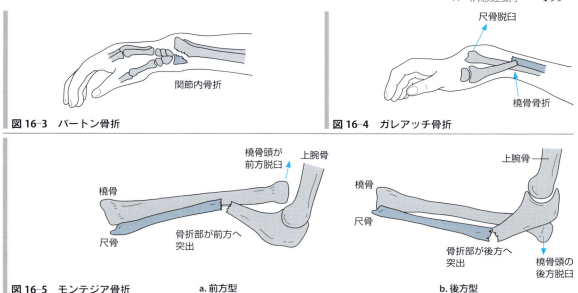

図 16-3　バートン骨折

図 16-4　ガレアッチ骨折

図 16-5　モンテジア骨折　　a. 前方型　　b. 後方型

痺の好発部位である.

- **モンテジア骨折** Monteggia fracture とは，小児にしばしばみられる骨折であり，尺骨骨幹部骨折と橈骨頭の前方脱臼を合併したものをいう（図 16-5）.
- 転倒した際，前腕の回内する力が強く働くようなときに，生じやすいとされている．モンテジア骨折では，橈骨頭の転位が大きいような場合に，橈骨神経深枝の後骨間神経が損傷されることがある.
- いずれもギプス固定後では，各運動方向で制限を受けており，最終域感は硬く疼痛を伴っている.
- そのほかの肘の障害として，テニスでボールを打つ瞬間（バックハンドあるいはフォアハンド）に，手関節伸展筋群付着部（外側上顆，あるいは内側上顆）を痛める**テニス肘**，ゴルフのスウィングでボールの代わりに地面を打ってしまうダフリの際に上腕骨内側上顆を痛める**ゴルフ肘**などがある.
- また，肘周囲のスポーツ障害として**野球肘**（上腕骨内側上顆炎）がある．野球の投球動作を繰り返す投手に多い肘の痛みのことである.
- 投球時，特にボールをリリースする際に肘に激しい痛みを生じて，投球が困難となる．投球時に肘関節にかかる負荷は大きく外側型，内側型，後側型に分けられる.
- 投球動作は 6 つの相*に分けられるが，第 3 相（late cocking phase）から第 4 相（acceleration phase）にかけて肘には外反のストレスが生じる．内側部には大きな牽引力（内側側副靱帯損傷）が加わり，外側部には圧迫力（離断性骨軟骨炎）が加わることとなる（図 16-6）.
- いずれも自動運動により背屈，あるいは掌屈で疼痛を生じ，自動運動時とは反対側への他動運動でも疼痛を伴う.

*6 つの相
①ワインドアップ期，②初期コッキング期，③終期コッキング，④加速期，⑤減速期，⑥フォロースルー期の 6 つの投球相に分けられる.

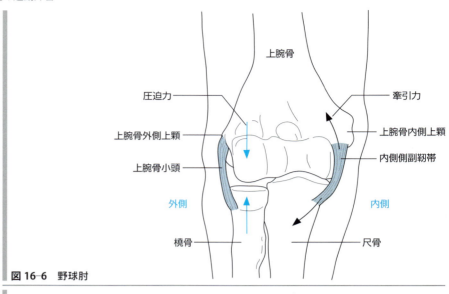

図 16-6 野球肘

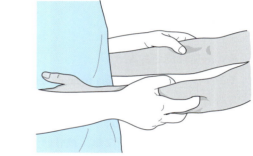

図 16-7　上腕骨小頭と橈骨頭との位置関係の把握

セラピストは，患者と対面して歩行肢位（セラピストが治療時に構える姿勢で，左右どちらかの脚を前に出した姿勢のこと）をとる．リラックスさせるため，患者の両手掌をセラピストの体側にあてさせる．セラピストの示指を患者の橈骨と上腕骨小頭とのくぼみに当てる（左右）．セラピストは前後に体重移動をすることで，他動的に生じる肘屈伸時の腕頭関節の間隙の変化を触診する（左右）．問診で疼痛や違和感がある場合，腕頭関節での機能異常を確認する必要がある．

c．関節機能異常

- 肘関節の伸展が制限されている場合（軟部組織に大きな問題がない場合），肘関節で最も多い関節機能異常は橈骨頭の関節副運動制限である．骨頭の腹側，背側の方向への滑りが制限される．
- 肘関節の伸展が制限されれば，上腕骨小頭に対して相対的に橈骨頭が背側に滑らないことが問題となる．また，肘関節の屈曲が制限されている場合には，橈骨頭が腹側に滑らないことが問題である．
- 尺骨に対する相対的な橈骨の位置関係を確認するため，触診が重要である（図16-7）．
- 前腕の回外では，尺骨頭の関節面（凸面）の周囲を橈骨の尺骨関節面（凹面）が転がり滑る．回外の最終域感は，下橈尺関節の掌側橈尺靱帯，斜索，骨間膜，円回内筋，方形回内筋の緊張のために結合組織性のものとなることもある．

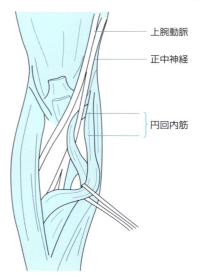

図 16-8 回内筋症候群
回内筋トンネル（回内筋の起始である2頭の間）
での正中神経の絞扼.

- 回内においてはその逆となり，下橈尺関節の背側橈尺靱帯，骨間膜，円外筋，上腕二頭筋の緊張のために結合組織性のものとなることもある．このとき，橈骨頭は輪状靱帯の中で軸回旋をしている．
- 回外が制限されている場合，その原因は橈骨頭が上腕骨小頭に対して背側に滑らないか（上橈尺関節），橈骨の尺骨関節面が尺骨頭のまわりを滑らないかのいずれかである（下橈尺関節）.

d. 筋の短縮

- 肘関節屈曲の主動作筋である上腕二頭筋の短縮などがある場合，肘の屈曲拘縮を生じる．
- この筋の制限は，肩関節の過伸展・肘伸展・回内の複合した動きを他動的に加えることによってより明らかとなる．しかしながら個別の動きでは，正常である場合が多い．
- 筋拘縮があれば筋の最終域感は硬く，筋に傷害が加われば最終可動域より手前で痛みが生じる.

2 筋力低下があるときの運動

a. 正中神経麻痺

- 前腕部の正中神経が圧迫されて発症する絞扼性神経障害を**回内筋症候群**という（図 16-8）.
- 正中神経が円回内筋の上腕頭と尺骨頭との間（回内筋トンネル）を通るところで絞扼を受ける．
- 橈側3指のしびれと異常知覚を訴える．知覚障害の領域は手根管症候群にみられるほど明確ではないが，母指球部も含まれている．

b. 尺骨神経麻痺

- 肘部の内側で上腕骨内側上顆の尺骨神経溝から尺側手根屈筋の起始部にいたる

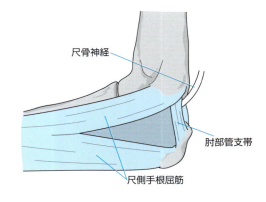

図 16-9　肘部管症候群
肘部管支帯（上腕・尺骨両頭間に張っている三角形の筋膜バンド）による尺骨神経の圧迫．

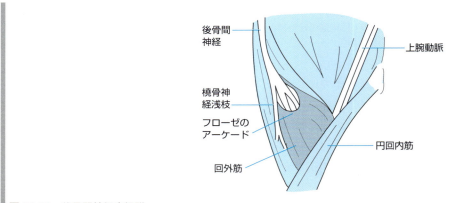

図 16-10　後骨間神経症候群
フローゼのアーケード（回外筋近位端）での後骨間神経の絞扼．

間隙（肘部管）で尺骨神経が絞扼される障害を**肘部管症候群**という（図 16-9）．
- 麻痺する筋は，尺側手根屈筋，第 4，5 指の深指屈筋，短掌筋，小指外転筋，短小指屈筋，小指対立筋，母指内転筋，背側骨間筋，掌側骨間筋，虫様筋である．
- 肘部管症候群では，環指尺側 1/2 と小指の掌背側の知覚障害としびれ感や異常知覚を呈する．しかしながら，Guyon 管症候群では，掌背尺側のしびれはあるが，知覚障害はない．これは，知覚枝が Guyon 管の手前で背側に分岐するためである．

c. 橈骨神経麻痺

- 前腕の橈骨神経麻痺は，回外筋近位端（フローゼ Frohse のアーケード）での後骨間神経の絞扼性神経障害のためである（図 16-10）．
- **後骨間神経症候群**では知覚障害がみられず，総指伸筋，小指伸筋，尺側手根伸筋，長母指外転筋，長・短母指伸筋などの麻痺がみられる．
- 手関節背屈不能，中手指節関節（MP）の伸展不能となり，母指は橈側外転が不能となる．
- 手首を掌屈させることで指の伸展を行うことができるが，これはテノデーシスアクション（第 18 章 p.220 参照）による．

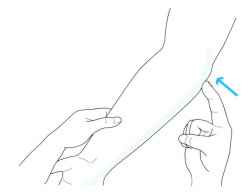

図16-11　チネル検査
示指あるいは中指で神経を軽く叩打すると末梢側で疼痛を感じる．

- 下垂手が橈骨神経麻痺の特徴であるが，回外筋に筋枝を出した部位よりも末梢での障害となると，長橈側手根伸筋が作用するため，下垂手にはならない．

B　観察と触診

1　観察するときの注意点

- 上腕の長軸と前腕の長軸が生理的外反位（**肘角＝運搬角**：男性 5〜15°，女性 10〜15°）をとっており，正常な肘角より大きくなる場合を**外反肘**，小さい場合を**内反肘**（銃床様変形）という．内反肘は，すべて病的である．
- 肘関節の視診における注意点としては，肘角を確認し，後方の肘頭部周辺の腫脹がないかどうか，傷や擦過傷，打撲傷の有無などを確認する．

2　触ったり介助するときの注意点

a．骨と軟部組織の触診

- 肘周囲の軟部組織や骨指標の触診では，骨の形状，腫脹，圧痛，対称性，捻髪音＊などに注意しながら評価する．
- 尺骨神経は，内側上顆と肘頭の間で触診可能である．神経に問題があれば（肘部管症候群あるいは遅発性尺骨神経麻痺など），検者の示指，あるいは中指で遠位から尺骨神経を軽くたたいて神経の異常を診ることがある（**チネル検査** Tinel test，図16-11）．
- 肘関節の肘頭部の腫れや厚みは，肘頭滑液包炎が考えられる．肘関節を屈曲させたとき，肘頭，内側上顆，外側上顆が二等辺三角形を形成するが（**ヒューター三角**，図15-4参照），上腕骨顆上骨折の場合には，外側上顆骨折や肘頭の脱臼などでアライメントがくずれる．

b．筋の触診

- **上腕二頭筋**は，上腕屈筋の代表的な筋で触診しやすい筋の1つである．前腕を

＊捻髪音
胸部聴診時に聴取される気管内の細かい断続性の水泡音で，毛髪を指で擦ったときのような音のこと．

回外位で屈曲位にして抵抗を加えると，上腕前面の表層に力こぶが形成される．筋皮神経麻痺があると盛り上がりが少なく萎縮が認められる．

- **上腕筋**はほとんどを上腕二頭筋に覆われているが，上腕二頭筋停止部の両側深部に母指を滑り込ませると上腕筋が触れる．三角筋の付着部（三角筋粗面）の下方で触診可能である．
- **腕橈骨筋**は，前腕を回内，回外中間位で肘90°屈曲位にて抵抗を加えると，筋腹が盛り上がる．停止部は腱が平らであり，手外筋の腱に覆われてわかりづらい．上腕二頭筋や上腕筋の麻痺があると，前腕回内・回外中間位で肘屈曲の代償を行う．
- **円回内筋**は，前腕を回内位で肘屈曲に抵抗を加えると，内側上顆から橈骨の中央部への走行上で隆起を触れることができる．上腕二頭筋や上腕筋の麻痺があると，前腕を回内しながら，肘屈曲の代償を行う．
- **上腕三頭筋**は，上腕の後面にある唯一の太い紡錘状の筋で，長頭，内側頭，外側頭の3頭をもっている．遠位の付着部では，3頭が合して肘頭の上面に付着する．肘関節を伸展すると観察しやすい．
- **回外筋**は，扁平な筋で，前腕伸側上部の中央に位置し，2層に分かれている．橈骨頭の遠位で走行に直交するように指をあてながら前腕を回外すると触れることができる．
- **方形回内筋**は，手指や手関節の筋で覆われるため，触診することは難しい．

学習到達度 自己評価問題

1. 肘関節を構成する関節特有の障害・外傷をあげなさい．
2. 肘関節の運動を制限する要因をあげなさい．
3. 前腕の運動（回内，回外）を制限する要因をあげなさい．
4. 肘関節周囲の筋・腱の障害を説明しなさい．

17. 手根・手の運動

● 一般目標
- 手根，手の運動学的な特徴を理解する．

● 行動目標
1. 手関節，手指の関節の構造を説明できる．
2. 手関節，手指の筋を説明できる．
3. 手関節，手指の骨運動，関節包内運動を説明できる．

● 調べておこう
1. 手根骨の役割について調べよう．
2. 手関節運動を行う主要筋について調べよう．
3. PIP 関節と DIP 関節が過伸展しない理由を調べよう．

A 機能解剖

1 手関節

　手関節は2つの前腕骨と8個の手根骨により構成されており，橈骨手根関節，手根中央関節からなる**複合関節**である（**図 17-1**）．手根部には手根骨と横手根靱帯とで囲まれた空間（**手根管**）がある（**図 17-2**）．

a. 橈骨手根関節 radiocarpal joint（図 17-3）
- 橈骨の遠位端と近位手根列（舟状骨，月状骨，三角骨）で構成される**楕円関節**である．
- 橈骨の関節面は凹面，舟状骨，月状骨，三角骨の橈骨関節面は凸面となる．
- 締まりの肢位は尺屈位での伸展であり，休みの肢位は中間位より軽度尺屈である．

b. 手根中央関節 midcarpal joint（図 17-4）
- 豆状骨を除く近位と遠位の手根骨間の関節であり，変形した**蝶番関節**あるいは半関節である．
- この関節面は橈側と尺側で凹凸が逆になりS字状になっている．

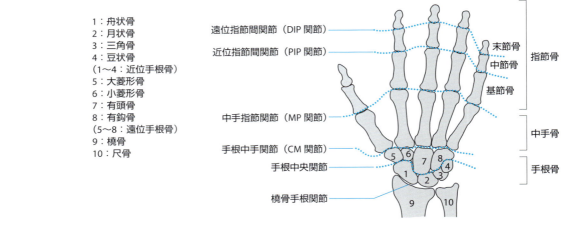

図 17-1 手関節
左手を手掌面から見た場合.

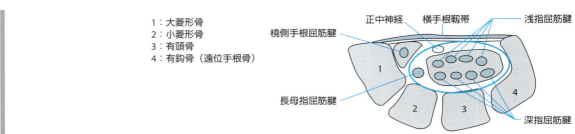

図 17-2 手根管
手根骨と横手根靭帯で囲まれた部分（丸で囲まれた部分で表す）.

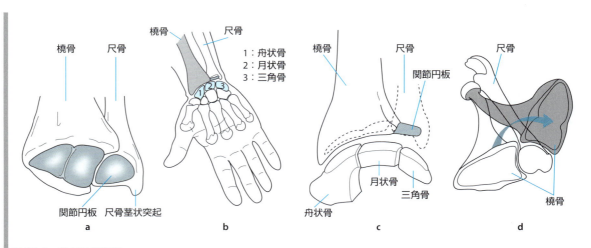

図 17-3 橈骨手根関節
(a) 橈骨の手根関節面には 2 つの凹面があり，橈骨の尺側縁から尺骨茎状突起の間には関節円板がある．(b) 橈骨の手根関節面は，舟状骨と月状骨に接し，尺骨は直接には手根骨と接していない．(c) 橈骨と関節円板で凹面をつくり，近位手根列（舟状骨，月状骨，三角骨）で凸面を形成する．(d) 手根骨（舟状骨と月状骨）は橈骨と接しているため，前腕の回内・回外の場合には手は橈骨とともに動く．

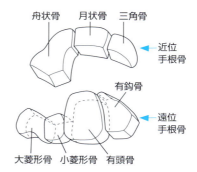

図17-4 手根中央関節
手根中央関節は，近位手根列（舟状骨，月状骨，三角骨）と遠位手根骨（大菱形骨，小菱形骨，有頭骨，有鉤骨）との間にある関節である．

- 尺側部は近位手根列と有頭骨，有鉤骨の間で楕円状の関節であり，近位手根列が凹面，有頭骨，有鉤骨が凸面となる．
- 橈側部は舟状骨と大・小菱形骨の間で，楕円状の関節であり，舟状骨が凸面，大・小菱形骨が凹面となる．

c. 手根管

- 手根骨部の横断面をみると，橈側の小さな管と尺側の大きな管がある．尺骨側の大きな管が手根管である（**図17-2**）．
- 橈側の小さな管には橈側手根屈筋腱が通り，手根管を通過するものは正中神経，長母指屈筋腱，各4本の浅指屈筋腱と深指屈筋腱であり，滑液性の腱鞘に包まれている．

2 手指の構造

a. 手根中手関節 carpometacarpal joint（CM関節）

- 第1指（母指）のCM関節は大菱形中手関節 trapeziometacarpal joint とも呼ばれる．
- 母指のCM関節は**鞍関節**である．
- 母指だけは第1中手骨と大菱形骨の間に独立した関節包をもつ．
- 第2〜5指のCM関節は鞍関節が変形して平面化している．
- 第2, 3指のCM関節はほとんど可動性が認められず，わずかな滑り運動のみ起こる．第4, 5指のCM関節は若干の可動性があり，力強い握り動作（手指の屈曲・対立運動）では第4, 5指のCM関節の屈曲，外旋が生じて中手骨下降が起こる．
- 休みの肢位は外転-内転と屈曲-伸展の中間位である．

b. 中手指節関節 metacarpophalangeal joint（MP関節）

- MP関節は，屈伸と同時に橈・尺屈およびわずかの回旋を許容する**顆状関節**である．
- 伸筋腱や靱帯によって可動性は制限されるため，機能的には蝶番関節に近い．

- MP 関節の掌側板は基節骨に付着する．掌側板の遠位部は線維軟骨で，中手骨につく近位部は膜状である．
- MP 関節の側副靱帯は伸展位で弛緩し，屈曲位で緊張する．
- 手指の締まりの肢位は完全屈曲位であり，休みの肢位は軽度屈曲位である．母指の締まりの肢位は完全対立位であり，休みの肢位は軽度屈曲位である．

c. 近位指節間関節 proximal interphalangeal joint（PIP 関節）

- 基節骨と中節骨で構成される**蝶番関節**である．基節骨関節面は半球状の 2 個の凸面からなる骨頭を形成し，中節骨関節面は基節骨頭よりも大きな曲率の凹面をなす．
- 橈・尺屈はほとんど不可能である．
- PIP 関節の側副靱帯は四角形で関節を両側から保護している．側副靱帯は屈曲，伸展いずれの肢位においても緊張している．
- 両側の側副靱帯と掌側板により関節の安定性は保たれている．
- 締まりの肢位は完全伸展位であり，休みの肢位は軽度屈曲位である．

d. 遠位指節間関節 distal interphalangeal joint（DIP 関節）

- PIP 関節と同様の**蝶番関節**である．
- DIP 関節の側副靱帯は PIP 関節と同じ組織構造である．
- 締まりの肢位は完全伸展位であり，休みの肢位は軽度屈曲位である．

B 骨運動学

1 手関節の運動

手関節の運動は **2 軸性**で，掌屈（屈曲）と背屈（伸展），橈屈（外転）と尺屈（内転），それらを総合した**分回し運動** circumduction が可能である．

a. 掌屈，背屈

- 掌屈は約 85°（他動的には 90° 以上）の可動域がある．
- 掌屈では橈骨手根関節が 50°，手根中央関節が 35° 可動し，背屈では逆に橈骨手根関節が 35°，手根中央関節が 50° の可動域がある．
- 掌屈位，背屈位での橈屈や尺屈は，靱帯の緊張で制限される．

b. 橈屈，尺屈

- 橈屈の可動域は 25° で，そのうちの 50% は橈骨手根関節が可動している．尺屈は 55° で，そのうちの 60% は橈骨手根関節が可動している．
- 橈屈は橈骨茎状突起と舟状骨がぶつかることで骨性に可動域が制限される．回内位よりも回外位のほうが橈屈の可動域は大きい．
- 橈屈運動時には遠位列は中手骨とともに橈側に移動するが，近位列は逆に尺側に移動する．それと同時に近位列の介在部分と呼ばれる 3 つの手根骨（舟状骨，月状骨，三角骨）は掌側へ回転する．そして，手の尺屈運動では近位列の手根骨は橈側に移動し，背側へ回転する．

2 手指の運動

a. 手根中手関節（CM関節）
- 第2〜5指のCM関節は，関節構造としては**鞍関節**であるが骨運動はほとんど生じない．
- 母指のCM関節は，示指のCM関節に対して外転40°，屈曲50°，回内80°を示す．
- 母指の対立運動は関節の運動軸に沿ったものであり，基節骨-第1中手骨-大菱形骨-舟状骨の各関節が連動して起こる．
- 大菱形骨中枢部を頂点として，母指は円錐を描くような**分回し運動**ができる．
- 母指のCM関節は，他の指に対して対立位を保つ．母指が対立運動をすることにより，他の指と共同して物を握る，つまむ，つかむなどの動作が可能となる．

b. 中手指節関節（MP関節）
- 第2〜5指のMP関節は**顆状関節**であるが，機能的には蝶番関節と類似している．
- 屈曲は90°である．伸展は自動的にはわずかであるが，他動的には45°まで可能である．
- 外転運動は，第2，4指は45°，第5指は50°である．
- 母指のMP関節の屈曲は60°，伸展は10°の可動域がある．内転や外転はできない．

c. 指節間関節 interphalangeal joint（IP関節）
- 指節間関節は近位部が凸面，遠位部が凹面の**蝶番関節**である．
- 関節面の形態や側副靱帯により屈曲-伸展以外の運動は生じない．
- 第2〜5指の屈曲はPIP関節で100°，DIP関節では80°である．
- 母指のIP関節では屈曲が80°，伸展は10°の可動域がある．
- 指の可動域は個人差が大きく，とくに他動的な伸展運動では過伸展が起こることもある．

d. 手指の内転・外転運動
- 指の内転・外転運動は中指の中央線を基準とし，その中央線より離れる運動を外転運動，その中央線に近づく運動を内転運動という．そのため，中指は橈側への運動も尺側への運動も中央線から離れることになるので，いずれも外転運動となる．
- 指の内転・外転運動はMP関節において行われる．

column

母指の内転運動は母指内転筋によって行われ，外転運動は長・短母指外転筋によって行われる．
　手指の内転運動は掌側骨間筋により行われ，外転運動は背側骨間筋によって行われる．ただし，小指の外転運動に関しては小指外転筋によって行われる．

C 関節運動学

1 手関節

a. 掌屈，背屈
- 掌屈や背屈は橈骨手根関節と手根中央関節で行われる．

①橈骨手根関節
- 掌屈位からの背屈運動では，中間位まで月状骨と舟状骨は橈骨の手根関節面に対し，凸の法則に従い下方へ滑る．

②手根中央関節
- 掌屈位からの背屈運動では，中間位まで有頭骨と有鈎骨は近位列の手根骨に対して，凸の法則に従い下方へ滑る．
- 中間位からの背屈運動では，舟状骨と遠位列の手根骨との間は，締まりの肢位 closed packed position になり，全体が三角骨と月状骨に対し，凸の法則に従い下方へ滑る．
- 大菱形骨と小菱形骨は背屈時に舟状骨に対して，凹の法則に従いわずかに上方へ滑る．
- 掌屈運動ではこれらの逆運動が生じる．

b. 橈屈，尺屈
- 橈屈や尺屈は橈骨手根関節の運動を主体として生じる．

①橈骨手根関節
- 橈屈運動に伴い，舟状骨と月状骨が橈骨の手根関節面に対して凸の法則に従って尺側に滑る．舟状骨は橈骨茎状突起に接触するように移動する．
- 三角骨は関節円板から引き離されるように遠位に移動する．
- 尺屈運動では逆の運動が生じる．

②手根中央関節
- 橈屈運動時は，手根骨全体が有頭骨を中心にして尺側方向へ回旋するように滑る．
- 尺屈運動時は，大菱形骨と小菱形骨が関節間隙を広げながら遠位へ移動する．

2 中手指節関節（MP関節）

a. 屈曲，伸展
- 屈曲時には，基節骨底が中手骨頭の関節面を凹の法則に従い掌側へ滑る．屈曲に伴い各基節骨はわずかに外旋する．
- 伸展時は逆の運動が生じる．

b. 外転，内転
- 外転時には，中手骨頭の関節面を凹の法則に従って，第1, 2基節骨は橈側へ，第4, 5基節骨は尺側へ滑る．外転に伴い第1, 2基節骨は内旋し，第4, 5基節

> **column**
> 背屈運動は橈骨の手根関節面が下方に傾斜しているため，橈骨手根関節の動きは制限され手根中央関節での動きが大きくなる．

骨は外旋する．

3 指節間関節（IP 関節）

a．屈曲，伸展
- 屈曲時に関節窩である各指節骨底が凹の法則に従い関節頭を掌側に滑る．
- 伸展時は逆の運動が生じる．

D　運動に作用する筋

1 手関節の筋・腱

- 最も重要な筋は**長橈側手根伸筋** extensor carpi radialis longus (muscle)，**短橈側手根伸筋** extensor carpi radialis brevis，**尺側手根伸筋** extensor carpi ulnaris，**橈側手根屈筋** flexor carpi radialis，**長掌筋** palmaris longus，**尺側手根屈筋** flexor carpi ulnaris の 6 つである（表 17−1）．
- これらの筋は，**手根骨には停止しない**．ただし，尺側手根屈筋は，いったんは豆状骨に停止するものの筋の力は豆状手靱帯に伝わり，第 5 中手骨底に至る．
- 上記 6 筋による中手骨からの力が靱帯を介して遠位手根骨に伝わり，さらに近位手根骨に伝わって運動が行われる．

2 手内筋（内在筋）

- **手内筋**とは手の中に起始と停止をもつ筋である．
- 手内筋は①**母指球筋** thenar muscles，②**小指球筋** hypothenar muscles，③**虫様筋** lumbricales，④**骨間筋** interossei の 4 つのグループに分かれる（表 17−2）．

a．母指球筋
- **短母指外転筋**（APB），**母指対立筋**（OP），**短母指屈筋**（FPB），**母指内転筋**（AP）の 4 つの筋が属する．
- 母指内転筋には大きな横頭と小さな斜頭があり，その間を尺骨神経深枝と深掌動・静脈弓が通る．**母指内転筋斜頭** oblique head of the adductor pollicis は第 2，3 中手骨基部と周辺の靱帯に起始をもち，母指の内転運動を行い，骨間筋と同じく**尺骨神経**に支配されている．

b．小指球筋
- **短掌筋**（PB），**小指外転筋**（ADM），**小指対立筋**（ODM），**短小指屈筋**（FDMB）の 4 つの筋が属する．

c．虫様筋
- 第 1 〜 4 の 4 つがある．第 1，2 虫様筋は 1 本の深指屈筋腱に起始をもち，**正中神経の支配**を受ける．第 3，4 虫様筋は隣接する 2 本の深指屈筋腱に起始し，**尺骨神経の支配**を受ける．

APB：abductor pollicis brevis
OP：opponens pollicis
FPB：flexor pollicis brevis
AP：adductor pollicis

PB：palmaris brevis
ADM：abductor digiti minimi
ODM：opponens digiti minimi
FDMB：flexor digiti minimi brevis

column
短掌筋は手内筋ではあるが指の運動には関与していない．この筋の主な機能は，尺骨神経や尺骨動脈を保護することである．

表 17-1　手関節の運動に関与する筋

筋名	起始	停止	作用	神経支配（髄節）
長橈側手根伸筋	上腕骨外側上顆遠位	第2中手骨底背側	手関節背屈，橈屈	橈骨神経（C6, 7）
短橈側手根伸筋	上腕骨外側上顆	第3中手骨底	手関節背屈，橈屈	橈骨神経（C5〜8）
尺側手根伸筋	上腕骨頭：上腕骨外側上顆 尺骨頭：尺側上部後面	第5中手骨底	手関節背屈，尺屈	橈骨神経（C6〜8）
橈側手根屈筋	上腕骨内側上顆	第2, 3中手骨底	手関節掌屈，橈屈	正中神経（C6, 7）
長掌筋	上腕骨内側上顆	手掌腱膜	手関節掌屈	正中神経（C7〜Th1）
尺側手根屈筋	上腕骨頭：上腕骨内側上顆 尺骨頭：肘頭後面	豆状骨，第5中手骨底	手関節掌屈，尺屈	尺骨神経（C7〜Th1）

表 17-2　手内筋（内在筋）

筋名		起始	停止	作用	神経支配（髄節）
母指球筋	短母指外転筋	舟状骨	母指基節骨底	母指掌側外転	正中神経（C6, 7）
	母指対立筋	大菱形骨，屈筋支帯	第1中手骨橈側縁	手根中手関節対立	正中神経（C6, 7）
	短母指屈筋	屈筋支帯，大・小菱形骨，有頭骨	母指基節骨底	母指MP屈曲，内転	正中神経（C6, 7） 尺骨神経（C6〜Th1）
	母指内転筋	横頭：第3中手骨底 斜頭：有頭骨，第2, 3中手骨底	両頭合わせて，母指基節骨底	母指内転	尺骨神経（C6〜Th1）
小指球筋	短掌筋	手掌腱膜	掌皮の小指縁	手掌腱膜を緊張	尺骨神経（C7〜Th1）
	小指外転筋	豆状骨，屈筋支帯	第5基節骨底	小指外転	尺骨神経（C7〜Th1）
	小指対立筋	有鈎骨鈎，屈筋支帯	第5中手骨尺側縁	小指を母指のほうへ引く	尺骨神経（C7〜Th1）
	短小指屈筋	有鈎骨鈎，屈筋支帯	第5基節骨底	小指MP屈曲	尺骨神経（C7〜Th1）
虫様筋		各指深指屈筋腱	第2〜5基節骨底橈側面と指背腱膜	第2〜5指MP屈曲，PIP・DIP伸展	第1, 2正中神経（C6, 7） 第3, 4尺骨神経（C8〜Th1）
骨間筋	掌側骨間筋	第2, 4, 5中手骨	第2, 4, 5基節骨底橈側と指背腱膜	第2, 4, 5指MP内転，屈曲，PIP・DIP伸展	尺骨神経（C8〜Th1）
	背側骨間筋	第1〜5中手骨の相対する面	第2指橈側，第3指両側，第4指尺側の基節骨底と指背腱膜	第2, 4指MP外転・屈曲，第3指内・外転，屈曲，第2〜4指PIP・DIP伸展	尺骨神経（C8〜Th1）

d. 骨間筋

- 背側骨間筋と掌側骨間筋に分けられ，**尺骨神経の支配**を受ける．
- **背側骨間筋**は第1〜4の4つがあり，指の外転運動を行う．
- **掌側骨間筋**は第1〜3の3つであるが，母指内転筋の斜頭は掌側骨間筋と類似した点があり，これを加えると4つになる．
- 掌側骨間筋はいずれも手指の内転運動を行う筋である．その起始はそれぞれに対応する1本の中手骨掌側にある．

3 手外筋（外在筋）

- **手外筋**とは，上腕または前腕から起始して指骨に停止する筋で，指の運動に関係する筋である．

表 17-3　手外筋（外在筋）

筋 名	起 始	停 止	作 用	神経支配（髄節）
指伸筋	上腕骨外側上顆	第 2〜5 指中節骨底，末節骨底背側	第 2〜5 指伸展，手関節背屈	橈骨神経（C6〜8）
示指伸筋	尺骨後下部，前腕骨間膜	第 2 指指背腱膜	第 2 指伸展	橈骨神経（C6〜8）
小指伸筋	指伸筋下部から分離	第 5 指指背腱膜	第 5 指伸展	橈骨神経（C6〜8）
浅指屈筋	上腕尺骨頭：内側上顆，尺骨粗面　橈骨頭：橈骨上前部	第 2〜5 指中節骨底	第 2〜5 指 PIP 屈曲	正中神経（C7〜Th1）
深指屈筋	尺骨前面，前腕骨間膜	第 2〜5 指末節骨底	第 2〜5 指 DIP 屈曲	正中神経　尺骨神経（C7〜Th1）
長母指屈筋	橈骨前面，前腕骨間膜	母指末節骨底	母指 IP 屈曲，MP 屈曲	正中神経（C6〜8）
長母指伸筋	尺骨後面，前腕骨間膜	母指末節骨底	母指 IP 伸展，MP 伸展	橈骨神経（C6〜8）
短母指伸筋	前腕骨間膜，橈骨背面	母指基節骨底	母指 MP 伸展，母指外転	橈骨神経（C6〜8）
長母指外転筋	尺骨後面，橈骨後面中 1/3，骨間膜	第 1 中手骨底外側	手関節橈屈，母指外転	橈骨神経（C6〜8）

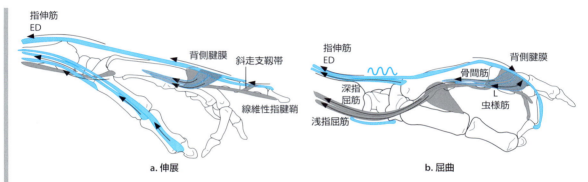

図 17-5　手指の伸展と屈曲
(a) 伸展：指伸筋，虫様筋，掌側骨間筋の腱は指背腱膜を形成し，中央索と 2 本の側索となり，それぞれ中節骨底と末節骨底に停止する．手指の伸展は，指伸筋，虫様筋，骨間筋の力が中央索に伝わり PIP 関節を伸展し，側索に伝わった力によって DIP 関節が伸展する．DIP 関節の伸展には斜支靱帯も関与する．斜支靱帯は PIP 関節伸展時に緊張し DIP 関節を伸展させる．(b) 屈曲：手指を屈曲すると，指背腱膜が末梢方向へ移動し，基節骨背面を覆うので MP 関節の屈曲を行いやすくする．深指屈筋が DIP 関節の屈曲運動する際，指腱鞘を介することによって PIP 関節や MP 関節の屈曲運動にも関与する．また，指を強く屈曲する場合，手関節が屈曲しないように手根伸筋群が固定作用として働く．

- 手外筋には手指の伸展，屈曲，内転，外転，母指の運動に関与する筋がある（**表 17-3**）．

a. 手指の伸展

- 前腕の伸展筋は，各指の伸展を行う**指伸筋** extensor digitorum，示指の**示指伸筋** extensor indicis，小指の**小指伸筋** extensor digiti minimi である．4 本の総指伸筋腱は，手背部で腱間結合により横に連結されている（**図 17-5**）．
- 指伸筋は MP，PIP，DIP の 3 関節すべてを伸展させる．
- 示指伸筋腱と小指伸筋腱は，それぞれ指に向かう総指伸筋腱の尺側にあり，腱間結合がない．示指と小指は固有の伸筋が作用するため単独に伸展が可能であるが，第 3，4 指は単独の伸展運動は不完全である．
- MP 関節を屈曲位に保持すれば指伸筋によって PIP・DIP 関節を伸展させること

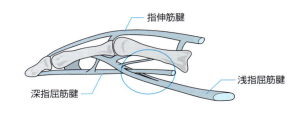

図17-6 手指筋群の構造
浅指屈筋の腱裂孔を深指屈筋が通過している（円で囲まれた部分）．

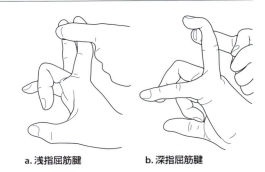

図17-7 浅指屈筋と深指屈筋の個別検査
浅指屈筋，深指屈筋ともに手指の屈曲運動に関与する．したがって浅指屈筋と深指屈筋の機能を個別に検査する場合，浅指屈筋は検査する指以外の指の動きを抑えた状態で指の屈曲を行う．深指屈筋では，検査する指の中節骨部の指腹を抑えた状態で指の屈曲を行う．

> **column**
> 第2～5指の伸展運動は，複数の筋腱とこれを支持，固定する複数の補助組織が複雑に形成される特殊な指伸筋腱機構 extensor mechanism の働きで行われる．関与する筋腱の線維が指背の皮下で交差して形成する薄い腱膜を指背腱膜という．

ができる．しかしMP関節を背側に押して強い伸展位に保持した場合には指伸筋は働くことができず，PIP・DIP関節の伸展運動は骨間筋と虫様筋によってのみ可能となる．

b. 手指の屈曲

- 手指の屈筋群は**浅指屈筋** flexor digitorum superficialis と**深指屈筋** flexor digitorum profundus である．両筋とも前腕中央部で4腱に分離して手根管を通過する．
- 浅指屈筋は基節骨の掌側面で2分し深指屈筋腱を通す腱裂孔をつくり，再び結合して中節骨底につく．深指屈筋は末節骨底に終わる（図17-6）．
- 2つの筋の機能を個別に確認するには，図17-7のように検査する．

> **column**
> 浅指屈筋と深指屈筋はどちらの筋も1つの筋腹から4腱に分かれるが，各腱に作用する筋線維は機能的に分離しているので，4指全体の屈曲や1指ずつの独立した屈曲も可能である．

c. 母指の運動

- 関与する筋は，**長母指屈筋** flexor pollicis longus，**長母指伸筋** extensor pollicis longus，**短母指伸筋** extensor pollicis brevis，**長母指外転筋** abductor pollicis longus である．
- 長母指屈筋は，母指指節間関節を屈曲する．手根管内橈側を走り，短母指屈筋腱の浅頭と深頭の間を通る．
- 長母指伸筋は独立した筋腹をもち，その筋腹は総指伸筋より深層に位置する．
- 短母指伸筋は総指伸筋の深層から出現し，長・短橈側手根伸筋の表層を長母指外転筋を随伴して斜めに通過している．
- 長母指外転筋は第1中手骨を橈側に外転するが，手関節部を通過しているので短母指伸筋とともに手関節を橈屈する作用をもっている．

E　腱　鞘

- **腱鞘** tendon sheath とは，腱の滑走を円滑にする機構のことであり，**靱帯性腱鞘** ligamentous sheath と **滑膜性腱鞘** synovial sheath の 2 種類がある．
- 靱帯性腱鞘は手指の屈筋腱周囲にだけ認められる線維性組織で，筋が短縮して指が屈曲したとき，腱が指骨から浮き上がる現象 bowstring を抑制する．
- 滑膜性腱鞘は腱を取り巻く 2 層の滑膜からなり，閉鎖腔を形成する．腔は滑液で満たされ，腱の滑走を容易にしている．
- 掌側には**屈筋支帯** flexor retinaculum と**総指屈筋腱腱鞘**，**長母指屈筋腱腱鞘**，**指腱鞘**の 3 つがある（図 17-5 参照）．
- 背側では**伸筋支帯** extensor retinaculum と橈骨および尺骨の背面との間に伸筋腱を通す 6 区画に区分された線維性のトンネルがある．母指側から，①**長母指外転筋**，**短母指伸筋**，②**長・短橈側手根伸筋**，③**長母指伸筋**，④**指伸筋**，**示指伸筋**，⑤**小指伸筋**，⑥**尺側手根伸筋**の腱が通り，各腱はそれぞれ滑膜性腱鞘に包まれている．

学習到達度 自己評価問題

1. 指伸展機構（PIP・DIP 関節が過伸展しない理由も含む）について説明しなさい．
2. 手関節の動きに伴った手根骨の動きについて説明しなさい．
3. 手関節の掌屈と背屈時の橈骨手根関節と手根中央関節の可動域の割合が異なる理由について説明しなさい．
4. 母指の内転運動と対立運動の違い（作用している筋も含む）について説明しなさい．
5. 腱鞘の役割について説明しなさい．

18. 手根・手の運動障害

● 一般目標
- 疾患によって起こる手，手指関節の機能障害（impairment）とそれに起因する運動障害を理解する．

● 行動目標
1. 手の疾患による機能障害を説明できる．
2. 機能障害と手，手指関節可動域（ROM）の障害を関連づけて説明できる．
3. 機能障害と手，手指関節周囲筋力の低下を関連づけて説明できる．

● 調べておこう
1. 手の疾患について調べよう．
2. 手指の変形について調べよう．
3. 末梢神経損傷により生じる手の変形について調べよう．

A 病態運動学

1 疾患による機能障害

a．手のアーチの崩れ
- 手のアーチは，力の伝達を担う土台として必要な構造であり，骨は靱帯により強固に連結している．骨折や靱帯損傷などにより，アーチは崩れ，固定部分の障害だけでなく，可動部分の運動性にも影響を与える（表18-1）．

b．手指筋力のアンバランスと手の変形
- 複雑な手指の運動は，多関節筋の協調的な運動により行われるため，筋力のアンバランスは手，手指関節の関節可動域（ROM）制限や変形を引き起こす（図18-1）．
- 関節の機能障害は隣接関節の過剰な代償運動を引き起こし，関節支持機構の機能低下により脱臼，変形をきたす．

①手内在筋の優位（イントリンシックプラス）と劣位（イントリンシックマイナス）
- 手の内在筋が指伸筋などに対して働くと**内在筋優位** intrinsic plus hand と呼ばれ，中手指節関節（MP関節）屈曲位，近位指節間関節（PIP関節）・遠位指節

A 病態運動学　217

表 18-1　手のアーチの崩れによる機能障害

近位横のアーチ	関節リウマチやコーレス骨折*などにより，遠位手根骨により形成されるアーチが崩れ，**手根管症候群****を引き起こす．
遠位横のアーチ	内在筋の損傷や萎縮により，手が扁平化し，**対立機能が低下**する．
縦のアーチ	第 2, 3 指列により形成されるが，手指屈筋，伸筋の緊張のアンバランスにより，アーチは低下し，**鷲手変形**を引き起こす．

* コーレス骨折：橈骨遠位端骨折により，下骨片が背側に転位する．
** 手根管症候群：手根管の狭窄により，正中神経麻痺を生じる．

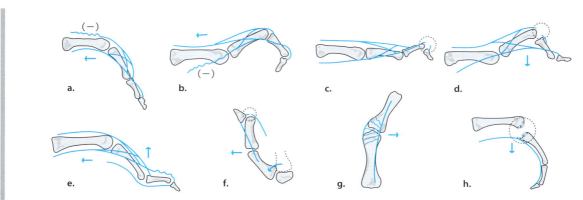

図 18-1　手指の変形
(a) 内在筋優位，(b) 内在筋劣位，(c) 槌指，(d) ボタン穴変形，(e) スワンネック変形，(f) 母指の Z 変形，(g) 尺側偏位，(h) MP 関節掌側亜脱臼．

間関節（DIP 関節）伸展位が優位となる（**図 18-1a**）．
- 劣位であると，**内在筋劣位** intrinsic minus hand となり MP 関節過伸展位，PIP・DIP 関節屈曲位となる（**図 18-1b**）．

②**槌指** mallet finger
- 指伸筋腱の末節骨基底部付着部での断裂や剝離骨折などによって，PIP 関節伸展位，DIP 関節屈曲位となる（**図 18-1c**）．

③**ボタン穴変形** boutonniere deformity
- 指伸筋腱の中央索 central slip が中節骨基底部付着部で断裂し，側索 lateral band が掌側まで脱転すると，PIP 関節は屈曲，DIP 関節は過伸展位となる（**図 18-1d**）．

④**スワンネック変形** swan-neck deformity
- 手内在筋の拘縮や過緊張，MP 関節の屈曲拘縮，PIP 関節の関節不安定などにより生じる（**図 18-1e**）．
- PIP 関節の掌側板弱化により，関節が不安定となり，内在筋の優位により PIP 関節が過伸展し，側索が背側に牽引されることにより過伸展が増悪する．
- PIP 関節の過伸展により，深指屈筋腱が巻き上げられ，DIP 関節が屈曲する．

⑤**母指の Z 変形** Z deformity
- 関節リウマチなどにより手根中手関節（CM 関節）靱帯が弱化，断裂し，中手骨が脱臼する（**図 18-1f**）．
- MP 関節の関節炎が進み，関節包・靱帯の弱化，長・短母指屈筋の断裂，伸筋

表 18-2　手関節可動性の制限因子

掌屈制限	手・手指関節の伸筋，背側関節包，背側橈骨手根靱帯の緊張・短縮
背屈制限	手・手指関節の屈筋，掌側関節包，掌側橈骨手根靱帯の緊張・短縮
橈屈制限	尺側側副靱帯，尺側部の関節包の緊張・短縮
尺屈制限	橈側側副靱帯，橈側部の関節包の緊張・短縮

腱機構の脱臼・転位により MP 関節屈曲，IP 関節過伸展となる．

⑥尺側偏位
- 関節炎により，MP 関節背側関節包と指伸筋腱を支持している矢状索が弛緩し，指伸筋腱が中手骨頭から尺側に偏位する（図 18-1g）．
- MP 関節には尺側方向へのモーメントが生じ，手指は尺側へ傾く．
- 伸筋腱が MP 関節の屈伸回転中心より掌側に転位すると，MP 関節の屈曲に作用し，MP 関節の屈曲拘縮を生じる．

⑦MP 関節の掌側亜脱臼
- 関節リウマチなどの場合，指屈曲により屈筋が弓の弦 bowstring となり，滑車を掌側に牽引する（図 18-1h）．
- 持続的な力により側副靱帯が断裂すると，基節骨が MP 関節で掌側に脱臼する．

⑧手関節の掌側亜脱臼
- 橈骨遠位端関節面は尺側，掌側に傾斜（約 15°）しているため，関節炎に伴い手関節の尺屈，掌屈が進む．
- 下橈尺関節も破壊され，尺骨遠位端が背側へ亜脱臼し，指伸筋腱と機械的摩擦を生じ，腱断裂を引き起こす．

2 関節可動域（ROM）障害があるときの運動

a. 手関節
- 手関節の運動制限は，構成要素である骨のアライメント不良，関節包，靱帯の短縮，筋の短縮などにより生じる（表 18-2）．
- 靱帯損傷により，手根骨間の安定性が低下し，正常な運動が障害され，手関節部痛や握力低下などが生じる．

column
手根不安定症 carpal instability の見方

手をついて転倒した場合などに，手根骨の骨折や脱臼，靱帯損傷（舟状月状骨靱帯損傷*）により手根骨に不安定性を生じる．不安定性については，隣接する手根骨を別々に把持し，掌・背側方向への異常可動性を検査する．

*舟状月状骨靱帯損傷
外傷性の手根不安定症において最も多く，舟状月状骨間の解離により近位手根列の背屈変形が起こる．

b. 手根中手関節（CM 関節）
- 母指の CM 関節：関節包はゆるく，大きな可動性を有し，対立運動などの運動の基点となるため，母指の過度の使用により，靱帯・関節包を伸張し，関節の不安定性を高め，変形性関節症を生じやすい（表 18-3）．
- 第 2，3 中手骨の CM 関節：縦のアーチを形成し，靱帯はとくに強固であり，

表 18-3 母指 CM 関節可動性の制限因子

母指外転制限	指間のみずかき部分，尺側側副靱帯，前斜靱帯，掌側関節包，母指内転筋の緊張・短縮
母指内転制限	外側部関節包，長・短母指外転筋の緊張・短縮
母指対立制限	母指・小指球の接触，橈側側副靱帯，背側部関節包，母指伸筋の緊張・短縮

表 18-4 MP 関節可動性の制限因子

屈曲制限	側副靱帯，背側関節包，指伸筋（短母指伸筋）の緊張・短縮
伸展制限	掌側板の癒着瘢痕，掌側関節包，骨間筋，虫様筋，指屈筋の緊張・短縮
外転・内転制限	側副靱帯（とくに**屈曲位**），指間のみずかき部分の緊張・短縮

ほとんど可動性がないため，**異常可動性**を生じることは少ない．
- 第 4，5 中手骨の CM 関節：平坦な関節であり，しっかり物を握るときなどにわずかな運動が観察できる．握り動作が困難になる場合には，CM 関節よりも可動性を有している有鉤骨と三角骨との間の手根中央関節の可動性の低下が原因になることが多い．

c. 中手指節関節（MP 関節）
- MP 関節の掌側板は IP 関節の掌側板に比べ制動性は高くない．骨間筋，虫様筋，指屈筋の緊張・短縮が主な運動の制限因子となる（**表 18-4**）．
- MP 関節の屈曲は，背側の関節包がゆるいため可動性が大きく，指伸筋の緊張・短縮が主な運動の制限因子となる．
- 中手骨頭の関節面は掌側方向に長いため，屈曲約 60 ～ 70°で MP 関節の側副靱帯が緊張し，外転・内転運動が制限される．側副靱帯の損傷により屈曲位において外転・内転方向への動揺が生じる．
- 母指 MP 関節は他指と異なり，靱帯などによる制限が強く，内転・外転運動はほとんど行えない．
- つまみ動作では，MP 関節にかかる外転・内転の運動トルクは CM 関節に伝達されるため，負荷がかかる CM 関節には障害が多い．

d. 指節間関節（IP 関節）
- 球状の中手骨頭に対し，指節骨頭は 2 つの顆部をもち，骨底部の 2 つの浅い凹みと接するために関節適合性がよく，関節のどの位置においても側副靱帯が緊張しているため，関節安定性が低下することは少ない（**表 18-5，図 18-2**）．

column

IP 関節 ROM 制限の鑑別テスト
①手の内在筋（虫様筋，骨間筋）の短縮テスト
　MP 関節屈曲位で内在筋（骨間筋，虫様筋）を弛緩させると，PIP 関節を屈曲できるが，MP 関節伸展位では PIP 関節を屈曲できない場合には，内在筋の短縮がある．
②支靱帯テスト retinacular test
　PIP 関節屈曲位で支靱帯を弛緩させると，DIP 関節を屈曲できるが，MP・PIP 関節中間位では，DIP 関節屈曲が不可能な場合には，支靱帯の拘縮，短縮と考えられる．

表 18-5　IP 関節可動性の制限因子

屈曲制限	背側部の関節包，側副靱帯，指伸筋の緊張・短縮，内在筋の緊張・短縮（PIP 関節）
伸展制限	掌側板の癒着瘢痕，掌側部関節包，指屈筋の緊張・短縮，支靱帯の短縮（DIP 関節）

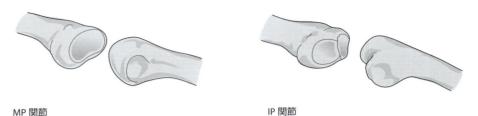

図 18-2　関節形状の違い

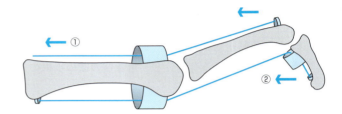

図 18-3　テノデーシスアクション
①の腱を引っ張ることにより，近位関節は背側に動く．②の腱は背側に巻き上げられ，遠位関節は掌側に動く．

- 突き指などで外力が加わった場合，靱帯損傷だけでなく剥離骨折も合併する場合がある．

3 筋力低下があるときの運動

- 手関節の伸筋の筋力低下により握力の低下をきたすことがある．テノデーシスアクション*tenodesis action により，背屈位での握力は強く，掌屈位では弱くなる（図 18-3）．
- 手指の伸展運動を総指伸筋だけで行うと，テノデーシスアクションにより，MP 関節過伸展，PIP・DIP 関節屈曲位になる．手指の伸展には虫様筋，骨間筋の補助が必要であり，虫様筋，骨間筋の筋力低下により手指の伸展筋力が低下する．
- 手・手指関節が複雑な動きをする際には，多くの細い腱が骨を牽引して動かすため，過用により，腱鞘炎を引き起こすことが多い．外在筋の手指屈筋のための滑車の役割をする腱鞘が摩耗などにより断裂すると，屈筋腱に対する滑車の機能が消失し，筋力が低下する．

*テノデーシスアクション
手関節の背屈位保持により手指屈筋（浅指屈筋，深指屈筋）が伸張肢位にて保持され，張力を増す．

column

腱鞘炎とは

腱鞘の内壁は滑膜で，内腔には滑液が存在し，腱の栄養と腱の滑走を行っている．繰り返しの過剰な腱の滑走などによる摩擦刺激により腱鞘に炎症を生じる．
①ドゥ・ケルヴァン病 de Quervain disease：長母指外転筋腱と短母指伸筋腱の狭窄性腱鞘炎
②尺側手根伸筋腱鞘炎：尺骨遠位端の背側亜脱臼や不安定による尺側手根伸筋腱の腱鞘炎

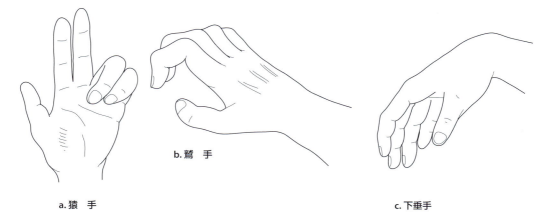

図 18-4 末梢神経損傷と手の変形

- 手には狭い空間に多くの組織が密集しているため，神経が圧迫されると支配筋が麻痺し，筋力低下により変形が生じる．

a．正中神経障害
- 正中神経は手根管を通過しており，**手根管症候群**などにより正中神経障害を生じる．
- 支配筋である母指球筋が麻痺し，他指との対立ができなくなる．また，浅指屈筋，深指屈筋の麻痺により，母指，示指，中指の屈曲ができなくなる．
- 母指球筋の萎縮から 5 本の指が並列となる**猿手**を生じる（図 18-4a）．
- 手関節の屈曲は手根管の内圧を上げるため，手関節はできるだけ中間位で保持する．

b．尺骨神経障害
- 尺骨神経障害は，尺骨神経が肘内側の肘部管で絞扼される**肘部管症候群**＊の頻度が高いが，尺骨神経が手根部掌側の尺骨神経管（ギヨン Guyon 管）で絞扼される**尺骨神経管症候群**もある（図 18-5）．
- 支配筋である骨間筋や虫様筋，小指球筋のほとんどが麻痺し，第 2〜5 指の内転・外転が不全となり，MP 関節が過伸展，PIP・DIP 関節が屈曲優位となる**鷲手**を生じる（図 18-4b）．
- 尺骨神経障害の場合，**フロマン徴候** Froment sign（母指の内転が弱くなると握力が低下するため，母指と示指の間に紙切れを入れ引き抜こうと引っ張ったときに長母指屈筋で代償しようとして母指の IP 関節を屈曲させる現象）が出現する（図 18-6）．

c．橈骨神経障害
- 上腕骨骨折や橈骨神経溝での圧迫などにより橈骨神経が障害されると手指，手関節伸展筋に麻痺が生じ，手関節が下垂する**下垂手**が生じる（図 18-4c）．手内在筋の麻痺はないので手指の運動の障害はない．

＊**肘部管症候群**
上腕骨尺骨神経溝での尺骨神経の絞扼性神経障害．

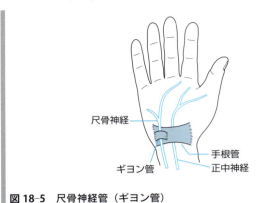

図 18-5 尺骨神経管（ギヨン管）

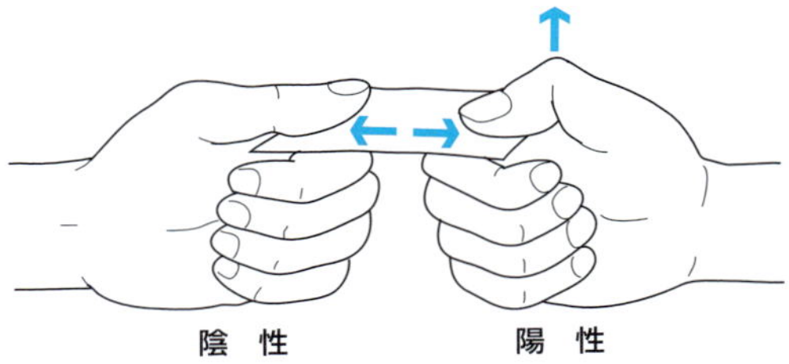

図 18-6 フロマン徴候

B 観察と触診

1 観察するときの注意点

ADL：activities of daily living

- 日常生活活動（ADL）において，肩，肘関節，前腕の運動機能が手の運動に影響を与える．手の損傷であっても，麻痺側肢全体を診ることを忘れてはならない．

a. 皮膚の観察

①皮膚の色調

- 圧迫や挫滅により血行が遮断され，阻血が長く続くと組織は壊死に陥る．筋は壊死に陥る前に膨化するため，動脈系の毛細管が圧迫され，さらに阻血が進む．
- 前腕部などでは**コンパートメント症候群***compartment syndrome を生じやすく，深筋膜に囲まれている手屈筋，骨間筋などが障害されやすい．

*コンパートメント症候群
筋区画内で内圧が上昇し，筋・神経の循環障害が生じる．

> **column**
>
> **フォルクマン拘縮 Volkmann contracture**
>
> 上腕骨顆上骨折，両前腕骨骨折，前腕の挫滅損傷などによる血行障害の結果，神経麻痺と筋肉壊死を起こし廃用手にいたる．前腕の手屈筋群の場合は，正中・尺骨神経が麻痺するため，手関節，MP 関節は伸展し，IP 関節は屈曲する．壊死に陥った骨間筋，虫様筋が瘢痕を生じると手指，手関節の屈曲拘縮，いわゆる鷲手様の変形となる（図 18-7）．

②浮腫，腫脹

- 浮腫があれば，薄く可動性に富む手背部へ波及し，手背部の皮膚が緊張するため，安静時の皮膚のしわや運動時の皮膚の伸張性について観察する．
- 関節周囲の腫脹についても観察する．手掌部の皮膚は皮下の筋膜により手掌皮線の場所で固定されている．手掌皮線の位置，深さについても観察する．

③創

- 部位と損傷程度，状況（感染があれば色調の変化や膿がみられることがある．

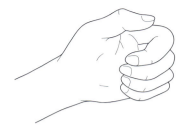
図 18-7　フォルクマン拘縮

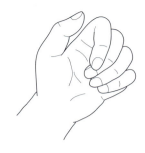
図 18-8　重なり指

瘢痕やケロイドは ROM 制限を生じる）を観察しておく．また，深部にある組織（神経，血管，筋，腱）の損傷についても観察することが大切である．

④ 知覚
- 手が巧緻動作を行えるのは，手指の感覚受容器からのフィードバック機構が働いているためである．痛みやしびれといった異常感覚や知覚機能の低下により，手の運動機能は低下する．

b．手の肢位の観察
- 安静時の手の肢位は，MP・IP 関節軽度屈曲位である．屈筋腱の損傷があれば，伸展する．アーチの状態，変形の有無について観察する．
- 手指をそろえ屈曲すると，母指を除く 4 本の指は舟状骨結節へ向かう．骨折による骨の回旋変形，骨間筋の弱化，拘縮などがあると，拳をつくるときに指が重なることがあり，これを**重なり指** overlapping finger と呼ぶ（図 18-8）．

c．X 線画像による観察
- 骨折や靱帯損傷などによる骨の形態，**アライメント不整**の有無について観察する．

d．筋の観察
- 安楽な肢位にて，筋萎縮がないか左右の比較観察をする．
- 筋収縮時には筋腹の観察だけでなく，腱の動きについても観察する．
- 内在筋（手内筋）だけでなく外在筋（手外筋）の観察も必要である．よって，臨床において手，手指を検査・測定する場合には前腕部を露出させて観察する．

2 触ったり介助するときの注意点

a．皮　膚
- 浮腫，血腫が手背に貯留し，内圧が上昇すると，伸筋腱や手背の皮膚は緊張して MP 関節は過伸展する．これにより，屈筋腱が緊張し IP 関節が屈曲する鷲手（鉤爪）様の変形を生じる．
- 早期より浮腫の軽減に努め，手を固定する場合は，MP 関節を屈曲，IP 関節を伸展位の機能的肢位にて行う．浮腫に対する治療として逆行性マッサージが適応になる．

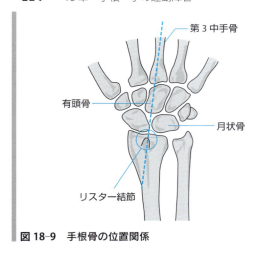

図18-9 手根骨の位置関係

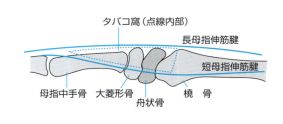

図18-10 タバコ窩周辺組織の位置関係（橈側面）

b. 骨

- 手根骨を触診する場合，有頭骨，月状骨が触診しやすいので，これらを中心に他の骨を触診するとよい．**橈骨結節（リスター Lister 結節）** と第3中手骨の間に，有頭骨と月状骨が位置する（図18-9）．
- **タバコ窩**は長母指伸筋腱と短母指伸筋腱により構成され，母指の伸展により凹みが明らかになる．タバコ窩の底部には舟状骨があり，圧痛を認める場合は骨折を疑う（図18-10）．

c. 関 節

- 外傷が原因で関節拘縮を起こす場合，関節包，靱帯，筋，腱膜，筋膜などの瘢痕，癒着が原因である場合が多い．隣接関節を他動的に動かすことにより関節拘縮の状態に変化があるかを観察する．
- 術後早期より副子（スプリント）などを用い，良肢位に保持する．
- 腱縫合術後などでは組織が癒着し，瘢痕形成により手や手指に拘縮をきたしやすい．**再断裂に注意**し，自動運動による組織の滑動を行い，癒着，瘢痕を防止する．
- 手の運動遂行に必要な可動部分を支持する固定部分の異常可動性（不安定性）についても評価する必要がある．

column

PIP関節の屈曲拘縮の見方

浅指屈筋の瘢痕や腱の癒着がある場合，他動的にMP関節を伸展すると屈筋腱が引き伸ばされ，PIP関節の伸展制限は強くなる．MP関節を屈曲すると筋，腱の緊張がゆるみPIP関節の伸展は容易になる．

d. 筋

- 外在筋は肘の肢位，前腕の肢位により筋長が変化し，内在筋は，手根，手指関節の位置関係により筋長が変化するため，筋力測定の際には上肢の肢位に注意が必要である．

- 個別の筋力や各筋のバランスの評価だけではなく，筋を支配している神経機能の検査も忘れてはならない．
- 脳血管発作（CVA）などの場合，機能的肢位に保持することが多いが，筋緊張が亢進している場合には，軽い伸展位で持続的に伸張し，筋緊張を抑制する．

CVA：cerebrovascular accident

e．知　覚
- 反射性交感神経性ジストロフィー*（RSD）の場合，運動は痛みのない範囲でゆっくり愛護的に行うように注意する．

*反射性交感神経性ジストロフィー
外傷後の激しい疼痛を主症状（4主徴：疼痛，腫脹，拘縮，皮膚色調変化）とする．

RSD：reflex sympathetic dystrophy

C　エビデンス

- 24種類の日常生活活動を行うために必要な健常人の手の運動範囲は，最大運動範囲の70％（伸展・屈曲各40°，尺屈30°，橈屈10°）であった．
- 11種類の日常生活動作における機能的な屈曲肢位は，中手指節関節61°，近位指節間関節60°，遠位指節間関節39°が平均であった．母指では利用可能な屈曲のわずか32％を使用し，中手指節関節で平均21°，指節間関節で18°であった．

学習到達度　自己評価問題

1. 手，手指に生じる変形について説明しなさい．
2. 手・手指関節に生じるROM障害について説明しなさい．
3. 手，手指に生じる筋力低下について説明しなさい．
4. 手，手指を観察する場合の注意点について説明しなさい．
5. 手，手指を触ったり介助するときの注意点について説明しなさい．

19. 骨盤・股関節の運動

● 一般目標
■ 骨盤・股関節の運動学的特徴を理解する.

● 行動目標
1. 骨盤・股関節の構造を，機能解剖学的に説明できる.
2. 骨盤・股関節の筋と関節の相互的な作用について説明できる.
3. 股関節合力について説明できる.

● 調べておこう
1. 歩行，立ち上がり時の仙腸関節の動きを調べよう.
2. トレンデレンブルク徴候と，その原因について調べよう.
3. 股関節屈曲拘縮が，腰仙部，骨盤・股関節に及ぼす影響について調べよう.

A 機能解剖

1 骨盤環

- **骨盤** pelvis は，下肢と体幹の間にあり，その連結と運動，体幹の支持に重要な役割を果たす.
- 骨盤は腸骨，恥骨，坐骨からなる**寛骨**が，前方では恥骨結合，後方では仙骨を挟む左右の仙腸関節により**骨盤環**を形成する（**図 19-1**）.
- 寛骨は側方で，股関節の深い半球状の関節窩をなす**寛骨臼**をつくる.
- **腸骨**は，寛骨の上半分を占め，腸骨翼を形成する．腸骨翼の内部は，前方に大きくなめらかな腸骨窩，後方に耳状面，腸骨粗面がある．最も前方に，上前腸骨棘がある．そこから後方に向かって上縁は，腸骨稜となり，後端には上後腸骨棘が突出している.
- **坐骨**は，閉鎖孔を後方と下方から囲み，その後縁で大坐骨切痕のすぐ下には坐骨棘，後下方に坐骨結節がある.
- **閉鎖孔**の下部は，坐骨枝といわれ，恥骨下枝と連結する.
- **恥骨**は，内側部の恥骨体，恥骨体から寛骨臼の前壁に伸びる恥骨上枝，坐骨枝

A 機能解剖 227

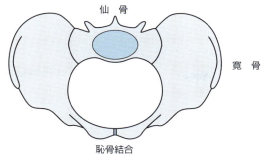

図 19-1 仙骨と寛骨からなる骨盤環

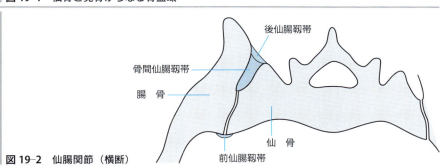

図 19-2 仙腸関節（横断）

と連結する恥骨下枝からなる．
- 両側の恥骨体内側端は，線維軟骨性の恥骨結合をつくる．
- 恥骨上枝の前方には，鼠径靱帯の付着する恥骨結節がある．

2 腰仙部

- **仙骨**は，5つの仙椎が融合してできた大きな三角形の骨であり，上面で第5腰椎（L5）と，両側で腸骨と関節を形成し，脊柱にかかる荷重を骨盤に伝える役割をもつ．
- 仙骨上面の仙骨底は，立位時に前方へ約40°傾斜しており，第5腰椎との椎体間および椎間関節（L5-S1）には大きな前方剪断力が常に生じることとなる．
- L5-S1 の椎間関節，前縦靱帯と腸腰靱帯が前後方向への安定性を与えている．
- L5-S1 の椎間関節面は，前額面に近い角度をもつことで前後方向へ骨性の安定性を与えているが，その関節面には過度の負荷を負うことになる．

3 仙腸関節 sacroiliac joint（SI 関節）

- **仙腸関節**は半関節であり，仙骨と腸骨を凹凸のある耳状面でつなぐ滑膜関節で，体幹の重量を受け，骨盤へ伝える（図 19-2）．
- 仙腸関節の関節包は靱帯により強化されており，仙骨と腸骨を結ぶ靱帯，仙骨と坐骨を結ぶ靱帯により強固に固定されている（図 19-3）．
- **骨間仙腸靱帯**は，仙骨と腸骨の間を埋める強力な靱帯で，仙骨の下方への動きを制限する．
- **前仙腸靱帯**は関節包の前面にある扁平な靱帯，**後仙腸靱帯**は，骨間仙腸靱帯の

column

骨盤には性差が認められる．その理由は，女性は分娩に適応するため，男性は大きな体を支え，強い筋力を発揮するためである．女性の骨盤は男性に比べ脆弱で，外方に広く，浅い．また，骨盤下口は広く，閉鎖孔は小さい．

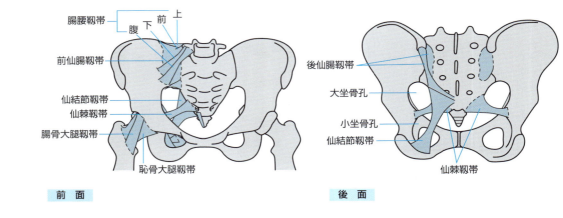

図19-3 仙骨と寛骨を結ぶ靱帯

後ろにある強力な靱帯である．
- 仙結節靱帯，仙棘靱帯は，仙骨と坐骨を結ぶ靱帯であり，大坐骨孔と小坐骨孔を形成する．

4 恥骨結合 symphysis pubius

- **恥骨結合**は，線維軟骨性の関節円板と靱帯によって結合する線維軟骨結合である．その結合力は，仙腸関節をテコの支点として後方の仙腸靱帯の張力と釣り合い，骨盤環を形づくる．そのため，可動性はごくわずかであり，その離開により骨盤環の破綻が生じる．
- 体重に対する床反力は，大腿骨から股関節を経由して骨盤に伝えられる．脊柱から体重が分配され，仙腸関節を経由して股関節へ伝わる力と，恥骨結合を経由して反対側から伝わる力の2つの力が**骨盤環**の中で釣り合うことになる．

5 股関節 hip joint

- **股関節**は，寛骨臼と大腿骨頭によりつくられる**臼状関節**であり，歩行時に体重を支えるための支持性，安定性と，日常生活において各種動作に対応するための広い可動性をもつ．
- 寛骨臼は，矢状面に対し前方へ約20°，下方に約50°の角度で開口し，関節面は馬蹄形をしており，月状面と呼ばれる（図19-4）．関節唇が寛骨臼の縁に沿って付着して深さを補い，関節の安定性に寄与している．
- 大腿骨は人体で最も長く強大な長管骨で，大腿骨近位骨端は骨頭，骨頸，転子部からなる．大腿骨頭は約2/3が球形をなし，骨頭中央やや下方に骨頭窩があり，大腿骨頭靱帯が付着している．
- 大腿骨頭と骨体長軸とのなす角を**頸体角**という．頸体角は成長とともに減少し，新生児で140〜160°あるものが，成人では120〜130°となる．
- 大腿骨頸は骨体に対して前方へ捻れており，骨頸軸と大腿骨顆部横軸とのなす

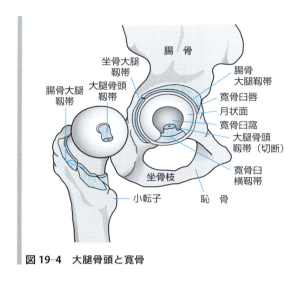

図 19-4　大腿骨頭と寛骨

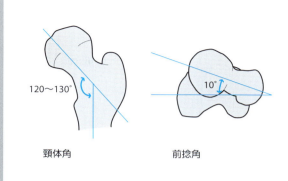

図 19-5　大腿骨の頸体角と前捻角
[寺山和雄ほか（監修）：股関節の痛み，南江堂，1998 より一部改変]

角を**前捻角**という．小児では約 35°であるものが，成人では 10〜30°となる（図 19-5）．

- 矢状面では，運動軸は大腿骨体の長軸方向である解剖軸と 5〜7°の角度をなす（図 19-6）．
- 前額面では，大腿骨体の解剖軸は垂直軸に対し約 9°，大腿骨頭と膝関節中心を結ぶ運動軸に対し約 6°の傾きをもつ（図 19-6）．
- 大腿骨近位端の骨梁は，体重による荷重（圧迫力，剪断力など）に耐えうるよう，適切に形成される（図 19-7）．
- 股関節の関節包は，中央部がくびれた円筒形状をしており，寛骨臼側ではその辺縁や関節唇外側縁，横靱帯に付着している．大腿骨側では，前面は転子間線，後面は骨頸の遠位 1/3 付近に付着しており，骨頸後方 1/3 は関節包外となる．
- 関節包の内面を輪状に取り巻く肥厚した線維束は輪帯と呼ばれ，関節包の最狭部を形成する（図 19-8）．
- 関節包は，前方で腸骨大腿靱帯，恥骨大腿靱帯に，後方で坐骨大腿靱帯により補強される（図 19-9）．
- **腸骨大腿靱帯**は身体で最も強靱な靱帯で，下前腸骨棘および寛骨臼縁から大腿骨転子間線まで，逆 Y 字型に付着している．関節包の前面を補強し，股関節の過伸展を防ぐ（表 19-1）．
- **恥骨大腿靱帯**は，寛骨臼の恥骨部と小転子に付着する．関節包前下面を補強し，過度の外転を制限，最大伸展・外旋で緊張する．
- **坐骨大腿靱帯**は，3 つの靱帯のうち最も薄く，寛骨臼後下方の坐骨部から起こり，頸部の大転子移行部後上方に付着する．関節包の後方を補強し，最大内旋・伸展で緊張する．
- **大腿骨頭靱帯**は，寛骨臼切痕および寛骨臼横靱帯から起こり，大腿骨頭窩に付着している．

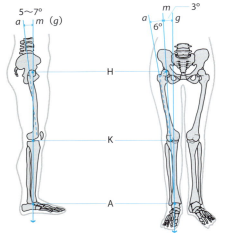

図 19-6 下肢の構造と運動軸
H：股関節の中心，K：膝関節の中心，A：足関節の中心
a：大腿骨の解剖軸，m：下肢の運動軸（H-K-A），g：垂直軸

側面
- 運動軸 m（図では垂直軸 g と一致）と大腿骨の軸（解剖軸）とは 5〜7° の角度をなしている．

前面
- 運動軸 m と垂直軸は約 3° の角度をなしている．
- 大腿骨の解剖軸 a と運動軸 m（H-K-A）は約 6° の角度をなしている．

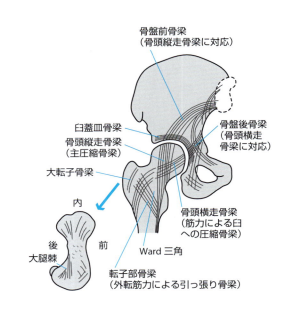

図 19-7 股関節の骨梁パターン
[寺山和雄ほか（監修）：股関節の痛み，南江堂，1998]

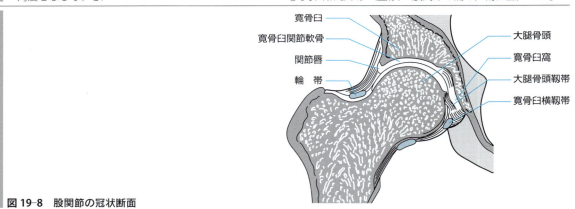

図 19-8 股関節の冠状断面

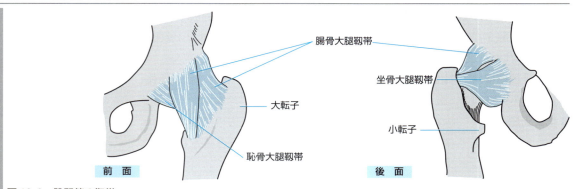

図 19-9 股関節の靭帯
[栗山節郎ほか（編）：アスレチックトレーニングの実際，p.95，南江堂，1998]

表 19-1 股関節の動きと靱帯の緊張

	屈曲	伸展	外転	内転	外旋	内旋
腸骨大腿靱帯（上）	−	＋	−	＋＋	＋	−
腸骨大腿靱帯（下）	−	＋＋	＋	＋	＋	−
恥骨大腿靱帯	−	＋	＋＋	−	＋	−
坐骨大腿靱帯	−	＋	＋	−	−	＋
大腿骨頭靱帯	−	−	−	＋	−	−

＋＋，＋，−：靱帯の緊張を示す． [Lanz J et al, 1959]

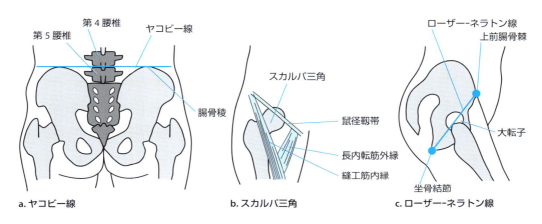

a. ヤコビー線　　b. スカルパ三角　　c. ローザー-ネラトン線

図 19-10　腰椎，股関節，大転子の位置
［二瓶隆一（編）：整形外科学テキスト，改訂第2版，南江堂，2005 より改変］

- 股関節内圧は，通常陰圧である．また，屈曲可動域の中間付近で最も低くなる．
- 股関節最大伸展，軽度の内旋，外転位は，関節包や靱帯を伸張するため，関節の遊びを減少させ，締まりの肢位 closed packed position となる．
- 休みの肢位は 30°屈曲位，30°外転位，軽度外旋位である．

column

- 左右の腸骨稜の最も高い点を結んだ線を**ヤコビー線** Jacoby line と呼び，L4 の棘突起（L4，L5 椎体間）の高さを通る（図 19-10）．
- 鼠径靱帯，長内転筋外縁，縫工筋内縁で囲まれた**スカルパ三角** Scarpa triangle で，骨頭を前方よりふれることができる．
- 股関節 45°屈曲位で，上前腸骨棘と坐骨結節とを結ぶ**ローザー-ネラトン線** Roser-Nelaton line 上に，大転子の先端がふれる．

column

両股関節正面単純 X 線像評価による臼蓋形成不全の程度を示す代表的な指標として，臼蓋形成不全の程度を表す **Sharp 角**，臼蓋に対する骨頭の亜脱臼の程度を表す **CE 角** center-edge angle of Wiberg，臼蓋の骨頭被覆の程度を表す AHI（acetabular-head index）がある（図 19-11）．

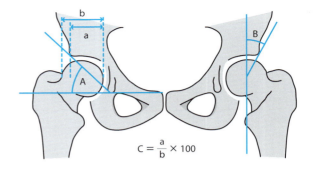

図 19-11　股関節の X 線計測
A：Sharp 角，B：CE 角，C：AHI（acetabular-head index）
a：大腿骨頭内側端から臼蓋外側端までの距離，b：大腿骨頭横径

B　骨運動学と関節運動学

1 骨　盤

- 立位における体幹屈曲・伸展時の矢状面での腰椎，骨盤，股関節の運動学的関係を **腰椎骨盤リズム** という．
- 立位や座位のような大腿骨上にある骨盤の動きを考えた場合，前屈動作では腰椎屈曲に続いて，骨盤前傾，股関節屈曲が起こる．前屈位から伸展位に戻す場合には，股関節伸展とそれに伴う骨盤後傾に続いて，腰椎伸展が起こる．これを，同側方向腰椎骨盤リズムという．
- 前屈動作では，前屈に伴い脊柱起立筋群の筋活動が増加していくが，最終域ではその活動が消失する．これを，**屈曲弛緩現象** flexion relaxation phenomenon という．このとき，体幹支持のために靱帯と筋膜は緊張している．
- 一方，体幹を正中位に保った状態では，股関節屈曲は骨盤前傾，腰椎を伸展する．股関節伸展では，骨盤を後傾し，腰椎を屈曲することになる．これを，対側方向腰椎骨盤リズムという．
- 立位のような大腿骨上にある骨盤の動きを考えた場合，股関節外転は骨盤を同側へ傾斜させ，腰椎を反対側へ側屈させる．股関節内転では，骨盤を反対側へ傾斜させ，腰椎を同側へ側屈させることになる．また，股関節内旋は骨盤反対側を前方へ回転させ，外旋は骨盤反対側を後方へ回転させることになる．

2 仙腸関節

- 仙腸関節は，骨盤より上の体幹を支えるために，運動性よりも安定性を優先させた構造になっている．そのため，可動性は少なく，回転運動が約 2°，並進運動が 1 mm 程度とされており，6°以上の回転，2 mm 以上の移動があれば病的であるという報告もある．
- 体幹と下肢の運動に伴い，骨間靱帯を通る前額水平軸を回転軸とする仙骨のう

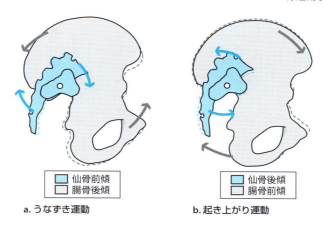

図 19-12 仙腸関節の運動
仙骨の回転は青色で，腸骨の回転は灰色で示す．小円は矢状面運動の回転軸を示す．
[Neumann DA：筋骨格系のキネシオロジー，嶋田智明ほか（監訳），医歯薬出版，2005 より改変]
[Donald A. Neumann：KINESIOLOGY of the MUSCULOSKELETAL SYSTEM–Foundations for Physical Rehabilitation, p.323, Mosby-Elsevier, 2002]

なずき運動と起き上がり運動が生じる（図 19-12）．
- **うなずき運動**は，腸骨に対して仙骨が前傾，または仙骨に対して腸骨が後傾する運動であり，このとき仙骨は関節面を寛骨に対して前下方へ滑る．この動きは，背臥位から起き上がるときに両側性に生じ，下肢を屈曲したときには屈曲側において片側性に生じる．
- **起き上がり運動**は，腸骨に対して仙骨が後傾，または仙骨に対して腸骨が前傾する運動であり，このとき仙骨は関節面を寛骨に対して後上方へ滑る．この動きは，体幹の前屈終了時に両側性に生じ，下肢を伸展したときには伸展側において片側性に生じる．
- 仙骨の理論的運動軸は，仙骨より上の荷重により前方へ回転しようとする力とそれに伴い後方へ回転しようとする尾骨の動きにより定義される．この動きは，骨間靱帯と仙結節靱帯，仙棘靱帯による張力により制限される（図 19-13a）．
- 仙骨のうなずき運動に伴い，両側の上後腸骨棘は接近し，坐骨結節は離れる．逆に，起き上がり運動時には，両側の上後腸骨棘は離れ，坐骨結節は接近する（図 19-13b）．
- 歩行時，下肢が前方で荷重応答期を迎える側での骨盤後方回転と，後方で前遊脚期を迎える側での骨盤前方回転時には，斜軸周りの運動が生じる（図 19-14）．

3 股関節

a. 骨運動学
- 股関節は自由度 3 の関節であり，矢状面における屈曲と伸展，前額面における内転と外転，大腿骨長軸周りの内旋と外旋の 3 つの運動が可能で，それらが組

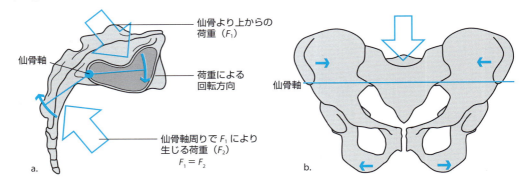

図 19-13　仙骨の運動軸：仙骨軸
(a) 仙骨より上の荷重（F_1）により前方へ回転しようとする力と，仙骨軸周りで F_1 により生じる荷重 F_2 を示している。
(b) 前額面。仙骨のうなずき運動により腸骨は近づき，坐骨は離れる。

[Vleeming A et al：Movement, Stability & Lumbopelvic Pain, 2nd ed, Churchill Livingstone, London, 2007 より改変]

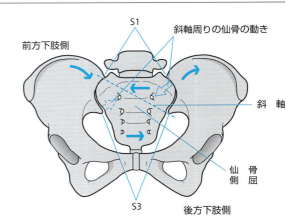

図 19-14　仙骨の運動軸：斜軸
骨盤右側の後方回転と左側の前方回転時に，右 S1 と左 S3 において関節が閉鎖されることにより斜軸が形成される。そのとき，左 S1 と右 S3 において関節がゆるみ，斜軸周りの動きが生じる。

[Vleeming A et al：Movement, Stability & Lumbopelvic Pain, 2nd ed, Churchill Livingstone, London, 2007]

み合わされると分回し運動になる。

①屈曲と伸展

- 屈曲の可動域は，膝関節屈曲位では 125°だが，膝関節伸展位ではハムストリングの緊張により 90°にとどまる。伸展の可動域は，膝関節伸展位では 15°だが，膝関節屈曲位では大腿直筋の緊張により 10°以下にとどまる。

②外転と内転

- 外転の可動域は 45°で，内転の可動域は 20°である。

③外旋と内旋

- 外旋，内旋の可動域はそれぞれ 45°である。

b. 関節運動学

- 股関節では，カップ状の寛骨臼と球形をした大腿骨頭が，一般的な凹凸の法則に基づいた関節包内運動を生じる。

①屈曲，伸展時の関節包内運動

- 寛骨臼月状面中心を回旋軸とした，大腿骨頭と寛骨臼との間の軸回旋（スピン）を生じる。

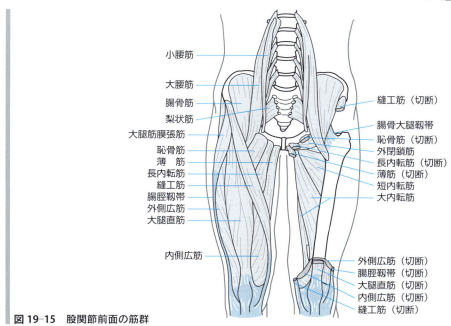

図 19-15 股関節前面の筋群

②**外転，内転時の関節包内運動**
- 大腿骨頭および寛骨臼の縦径に沿って，関節面間の滑りと転がりの運動を生じる．
- 大腿骨が固定されているときには，大腿骨上を寛骨臼がその運動方向へ滑り，転がる．
- 骨盤が固定されているときには，寛骨臼上を大腿骨がその運動方向へ転がり，反対方向へ滑る．

③**外旋，内旋時の関節包内運動**
- 大腿骨頭および寛骨臼の横径に沿って，関節面間の滑りと転がりの運動を生じる．
- 大腿骨が固定されているときには，大腿骨上を寛骨臼がその運動方向へ滑り，転がる．
- 骨盤が固定されているときには，寛骨臼上を大腿骨がその運動方向へ転がり，反対方向へ滑る．

C 運動に作用する筋

1 屈 曲

- 主動筋は，腸腰筋，大腿直筋，大腿筋膜張筋，縫工筋，恥骨筋である（図 19-15，19-16，表 19-2）．
- **腸腰筋**は，**腸骨筋**と**大腿筋**からなり，大腿骨頭の前で癒合し，合流腱となって大腿骨小転子に停止する．また，腸骨筋は骨盤前傾に，大腰筋は腰椎の垂直方向の安定性に作用する．

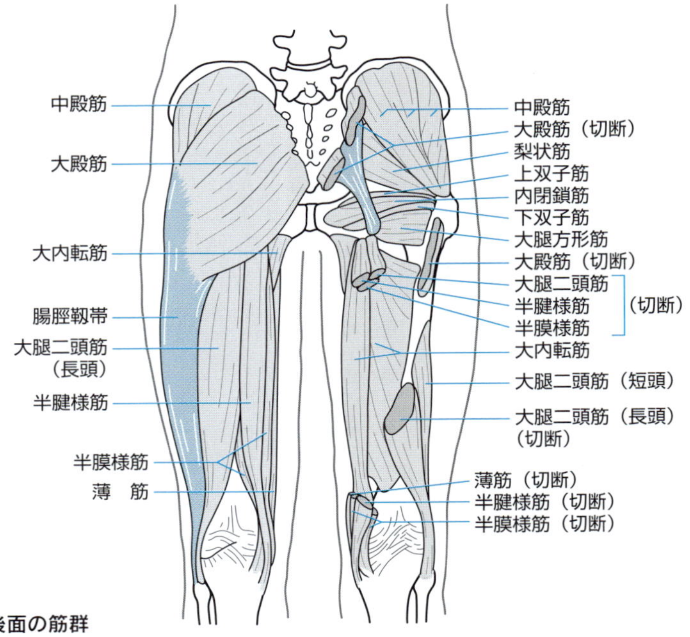

図 19-16 股関節後面の筋群

- **大腿直筋**は，股関節屈曲トルクのおよそ1/3を発揮する．また，2関節筋であり，膝関節伸展にも作用する．
- **大腿筋膜張筋**は，屈曲以外に外転の主動筋でもあり，内旋にも補助的に作用する．膝関節伸展位では，腸脛靱帯を通じて膝関節外側安定性にも寄与する．
- **縫工筋**は，人体中最長の筋で，股関節屈曲と同時に外転・外旋，膝関節の屈曲，下腿の内旋作用ももつ．

2 伸 展

- 主動筋は，大殿筋，ハムストリング（大腿二頭筋長頭，半膜様筋，半腱様筋）である．
- **大殿筋**は，強力な伸筋であると同時に，外旋にも作用する．
- **ハムストリング**は，2関節筋であり，膝関節屈曲にも作用する．

3 外 転

- 主動筋は中殿筋，小殿筋，大腿筋膜張筋である．
- 歩行中の前額面での股関節制御に重要な役割を果たし，その機能不全によりトレンデレンブルク歩行*（**図30-11 参照**）を生じる．
- **中殿筋**は，前部，中部，後部に分けることができ，前部は内旋に，後部は外旋に作用する．
- **大腿筋膜張筋**は，股関節屈曲位からの外転主動筋である．腸脛靱帯を経由して，膝関節安定性に関与する．

*トレンデレンブルク歩行
片脚支持期に外転筋力低下などにより骨盤を水平位に保てないため，遊脚側骨盤が沈下し，体幹を立脚側に傾けることによりバランスを保つようにする歩行のこと．

表 19-2 股関節に作用する筋の機能

筋 名	起 始	停 止	作 用	神経支配（髄節）
大腰筋	第12胸椎から第5腰椎椎体と腰椎横突起	大腿骨小転子	股関節の屈曲・外旋，腰椎の屈曲・側屈	腰神経叢（L2, 3）
腸骨筋	腸骨窩，仙骨翼	大腿骨小転子	股関節の屈曲	大腿神経（L2〜4）
大腿直筋	下前腸骨棘，寛骨臼切痕	膝蓋骨，膝蓋靱帯を介して脛骨粗面	股関節屈曲，膝関節伸展	大腿神経（L2〜4）
縫工筋	上前腸骨棘	脛骨（鵞足）	股関節外旋・外転・屈曲，膝関節屈曲・内旋	大腿神経（L2, 3）
大殿筋	腸骨，腸骨稜，仙骨，尾骨，仙結節靱帯	大腿骨殿筋粗面，腸脛靱帯	股関節伸展・外旋・外転（上部）・内転（下部）	下殿神経（L5〜S2）
大腿二頭筋長頭	坐骨	腓骨頭，脛骨外側顆	股関節伸展・外旋，膝関節屈曲・外旋	坐骨神経（L5〜S2）
半膜様筋	坐骨	脛骨内側顆後部，斜膝窩靱帯	股関節伸展・内旋，膝関節屈曲・内旋	坐骨神経（L5〜S2）
半腱様筋	坐骨	脛骨鵞足	股関節伸展・内旋，膝関節屈曲・内旋	坐骨神経（L5〜S2）
中殿筋	腸骨稜と腸骨外側面にある前後の殿筋線間	大腿骨大転子の外側面	股関節外転・内旋と屈曲（前部）・外旋と伸展（後部）	上殿神経（L4〜S1）
小殿筋	腸骨外側面の前殿筋線と下殿筋線の間および大坐骨切痕	大腿骨大転子前外側縁	股関節外転・内旋	上殿神経（L4〜S1）
大腿筋膜張筋	腸骨稜外唇，大腿筋膜，上前腸骨棘外側面	腸脛靱帯を経て脛骨外側顆	股関節屈曲・内旋，膝関節伸展・屈曲・外旋	上殿神経（L4〜S1）
大内転筋下部	坐骨結節，坐骨下枝	大腿骨粗線および内転筋結節	股関節内転・屈曲	坐骨神経（L2〜4）
大内転筋上部	恥骨下枝	大腿骨粗線および内転筋結節	股関節内転・伸展	閉鎖神経（L2〜4）
長内転筋	恥骨稜と恥骨結合の間の前部	大腿骨粗線の内側唇の中央 1/3	股関節内転・屈曲・回旋	閉鎖神経（L2〜4）
短内転筋	恥骨下枝および恥骨体外側面	小転子から大腿骨粗線の近位 1/3	股関節内転・屈曲	閉鎖神経（L2〜4）
恥骨筋	恥骨櫛	大腿骨後内側面（恥骨筋線）	屈曲・内転・外旋	大腿神経（L2, 3）
薄筋	恥骨体・恥骨下枝，坐骨枝	脛骨鵞足	股関節内転，膝関節屈曲・内旋	閉鎖神経（L2〜4）
梨状筋	仙骨前面の外側部	大転子内側部上縁	股関節外旋・外転	腰神経叢（S1, 2）
内閉鎖筋	閉鎖膜とその周囲の骨盤	大転子内側面から転子窩	股関節外旋・外転	腰神経叢（L5, S1）
大腿方形筋	坐骨結節およびその上外側縁	転子間稜	股関節外旋	腰神経叢（L5, S1）
上双子筋	坐骨棘	大転子内側面	股関節外旋・外転・屈曲	腰神経叢（L5, S1）
下双子筋	坐骨結節上面	大転子内側面	股関節外旋・外転	腰神経叢（L5, S1）
外閉鎖筋	閉鎖膜と周囲の恥骨枝，坐骨枝	転子窩	股関節外旋・内転	閉鎖神経（L3, 4）

4 内　転

- 主動筋は大内転筋，長内転筋，短内転筋，恥骨筋，薄筋である．
- **大内転筋**は，身体の中で最も強大な筋に属し，恥骨枝から起こる筋線維は，しばしば小内転筋ともよばれ，閉鎖神経支配である．一方，坐骨結節付近から起きる下部線維は坐骨神経支配を受け，股関節伸展作用をもつ．
- **長内転筋**は，股関節屈曲60°以上では伸展に作用し，60°以下では屈曲に作用する．
- **恥骨筋**は，屈曲にも副次的に作用する．

5 外　旋

- 主動筋は深層外旋6筋（外閉鎖筋，内閉鎖筋，上双子筋，下双子筋，大腿方形筋，梨状筋），大殿筋である．
- 深層外旋6筋の筋線維方向は水平面上で，股関節後方安定性に寄与する．
- 大坐骨孔は，梨状筋により上孔，下孔に2分され，重要な神経血管が通る．

6 内　旋

- 主動筋は小殿筋前部線維，中殿筋前部線維，大腿筋膜張筋である．
- 股関節屈曲90°に近づくほど筋走行が回旋軸に垂直に近づくため，内旋筋力は増加する．

D バイオメカニクス

- 股関節は，歩行などの2足による起立姿勢動作において頭部，体幹を安定させるために，その構造と強い筋力により強大な支持性を有する．種々の疾患に対する治療を理解するためには，そのバイオメカニクスを理解することが重要である．

1 股関節合力

- 片脚立位時の**股関節合力**は，テコの原理により容易に理解することができる．
- 大腿骨頭中心を支点と考えて外転筋と股関節にかかる体重（立脚肢の重量を減じたもの）の釣り合いを考えることで，骨頭にかかる合力を知ることができる．
- 片脚立位時の股関節の釣り合いを保つためには，外転筋力と骨頭中心との距離をかけたものが，体重によるものと釣り合えばよい．
- 正常股関節の合力は図19-17に示すように，外転筋までの距離（b）と重心線までの距離（a）が1:2であれば，外転筋力は体重の2倍となる．その結果，支点である大腿骨頭中心には，体重の3倍の力がかかることになる．
- 外反股の場合，距離の比が1:3となり，大腿骨頭中心には体重の4倍の力がかかる．また，その力の方向は垂直に近づく．
- 内反股の場合，距離の比が1:1.5となり，大腿骨頭中心にかかる力は体重の2.5倍に減少し，その力の方向は内側に傾斜する．

> **column**
> 筋骨格コンピュータシミュレーションモデルを用いた解析では，股関節合力は片脚時に体重の4倍，トレンデレンブルク立位で5.3倍，デュシェンヌ立位で2.1倍に変化する．

D　バイオメカニクス　239

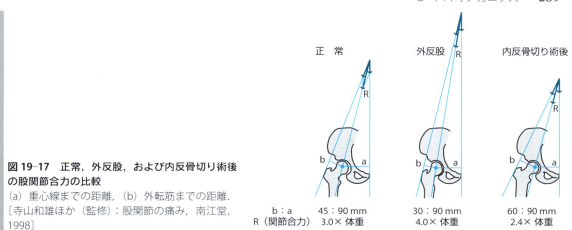

図 19-17　正常，外反股，および内反骨切り術後の股関節合力の比較
(a) 重心線までの距離，(b) 外転筋までの距離．
[寺山和雄ほか（監修）：股関節の痛み，南江堂，1998]

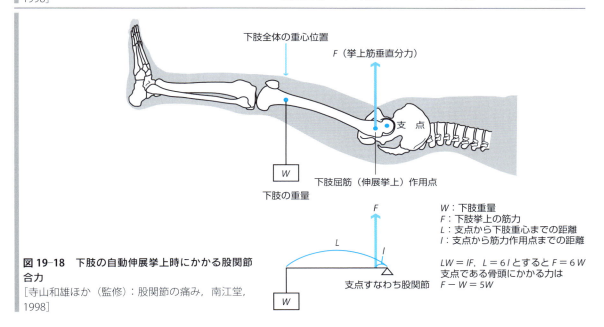

図 19-18　下肢の自動伸展挙上時にかかる股関節合力
[寺山和雄ほか（監修）：股関節の痛み，南江堂，1998]

hint

　下肢伸展挙上（SLR）時の股関節合力は，下肢の重量と下肢を持ち上げるために発揮される筋力の合計であり，およそ体重と同等程度の力が股関節にかかることになる（図 19-18）．また，股関節屈曲 0 〜 15°程度までは，股関節合力の方向が被覆の少ない臼蓋の前面に向くため，臼蓋形成不全などでは注意を要する．それ以上は後方へ向いていく．

学習到達度 自己評価問題

1. 仙腸関節の機能について説明しなさい．
2. 股関節の形態とアライメントについて説明しなさい．
3. 股関節の筋の作用について説明しなさい．
4. 片脚立位時の外転筋の作用について説明しなさい．
5. 股関節合力について説明しなさい．

20. 骨盤・股関節の運動障害

● 一般目標
- 股関節の疾患によって起こる構築学的異常とそれに起因する運動異常を理解する．

● 行動目標
1. 股関節疾患による構築学的異常の特徴を説明できる．
2. 構築学的異常に起因する股関節可動域の制限を説明できる．
3. 構築学的異常と股関節周囲筋力の低下を関連づけて説明できる．
4. 股関節機能の障害が隣接関節の運動異常へ及ぼす影響を考察できる．

● 調べておこう
1. 正常な股関節の構造（臼蓋の向き，大腿骨の頸体角・前捻角など）を調べよう．
2. 正常な股関節可動域を調べておこう．
3. 股関節の運動にかかわる主動筋と，それらの起始・停止について調べておこう．

A 病態運動学

1 疾患による構築学的異常

ここでは**変形性股関節症** hip osteoarthritis にみられる構築学的異常を例にあげ，その病態運動学について述べる．変形性股関節症にみられる構築学的異常は図20-1のような特徴がある．

- 頸体角（図 19-5 参照）が正常範囲（120〜130°）をこえて大きいときは**外反股**，小さいときを**内反股**という（図 20-2）．
- 前捻角（図 19-5 参照）が正常範囲（10〜30°）よりも大きい，または小さいという変形がある．寛骨臼蓋形成不全の症例では前捻角の大きい者が多い．
- 臼蓋関節面は前外下方に開口しているため，関節構造的には股関節内転，外旋，伸展位で骨性の支持が弱まり，脱臼を強いるような不安定肢位となる（図 20-3）．
- 外反股では内転運動により外上方への力が大きくなり，不安定性が助長される．
- 前捻角が大きいときは健常者と比較して相対的に股関節外旋位となり，外旋す

A 病態運動学

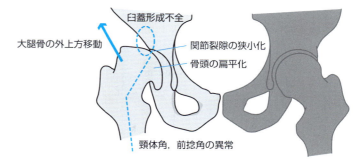

図 20-1 変形性股関節症における関節の変形

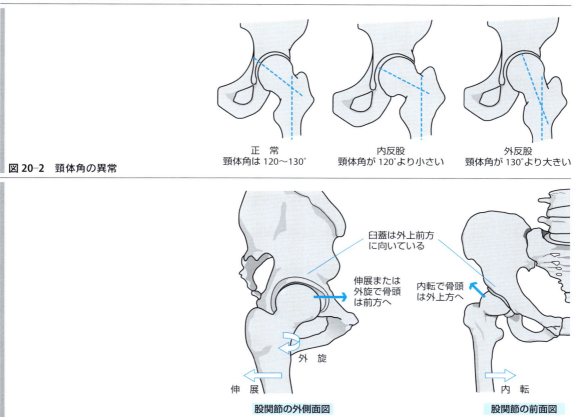

図 20-2 頸体角の異常

図 20-3 寛骨臼蓋の構造からみた股関節運動と脱臼肢位

column

　変形性股関節症とは，寛骨の臼蓋形成不全，大腿骨の頸体角・前捻角の異常により力学的な不安定をきたし，関節軟骨の変性が進行していく疾患である．最初は股関節の違和感や疼痛といった自覚症状から起こり，病期の進行によって関節裂隙の狭小化，大腿骨頭の扁平化，関節内の骨棘形成などの典型的な変形が重度化していき，大腿骨は外上方へ移動（図 20-1）していく．

ると，さらに前方への力が生じて不安定となる．
- 変形性股関節症では疼痛回避のために屈曲・外旋・内転位に拘縮しやすい．これは関節包，靱帯の緊張が低下して，股関節の内圧が減少する肢位である．

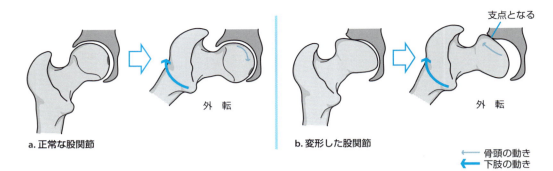

図 20-4　股関節外転時の関節包内運動
股関節を外転すると，正常な股関節（a）では骨頭が末梢とは反対へ滑るように回転する．変形性股関節症などで，骨頭の変形，臼蓋形成不全があると（b），骨頭は転がり運動が主体となる外上方（脱臼方向）へ動く．また，いびつな部分を支点とした蝶番様の外転運動が生じる．

- 変形の進行，骨棘形成によって関節の適合度は低下し，正常な円運動は消失する．したがって，**転がり-滑り運動**といった**関節包内運動**が障害される（**図20-4**）．

2 関節可動域（ROM）制限があるときの運動

基本的事項として ROM の制限因子（**表20-1**）を周知しておく必要がある．

a. 屈曲，伸展

- 関節包内運動のうち，後方滑りが障害されると股関節屈曲ならびに内旋制限が，前方滑りが障害されると伸展ならびに外旋制限が起こる．
- 股関節屈曲制限には伸展筋群，すなわち大殿筋やハムストリング（半腱様筋，半膜様筋，大腿二頭筋長頭）の緊張や短縮が影響する．とくにハムストリングの緊張や短縮は膝関節伸展位における股関節屈曲を制限する．
- 股関節伸展制限には股関節屈筋群である腸腰筋や大腿直筋の緊張や短縮が影響する．とくに膝屈曲位での股関節伸展制限には大腿直筋の関与が大きい．
- 伸展制限には靱帯の緊張も影響しやすい（**表20-1**）．
- 股関節伸展制限によって骨盤前傾と腰椎前彎といった代償運動を伴うことが多い．これは立位で明確となり，ハムストリングの緊張や短縮は膝関節伸展制限にも関与する（**図20-5a**）．
- 円背などが原因で腰椎前彎の減少が起こると，骨盤後傾位をとるようになる．これに腸腰筋の緊張や短縮といった股関節伸展制限により膝屈曲も伴う（**図20-5c**）．

b. 内転，外転

- 下方への滑り運動の障害は外転運動，上方への滑りは内転運動に影響を及ぼす（**図20-4**）．
- 股関節外転制限の原因として内転筋群の短縮，内転制限には外転筋群の短縮がある．

表 20-1 股関節可動域の制限因子

屈 曲	すべての靱帯は弛緩する．制限因子は大腿と体幹腹部の接触
伸 展	腸骨大腿靱帯を主としたすべての靱帯，股関節屈筋群の緊張
内 転	対側下肢との接触，外転筋群の緊張，腸骨大腿靱帯（横走線維束）
外 転	恥骨大腿靱帯，坐骨大腿靱帯，内転筋群の緊張
内 旋	外旋筋群の緊張，坐骨大腿靱帯
外 旋	腸骨大腿靱帯（主に横走線維束），恥骨大腿靱帯，内旋筋群の緊張

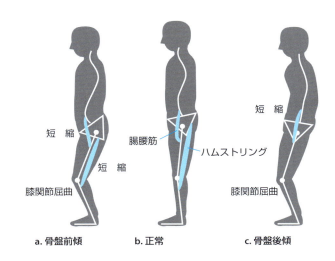

図 20-5 立位における下肢関節と骨盤の連鎖的なアライメント異常
(a) 腸腰筋の短縮によって，骨盤前傾，腰椎前彎が起こる．相対的にハムストリングが短縮して膝関節屈曲を引き起こすこともある．(c) 腰椎前彎の減少によって骨盤は後傾し，腸腰筋の短縮があると大腿骨が引かれて，膝関節屈曲位となる．

- 股関節外転制限があると股関節外転運動時に股関節屈曲の代償が起こりやすい．腰椎前彎の増強も伴うことがある．

c. 回 旋

- 大腿骨の前捻角が大きいときは外旋制限，小さいとき（後捻）は内旋制限に影響する．
- 外旋筋群の短縮，さらには大腿筋膜張筋の短縮によっても股関節内旋が制限される．

3 筋力低下があるときの運動

a. 屈曲, 伸展

- 股関節屈曲筋力の低下のために，端座位における屈曲運動で体幹の後方移動や骨盤後傾などの代償運動がよくみられる（図 20-6a）.
- 股関節伸展筋力の低下のために，腹臥位において下肢全体を骨盤で持ち上げようとする（図 20-6b）. 骨盤挙上・回旋の代償と，股関節外旋が伴うこともある．

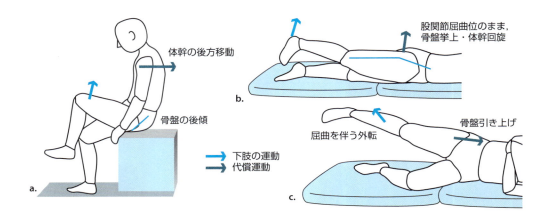

図 20-6 股関節における筋機能障害があるときの代償
(a) 股関節屈曲運動でよくみられる代償運動．(b) 伸展運動でよくみられる代償運動．(c) 外転運動でよくみられる代償運動．

- 股関節伸展筋力の低下した者は，歩行時立脚下肢に過度な股関節伸展と体幹後傾が起こることがある（**大殿筋歩行** gluteus maximus gait と呼ばれる．第 30 章 p. 367 参照）．
- 股関節伸展筋力低下と股関節伸展 ROM 制限がある者は，逆に立脚下肢で股関節屈曲を伴う体幹前傾が観察されることもある．

b．内転，外転

- 股関節外転筋力の低下によって，外転運動時に運動側骨盤による引き上げや股関節屈曲の代償がみられる（**図 20-6c**）．
- 内転運動においては，股関節屈曲，膝関節屈曲などの代償運動を伴う．
- 片脚立位時に立脚側の股関節外転筋力低下が原因となって，遊脚側骨盤の降下が認められることを**トレンデレンブルク徴候** Trendelenburg sign という（**図 20-7b**）．
- 片脚立位時に立脚側の股関節外転筋力低下が原因となって，立脚側への体幹側屈といった代償（同時に遊脚側骨盤の挙上または下降が起こる場合もある）が認められることを**デュシェンヌ現象** Duchenne sign という（**図 20-7c**）．

c．回　旋

- 股関節回旋筋力の低下した者は，股関節外旋時に外転，内旋時に内転といった代償や，さらには骨盤傾斜，体幹の側屈がみられるときもある．

hint

術後症例であれば，手術療法と股関節機能の関係も考慮するとよい．人工股関節全置換術の症例では，ROM の改善が著しい．関節を温存する骨切り術の症例では，ROM 制限が変わらないか，むしろ悪化する場合もある．たとえば寛骨臼回転骨切り術では臼蓋を前外方向に回転させるので，わずかではあるが外転，屈曲 ROM の制限が増強することもある．

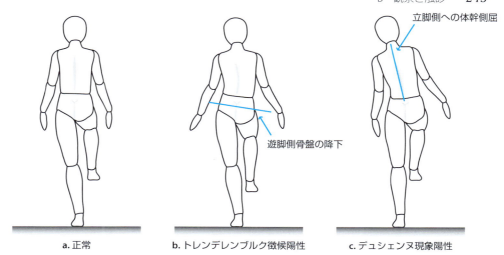

図20-7　トレンデレンブルク徴候とデュシェンヌ現象
患側で片脚立位させたときに，遊脚側に骨盤の降下が認められた場合をトレンデレンブルク徴候陽性（b），体幹の立脚側への代償（同時に遊脚側骨盤の挙上または下降が起こる場合もある）が認められたときをデュシェンヌ現象陽性（c）という．

B　観察と触診

1　観察するときの注意点

- 股関節疾患症例の肢位，動作を観察するときは，骨盤，腰椎，体幹，膝関節などの隣接関節との関連を常に念頭に置く．
- 股関節の機能不全を隣接関節が代償することがあり，逆の場合もある．したがって，常に相互関係に注意しながら観察する．
- 股関節機能の障害には，疼痛も大きな原因となる．

a．肢位，可動性を観察するときの注意点
- 各肢位で，股関節屈曲・内外転・回旋の左右差を観察する．
- 股関節屈曲拘縮を調べるために，背臥位において一方の股関節を屈曲させ，他方の股関節屈曲や腰椎後彎の代償を観察する**トーマステスト** Thomas test（図20-8a）がある．
- 側臥位で上側の股関節を伸展，内転すると，大腿筋膜張筋の短縮があれば内転制限または抵抗が感じられる．これは**オーバーテスト** Ober test（図20-8b）という．
- 股関節の構築学的異常によって脚長差が生じる．しかし，股関節内転拘縮により**見かけ上の脚短縮**（仮性短縮）が伴うこともある（図20-9）．
- 股関節の屈曲拘縮と腰椎前彎，骨盤前傾は同時に存在することがある．複数の要因が関与し合っていないか確認する．
- 股関節の回旋異常は膝蓋骨や足尖の向き，脛骨捻転に惑わされることがある．

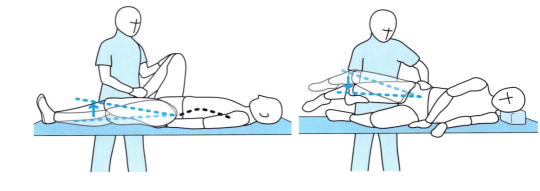

a. トーマステスト　　b. オーバーテスト

図20-8　トーマステストとオーバーテスト

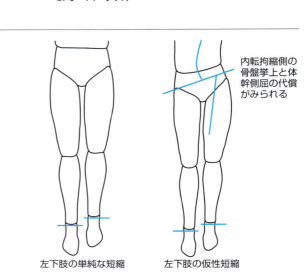

図20-9　下肢の短縮と仮性短縮
仮性短縮の原因として，短縮側の内転拘縮が認められることがある．その際には，内転拘縮側の骨盤挙上と体幹の側屈がみられる．

触診によって大転子と骨盤の相対的位置を確認する．

b. 動作を観察するときの注意点

- 股関節のROM障害により，足指の爪切り，靴下着脱，しゃがみ込み，とくに低い台からの立ち上がり動作などが障害を受けやすい．
- 股関節筋力低下により，階段昇降，片脚立位，いすからの立ち上がり，しゃがみ込みなどの動作が障害されやすい．
- 各動作の開始肢位，動作中，終了肢位の過程で，前額・矢状面からの股関節や隣接関節の異常肢位，左右非対称性を観察する．
- 端座位や正座のように大きな股関節屈曲を要する肢位であっても，腰椎ならびに対側股関節の代償によって，屈曲ROM制限が存在しないように見えることもある．
- 階段昇降，床からの立ち上がり動作といった，大きなROMと筋力を要する動作では，異常現象が現れやすい．
- 股関節痛が原因で起こる**疼痛回避歩行** antalgic gait は，歩行時の踵接地と踵離地時に垂直床反力が最大となるようなリズミカルな立脚は起こらず，ゆっくりと

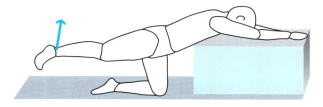

図 20-10 骨盤の代償を抑制する股関節伸展運動の例
対側股関節を屈曲位にすることで骨盤が固定される．下肢を水平位まで伸展できない症例の ROM，筋力評価にも適する．

した，すり足歩行になることが多い．
- 左右の脚長差が 3 cm 以上あるときは，歩行時全般を通して重心の上下移動と左右動揺が大きい墜落性跛行（はこう）がみられる．延長側下肢の過度な股・膝関節屈曲が目立つ．
- 股関節屈曲拘縮や内転拘縮によっても，脚長差を有するような墜落性跛行を呈する．とくに屈曲拘縮が 30°以上のときに目立つ．
- 回旋 ROM が制限されている症例では，過度な骨盤回旋の代償運動が目立つ．

2 触ったり介助するときの注意点

- ROM や筋力の測定時には，骨盤をしっかり固定することが重要である．
- たとえば，股関節屈曲拘縮を有する症例の伸展筋力測定や ROM 検査は，ベッドなどにもたれかかった膝立ち位で骨盤前傾の代償を抑制した肢位で確認する方法もある（図 20-10）．
- 他動運動時には，表 20-1 の ROM 制限因子を勘案して**最終域感** end feel を感じ取るようにする．
- 正常股関節の転がり-滑り運動を触知するのは難しい．
- 障害股関節において，転がり-滑り運動が不十分なときは軋轢音（あつれき）や疼痛が発生することもあるので，これを目安にする．
- 転がり-滑り運動を促しつつ他動運動することによって，ROM の拡大や運動痛の軽減が起こるときは転がり-滑り運動が不十分なことを意味する．
- 人工股関節全置換術後は，関節の肢位・運動によって脱臼を起こす危険性が高い．必ず主治医または手術記録から禁忌となる肢位，運動の情報を得る．

hint

　人工股関節全置換術 total hip arthroplasty（THA）術後の脱臼には注意を要する．THA 術後の脱臼肢位は，主に術中の脱臼肢位により決まる．例として後方アプローチでは術中に股関節屈曲・内転・内旋位で脱臼させて人工関節に置換するため，これが脱臼肢位となる．ほかに人工関節を設置する際のアライメントも影響するので，ケースバイケースで考えるほうがよく，手術記録の確認は必要不可欠である．

- 筋力測定時には，主動筋だけでなく拮抗筋との筋力バランス，筋の短縮の関与なども忘れずに確認する．

- 股関節周囲筋では，肢位によって運動方向が変わるといった筋活動の逆転が起こる．したがって，肢位によって筋力値も変化する．各運動でROM全域にわたって筋力の評価を行うのが望ましい．

学習到達度 自己評価問題

1. 変形性股関節症による関節の構築学的異常の特徴を説明しなさい．
2. 構築学的異常によって，どのような可動性の異常が生じるか説明しなさい．
3. 筋，靱帯，関節包などの軟部組織の異常に由来するROM制限の特徴には，どのようなものがあるか説明しなさい．
4. 構築学的異常によって筋力低下が生じるメカニズムを説明しなさい．
5. 変形した関節において主動筋と拮抗筋のアンバランスが生じた結果，どのような現象が起こるか，例をあげて説明しなさい．
6. 股関節の機能低下は，隣接関節の運動，さらに肢位・運動にどのような影響を及ぼすか．骨盤・体幹，膝関節との相互関係を考慮して説明しなさい．
7. 股関節運動の観察の際に，注意すべき点を説明しなさい．
8. 股関節のROM制限によって，障害を受けやすい基本動作，ADL動作を説明しなさい．

21. 膝関節の運動

● 一般目標
- 膝関節複合体の運動学的な特徴を理解する．

● 行動目標
1. 膝関節の靱帯の機能を説明できる．
2. 関節半月の機能を説明できる．
3. 膝関節の運動と靱帯の作用を関連づけて説明できる．
4. 膝関節の関節包内運動について説明できる．
5. 膝関節の筋の作用を説明できる．

● 調べておこう
1. 膝関節にはどのような靱帯が存在しているのか調べよう．
2. 膝関節の正常可動範囲を調べよう．
3. 関節半月の形状と周囲組織への連結を調べよう．
4. 膝関節周囲筋の作用と起始・停止，神経支配を調べよう．

A 機能解剖

1 膝関節複合体

　膝関節は脛骨と大腿骨からなる大腿脛骨関節と，膝蓋骨と大腿骨からなる膝蓋大腿関節という2つの関節からなる複合体である（図21-1）．膝関節複合体は大腿脛骨関節の2つの関節面と膝蓋大腿関節の3つの関節面で構成される．腓骨は膝関節に直接関与しない．

a. 大腿脛骨関節 femorotibial joint（FT関節）
- 2つの関節面は内側・外側コンパートメントから構成されている（図21-2）．
- **内側コンパートメント**は，大腿骨内側顆と脛骨内側顆による関節面を指す．
- **外側コンパートメント**は，大腿骨外側顆と脛骨外側顆による関節面を指す．
- 大腿骨内・外側上顆の関節面は非対称形で，曲率半径も異なる．
- 形態的には外側顆のほうが大きいが，関節面は内側顆のほうが広い．
- 大腿骨の関節面は脛骨の関節面より広く，前後方向の距離にして約2倍の長さ

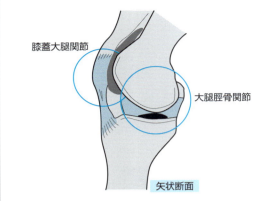

図 21-1　膝関節複合体
[Castaing J et al：図解関節・運動器の機能解剖　下肢編，井原秀俊ほか（訳），協同医書出版社，1986]

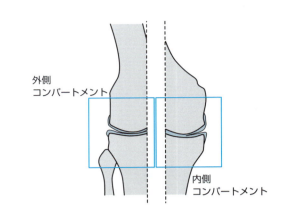

図 21-2　大腿脛骨関節を構成する 2 つのコンパートメント

がある．
- 締まりの肢位は完全伸展・脛骨外旋位であり，休みの肢位は屈曲25°位である．

b. 膝蓋大腿関節 patellofemoral joint（PF関節）
- 膝蓋大腿関節は，膝蓋骨関節面と大腿骨膝蓋面でつくられる関節である．
- 膝蓋骨後面は，その3/4が関節面となっていて，上方から下方にかけてわずかに凹状で，内側，外側に2つの関節面を有している．
- 内側関節面は，平坦もしくは凸状であり，外側関節面は，内側よりも大きく凸状である．これらの2面とも関節軟骨で覆われている．

2 膝関節のアライメント

- 大腿骨と脛骨の長軸は直線ではなく，外側で170～175°の角度となっている．これを膝関節の**生理的外反**という（図21-3）．
- 股関節，膝関節，足関節の3つの関節の中心は，下肢の**機能軸**上に存在する．
- 機能軸は下腿では，下腿長軸そのものと一致するが，大腿では大腿長軸と6°の鋭角をなす．
- 下肢の機能軸は斜め下内方に走っており，垂直線に対して3°の角をなしている．

3 膝関節の靱帯

- 膝関節は，構築学的に骨形態による適合は著しく不安定である．骨形態の適合性の不良は靱帯によって補われている．
- 膝関節の靱帯には，前・後十字靱帯，内・外側側副靱帯がある（図21-4）．
- 関節前面には大腿四頭筋腱，膝蓋骨，膝蓋靱帯 patellar ligament がある．関節包は，前面は薄く伸縮性に富み，後面は強靱で弾力性に乏しい靱帯組織で補強されている．
- 膝関節の動きと靱帯の緊張の関係を，表21-1にまとめる．

> **column**
> 外反角度が175°以上の場合には生理的外反が逆転したことを示し，内反膝と呼ばれる．一方，内反膝とは反対に，外反角が170°以下になった状態は外反膝と称される．

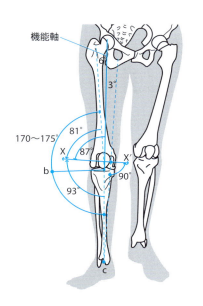

図 21-3 膝関節のアライメント
b：脛骨軸，c：足関節中心，X：内側上顆，X'：外側上顆
[Kapandji IA：カパンディ関節の生理学，荻島秀男，嶋田智明（訳），医歯薬出版，1986]
[Kapandji IA：The Physiology of the Joints, 5th ed, Churchill Livingstone, 1982]
[IA Kapandji：PHYSIOLOGIE ARTICULAIRE—SCHÉMAS COMMENTÉS DE MÉCANIQUE HUMAINE, LIBRAIRIE MALOINE S.A.]

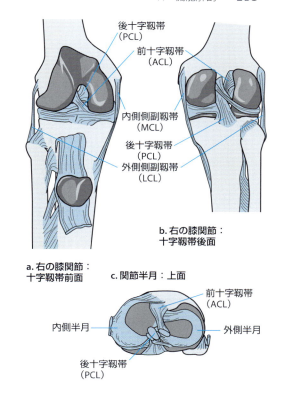

a. 右の膝関節：十字靱帯前面
b. 右の膝関節：十字靱帯後面
c. 関節半月：上面

図 21-4 膝関節の靱帯

表 21-1 膝関節の動きと靱帯の緊張

	外側側副靱帯	内側側副靱帯	前十字靱帯	後十字靱帯
伸　展	＋	＋	＋	－
屈　曲	－	－	＊	＊
外　旋	＋	＋	－	－
内　旋	－または＋	－または＋	＋	＋

＊：屈曲の程度によって緊張の度合いが変わる．＋：緊張，－：弛緩　　（Lanz J et al, 1959）

a. 側副靱帯の解剖と機能

- 膝関節のうち，外側には**外側側副靱帯**（LCL）が，内側には**内側側副靱帯**（MCL）が走行している（図 21-4）.
- MCL は大腿骨内側上顆から脛骨内側顆につき，内側半月と結合している．
- MCL は扁平で幅広い構造をしており，LCL に比べて幅が広く，関節の内側面に広がる．
- MCL の主な機能は，前額面における外反運動の制動である．
- LCL は大腿骨外側上顆から腓骨頭につき，細い紐状で関節半月には付着しない．
- LCL の主な機能は，前額面における内反運動の制動である．

LCL：
lateral collateral ligament
MCL：
medial collateral ligament

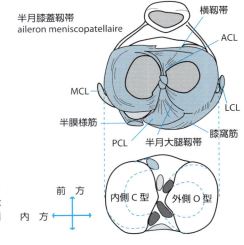

図 21-5　関節半月
ACL：前十字靱帯，PCL：後十字靱帯，MCL：内側側副靱帯，LCL：外側側副靱帯
[Castaing J et al：図解関節・運動器の機能解剖　下肢編，井原秀俊ほか（訳），協同医書出版社，1986 より改変]

> **column**
> 正常な靱帯機能を有する膝関節においては，完全伸展時にはいかなる関節動揺も生じない．膝関節伸展 0°にして，膝関節へ内反，外反方向のストレスを負荷したときに，内反，外反動揺が生じる場合には，靱帯損傷の存在が示唆される．

b．十字靱帯の解剖と機能

- 前・後十字靱帯は大腿骨顆間窩内で交差している．
- **前十字靱帯（ACL）** は，脛骨高原の前顆間区に沿って付着する．この付着部から，大腿骨外側顆内側面に向かって後方，わずかに上方，そして外側へと斜めに走行する．
- ACL の重要な機能は，大腿骨に対する脛骨の前方滑りを制動することにある．
- **後十字靱帯（PCL）** は，脛骨の後顆間区から大腿骨内側顆の外側面に付着する．
- PCL の重要な機能は，大腿骨に対する脛骨の後方滑りを制動することにある．

ACL：
anterior cruciate ligament

PCL：
posterior cruciate ligament

> **column**
> ACL の損傷はスポーツ傷害のなかでも発症頻度が高い．ACL の断裂を確認するための最も一般的な徒手検査の 1 つに，前方引き出しテスト anterior drawer test がある．このテストは，膝関節約 90°屈曲位で下腿を前方に引っ張り，脛骨の動揺性を確認する．正常膝関節では，脛骨の他動的な前方移動に対する全抵抗力の 85％ を ACL が担う．よって，反対側の膝関節に比べ 8 mm 以上の前方動揺性を認める場合は ACL 断裂を示唆する．

4　関節半月の解剖と機能

- 脛骨大腿関節の両側コンパートメントには，それぞれ内側半月と外側半月があり，大腿骨顆と脛骨顆の間を埋めている．
- 関節半月（半月板，半月）は形態上，曲率半径が大きく C 型を呈する**内側半月**と，それよりも曲率半径が小さく O 形状の**外側半月**からなる（図 21-5）．

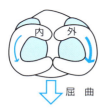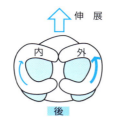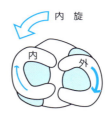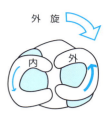

図21-6　関節半月の緊張と可動性
矢印は脛骨の運動方向．
［寺山和雄ほか（監修）：膝と大腿部の痛み，南江堂，1996］

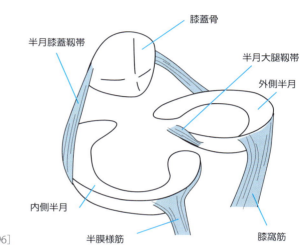

図21-7　関節半月と関節周囲組織の連結
［寺山和雄ほか（監修）：膝と大腿部の痛み，南江堂，1996］

- 関節半月の機能としては，荷重均等分散化，屈曲回旋誘導，静的支持要素（二次的安定化要素），滑液潤滑促進などがあげられる．
- 関節半月は膝関節の屈伸，回旋に伴い，大腿骨顆部の移動と同じ方向に移動する（図21-6）．膝関節が屈曲すると，両側の関節半月は後方へ移動し，伸展すると前方へ移動する．また，大腿骨に対して脛骨が内旋すると，内側半月は前方へ移動し，外側半月は後方へ移動する．外旋では，その逆になる．
- 半月運動は，前方は内・外側半月とも**半月膝蓋靱帯**に制御され，後方では内側半月は**半膜様筋**に，外側半月は**膝窩筋**によって制御されている（図21-7）．

B　骨運動学

- 膝関節は，矢状面の屈曲と伸展（図21-8），および水平面の内旋と外旋が可能であり，運動自由度2を有するラセン関節である（図21-9）．

column

歩行中に膝関節に加わる圧縮力は体重の2～3倍に達するといわれている．関節半月は関節面の接触面積を約3倍にしているため，関節軟骨に加わる圧力を減少させている．ちなみに，外側半月の完全摘出を行うと，最大接触圧は2倍以上に増加する．

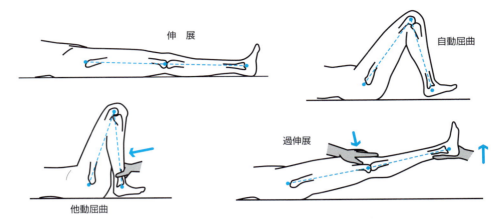

図 21-8　膝の屈曲，伸展
[Castaing J et al：図解関節・運動器の機能解剖　下肢編，井原秀俊ほか（訳），協同医書出版社，1986]

図 21-9　終末回旋
(a) 大腿骨上の脛骨最終伸展中，3つの因子が膝関節のロッキングに関与する．各因子は大腿骨に対する脛骨の外旋に寄与する．
(b) 2つの矢印は90°屈曲から進展中の大腿骨顆部上の脛骨の通過過程を描いている．曲がった内側顆は，脛骨外旋とロックの位置への誘導を助けることに留意．
[Neumann DA：筋骨格系のキネシオロジー，嶋田智明ほか（監訳），医歯薬出版，2005 より改変]
[Donald A. Neumann：KINESIOLOGY of the MUSCULOSKELETAL SYSTEM–Foundations for Physical Rehabilitation, p.468, Mosby-Elsevier, 2002]

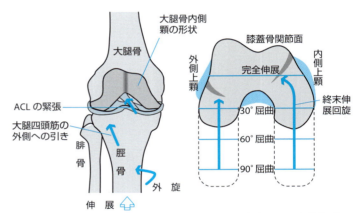

a. 終末伸展回旋 screw home movement を誘導する因子
b. 大腿骨顆部上の脛骨の通過経路

- 内旋と外旋は膝関節が屈曲時にのみ可能であり，完全伸展位では生じない．
- 前額面での内反，外反運動は他動的にのみ可能で，その可動域は 6 〜 7°程度である．

1 屈曲と伸展

- 膝関節は，130 〜 140°の屈曲と 5 〜 10°の伸展が可能である．他動的には160°くらいまで屈曲可能で，踵部を殿部につけることができる．
- 膝関節屈曲の制限因子は膝伸筋の緊張，下腿後面と大腿後面の接触である．
- 伸展の制限因子は膝屈筋の緊張，斜膝窩靱帯，ACL，MCL・LCL の緊張である．

2 内旋と外旋

- 膝関節の内旋と外旋は，膝関節屈曲角度の増加とともに増加し，屈曲90°付近では，40 〜 50°程度の回旋が可能である．

- 外旋の可動域は一般に内旋よりも大きく，2対1の比率である．しかし，最大伸展位では，すべての靱帯，関節包が緊張するため回旋運動は起きない．

C 関節運動学

1 屈伸運動時の関節包内運動

- 膝関節の屈伸運動は，大腿骨の脛骨上の転がりと滑りの複合運動である．
- 完全伸展位からの屈曲初期（10〜20°）には転がりだけであるが，徐々に滑りの要素が加わって，屈曲の最終段階には滑りだけになる．
- 屈曲運動では，大腿骨顆部の転がりは，大腿骨を後退させる．伸展運動では大腿骨顆部の転がりは，大腿骨を前進させる．
- 大腿骨の関節面は外側顆のほうが内側顆よりも短い．その距離を補うために，外側顆部のほうが転がりの要素は大きくなっている．
- 膝関節の屈伸運動における転がりと滑りの複合運動により，膝関節は大きな可動範囲を有する．
- 滑りと転がりを誘導するのは，靱帯の緊張である．
- 膝関節の屈曲時には，外側顆はACLの緊張によって後退を制動され，滑りが誘導される．一方，内側顆はMCLの緊張によって後退を制動され，滑りが誘導される．PCLは内側顆の過剰な滑りを制限し，転がりを誘導する．
- 膝関節の伸展時に外側顆はLCLの緊張によって後退を制動され，滑りが誘導される．内側顆はPCLの緊張によって後退を制動され，滑りが誘導される．

2 自動回旋

- 膝関節伸展の終末には脛骨の外旋を伴う．一方，膝関節の屈曲の開始は常に内旋が伴う．これらの回旋は自動的に生じるもので，不随意に生じる．
- 膝関節伸展運動の終末に起こる脛骨の外旋運動は，**終末伸展回旋 screw home movement，locking mechanism** と呼ばれている．
- 終末伸展回旋は，大腿骨内側顆の形状，ACLの緊張，大腿四頭筋の外側への牽引によって起こる（図21-9）．

D 膝蓋骨の機能

- **膝蓋骨**は3つの機能を有する．
  ①前方からの圧力や衝撃に対して関節を保護する．
  ②大腿骨膝蓋面に対して，伸展機構の滑りを可能にする．膝蓋骨は，屈曲−伸展において大腿骨膝蓋面の溝の中を滑る．この機構は，滑車にまたがるロープの機構と似ていて，力学的に重要な機能を導く．
  ③作用軸を修正し，大腿四頭筋の効率を改善する．膝蓋骨は，大腿骨膝蓋面の

溝の中に維持され，大腿四頭筋が収縮するときに伸展機構が外側へ脱臼を起こさないようにしている．
- 伸展機構としての膝蓋骨の存在は，膝蓋腱の中枢部分を回転中心から遠ざけ，牽引力の作用モーメントを増大させている．

E　運動に作用する筋

- 膝関節の筋は，2つのグループに大別される．すなわち，膝関節の伸筋（たとえば，大腿四頭筋）と膝関節の屈曲-回旋筋群である．

1 膝関節の伸筋（大腿四頭筋）

- **大腿四頭筋** quadriceps femoris は，大きく力強い伸筋で，**大腿直筋**，**外側広筋**，**内側広筋**，そして深層にある**中間広筋**からなる．
- 大きな広筋群では，膝関節での全伸展トルクの80％を，大腿直筋では20％を担う．広筋群の収縮は膝関節の伸展作用だけだが，大腿直筋の収縮は股関節屈曲と膝関節伸展に作用する．
- 大腿四頭筋の4つの筋は，結合して強い1つの腱を形成し，膝蓋骨底に付着する．
- 大腿四頭筋腱は遠位では膝蓋靱帯として続き，膝蓋骨尖から脛骨粗面へ付着する．

2 膝関節の屈曲-回旋筋群

- 腓腹筋を除いて，膝関節後方をまたぐすべての筋は，膝関節を屈曲させ，内旋または外旋させる能力をもつ．
- 膝関節の屈曲-回旋筋群には，ハムストリング，縫工筋，薄筋，膝窩筋を含める．大腿神経がすべて支配する膝関節の伸筋群と違って，屈筋-回旋筋群は大腿神経，閉鎖神経，坐骨神経の3つの神経によって支配される．

a．ハムストリング

- 半膜様筋，半腱様筋，大腿二頭筋長頭を総称して**ハムストリング** hamstring と呼ぶ．ハムストリングは，坐骨結節に近位付着部をもつ．
- **大腿二頭筋** biceps femoris の長・短両頭はLCLのほかに腓骨頭に付着する．大腿二頭筋短頭は大腿骨粗線の外側に近位付着がある．遠位では，3つのハムストリングは膝関節をこえて脛骨と腓骨に付着する．
- **半膜様筋** semimembranosus は，遠位で脛骨内側顆後面に付着し，さらに，MCL，内・外側半月，斜膝窩靱帯，膝窩筋にも付着する．
- **半腱様筋** semitendinosus 腱の大部分の走行は，半膜様筋のすぐ後方である．しかし，膝関節のすぐ近位で，半腱様筋腱は遠位付着の脛骨前内側面へ向けて前方に走る．
- 内側ハムストリング（半膜様筋や半腱様筋）の作用は，膝関節の屈曲と内旋である．

表 21-2 膝関節の筋

筋　名		起　始	停　止	作　用	神経支配（髄節）
大腿四頭筋	大腿直筋	下前腸骨棘	膝蓋骨を経て膝蓋靱帯となって，脛骨粗面に付着	股関節屈曲，膝関節伸展	大腿神経（L2～L4）
	大腿内側広筋	大腿骨体粗線の内側唇	膝蓋骨を経て膝蓋靱帯となって，脛骨粗面に付着	膝関節伸展	
	大腿外側広筋	大腿骨体粗線の外側唇	膝蓋骨を経て膝蓋靱帯となって，脛骨粗面に付着	膝関節伸展	
	大腿中間広筋	大腿骨体前面	膝蓋骨を経て膝蓋靱帯となって，脛骨粗面に付着	膝関節伸展	
ハムストリング	半腱様筋	坐骨結節	脛骨内側顆	股関節伸展，膝関節屈曲，内旋	脛骨神経（L5～S2）
	半膜様筋	坐骨結節	脛骨内側顆	股関節伸展，膝関節屈曲，内旋	
	大腿二頭筋	（長頭）：坐骨結節，（短頭）：大腿骨体粗線の外側唇下半部	腓骨頭	股関節伸展，膝関節の屈曲，外旋	（長頭）脛骨神経（L5～S2），（短頭）総腓骨神経（L5～S2）
縫工筋		上前腸骨棘	脛骨粗面内側面，鵞足	股関節屈曲，外転，外旋　膝関節屈曲，内転，内旋	大腿神経（L2, 3）
薄　筋		恥骨結合の外側縁	脛骨粗面内側面，鵞足	股関節内転　膝関節屈曲，内旋	閉鎖神経（L2, 3）
膝窩筋		大腿骨外側顆	脛骨上部後面	膝関節屈曲	脛骨神経（L4～S1）

- 大腿二頭筋の作用は膝関節の屈曲と外旋である．
- 大腿二頭筋の短頭を除きすべてのハムストリングは股関節と膝関節をまたぐ．2関節筋3つからなるハムストリングは非常に効果的な股関節の伸筋でもある．

b．縫工筋と薄筋

- **縫工筋** sartorius と**薄筋** gracilis の腱は隣り合って膝関節内側をまたぎ，脛骨近位骨幹部で半腱様筋の近くに付着する．
- 縫工筋，薄筋，半腱様筋の3つの並列する腱は，**鵞足**(がそく) pes anserinus として知られる共通の幅広い結合組織板によって脛骨に付着する．
- グループとしての「鵞足筋群」は膝関節の効果的な内旋筋である．
- 鵞足筋群は，膝関節内側に重要な動的安定性を与える．鵞足筋群に活動張力が生じると，MCL とともに膝関節の外旋と外反応力に抵抗する．

c．膝窩筋

- **膝窩筋** popliteus は三角形の筋であり，膝窩部内で腓腹筋の深部にある．
- 強力な関節包内の腱によって，膝窩筋は LCL と外側半月の間で大腿骨外側顆近位に付着する．
- 膝窩筋は，関節包内に付着する唯一の膝関節筋である．
- 後関節包より出た後，膝窩筋は脛骨後面に広く付着する．膝窩筋からの線維は外側半月に付着し，弓状膝窩靱帯と混入する．
- 表 21-2 にこれらの筋の機能をまとめた．

学習到達度 自己評価問題

1. 膝関節の靱帯の機能を説明しなさい．
2. 関節半月の4つの機能をあげなさい．
3. 関節半月と関節周辺組織の連結を述べなさい．
4. 膝関節運動時の関節半月の移動を説明しなさい．
5. 膝関節の運動時に，大腿骨内側上顆および外側上顆を制御しているのは，それぞれどの靱帯か答えなさい．
6. 膝関節の関節包内運動について説明しなさい．
7. 膝関節の筋の作用を説明しなさい．

22. 膝関節の運動障害

● 一般目標 GIO
- 膝関節の機能異常，とくに変形性膝関節症と前十字靱帯（ACL）損傷を理解する．

● 行動目標 SBO
1. 膝関節に生じる可動性異常について説明できる．
2. 変形性膝関節症の特徴的な姿勢と異常運動を説明できる．
3. ACL 損傷でみられる不安定性を説明できる．
4. 膝関節における異常な動的アライメントを説明できる．

● 調べておこう
1. 変形性膝関節症の姿勢，下肢アライメント，歩容の特徴を調べよう．
2. 膝伸展不全 extension lag の原因として考えられているものをあげてみよう．
3. 膝靱帯損傷の関節不安定性検査には何があるか調べよう．

A 病態運動学

1 膝関節の特徴

- 膝関節は股関節と足関節の間にあり，荷重位においてはこれらの上下の関節の動きに強く影響を受ける．
- 膝関節は脛骨と大腿骨の 2 本の長軸方向のテコの腕の終末に位置するため，力学的ストレスにさらされやすい．
- 膝関節は**大腿脛骨関節**（FT 関節）と**膝蓋大腿関節**（PF 関節）の複合関節で，膝関節の病態運動学を考える場合，両者の関連性を考慮しなければならない．
- 膝関節は靱帯や筋などの支持機構により安定性が維持されるが，これらの一部に破綻が生じると，疼痛や可動域（ROM）制限および過度の可動性（不安定性）などの運動障害を招くこととなる．
- **変形性膝関節症**では疼痛（いわゆる膝痛）や腫脹のために運動性が低下し，関節包や靱帯，腱などの軟部組織の伸張性が低下する．
- 変形性膝関節症は高齢者に多くみられ，加齢の影響により関節周囲組織の硬直

性の増加や滑液粘度の低下がみられ，これらが相まって，より ROM 制限が生じやすくなる．

2 関節可動域（ROM）障害があるときの運動

a. 大腿脛骨関節 femorotibial joint

- 関節可動性障害はおおむね，**低可動性** hypomobility と**過可動性** hypermobility あるいは**不安定性**の 2 つに分けられる．
- 低可動性障害では屈曲・伸展制限が臨床上とくに重要であり，膝の屈伸運動が要求される座位，立位，歩行などさまざまな日常生活活動に支障が出る．
- 和式生活ではしゃがみ込みや正座をする状況が生まれるが，それを可能にするためには約 150 ～ 160° の深屈曲が要求される．また，直立位，歩行の初期接地 initial contact ではほぼ完全伸展が必要である．

column

伸展制限

関節包内の腫脹あるいは疼痛があると，膝関節は屈曲位，とくに 15 ～ 20° 屈曲位をとりやすい．この肢位はいわゆる**安静肢位** resting position であり，関節包，靱帯が最もゆるんだ状態となり，腫脹や疼痛による組織の緊張を減少させる肢位といえる．したがって，変形性膝関節症などの膝疾患においてはよくみられる．

- 膝関節の**屈曲拘縮**あるいは**伸展制限**は**機能的脚長差**を招き，立位姿勢では制限側の骨盤が下降し，側方へ傾斜する．歩行では初期接地における膝伸展が制限を受けると歩幅が狭くなり，踵からの接地がみられず，つま先あるいは足底全体の接地となるか，あるいは立脚期に過度の背屈により踵を接地する．
- 伸展拘縮あるいは屈曲制限がある場合は立位姿勢ではあまり顕著な問題がみられないが，歩行では，立脚期後半から遊脚期にかけて制限側に機能的な下肢延長が生じ，足関節の過度の背屈と立脚終期の遅れや骨盤挙上運動が生じる．
- 屈曲制限は深い屈曲が要求されるしゃがみ込み，正座も困難となる．
- 膝関節には屈曲・伸展以外に回旋があり，腸脛靱帯あるいは外側支帯や膝関節の後外側構成体の短縮などがあると脛骨内旋の制限が生じている可能性がある．
- 脛骨外旋は膝の内反を招き，脛骨大腿関節の内側関節面の圧縮応力が増し，変形性膝関節症にみられる内反変形を生じさせる．
- 前額面上の運動である内・外反の自動運動は不可能であり，重力や床反力などの外力によって内・外反が生じる．
- 膝関節のアライメントが内反あるいは外反位を呈する場合，膝の障害を招く危険性が高くなる．
- 動的アライメントが**外反アライメント（knee-in）**のとき，膝の外反モーメントが増加し，内側支持組織にストレスが加わり，内側側副靱帯（MCL）損傷・前十字靱帯（ACL）損傷や鵞足炎の危険性が高まる（図 22-1）．
- 動的アライメントが**内反アライメント（knee-out）**では外側支持組織にストレスが加わり，腸脛靱帯炎や外側側副靱帯（LCL）損傷の危険性を高める．

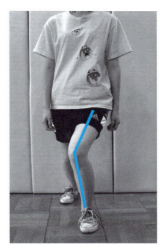

図 22-1 動的アライメントの knee-in

> **column**
> ACL 損傷では下肢に直達外力が加わる**接触型損傷**と下肢に直達外力が加わらない**非接触型損傷**があり，ACL 損傷のうち，7 割が非接触型損傷といわれている．多くの非接触型損傷は，方向転換や着地の際の膝伸展位近くでの急な減速中に生じ，受傷肢位としては膝・股関節軽度屈曲位で足部回内位，膝関節外反，下腿回旋（主に knee-in toe-out）である．また，非接触型損傷は女性が男性より 2〜8 倍多いといわれている．

- 膝関節周囲の靱帯を損傷すると一平面の前後・内外側方向の不安定性と，4 つの回旋不安定が生じる．
- **ACL 損傷**では，一次抑制である大腿骨に対する脛骨の前方変位すなわち前方不安定性が生じるが，脛骨の回旋不安定性も生じる．
- この回旋不安定性には，脛骨の外側顆が前方変位し，脛骨が内旋する**前外側回旋不安定性**（ALRI）と脛骨の内側顆が前方変位し，脛骨が外旋する**前内側回旋不安定性**（AMRI）がある．
- ACL 損傷膝では，方向転換時，減速動作時に**膝くずれ感 giving way** といわれる不安定感を訴えることが多く，これは ALRI を表している．
- この giving way を繰り返すことにより，半月板損傷や関節軟骨損傷を招き二次性の変形性関節症にいたるといわれている．
- **後十字靱帯（PCL）損傷**では，一次抑制である大腿骨に対する脛骨の後方変位すなわち後方不安定性と ACL 損傷と同様に回旋不安定も生じる．
- 脛骨の外側顆が後方変位する**後外側回旋不安定性**（PLRI），あるいは脛骨の内側顆が後方変位する**後内側回旋不安定性**（PMRI）といった回旋不安定性が生じる．

ALRI : anterolateral rotary instability
AMRI : anteromedial rotary instability

PLRI : posterolateral rotary instability
PMRI : posteromedial rotary instability

> **column**
> ALRI の検査として **N テスト**がある．これは膝くずれ感を再現する検査である．患者を背臥位とし，検者は膝関節を外反，下腿内旋方向へ力を加えながら屈曲位から伸展させていくと，屈曲 30〜15° 付近で脛骨外側が前方へ亜脱臼するような膝くずれ感が感じられる．この回旋不安定性が脛骨関節面の剪断力を高め，ACL 損傷膝では変形性膝関節症に進行すると考えられている．

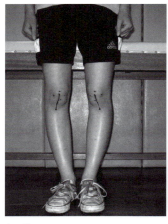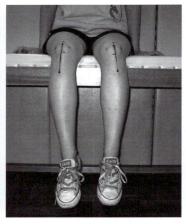

　　　　立　位　　　　　　　　　座　位

図 22–2 Q-angle
立位：左の大腿骨が内旋（下腿外旋）し，Q-angle が大きくなっている．膝蓋骨も内側を向いている．座位：左の Q-angle が大きい（右はほぼ 0°）．

- PCL 単独損傷では無症状の場合が多く，膝関節後外側構成体などの合併損傷がある場合に不安定性が著明となる．
- **MCL 損傷**では内側不安定性，**LCL 損傷**は外側不安定性を呈する．また，MCL 損傷では AMRI や PMRI，LCL 損傷では ALRI や PLRI といった回旋不安定性を呈する場合もある．
- 不安定性は靱帯損傷のみならず変形性膝関節症においても生じる．軽度の変形性膝関節症では前後の不安定性がみられ，重度では内・外側の不安定性が生じる．
- これらの不安定性が生じると関節周囲組織へのストレス分配が変化し，痛み，変形などを招く．
- 膝運動時に膝窩部の疼痛あるいは違和感を訴えることがある．これは不安定性により膝窩部周辺組織にストレスが生じていることが考えられる．
- 屈曲–伸展運動には回旋を伴った **screw home movement** という特徴的な動きがある．OKC では伸展運動の終末に大腿骨に対して下腿が外旋するが，不安定性があるとこの動きが見られなくなる．
- ACL 損傷膝では screw home movement が生じる屈曲 30°から 0°にかけて健常膝に比し，脛骨外側が過度に前方移動し，脛骨の内旋が生じているといわれる．
- screw home movement を臨床的に観察するには膝 90°屈曲位で膝蓋骨中央と脛骨粗面を結ぶ線を描いてみると一直線になる．それより伸展していくと脛骨粗面が膝蓋骨に対して外方に移動，つまり外旋し，その線も斜めになる．これは **Q-angle** の一部を示している（図 22–2）．また，足部に注目するのも 1 つの見方である．屈曲位では足先は前方を向くが伸展位では外方を向く．
- いすからの立ち上がりのように荷重位での伸展では脛骨が固定され，screw home movement により大腿骨が内旋する．この内旋が制限されると膝の伸展も

column

　Q-angle は大腿四頭筋（主に大腿直筋）と膝蓋腱の間の角度と定義されている．上前腸骨棘から膝蓋骨の中央点と，脛骨粗面から膝蓋骨の中央点を結ぶ線のなす角度を Q-angle と呼んでいる．測定は立位にて足部は回内・外中間位，股関節は内・外旋中間位とする．正常では，Q-angle は膝伸展位で，男性で 10 〜 15°，女性で 15 〜 20° である．膝 90° 屈曲位では脛骨が内旋するため Q-angle は 0° となる．

制限される．

b. 膝蓋大腿関節 patellofemoral joint

- PCL 損傷により脛骨の後方変位に伴い膝蓋大腿関節の接触圧が増加し，軟骨が変性して関節症となる．
- 膝蓋骨のアライメント異常や ROM 制限がある場合は大腿骨顆部関節面との正常な接触面が変化し，膝蓋大腿関節軟骨の応力異常が生じて疼痛を誘発する可能性がある．
- 膝蓋骨には内・外側広筋由来の内・外側支帯があり，これらの短縮などによりアライメント異常や ROM 制限が生じる．
- 外側支帯には腸脛靱帯の線維も入り込んでおり，外側広筋と腸脛靱帯の過緊張や短縮により外側支帯の緊張が高まり，膝蓋骨のアライメントや可動性に影響を与える．
- 膝蓋骨は正常では膝伸展位で大腿骨膝蓋面（sulcus）の中央あるいはやや外側に位置し，正面を向いている．
- 伸展位から屈曲すると内側に転位し，屈曲 30° を過ぎるとやや外側に転位するかその場にとどまる．
- 脛骨を内旋すると膝蓋骨は内側に転位し，内旋（膝蓋骨尖下極が上内方へ）する．脛骨が外旋すると外側転位を伴い外旋（膝蓋骨尖下極が上外方へ）する．
- 膝蓋骨の長さに対する膝蓋腱の長さの比率は 1 で，**膝蓋高位** patella alta は膝蓋骨の長さより膝蓋腱の長さが長くなり，膝蓋骨の不安定性（亜脱臼）の危険性を高め，膝蓋大腿痛を誘発する．通常，いす座位（膝 90° 屈曲）では膝蓋骨は正面を向くが，膝蓋高位があれば膝蓋骨は上方を向く．
- **膝蓋低位** patella infera は膝蓋骨の長さより膝蓋腱の長さが短くなる．膝蓋骨骨折や膝蓋腱を用いた ACL 再建術などで生じる場合がある．

3 筋力低下があるときの運動

a. 伸展筋力低下

- 外力（重力と床反力）により膝関節に屈曲モーメントが加わるとき，大腿四頭筋に筋力低下があると屈曲モーメントに対抗できず，膝の支持性を欠き，立ち上がりや歩行，階段昇降に影響を与える．
- 荷重位では大腿四頭筋の活動が重要であるが，膝を**過伸展（反張膝）**させると膝軸の前を床反力あるいは重心が通り，伸展モーメントを発生させるため大腿

四頭筋の活動を必要としない．これは弛緩性麻痺を呈するポリオでよくみられる．
- 反張膝は膝関節後方組織へのストレスが増加し，膝窩部の疼痛を誘発する．
- 膝伸展の自動運動で**膝伸展不全 extention lag** といわれる現象がよく観察される．これは伸展可動域に制限なく，しかも中間可動域の伸展筋力が保たれているにもかかわらず完全伸展ができない現象である．

column

膝関節疾患では ROM 制限がなく，中間可動域筋力が保たれているが完全伸展ができない伸展不全 extention lag がよくみられる．伸展不全の原因として伸展筋力低下が考えられるが，他の要因として大腿前面の皮膚や軟部組織の癒着や瘢痕，ハムストリングの短縮あるいは膝後面の軟部組織の短縮などが考えられる．

また，伸展不全に関連して古くから内側広筋は膝関節の最終伸展に作用するという特異性が指摘されていたが，力学的あるいは筋電図学的研究により否定されている．変形性膝関節症にみられる大腿四頭筋の筋力低下に関して，腫脹や関節包前方への手術侵襲あるいは後方関節包の伸張が大腿四頭筋の活動を抑制し，筋力低下を招くといわれている．

B　観察と触診

1 観察するときの注意点

- 荷重位での静的・動的アライメントを矢状面，前額面上から確認する．
- 正確な観察を行うために，患者には股関節，膝関節，足関節，骨盤が見えるようにある程度脱衣で行うか，もしくはスパッツなど身体にフィットする服装に着替えてもらうほうが望ましい．

a. 立位姿勢

- 矢状面，前額面よりアライメントを観察する．
- 矢状面では過伸展（反張膝）していないか，完全伸展可能かなどを観察する．過伸展位（反張膝）は膝後方組織へのストレスを高め，疼痛の原因ともなる．
- 屈曲拘縮がある場合，機能的脚長差に注意する．足底全体が床についている場合，骨盤は水平とはならず屈曲拘縮がある側（あるいは拘縮が強くある側）は下がっているか，骨盤が水平位に保たれている場合は足部を底屈し代償している可能性がある．
- 前額面では**内反膝，外反膝**に注意する．内・外反膝は，膝蓋骨を前方に向け両大腿骨内側上顆部と両内果および足部内側縁を極力近づけさせるように立位を取らせ，足部がつき，両大腿骨内側上顆部間に2横指が入る場合は内反膝（O脚，**図 22-3a**）で，両大腿骨内側上顆がふれ，足部が離れているときは外反膝（X脚）である（**図 22-3b**）．
- 下肢荷重連鎖により骨盤の前後方向の傾斜により下肢のアライメントが変化す

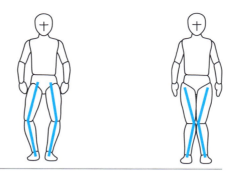

図 22-3 内反膝（O 脚）と外反膝（X 脚）

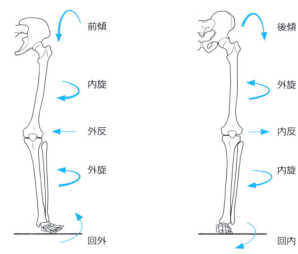

図 22-4 荷重連鎖
（a）骨盤前傾により股関節内旋−膝関節伸展・外旋・外反する．（b）骨盤後傾により股関節外旋−膝関節屈曲・内旋・内反する．

るので注意する．
- 立位で骨盤前傾すると股関節が内旋し，膝関節は伸展，外旋，外反・足部回外傾向になる．骨盤を後傾させると股関節外旋，膝関節屈曲，内旋，内反・足部回内傾向になる．つまり膝関節は荷重位において 3 次元的に複雑な動きをしている．これらの荷重位での動きは膝関節のみで行われるわけではなく，足関節，股関節と連動して行われており，これを**下肢荷重連鎖**という（**図 22-4**）．
- 変形性膝関節症の立位姿勢は特徴的であり，膝屈曲，内反以外に骨盤後傾，腰椎前彎の減少（腰椎後彎），後足部回内，扁平足，背屈を伴うことが多く（**図 22-5**），このような姿勢では大腿筋膜張筋と大腿直筋の筋活動増加，股関節内転筋群，内側広筋の筋活動減少がみられるといわれている．
- 膝蓋骨の向きや Q-angle なども含めて確認する．大腿筋膜張筋，腸脛靱帯や大腿二頭筋の短縮があると脛骨が外旋し，Q-angle も変化する．また，腸脛靱帯の短縮は外側支帯を伸張し，膝蓋骨は外側変位あるいは外に向く（傾斜する）．
- 膝蓋骨の側方への他動的可動範囲は，膝伸展位で膝蓋骨の幅の約 1/4 以上から 1/2 までといわれている．

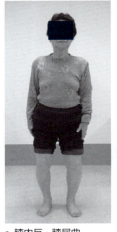
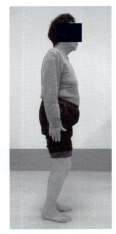

図22-5　変形性膝関節症の姿勢　　a. 膝内反・膝屈曲　　b. 足関節背屈・偏平足

b. 歩　行

- 変形性膝関節症の歩行でよくみられる現象に**体幹動揺**がある．この動揺は立脚側に体幹を側屈し，重心線を膝関節に近づけ膝関節に加わる内反モーメントを減少させる代償運動であり，内反膝という環境への適応ともいえる．
- 変形性膝関節症における歩行でもう1つ特徴的な現象として **lateral thrust** がある．lateral thrust は立脚相初期に瞬間的に膝が外側へ動揺する現象である．

> **column**
>
> 　lateral thrust に関して加速度計を用いて客観的に計測されている．下腿の外側方向の加速度を計測した研究では，そのピーク値が膝変形性膝関節症患者では健常者より大きいことを明らかにした．さらに lateral thrust を下腿の回旋も含んだ3次元的運動と仮定して下腿の3方向の加速度を計測した研究では，先の報告と同様に，立脚相初期に下腿外側最大加速度が生じると同時に前方への加速度も生じており，lateral thrust が3次元の動きであることを明らかにし，回旋，内・外転の詳細な分析の必要性を示した．

- lateral thrust による膝関節の不安定性は，歩行時の協調的な体幹-骨盤-下肢の連結ができず，腰背部の過緊張により体幹-骨盤を固め腰痛を招く可能性がある．
- ACL損傷膝では膝の不安定性から腓腹筋とハムストリングが早期から活動し初期接地時の膝伸展が少ない場合がある．
- 膝蓋大腿関節への影響としてはハムストリングの短縮は立脚期の膝屈曲角度を増加させ，膝蓋大腿関節の圧縮応力を高め，大腿直筋の短縮は股関節伸展する立脚期後半での膝蓋骨の可動性を低下させる．

2 触ったり介助するときの注意点

- 膝関節の遊びは脛骨の前後，内・外側の滑り，膝蓋骨の内・外側，下方への動きがある．
- 膝の屈曲-伸展においては脛骨のみならず前後の滑りも生じているので，ROM

制限があるときは脛骨の近位端をもち，屈曲では後方滑り，伸展では前方滑りを介助するとよい．
- 伸展制限では過度に下腿外旋している場合があり，屈伸方向だけでなく回旋にも注意し，実施することが肝要である．

学習到達度 自己評価問題

1. 変形性膝関節症について特徴的にみられる姿勢について説明しなさい．
2. ACL 損傷で示される関節の不安定性について説明しなさい．
3. 膝関節の屈曲拘縮がある場合にみられる立位姿勢と歩行の特徴を説明しなさい．
4. 伸展拘縮がある場合の歩行について説明しなさい．

23. 下腿・足関節・足部の運動

● 一般目標
- 下腿および足関節・足部における関節と運動学的事項を理解する.

● 行動目標
1. 下腿および足関節・足部の関節の構造を説明できる.
2. 足関節および足部の運動軸に対する骨運動と筋の作用が説明できる.
3. 各関節の関節包内運動（関節運動学）が説明できる.

● 調べておこう
1. 足部のそれぞれの靱帯がどのような運動を制限しているのか調べよう.
2. 歩行周期において足関節および足部の関節はどのような運動をしているのか調べよう.

A 機能解剖

- 下腿と足関節・足部を構成する骨と関節を**表 23-1** に示す.
- 下腿は，立位時に荷重を足部へ伝えるとともに，足関節および足部に作用する筋が付着する場を提供する．また，膝関節や足関節および足部と連動したわずかな内旋と外旋を行う.
- 足関節および足部は，ヒトが持続的直立二足歩行をするうえで重要な役割を果たしている．とくに足部は地面に接している唯一の身体部位であり，単に地面に作用するだけでなく，膝関節，股関節，骨盤，脊柱を介して自身の姿勢に影響する.

1 下腿，足関節

- **下腿**は**脛骨**と**腓骨**からなる（図 23-1）．脛骨の遠位端は**内果**となり，近位端に対し外側におよそ 14° 捻れる．これを**下腿捻転** tibial torsion という.
- 腓骨は，脛骨の外側にこれと平行に位置する細い骨である．近位端は腓骨頭，遠位端は**外果**となる.
- 脛骨と腓骨の骨幹部は**下腿骨間膜**で連結しており，靱帯結合に分類される．下

表 23-1 下腿と足部を構成する骨，関節

	骨	関節
下腿	脛骨，腓骨，距骨	脛腓連結，距腿関節
足部		
後足部	踵骨，距骨	距骨下関節
中足部	舟状骨，立方骨，楔状骨	横足根関節：距踵舟関節，踵立方関節 遠位の足根間関節：楔舟関節，立方舟関節，楔間関節，楔立方関節
前足部	中足骨，足指骨（指節骨）	足根中足関節，中足間関節，中足指節関節，指節間関節

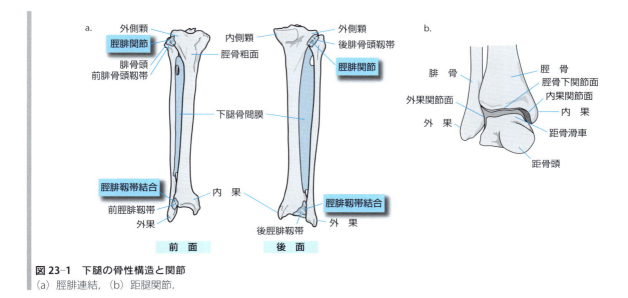

図 23-1　下腿の骨性構造と関節
(a) 脛腓連結，(b) 距腿関節．

腿骨間膜は足関節および足部に作用する筋の付着部となる．
- 足関節 ankle という用語は，一般的に**距腿関節**を示すが，広義では**下脛腓関節**や**距骨下関節**を含む．

a. 脛腓連結 tibiofibular articulation
- 脛骨と腓骨は近位で**脛腓関節**（**上脛腓関節**），遠位で**脛腓靱帯結合**（**下脛腓関節**）として連結する．これら2つの関節は，距腿関節の動きと連動して機能している（図23-1a）．

①**脛腓関節** tibiofibular joint（**上脛腓関節** superior tibiofibular joint）
- 脛腓関節は滑膜性の平面関節に分類され，関節包は前後の腓骨頭靱帯で補強される．
- 脛骨腓骨関節面は凸の形状，腓骨頭関節面は凹の形状をなす．

②**脛腓靱帯結合** tibiofibular syndesmosis（**下脛腓関節** inferior tibiofibular joint）
- 脛腓靱帯結合は関節軟骨をもたない靱帯結合である．前面を**前脛腓靱帯**，後面を**後脛腓靱帯**で連結している．

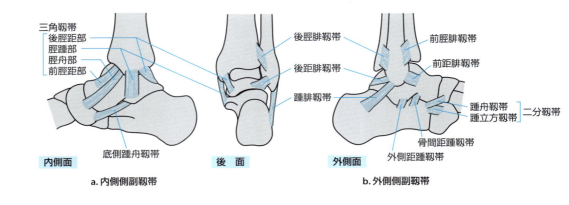

図23-2 距腿関節と後足部に関連する靱帯

b. 距腿関節 talocrural joint

- 距腿関節は，背屈，底屈を行う**ラセン関節**に分類される．
- 関節窩は，脛骨下関節面と内果関節面，外果関節面によって構成され，関節頭は距骨滑車である（**図23-1b**）．
- 距骨滑車の上面は，前額面で凹状となり，わずかな内転，外転を行う**鞍関節**とも考えられる．
- 距腿関節の関節包は薄く，外部から側副靱帯で補強される（**図23-2**）．
- **内側側副靱帯**は内果周囲にある厚い強靱な靱帯で，下方に向かって三角形状に放散するように走行するため**三角靱帯**とも呼ばれる．付着する部位によって，**前脛距部，後脛距部，脛舟部，脛踵部**に分けられる．
- 三角靱帯は全体では距腿関節外転，足の回内により緊張するが，距腿関節底屈で前脛距部，脛舟部が緊張し，背屈で後脛距部が緊張する．
- **外側側副靱帯**は外果周囲にある**前距腓靱帯，後距腓靱帯，踵腓靱帯**で構成される．このうち前距腓靱帯は，構造上最も脆弱である．
- 距腿関節底屈で前距腓靱帯が緊張し，背屈で後距腓靱帯が緊張する（**図23-3**）．また，踵腓靱帯は外果下端より後下方へ距骨をまたぐように踵骨へ付いて足関節底屈と踵骨の回外で緊張する．

column
足関節捻挫と靱帯損傷
足関節に起こる捻挫は，内反捻挫が多い．外側の靱帯損傷とくに前距腓靱帯と踵腓靱帯の損傷または断裂を引き起こす．前距腓靱帯が断裂すると距骨が前方に滑り出し，踵腓靱帯の断裂は回外への制御ができなくなるため，いずれも足関節の不安定性をもたらし，再度の捻挫の原因となる．外反捻挫が少ないのは，距腿関節の構造上外果が内果に比べ下方に位置することで側方安定性が得られるためである．

- 距腿関節の締まりの肢位は最大背屈位であり，休みの肢位は回内・回外中間位で底屈10°である．

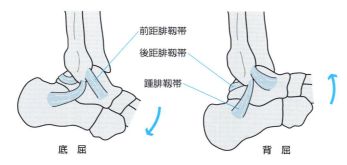

図 23-3　外側側副靱帯の緊張
底屈位では前距腓靱帯が緊張し，背屈位では後距腓靱帯，踵腓靱帯が緊張する．

2 足根，足部

- 足部 foot は，7個の**足根骨**，5個の**中足骨**，14個の**足指骨**（指節骨）と2つの種子骨からなる．
- 臨床上，足部は後足部，中足部，前足部の3つに大別される（**図23-4**，**表23-1**）．
- 後足部と中足部は，足根骨からなっているため，この部位を**足根**という．

a. 距骨下関節 subtalar joint

- **距骨下関節**は，距骨と踵骨の間にできる3つの関節面（前・中・後関節面）と2つの関節包で構成される関節で，それぞれの関節面は**顆状関節**であるが，全体では運動自由度1の**平面関節**として回外と回内を行う．
- 距骨の後踵骨関節面と踵骨の後距骨関節面との間にできる後関節面が最も大きく，1つの関節包で包まれ，前と中の関節面は1つの関節包で包まれる．いずれも関節包は薄いため靱帯で補強される．
- 距骨下関節の主要な安定機構は**骨間距踵靱帯**である（**図23-2**）．骨間距踵靱帯は前・後の2つの線維束を有し，前線維束は回外の制限に働き，後線維束は回内の制限をする．
- このほかに内側距踵靱帯は回内の制限，外側距踵靱帯は回外・背屈制限，後距踵靱帯は背屈制限として働く．
- 距骨には筋が付着せず，距骨下関節周囲は下腿からの筋が腱となって通過し，関節を補強する．
- 締まりの肢位は回外位であり，休みの肢位は回内・回外中間位である．

b. 横足根関節 transverse tarsal joint

- **横足根関節**は，ショパール関節 Chopart joint とも呼ばれ，足を切断する場合には，ここが切断部位の1つとして用いられる．横足根関節の内側と外側には独立する別の関節包があるために，**内側を距踵舟関節**，**外側を踵立方関節**と呼び区別しているが，実際は協調して働いている．
- 横足根関節は距骨下関節と連動して回外と回内を行うが，その運動は小さい．このわずかな動きが中足部の地面への適合性や足のアーチの維持に重要である．
- **底側踵舟靱帯**（バネ靱帯 spring ligament）は，距踵舟関節の主要な支持機構であ

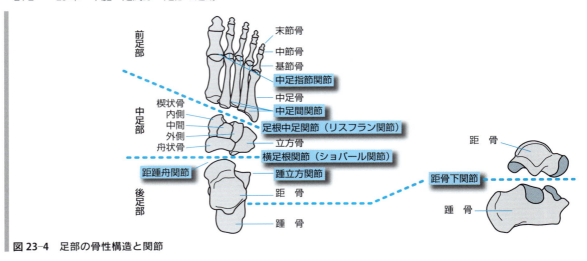

図 23-4 足部の骨性構造と関節

る．歩行時など荷重によって距骨頭が床面に向かって押し下げられるのを支持している．また，**二分靱帯** bifurcated ligament は，**踵舟靱帯**（内側線維）と**踵立方靱帯**（外側線維）からなる（**図 23-2b**）．踵舟靱帯は，距踵舟関節を補強するとともに底屈制限，踵立方靱帯は底屈・回内制限として働く．

①距踵舟関節 talocalcaneonavicular joint
- 距踵舟関節は，球関節に似た**卵形関節**であり，関節頭は距骨頭の舟状骨関節面，関節窩は前方が舟状骨後関節面，内側が舟状骨線維軟骨，下面が踵骨の前面と中距骨関節面で構成される．
- 締まりの肢位は回外位であり，休みの肢位は回内・回外中間位である．

②踵立方関節 calcaneocuboid joint
- 踵立方関節は，踵骨の立方骨関節面と立方骨後関節面からなる不完全な**鞍関節**である．距踵舟関節より動きはなく，外側縦アーチの支持に働く．
- 締まりの肢位は回外位であり，休みの肢位は回内・回外中間位である．

c．**足根中足関節** tarsometatarsal joint
- 足根中足関節は，個々の中足骨底（凹状）と3つの楔状骨，立方骨の遠位関節面（凸状）との連結をいう．**リスフラン関節** Lisfranc joint とも呼ばれ，ここも足部の切断部位の1つである．運動自由度1の平面関節で，底屈・背屈に近いわずかな回外と回内の複合運動を行う．
- 第1中足骨と内側楔状骨（**第1列**）は1つの関節包に包まれ，第2中足骨と中間楔状骨（**第2列**），第3中足骨と外側楔状骨（**第3列**），第4中足骨と立方骨（**第4列**），第5中足骨と立方骨（**第5列**）は同じ1つの関節包に包まれる．第1列と第5列は，他から独立して動くが，第2〜4列はほとんど動きがなく，とくに第2列は強く固定されている．
- 背側足根中足靱帯，底側足根中足靱帯，骨間足根中足靱帯が結合している（図23-5）．
- 締まりの肢位は回外位であり，休みの肢位は回内・回外中間位である．

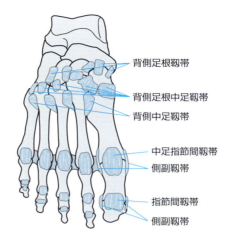

図23-5　中足部，前足部の靱帯（足背面）

d. 中足間関節 intermetatarsal joint

- **中足間関節**は，第1と第2の中足骨底間は連結されず，外側4つの中足骨底の間で構成する半関節である．底背側へのわずかな滑り運動が生じ，前足部の柔軟性を高めている．
- 深横中足靱帯によって連結され，足の横アーチが形成される（図23-6）．

e. 中足指節関節 metatarsophalangeal joint

- **中足指節関節**は，第1～5中足骨頭（凸状）と各足指基節骨（凹状）との間になす運動自由度2の**楕円関節**である．足指の矢状面における40°屈曲，65°伸展と水平面におけるわずかな内転，外転を行う．随意的には屈曲，伸展が行われ，内転，外転は行いにくい．
- 第1中足指節関節には2つの**種子骨**が存在し，種子骨複合体を形成する．荷重下でも第1中足指節関節がなめらかに働くよう第1中足骨頭のパッドとしての機能を果たす．
- 関節の内側と外側は側副靱帯で，背側と底側は中足指節間靱帯で補強される（図23-5）．
- 締まりの肢位は完全伸展位であり，休みの肢位は中間位である．

f. 指節間関節 interphalangeal joint

- **指節間関節**は，各足指節骨頭と指節骨底の間にある**蝶番関節**である．関節面は，近位の指節骨頭が凸状，遠位の指節骨底が凹状であり，矢状面での屈曲と伸展を行う．可動範囲は約40°であり，屈曲のほうが大きい．
- 関節の内側と外側は，側副靱帯で，背側と底側は，指節間靱帯で補強される．
- 締まりの肢位は完全伸展位であり，休みの肢位は軽度伸展位である．

3 足のアーチ

- 足部は，体重や衝撃を効率的に支えるアーチ構造によって「土踏まず」を形成する．

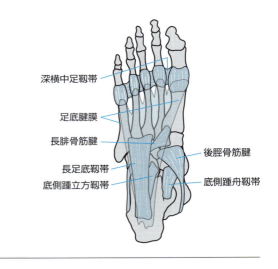

図 23-6 足のアーチを支持する機構
内側縦アーチを支持するのは底側踵舟靱帯，後脛骨筋腱であり，外側縦アーチを支持するのは長足底靱帯と底側踵立方靱帯である．足底腱膜は，両方の縦アーチを支持する．また，長腓骨筋は立方骨を取り巻くように走行して楔状骨につくため，縦アーチと足根における横アーチを支持する．前中足アーチは深横中足靱帯により支持される．

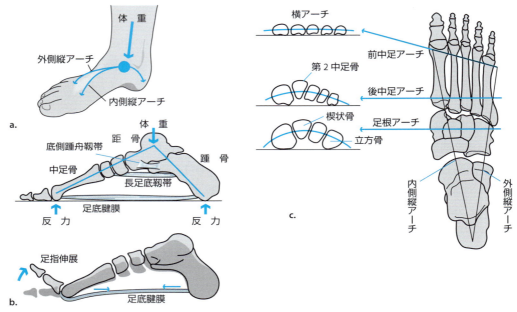

図 23-7 足のアーチ
(a) 足のアーチによって荷重が前足部にも分散され，踵骨に集中することを防ぐ．(b) 縦アーチを支持する足底腱膜が，足趾の伸展に伴って巻き上げられるように緊張すると，アーチが上昇して剛性が増す（巻き上げ効果 windlass effect）．(c) 横アーチの支持機構は，足根アーチでは長腓骨筋腱と後脛骨筋腱，後中足アーチでは母指内転筋横頭，前中足アーチでは深横中足靱帯である．
[Cailliet R：運動器の機能解剖，萩島秀男（訳），医歯薬出版，2000 より改変]

- 足のアーチには足部の両側を縦に走る**内側縦アーチ**，**外側縦アーチ**と足根骨，中足骨を横に走る**横アーチ**がある（図 23-7）．
- アーチを支持する靱帯（図 23-6）の延長や足底内在筋の弱化によって足のアーチが低下すると足部や膝関節などの機能障害の原因となりうる．

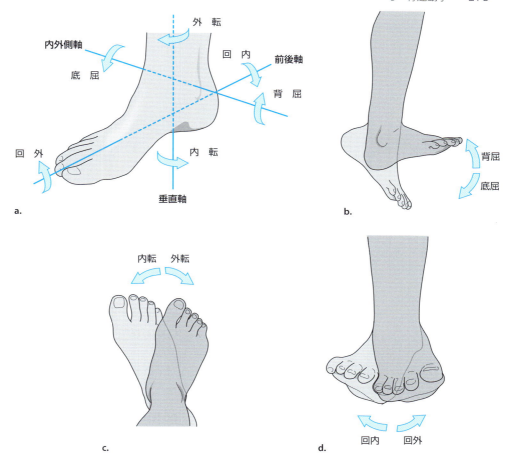

図 23-8　足関節と足部の一平面運動

B　骨運動学

1　足関節・足部の運動*

<small>*日本リハビリテーション医学会の定義による．</small>

- 足関節は，矢状面上の内外側軸で背屈と底屈を行う．背屈とは足部が脛骨に近づく運動をいい，底屈は逆に脛骨から離れる運動をいう．可動域は，背屈 20°，底屈 45° である（図 23-8a, b）．
- 足部は，水平面上の垂直軸で内転，外転を行う．内転とは足部が体軸に近づいて内方へ向かう運動をいい，外転は体軸から遠ざかり外方へ向かう運動をいう（図 23-8a, c）．可動域は内転 20°，外転 10° である．また，足指については，第 2 中足骨を参照線として，内転はこれに近づく運動をいい，外転はこれから離れる運動をいう．
- 足部は，前額面上前後軸で回内，回外を行う．回内とは足部の長軸で起こる回旋運動で足底が外方を向く運動をいい，回外は足底が内方を向く運動をいう

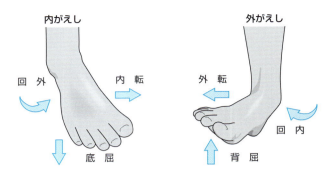

図 23-9 足関節と足部の三平面運動

（図 23-8a,d）．
- 足部は，**内がえし**，**外がえし**という**三平面における複合運動**を行う．内がえしは，**底屈・内転・回外**，外がえしは**背屈・外転・回内**の組み合わせで生じる．可動域は，内がえし 30°，外がえし 20° である（図 23-9）．

column

内がえし・外がえしとほぼ同義的に内反・外反という表現が用いられる．しかし，本来内反・外反は一平面運動である．すなわち，内反とは前額面で下腿長軸に対し後足部長軸が内側へ変位した状態をいい，外反とはこれが外側へ変位した状態をいう．

column

足関節・足部の運動に対する用語は国際的にも統一されていない．英語圏では「内がえし inversion／外がえし eversion」を前額面での運動とし，「回外 supination／回内 pronation」を前額面・矢状面・水平面の 3 平面での運動と定義する．一方，日本リハビリテーション医学会では「内がえし inversion／外がえし eversion」を 3 平面での運動とし「回外 supination／回内 pronation」を前額面での運動と定義している．日本では文献の翻訳や引用をする際に用語の混乱を生じる原因となっていることが指摘され，近年，日本足の外科学会は新たに「足関節・足部・趾の運動に関する用語案」を作成した．

2 脛腓連結の運動

- 距骨滑車の幅は前方が後方より広く，距腿関節背屈で幅広の滑車面が両果部に近づくと，これを受け入れるように外果が脛骨を離れ，わずかに内旋しながら挙上する．逆に底屈では幅の狭い滑車面を両果部が固定するように外果が脛骨に接近し，腓骨はわずかに外旋して下制する（図 23-10）．

3 距腿関節の骨運動と運動軸

- 距腿関節の主要な骨運動は，背屈・底屈であるが，運動軸や関節面の構造から，わずかな外転・回内，内転・回外が生じる．
- 距腿関節軸は，中間位では内・外果を結んだ線であり，前額面で純粋な横行軸

B 骨運動学

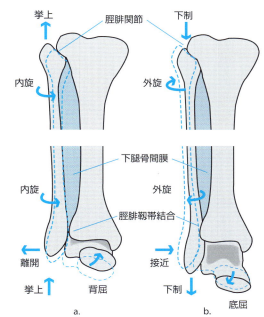

図 23-10　上・下脛腓関節の動き
(a) 距腿関節背屈：腓骨は内旋しながら挙上し、外果が外方へ離開する．
(b) 距腿関節底屈：腓骨は外旋しながら下制し、外果が内方に接近する．

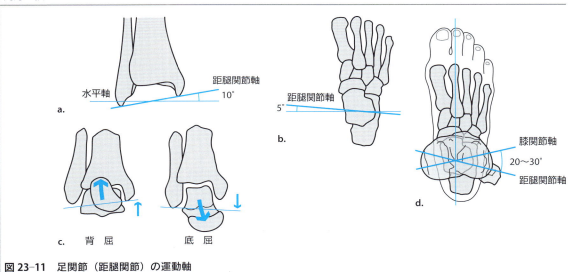

図 23-11　足関節（距腿関節）の運動軸

より内方が 10°高く（図 23-11a），水平面で内方が前方に 5°の傾きをもつ（図 23-11b）．この軸は距腿関節の運動に伴い変化する．背屈すると内側が後上方に傾き，底屈すると内側が前下方に傾く（図 23-11c）．また，距腿関節軸は膝関節軸に対して 20～30°外旋位にある（図 23-11d）．

4 距骨下関節の骨運動と運動軸

- 距骨下関節の運動軸は，**ヘンケ Henke 軸**と呼ばれ，踵の後外方から距骨下関節を上前方に走る．通常，水平面から 42°，矢状面から 16°傾いている（図 23-12）．

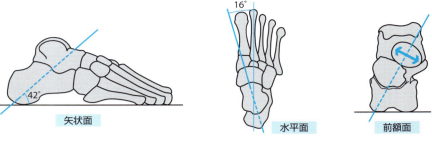

図 23-12 距骨下関節の運動軸

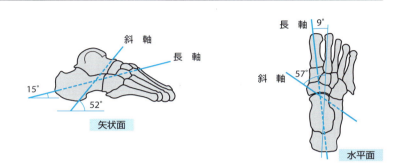

図 23-13 横足根関節の運動軸

- 距骨下関節は，この軸を中心に踵骨が距骨に対し回内 8°，回外 16° を行う．しかし，この軸は身体のどの面とも一致しない三平面軸であるため，踵骨の回内・回外に伴い距骨はわずかに背屈・外転，底屈・内転する．その結果，足部に内がえし（底屈，内転，回外），外がえし（背屈，外転，回内）の複合運動が起こる．

> **column**
>
> 距骨下関節の運動は，荷重下では踵骨に対して距骨が動き，距骨が回内すると距骨が底屈して同時に距骨滑車の位置が下がる．これにより歩行の踵接地から立脚中期にかけて距骨下関節が回内し，関節面を下げながら荷重量を増やすことで衝撃吸収ができる．また，距骨下関節は下腿に作用して距骨下関節が回内すると下腿が内旋し，回外すると下腿は外旋する．

5 横足根関節の骨運動と運動軸

- 横足根関節は，**長軸**（縦軸）と**斜軸**の 2 つの運動軸を有する運動自由度 2 の関節である（図 23-13）．
- 長軸は矢状面より 9° 内方に傾き，水平面より 15° 傾くが，ほぼ前額面の運動ととらえることができる．この軸まわりで舟状骨と立方骨は回内，回外を行い，可動域は約 8° である．回外は，靱帯などの組織により抑制されるが，回内では立方骨が踵骨と衝突することで抑制される．
- 斜軸は矢状面より 57°，水平面より 52° 傾いている．この軸まわりで舟状骨と立方骨は，背屈・外転と底屈・内転とを行う．可動域は約 20° である．

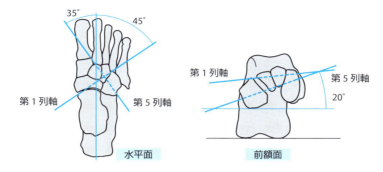

図 23-14　足根中足関節（第 1 列と第 5 列）の運動軸

6 足根中足関節の骨運動と運動軸

- 足根中足関節の第 1 列と第 5 列は，それぞれに運動の軸を有する．第 1 列軸は，矢状面と前額面に対し約 45°の角度を有し，水平面とほぼ平行である．この軸のまわりで第 1 中足骨は内側楔状骨とともに内がえし，外がえしを行う．第 5 列軸は，矢状面に対し約 35°，水平面に対し約 20°の角度を有する三平面軸であり，運動は内がえし，外がえしとなる（図 23-14）．

7 中足指節関節の骨運動と運動軸

- 中足指節関節の運動軸は，屈曲・伸展を行う垂直軸と外転・内転を行う内外側軸の 2 つが存在し，内外側軸がより遠位にある．

C　関節運動学

1 脛腓関節の運動

- 上脛腓関節の関節包内運動は，膝関節の屈曲で腓骨が下方へ滑り，伸展で上方へ滑る．
- 距腿関節が背屈すると腓骨は上内方へ滑り，底屈すると下外方へ滑る．
- 足の内がえしで腓骨頭が下外方に滑り，外がえしでは上内方に滑る．

2 脛腓靱帯結合の運動

- 距腿関節が背屈すると腓骨は脛骨から離開しながら上方へ滑り，底屈すると脛骨に接近しながら下方へ滑る．

3 距腿関節の運動

- 距腿関節の関節包内運動は，背屈では距骨滑車が前方に転がりながら後方に滑り，底屈では後方に転がりながら前方に滑る．また，内転では距骨滑車が内側

へ滑り，外転では外側へ滑る．

4 距骨下関節の運動

- 距骨下関節の関節包内運動は，前・中関節面では凸状の距骨が凹状の踵骨に接するのに対し，後関節面では凹状の距骨が凸状の踵骨に接する．
- 内がえしでは踵骨の後関節面が外側に滑り，前・中関節面が内側へ滑る．
- 外がえしでは踵骨の後関節面が内側に滑り，前・中関節面が外側に滑る．

5 横足根関節の運動

a. 距踵舟関節
- 矢状面では舟状骨関節面が凹状となり，距骨頭が凸状となる．背屈では舟状骨が距骨に対し背側方向へ滑り，底屈では底側へ滑る．水平面では内・外転にあわせて舟状骨が内・外側に滑る．

b. 踵立方関節
- 矢状面では立方骨が凸状となり，踵骨が凹状である．立方骨は背屈では踵骨に対し底側へ滑り，底屈で背側へ滑る．いずれも動きはわずかである．

6 足根中足関節の運動

- 中足骨が背屈方向に運動するときは内側楔状骨関節面を背側へ滑り，底屈方向に動くとき底側へ滑る．いずれもわずかな滑りを行う．

7 中足指節関節の運動

- 関節面は中足骨頭が凸状，基節骨底が凹状である．屈曲では基節骨底が中足骨上を底側へ滑り，伸展では基節骨底が中足骨上を背側へ滑る．また，内転では基節骨底が中足骨上を内側へ滑る．外転時，基節骨底が中足骨上を外側へ滑る．

8 指節間関節の運動

- 屈曲時，遠位指節骨底が近位の指節骨頭上を底側へ滑り，伸展時，遠位指節骨底が近位の指節骨頭上を背側へ滑る．

D　運動に作用する筋

足の筋は，起始が下腿にある足の外在筋と足部に起始部と停止部をもつ足の内在筋に区別される．

1 外在筋

- 外在筋は，密な筋膜である筋間中隔によって4つの区画（**コンパートメント**）に分けられる．それぞれの区画内には作用の類似した筋が存在している（図23-15，表23-1〜23-4）．

> **column**
> 横足根関節は，距骨下関節が回内して後足部が外がえしすると舟状骨，立方骨の運動方向が平行となり中足部の可動性が高まる．逆に回外して後足部が内がえしすると運動方向は交差し，中足部の固定性が高まる．

D 運動に作用する筋　281

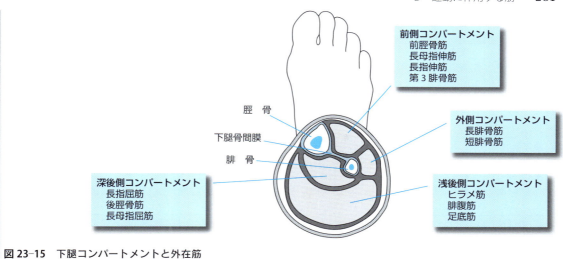

図 23-15　下腿コンパートメントと外在筋

表 23-2　前側コンパートメントの筋

筋　名	起　始	停　止	作　用	神経支配（髄節）
前脛骨筋	脛骨外側面 下腿骨間膜	内側楔状骨と第1中足骨の底面	距腿関節背屈，距骨下関節回外，足根中足関節回外（足の内がえし）	深腓骨神経 （L4, 5）
長母指伸筋	下腿骨間膜 腓骨体前面中央	母指末節骨底	母指伸展，距腿関節背屈，足の内がえしの補助	深腓骨神経 [L5（S1）]
長指伸筋	脛骨外側顆 腓骨頭 腓骨体前面 下腿骨間膜	4つの腱に分かれ第2〜5指中節骨，末節骨	第2〜5指伸展，距腿関節背屈，距骨下関節回内（足の外がえし）	深腓骨神経 （L5, S1）
第3腓骨筋	腓骨下部前面	第5中足骨底	距腿関節背屈，距骨下関節回内（足の外がえし）	深腓骨神経 （L5, S1）

表 23-3　外側コンパートメントの筋

筋　名	起　始	停　止	作　用	神経支配（髄節）
長腓骨筋	腓骨頭 腓骨外側上2/3 下腿筋間中隔	内側楔状骨足底面 第1中足骨底	距腿関節底屈，距骨下関節および距踵舟関節回内（足の外がえし）	浅腓骨神経 （L5, S1）
短腓骨筋	腓骨外側下1/3 下腿筋間中隔	第5中足骨粗面	距腿関節底屈，距骨下関節および距踵舟関節回内（足の外がえし）	浅腓骨神経 （L5, S1）

■これら外在筋の走行と足関節軸の関連を図 23-16 に示す．1つの筋が作用すると複数の運動軸に作用するために複合的な運動となる．

a. 前側コンパートメントの筋と作用

■**前脛骨筋** tibialis anterior は，背屈・内がえし筋である．距腿関節軸で強い背屈を行い，距骨下関節軸で回外を行う．後脛骨筋と共同して足部の回外・内転を行う（図 23-17）．

■**長母指伸筋** extensor hallucis longus は，母指の伸展，距腿関節の背屈，足部回外

表 23-4 後側コンパートメントの筋

	筋 名	起 始	停 止	作 用	神経支配（髄節）
浅層	腓腹筋	外側頭：大腿骨外側上顆 内側頭：大腿骨内側上顆	アキレス腱となって踵骨隆起後面	膝関節屈曲，距腿関節底屈，距骨下関節および距踵舟関節回外（足の内がえし）	脛骨神経 (S1, 2)
	ヒラメ筋	腓骨頭と腓骨後面 ヒラメ筋線と内側縁	アキレス腱となって踵骨隆起後面	距腿関節底屈，距骨下関節および距踵舟関節回外（足の内がえし）	脛骨神経 (S1, 2)
	足底筋	大腿骨外側上顆 膝関節包	踵骨隆起	腓腹筋の補助	脛骨神経 (S1, 2)
深層	後脛骨筋	下腿骨間膜 脛骨と腓骨の隣接面	舟状骨粗面 内側，中間，外側楔状骨，立方骨，第2〜3中足骨底	距腿関節底屈 距骨下関節および距踵舟関節回外（足の内がえし）	脛骨神経 (L5〜S2)
	長指屈筋	脛骨後面	第2〜5末節骨底	足指の屈曲，距腿関節底屈，距骨下関節回外（足の内がえし）	脛骨神経 (L5〜S2)
	長母指屈筋	腓骨体後面 下腿骨間膜の腓骨側	母指末節骨底	足の母指の屈曲，距腿関節底屈，距骨下関節回外（足の内がえし）	脛骨神経 (L5〜S2)

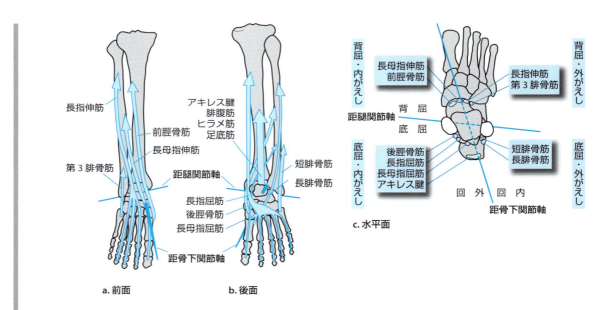

図 23-16 足関節，足部に作用する外在筋の走行と運動軸の関係
(a) 前面より，前側コンパートメントの筋群の走行を示す．(b) 後面より，後側および外側コンパートメントの筋群の走行を示す．(c) 水平面より，外在筋の走行する位置と関節軸から足関節・足部の運動との対比を示す．

の補助に作用する．距腿関節軸に対するモーメントアームが長く，ほぼ直角に接しているため強い背屈をもたらす．歩行遊脚開始時の足関節背屈に大きくかかわる．

- **長指伸筋** extensor digitorum longus は，長母指伸筋と同様に距腿関節軸に対し垂直に接するため強い背屈筋である．また，距骨下関節軸に対して中等度の回内作用をもつ．

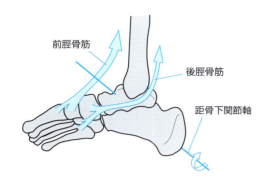

図 23-17　前脛骨筋と後脛骨筋の作用
距腿関節軸において前脛骨筋は背屈筋，後脛骨筋は底屈筋として作用するが，距骨下関節軸には両者は共同して回外，内転に作用する．

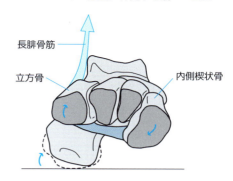

図 23-18　長腓骨筋の作用による後足部の回内

- **第 3 腓骨筋** peroneus tertius は，距骨下関節軸および足根中足関節軸に対するモーメントアームが長いため回内作用が働き，主に足部の外がえしに作用する．

b．外側コンパートメントの筋と作用

- **長腓骨筋** peroneus longus は距腿関節底屈と第 1 列軸における第 1 中足骨の外がえしに作用する．また，長腓骨筋の腱は立方骨を下から挙上させるように作用して距骨下関節と横足根関節を回内させる（図 23-18）．前脛骨筋と拮抗的に働く．
- **短腓骨筋** peroneus brevis は距骨下関節軸と横足根関節斜軸に作用して強力な回内・外転を行い，距腿関節底屈は長腓骨筋の作用より小さい．

> **column**
> 長・短腓骨筋は歩行時立脚中期から後期にかけて最も活動する．この時期には背屈位にあった距腿関節は底屈に移行し，距骨下関節が回外する．腓骨筋群の働きは回外にブレーキをかけ，後足部の回内を行う．これにより母指球への荷重がスムースとなり，効率のよい踏みきりとなる．

c．後側コンパートメントの筋と作用

- **腓腹筋** gastrocnemius は大腿骨に内側頭，外側頭の 2 つの起始をもち，ヒラメ筋，足底筋とともにアキレス腱を形成して踵骨隆起に付着する 2 関節筋である．膝関節と足関節に作用し，膝関節伸展時は距腿関節底屈に働き，距腿関節背屈時は膝関節屈筋として働く．
- **ヒラメ筋** soleus は，単関節筋であり，膝関節屈曲位では腓腹筋が緩むため距腿関節底屈に大きく作用する．また，足底接地した荷重下における膝関節屈曲，距腿関節背屈に抗して下腿を後方に回転させ，膝関節の伸展を導く．
- **足底筋** plantaris は，腓腹筋とヒラメ筋の間を斜めに下行し，アキレス腱の内側に加わる．筋腹は小さく紡錘状で，しばしば欠如していることがある．腓腹筋と同様に膝関節屈曲，足関節の底屈，距骨下関節の回外に作用する．
- **後脛骨筋** tibialis posterior は，内果の後方を通って足底に入り，舟状骨を下から

表 23-5　足背の筋

筋名	起始	停止	作用	神経支配（髄節）
短母指伸筋	踵骨前部の背面	母指の基節骨底	母指の伸展	深腓骨神経（L4〜S1）
短指伸筋	踵骨前部の背面から外側面	第2〜4指の中節骨	第2〜4指の伸展	深腓骨神経（L4〜S1）

表 23-6　足底の母指球筋

筋名	起始	停止	作用	神経支配（髄節）
母指外転筋	踵骨隆起内側 舟状骨粗面 屈筋支帯 足底筋膜	母指基節骨底	母指外転，母指中足指節関節屈曲，内側縦アーチの保持	内側足底神経（L5, S1）
短母指屈筋	内側（中間）楔状骨 長足底靱帯	内側頭：内側種子骨を経由して母指基節骨底 外側頭：外側種子骨を経由して母指基節骨底	母指中足指節関節屈曲	内側頭：内側足底神経（L5〜S2） 外側頭：外側足底神経（S1, 2）
母指内転筋	斜頭：第2〜4中足骨底，立方骨，外側楔状骨 横頭：第3〜5中足指節関節包	外側種子骨を経由して母指基節骨底	斜頭：母指中足指節関節屈曲，内転 横頭：前中足アーチの保持	外側足底神経（S1, 2）

表 23-7　足底の小指球筋

筋名	起始	停止	作用	神経支配（髄節）
小指外転筋	踵骨隆起 第5中足骨底	小指基節骨	小指外転，小指の中足指節関節屈曲	外側足底神経（S1〜S3）
短小指屈筋	第5中足骨底 長足底靱帯	小指基節骨	小指の中足指節関節屈曲	外側足底神経（S1, 2）
小指対立筋	長足底靱帯 長腓骨筋の腱鞘	第5中足骨外側縁	第5中足骨底屈，内転	外側足底神経（S1, 2）

支えるように付着しながら遠位の足根骨と中足骨底に付く．舟状骨を内側へ引き，強い内転に働く．距骨下関節軸のモーメントアームが距腿関節軸のそれより長いため，底屈より回外作用が強い．短腓骨筋と拮抗的に働く．

- **長指屈筋** flexor digitorum longus は，後脛骨筋のすぐ後方で内果を通って第2〜5指末節骨底に付き，足指を屈曲させ，距腿関節底屈と距骨下関節回外に作用する．
- **長母指屈筋** flexor hallucis longus は，母指を屈曲させ，足関節底屈，距骨下関節回外に作用する．

2　足の内在筋

- 内在筋は，足背には**短母指伸筋**と**短指伸筋**があり，足指の伸展を行う（表23-5）．
- 足底には**母指球筋**を構成する**母指外転筋**，**短母指屈筋**，**母指内転筋**（表23-6）と**小指球筋**を構成する**小指外転筋**，**短小指屈筋**，**小指対立筋**（表23-7），そし

表 23-8 足底の中足筋

筋名	起始	停止	作用	神経支配（髄節）
短指屈筋	踵骨隆起 足底腱膜	第2～5指の中節骨底	第2～5指の中足指節関節屈曲，遠位指節関節屈曲	内側足底神経 (L5, S1)
足底方形筋	内側頭：踵骨隆起の内側縁 外側頭：踵骨隆起の外側縁	長指屈筋腱外側縁	長指屈筋の補助	外側足底神経 (S1, 2)
虫様筋 （4つ）	第1虫様筋：第2指腱の母指側 第2～4虫様筋：隣り合う腱の相対する面	第2～5指の基節骨（背側）	第2～5指の中足指節関節屈曲，遠位および近位指節関節屈曲	第1虫様筋：内側足底神経 (L5, S1) その他は外側足底神経 (S1, 2)
背側骨間筋 （4つ）	第1～5中足骨の相対する面	第1背側骨間筋は第2指基節骨の内側 その他は第2～4指基節骨の外側	第2～4中足指節関節屈曲，外転	外側足底神経 (S1, 2)
底側骨間筋 （3つ）	第3～5指中足骨内側面	第3～5指基節骨内側	第3～5中足指節関節屈曲，内転	外側足底神経 (S1, 2)

て中足筋とされる**短指屈筋，足底方形筋，虫様筋，底側骨間筋，背側骨間筋**がある（表23-8）．
- 母指球筋は内側縦アーチの形成に働き，歩行立脚時に体重を支持する土台としての役割を果たす．小指球筋は外側縦アーチの形成をしている．

学習到達度 自己評価問題

1. 足部にみられる内がえし，外がえしについて運動面ごとの運動を説明しなさい．
2. 距腿関節の背屈に伴って下脛腓関節はどのような動きが生じるか説明しなさい．
3. 距腿関節における靱帯の機能について説明しなさい．
4. 距腿関節における関節包内運動について説明しなさい．
5. 距骨下関節の骨運動について説明しなさい．
6. 横足根関節2つの運動軸に生じる骨運動と関節包内運動を説明しなさい．
7. 足部の外在筋のうち内がえしの作用のある筋はどれか説明しなさい．

24. 下腿・足関節・足部の運動障害

● 一般目標 GIO
- 下腿，足関節，足部の代表的病態についての運動学的な特徴を理解する．

● 行動目標 SBO
1. 理学療法で扱う下腿，足根，足部の代表的な病態が説明できる．
2. コンパートメント症候群について，筋や神経の障害との関連が理解できる．
3. 内反足，外反足について筋力低下や可動域制限との関連が説明できる．
4. 尖足，踵足について筋力低下や可動域制限との関連が説明できる．
5. 足部変形について足底アーチの異常との関連が説明できる．
6. 足底腱膜炎について足底アーチの異常との関連が理解できる．
7. 足関節靱帯損傷について運動と靱帯の作用を関連づけて説明できる．

● 調べておこう
1. 足関節内反捻挫が外反捻挫より高頻度に発生するのはなぜか調べよう．
2. RICE 処置とはどのようなものか調べよう．
3. 足部のアライメントを矯正する装具にはどのようなものがあるのか調べよう．
4. 関節リウマチで起こる足部変形にはどのようなものがあるのか調べよう．

A 病態運動学

1 筋や神経が圧迫されて起こる障害

a. コンパートメント症候群 compartment syndrome（CS）
- コンパートメント症候群ではコンパートメント（筋区画）の内圧上昇により循環障害が起こり，筋，神経の機能障害が生じる．骨折や打撲による急性 CS とランニングなどスポーツ活動による慢性 CS に大別される．
- 下腿には 4 つのコンパートメント（前側，外側，浅後側，深後側）があり，それぞれの部に存在する神経，筋の圧迫により腫脹，知覚障害，運動麻痺，他動運動時痛，圧痛など特有の症候を呈する（**表 24-1**，**図 24-1**）．

表24-1 コンパートメント症候群の症候

区画	知覚障害	筋力低下	他動運動時痛	圧痛部位
前側	深腓骨神経	前脛骨筋 長母指伸筋 長指伸筋	足関節底屈 足指屈曲	下腿前外側
外側	浅腓骨神経	長腓骨筋 短腓骨筋	足内がえし	下腿外側，腓骨部
浅後側	なし	腓腹筋 ヒラメ筋 足底筋	足関節背屈	腓腹部
深後側	脛骨神経	後脛骨筋 長母指屈筋 長指屈筋	足外がえし 足指伸展	アキレス腱，脛骨間

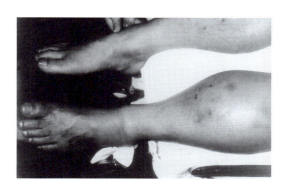

図24-1 コンパートメント症候群
[水野耕作，糸満盛憲（編）：骨折治療学，p.109，南江堂，2005]

2 関節可動域（ROM）制限があるときの運動

a. 内反足 pes varus / club foot

- 先天性股関節脱臼，斜頸とともに整形外科で取り扱う先天性疾患の代表に**先天性内反足**がある．変形要素は内反，尖足，内転，凹足，下腿内捻であり，原因は諸説あるが結論が出ていない（図24-2）．
- 後天的には腓骨筋麻痺などによって起こり，通常は尖足を合併し，内反尖足となる（図24-3）．

b. 外反足 pes valgus / valgus foot

- 脛骨神経損傷により，回内力に対抗しバランスをとっている後脛骨筋や足筋の麻痺により長腓骨筋など外反筋群が優位となり，後足部（踵骨）が外反する．

column

運動方向の用語について

「内がえし inversion」および「外がえし eversion」は3つの運動の複合運動である．以前は「内反」，「外反」と呼ばれていたが，1995年2月の関節可動域測定法の改訂により「内がえし」，「外がえし」と改められた．内反，外反は本来足部の変形を示す用語なので可動域を表すのには適さないという理由であった（図24-4）．

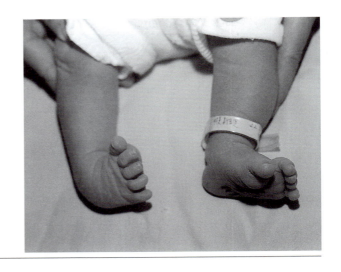

図 24-2　先天性内反足
[二瓶隆一, 木村哲彦（編）：整形外科学テキスト
改訂第 2 版. 南江堂, 2005]

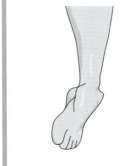

図 24-3　内反尖足

図 24-4　内がえし, 外がえし関節可動域測定法
（端座位）
外がえしは足底が外方を向く動き（足部の回内，
外転，背屈の複合した運動），内がえしは足底が
内方を向く動き（足部の回外，内転，底屈の複
合した運動）である．
[日本リハビリテーション医学会, 日本整形外科
学会　関節可動域測定法, 1995]

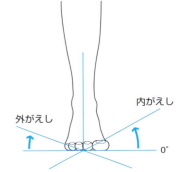

扁平足に合併すると外反扁平足 pes planovalgus となる．
- 扁平足による縦アーチの低下により足部回内が起こると，踵骨は外反する．

c. 尖足 pes equinus
- 深腓骨神経の損傷は，交通事故や高所からの転落による下腿骨の骨折によくみられる．
- 損傷により前脛骨筋，長母指伸筋，長指伸筋などの足関節**背屈筋群**が麻痺すると**下垂足***drop foot となる．底屈位のまま**アキレス腱の短縮**が起こると尖足となる．
- 足関節背屈筋の筋力低下によって起こる尖足では，歩行時につま先を床に引きずるように歩く，つま先こすり shoe scrape となる．またこれを代償するために股関節や膝関節を大きく曲げてつま先を地面から離すように歩く**鶏歩** steppage gait となる．
- 尖足は長期間の臥床時に足関節が底屈位をとることでも発生しやすい．とくに脳血管障害による片麻痺の麻痺側では，腓腹筋やヒラメ筋，後脛骨筋の**痙縮**により底屈，内反が助長され**内反尖足** pes equinovarus での拘縮を招きやすい（図 24-3）．
- 尖足での歩行は，患側での体重負荷や重心の前方への移動が困難となり，指の

*下垂足
足関節背屈筋麻痺のために
底屈位となった足．

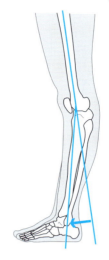

図 24-5　反張膝変形
伸展可動域は 0° より大きくなる.

付け根に胼胝*ができて痛む．無理に歩行を続けると膝に**過伸展ストレス**がかかり，**反張膝変形** genu recurvatum（back knee）の原因となる（図 24-5）.

d. 踵足 pes calcaneus / talipes calcaneus
- 踵足とは**足関節背屈位での変形**である．
- 踵足の原因となる疾患の 1 つにポリオ polio（急性灰白髄炎）がある．下腿三頭筋や長腓骨筋の筋力低下のため，足関節背屈筋群の作用が優位となって背屈位となり，関節拘縮を起こしたものである（図 24-6）．
- 歩行時の下腿三頭筋の主な働きは前進・加速作用であり，離地時の床の蹴り返しが不能になる．踵だけで歩いてみるとわかるように，急に立ち止まることが困難となる．足関節の底屈には着地時の減速作用もある．
- 外反を合併し，外反踵足となることが多い．

e. 凹足 pes cavus / hollow foot
- 足の縦アーチが極端に高くなった変形である（図 24-7）．
- 下腿三頭筋の弱化による筋力のアンバランスによっても起こるが，ハイヒールの常用，極端に足を酷使する職業などで起こる．
- 米軍志願者を対象とした研究で，高いアーチに伴う後足部の回外位と硬い足部により疲労骨折を生じやすいことが報告されている．
- 凹足ではかぎ爪指となりやすい（図 24-8）．

f. 外反母指 hallux valgus
- 第 1 中足指節関節において母指が外反した変形である（図 24-9a）．
- 第 1 基節骨が外側に偏位するだけでなく，中足骨の内反を併発すると横のアーチが低下し，横巾が広がる**開張足**となる（図 24-9b）．
- 第 1 中足骨頭の内側が突出し**バニオン** bunion（母指球滑液包腫脹）として履き物に当たり，炎症や疼痛を起こす．
- 先天性異常とつま先の細いハイヒールなど履き物に原因することが多いが，関節リウマチ，脳卒中片麻痺などによる関節破壊や足全体の筋力および筋力バラ

***胼胝**
皮膚の角質層が肥厚した状態．タコともいう．

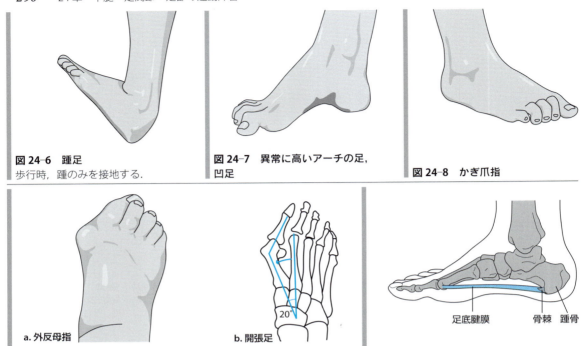

図 24-6 踵足　歩行時，踵のみを接地する．

図 24-7 異常に高いアーチの足，凹足

図 24-8 かぎ爪指

a. 外反母指
b. 開張足

図 24-9 外反母指，開張足

図 24-10 骨棘形成

ンスの低下によっても起こる．

g. 足底腱膜炎（足底筋膜炎）

- 足底腱膜は踵底部から足指に向かって広がり，足のアーチを形成し，足部にかかる衝撃を和らげる働きをする．また歩行時には中足指節関節の伸展により，足底腱膜の**巻き上げ効果** windlass effect が働き，つま先の蹴りだしを助ける．
- 足底腱膜は非常に頑丈な線維性結合組織でできているが，歩行やランニング，ジャンプ動作などにより酷使されることで炎症を起こし痛みを生じる．中年以降では腱膜の老化により炎症を起こすことがあり，時に腱の付着部に骨棘形成が認められることもある（図 24-10）．

3 筋力低下があるときの運動

a. 下垂足 drop foot

- 尖足の項で述べたように足関節背屈筋の筋力低下によって起こる尖足では，下垂足により，つま先こすりとなる．

b. 扁平足 pes planus / flat foot

- 一般的に扁平足は立位・歩行時に疲れやすいといわれる．土踏まずを支えるアーチは緩衝作用をもつため，アーチの低下は衝撃が直接下肢に伝わることを意味する．
- 後脛骨筋や足底筋の筋力低下，足底靱帯の緊張低下により下腿内旋位となり，内側縦アーチの低下が起こる．

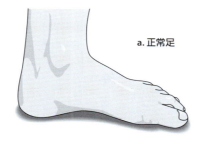
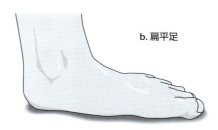

図 24-11　正常足，扁平足
立位時，正常足では土踏まずのアーチがみられるが，扁平足ではアーチがつぶれている．

- 距骨下関節の回内と足底腱膜の伸張が起こる．回内により踵骨は外反し，外反扁平足となる（図 24-11）．

4 不安定性があるときの運動

a. アキレス腱断裂

- アキレス腱断裂の発生状況は，①慢性的な過度の使用，②スポーツ習慣のない者が急にスポーツを行ったとき，③加齢により下肢筋力の低下した中高年の転倒や段差の踏み外しなど，3つに分けられる．
- いずれの場合も腓腹筋を急激に強く収縮させたため断裂にいたることが多い（図 24-12）．
- スポーツ種目としてはバレーボール，バドミントン，テニス，剣道などが多く，ジャンプや強い踏み込み動作の多いスポーツでの発生がほとんどである．
- アキレス腱の完全断裂では，足関節底屈が不能となる．
- 同様のメカニズムで腓腹筋内側頭の筋腱移行部に生じる肉ばなれは，テニスのサーブ動作で多く発生することからテニスレッグ tennis leg と呼ばれる．

b. 足関節靱帯損傷

- スポーツ外傷において足関節靱帯損傷，いわゆる**足首の捻挫**は発生頻度の最も高いけがである．約 7 割が**内反（内がえし）捻挫** ankle inversion sprain であり，主に**前距腓靱帯**が損傷を受ける（図 24-13a）．
- 距腿関節が底屈位で**休みの肢位**となることや，内果，外果で結ばれる関節軸が前額水平軸より傾いていることなどが傷害が起きやすい原因である．
- 急激なストップ動作や方向転換，競技中に他者の足やボールを踏んだり，ジャンプ着地の際に過度の内反（内がえし）位を強制されることで損傷を受ける．
- スポーツ現場では，骨折に比べ靱帯損傷は軽くみられる傾向がある．完全な回復の前に復帰して損傷を繰り返すと，足関節は不安定となり**慢性捻挫** chronic sprain や**変形性足関節症**に移行することもまれではない．
- より激しく内反を強制される場合には前距腓靱帯に続いて**踵腓靱帯**の損傷，断裂が起こり，腓骨骨折がしばしば合併する．
- 足関節底背屈中間位または背屈位で足部内転により起こる背屈内転損傷では，

> **column**
> 足根骨癒合症などによる先天性扁平足もあるが，正常でも 3 歳ごろまでは扁平足である．成長の過程で歩行運動能力の発達とともに足のアーチは形成されていく．

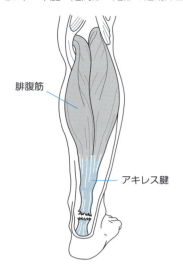

図 24-12　アキレス腱断裂（完全断裂）
アキレス腱完全断裂では，つま先立ち（足関節底屈）が不能となる．

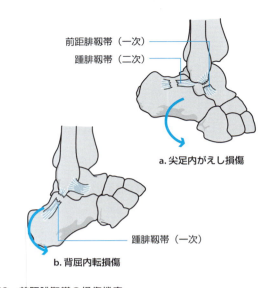

図 24-13　前距腓靱帯の損傷機序
［三好邦達ほか（編）：図説整形外科診断治療講座 19（足，足関節疾患），メジカルビュー社，1991 より改変］

踵腓靱帯が損傷されるが発生頻度は少ない（図 24-13b）．
- 外反（外がえし）捻挫，つまり内側靱帯（三角靱帯）の損傷は比較的少ないが，扁平足によって内側縦アーチの低下と踵骨外反が存在する場合には受傷しやすい．この内側靱帯損傷では脛骨の剝離骨折を生じることがある．

B　観察と触診

1　観察するときの注意点

- 観察するときには健常者でも個人差があるので，障害側と非障害側を比較し，その左右差を確認することが重要である．
- 荷重時と非荷重時を比較し，足部の問題が身体の他の部位にどのように影響を及ぼしているのか，他の部位がどのように代償しているのかなど，身体の中の一部としてとらえていくことも大切である．

2　触ったり介助するときの注意点

- 足部は軟部組織が少ないため，骨，関節，靱帯の状態が触診にてわかりやすい部位であり，足部の解剖学的な位置関係を理解したうえで触診をし，障害部位の特定や構造的変化をとらえていくことが重要である．
- 徒手的に関節を動かすときには，量的な可動範囲の確認に加えて，動かしている間の抵抗感など運動の質を確認することも必要である．
- しかし，他動的に関節を動かすということは，損傷している筋や腱などに過剰なストレスを加えることになるということを十分理解したうえで行うことが大

切である．

3 病態別の見方と動かし方

a．コンパートメント症候群
- 骨折や打撲による**急性** CS は発赤，熱感，筋硬結，激しい自発痛の有無を観察する．
- 疼痛は進行性で罹患筋の自動・他動運動により増強するのが特徴である．
- ランニングなどのスポーツ活動による**慢性** CS は運動開始後に内圧上昇とともに罹患区画内を中心に疼痛が出現し，数十分の安静で症状が消失するのが特徴である．
- 各筋区画の筋，筋の走行，支配神経を理解した上で（**表 23-2 〜 4，表 24-1，図 23-16，図 24-1 参照**），知覚障害，筋力低下，他動運動時痛，圧痛部位を確認していく．

b．内反足
- 足部は回外，下腿は外旋し，膝は外側を向く（O 脚）．立位・歩行時には膝関節に**内反ストレス**が加わり，膝に疼痛が生じることもある．
- 内反位で常に負荷が加わるため内反捻挫を生じやすく，内反捻挫に準じた見方（p. 291 参照）も必要である．

c．外反足
- 足部は回内，下腿は内旋し，膝は内側を向く（X 脚）．立位・歩行時には膝関節に**外反ストレス**が加わり，膝に疼痛が生じることもある．
- 扁平足変形が加わった外反扁平足を呈することが多く，扁平足に準じた見方（扁平足の項参照）も必要である．

d．尖　足
- 足関節背屈筋群の麻痺による**下垂足**の場合には，基本的に他動的な足関節の背屈制限を受けない．
- アキレス腱の短縮が起こった場合には，膝の肢位による尖足の程度を観察することが大切である．腓腹筋に主因がある場合は足関節背屈制限が膝関節伸展位のみで観察され，ヒラメ筋に主因がある場合には膝関節の肢位には影響を受けない．
- 尖足を装具などで矯正することで，歩容や歩行能力がどのように変化するかを観察し，尖足が身体各部へ与える影響や，足部での代償などを理解していくことも大切である．

e．踵　足
- 下腿三頭筋や長腓骨筋の筋力低下のため**機能的踵足***となっている場合がある．この場合には他動的な足関節の底屈制限は受けない．
- 外反踵足や内反踵足の変形を理解するには，足部の背屈，内反に作用する前脛骨筋と，それに拮抗して作用する長・短腓骨筋の働きを理解することが重要である．

*機能的踵足
足関節背屈筋群の短縮など関節拘縮をきたしておらず，底屈筋群の筋力低下のため立位で踵足位となってバランスをとっている状態のこと．

- 前脛骨筋の筋力が相対的に強い場合には内反踵足，長・短腓骨筋の筋力が相対的に強い場合には外反踵足となる．

f. 凹足
- 足底の軟部組織が異常に短縮しているため，外見上足部は短くなる．アーチの上昇の確認に加えて，足指の変形，後足部の内反などの状態も確認する．
- 前脛骨筋，後脛骨筋，足指伸筋の筋力が保たれ，腓骨筋群と内在筋の筋力低下がみられる場合が多い．これは後足部が内反位となりやすいことを理解するうえでも重要である．
- 足底の接地面積が少なく，中足骨骨頭部に胼胝が生じる．その他，足指の指節間関節部などにも胼胝が生じるので，履き物を含めた確認も大切である．
- 踵部内反により内反捻挫も生じやすく，内反捻挫に準じた見方（足関節靱帯損傷の項参照）も必要となる場合がある．

g. 外反母指
- 母指の変形の程度の確認に加えて，合併する開張足，後足部の外反，扁平足などの状態も観察する．
- 胼胝（第1中足指節関節部，第2～4中足骨骨頭部，第5中足指節関節部など）や，バニオン部の発赤腫脹の観察も大切である．
- 変形の程度は年齢とともに著しくなる．初期では他動的に第1中足指節関節を内反方向に動かせるが，進行していくと動かすことが困難となる．
- 履き物が外反母指の一因でもあるので，普段使用している履き物の確認は大切である．

column

昔の日本人は草履，下駄を履いていることが多く，建物の中で履き物を脱ぐ習慣があったために，外反母指が少なかった．日常生活で誰もが靴を履くようになって外反母指が増えてきたといわれている．とくに女性では，つま先の細いハイヒールの常用が発症の要因として大きい．また以前に比べて歩く機会が格段に減ったことによる下肢の機能低下がその背景にあると考えられている．同様に前足部の機能が低下し，足指を開けない小児が増えている．

h. 足底腱膜炎（足底筋膜炎）
- 運動時痛だけでなく歩き始めや起床時に，足に体重を掛けたときに強い疼痛を生じることが特徴である．
- 踵接地時の疼痛を主体とする場合や，蹴り出し時の疼痛を主体とする場合とがある．
- 巻き上げ効果（図23-6b参照）の状態から，足底腱膜の緊張を確認することが重要である．
- 足底腱膜の圧痛，伸張痛の有無，疼痛の部位を確認していく．

i. 扁平足
- アーチの低下の確認に加えて，足指の変形，踵骨の外反などの状態も確認していく．

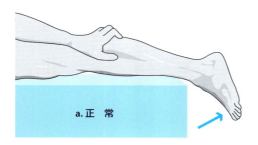
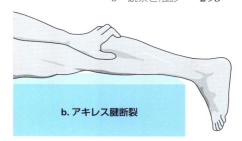

図 24-14 トンプソンテスト

- アーチを構成する筋群の働きを確認することも大切である．
  ①内側縦アーチの保持：長母指屈筋，長指屈筋，母指外転筋，後脛骨筋，前脛骨筋など
  ②外側縦アーチの保持：長・短腓骨筋，小指外転筋など
- アーチを構成している筋群が走行する足底部から下腿後面にかけて痛みや張りを訴えることがあるが，足部以外の腰部，大腿，下腿などでも疼痛を生じることがある．
- 荷重時，非荷重時の形態を比較することが大切である．内側縦アーチが非荷重時で存在し，荷重時で消失する場合は**柔軟性扁平足** flexible flat foot，非荷重時でも目に見える足のアーチが存在しない場合は**固定性扁平足** rigid flat foot として理解できる．

j. アキレス腱断裂

- **トンプソンテスト** Thompson's squeeze test 陽性などの**アキレス腱断裂の 3 大徴候***を確認していく．
- アキレス腱部の陥没の程度を触知することで，修復状況を確認できる．
- トンプソンテストでもアキレス腱部の修復の程度を把握することができるので，反応の有無のみでなく底屈角度の左右差もみていくとよい．
- つま先立ちで下腿三頭筋の筋力を把握できるが，両足でつま先立ちを行わせると，非障害側優位で荷重しながら行い，一見両側つま先立ちが可能にみえる場合があるので注意を要する．
- アキレス腱の完全断裂ではつま先立ちや抵抗下での底屈運動ができなくなるが，後脛骨筋，長・短腓骨筋，長指屈筋，長母指屈筋などは機能しているため，非荷重状態での底屈運動が可能となり，代償運動への注意が必要となる．

***アキレス腱断裂の 3 大徴候**
トンプソンテスト陽性（底屈不可），アキレス腱部の陥没の触知，つま先立ち不可能の 3 所見のこと．

column

下腿三頭筋の筋腹を握るとどうなるか？（図 24-14）
　筋腹を強く握ると正常では足関節が底屈する．これは下腿三頭筋を他動的に作用させたためである．アキレス腱が断裂している場合には力が足関節に伝わらず，底屈が起こらない．この現象をトンプソンテスト陽性という．

k. 足関節靱帯損傷

- 腫脹や痛みの部位や程度を把握する．圧痛の評価では，損傷が疑われる靱帯部

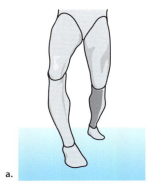
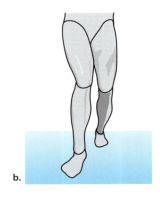

図 24-15 スクワッティングテスト
（a）つま先が内側で膝を外側に向けた肢位で足部の外側靱帯にストレスをかけ，（b）つま先が外側で膝を内側に向けた肢位で足部の内側靱帯にストレスをかける．不安定性と疼痛の出現状況を確認する．

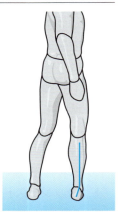

図 24-16 振り向きテスト
足部の外側不安定性が認められる場合には，障害側から後ろに振り向かせた時に踵骨の急激な回外が起こる．

分から注意深く圧迫し，実際の損傷の有無を確認する．
- 関節の不安定性と，痛みが出現する動きを確認することも大切である．

①内反捻挫の場合
- 底屈内反方向に不安定性がみられ，足関節の**前方引き出しテスト**，**内反ストレステスト**などで確認していく．
- 荷重位での観察も重要であり，静的アライメントを確認して，そこから動的アライメントの変化をとらえていく．**スクワッティングテスト**（図24-15），**振り向きテスト**（図24-16）などがあり，足部外側の不安定性と疼痛の出現状況を確認していく．

column
各靱帯にストレスをかけるには，どの方向に動かせばよいのだろうか？
　靱帯の機能解剖を理解し，靱帯の走行する方向に関節を動かしていく．
- 前距腓靱帯：下腿に対して距骨を前方に引き出す（前方引き出しテスト）．
- 踵腓靱帯：下腿に対して踵骨を回外させる（内反ストレステスト）．
- 三角靱帯：下腿に対して踵骨を回内させる（外反ストレステスト）．

② **外反捻挫の場合**
- 外反方向に不安定性がみられ，足関節の**外反ストレステスト**，**スクワッティングテスト**（図24-15）などで足部内側の不安定性と疼痛の出現状況を確認していく．

学習到達度 自己評価問題

1. 足部の変形（尖足，踵足，外反足，内反足）が他関節にどのような影響を及ぼすか説明しなさい．
2. 足関節靱帯損傷の受傷メカニズムについて説明しなさい．
3. 筋力低下によって起こる運動障害や変形を表にまとめなさい．

25. 神経ダイナミクス

● 一般目標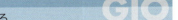
1. 神経の連続性と静的および動的な構造を理解する．
2. 上肢および下肢における代表的な末梢神経を緊張させる方法を習得する．
3. 神経を緊張させることにより生じる現象を理解するとともに，その危険性について理解する．

● 行動目標
1. 神経および神経周囲の結合組織の構造，運動に対する神経の適応について説明できる．
2. 上肢および下肢における代表的な神経の走行を説明できる．
3. 上肢および下肢における代表的な神経を緊張させる方法を実践できる．
4. 上肢および下肢の神経過敏 sensitization に対する疼痛回避姿勢 antalgic posture を指摘できる．

● 調べておこう
1. 神経細胞の構造を調べよう．
2. 上肢および下肢における代表的な神経を調べよう．
3. 上肢および下肢における代表的な神経はどの部分で触診できるか調べよう．

A　末梢神経の構造

- 末梢神経線維を取り囲む結合組織性の被膜は，内側より神経内膜，神経周膜，神経上膜であり，長軸方向に膠原組織が配列し，弾性がある（図 25-1）．
- **神経内膜**は，末梢神経組織を直接包む組織結合性の薄い被膜であり，緻密な膠原組織の細胞間質があり，内膜間隙とともに内液圧を維持することにより軸索を一定の環境にしている．
- **神経周膜**には血管が分布し，膠原組織とエラスチンで構成され，いくつかの神経内膜に覆われた軸索の束である神経束となり，外側からの障害壁の役割を果たしている．
- **神経上膜**には血管が分布し，隣接する神経束どうしを分離させて神経束間の滑りを出すとともに，この部分でそれぞれの神経束は運動が生じる．

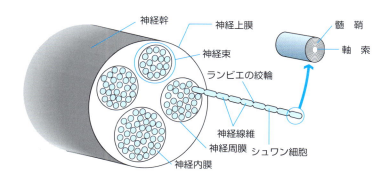

図25-1 神経組織の構造

- 神経上膜は神経幹に沿ってさまざまな位置で固定されている.

> **column**
> 末梢神経の結合組織は膠原組織による弾性があり，①軸索を一定の環境に保つ役割である神経内膜，②神経束により外側からの障害壁の役割を保つ神経周膜，③隣接する神経束どうしを分離させて，神経束間に運動を生じることを可能とする神経上膜がある.

B 神経の連続性

- 神経組織の連続性は，臨床的には次の点で理解される.
  ①臨床的には，腰椎椎間板ヘルニアなどにより坐骨神経痛などの下肢関連痛がある場合に，下肢伸展挙上（SLR）を行うことにより，腰背部痛および坐骨神経症状の増悪がみられる.
  ②脊髄損傷では受傷時の脊椎の位置により損傷される脊髄および残存する末梢神経レベルが決まる.
- また，神経は機械的，電気的，化学的の3点で連続していると考えられる.
  ①神経組織の一本の軸索の周囲には，神経上膜や硬膜などの異なる構成をもつ結合組織が連続している（機械的）.
  ②神経組織を介して運動神経は脊髄前角でシナプスを形成しているものの，運動指令が末梢まで電気的に連続していて，筋が収縮する（電気的）.
  ③末梢神経には中枢神経と同様に，神経伝達物質が軸索内輸送により運ばれる（化学的）.

> **column**
> 神経組織の連続性を主張する根拠には，①機械的，②電気的，③化学的という3つの側面がある.

C 運動に対する神経の適応

- 神経系に長軸方向のストレスが加わる場合，神経組織には神経内圧の増加と神経の運動が生じる.

> **column**
> 脊椎骨格モデルにて頸椎および腰椎を屈曲位から伸展位に変化させることにより，脊柱管の長さの変化を観察しよう．

- 筋や関節などの隣接する組織により神経が圧迫されることなどが原因で神経の動きが障害されると，手根管中の正中神経などに代表される絞扼性末梢神経障害が生じる．
- 神経の動きは，四肢関節運動に伴う末梢神経に加わるストレスや脊椎の運動に伴う脊柱管の長さの変化により生じる適応であると考えられる．
- 頸椎が伸展位から屈曲位に変化するときには，脊柱管は 5 〜 9 cm 長くなり，同様の結果は腰椎の伸展位から屈曲位でも生じることが知られている．

D 神経に対する整形外科徒手検査

- 身体を運動させることにより末梢神経や脊髄を緊張させることができ，過敏となった神経組織に放散痛を再現できる．
- 対象者を背臥位として，膝関節を 90°にしたまま股関節を 90°にして，膝関節を徐々に伸展させる方法を**ラセーグテスト**という．
- 後述した検査の順序は，神経を伸張させる程度を変化させるだけでなく，伸張させる神経の局所的な部位を変化させる．
- デイビッド・バトラー（David Butler）は，神経に対する整形外科徒手検査を発展させ，神経を緊張させることによる神経ダイナミクス検査および神経に対する治療としてのモビライゼーション手技をまとめた．
- 神経組織を緊張させて神経の粘弾性を改善させる検査および治療手技として神経ダイナミクステンショナーと，隣接する神経組織に対して滑り運動を生じさせる神経ダイナミクススライダーという治療手技がある．

E 神経に対する徒手（神経ダイナミクス）検査の実施上の注意

- 神経に対する徒手（神経ダイナミクス）検査では，快適に神経を緊張させることが大切であり，強く症状を生じさせる必要はない．
- 強い症状を生じさせた場合には，速やかに手技をゆるめる必要がある．
- 神経症状が著しい場合には，適用しない．
- それぞれの検査手技は，標準的な順序，適切な強さで行うこと．
- 症状が神経組織によるものか，筋骨格系によるものであるかを鑑別することが大切である．

> **hint**
> 神経に対する徒手検査では，検査対象となる神経の走行を考慮して決められた操作手順で，神経に対して緊張を与えるので，症状を増悪させないように注意する．対象者には検査時に予想される症状をあらかじめ説明し，不快感があれば訴えるように指導する．また理学療法士・作業療法士は神経を緊張させる操作を行うときにはとくに対象者の表情をよく観察する必要がある．

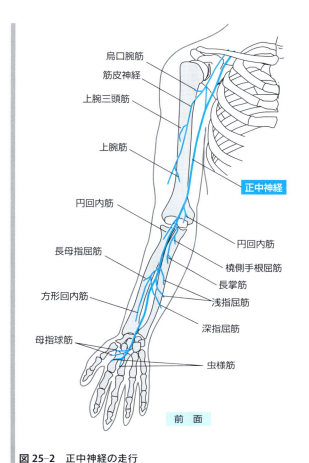

図 25-2　正中神経の走行

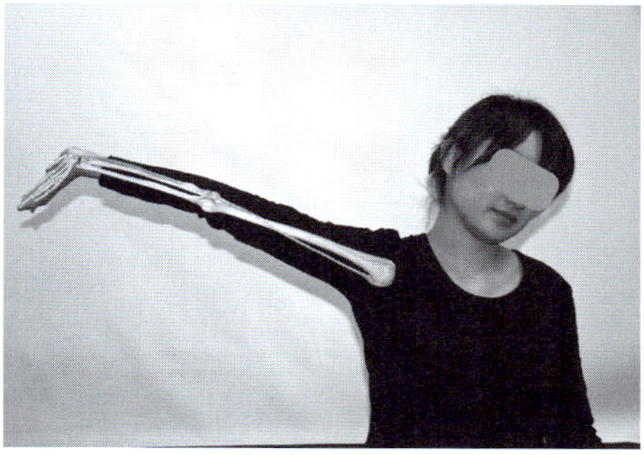

図 25-3　正中神経を緊張させる肢位
正中神経は肩甲上腕関節外転・外旋，肘伸展，前腕回外，手根・手指伸展，頸対側側屈すると緊張する．

F　神経ダイナミクス検査の実際

1 正中神経に対する神経ダイナミクス検査

a．正中神経の神経支配
- 腕神経叢の外側神経束と内側神経束の一部が合することによって形成され（図25-2），図25-3の肢位で緊張する．
- 前腕屈側と母指球とに分布する筋枝と，手掌橈側に分布する皮枝を出す．
- 内側二頭筋溝より円回内筋の上腕頭と尺骨頭の2頭間を通り，次いで橈側手根屈筋腱と長掌筋腱との間を通り，手関節にて掌枝と総掌側指神経に分かれる．
- 前腕の回内筋，手関節屈筋群，母指球筋および母指対立筋，浅指屈筋，橈側の深指屈筋を支配する．

b．正中神経に対する神経ダイナミクス検査の概要
- 正中神経に対する神経ダイナミクス検査は，肩甲帯の挙上を制御し，肩甲上腕関節を外転させる上肢神経ダイナミクス検査1（ULNT1）および肩甲帯を下制させる上肢神経ダイナミクス検査2（ULNT2）の2種類がある．

ULNT：upper limb neurodynamic test

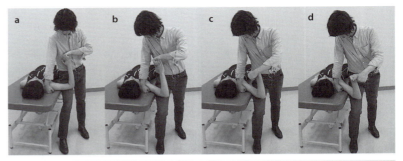

図25-4　上肢神経ダイナミクス検査1（ULNT1）

- どちらの方法によっても正中神経に緊張を与えることにより，母指球，母指，示指，中指などにしびれを生じる．

c. 上肢神経ダイナミクス検査1（ULNT1）

①対象者を治療台にて背臥位とし，下肢はまっすぐにさせる．検者は対象者の頭側を向き，右足を前方とし，大腿を対象者の上腕に当てたウォーキングスタンスとなる．対象者の右肩甲帯が挙上しないように検者は右手で拳を作りベッドに押しつける．右肩関節を内外旋中間位，肘関節を90°屈曲させる．そして，対象者の右手指を伸展させるように検者の左手にて保持する（図25-4a）．

②対象者の右肩甲帯の拳上を制御しつつ右肩関節を110°まで外転させる（図25-4b）．

③対象者の手関節と手指を伸展させる（図25-4c）．

④対象者の前腕を回外させる（図25-4d）．

⑤対象者の肩関節を外旋させる（図25-4e）．

⑥対象者の肘を伸展させる（図25-4f）．

⑦対象者の頸部を左側屈（検者と反対側）させた後，右側屈（検者と同側）させる（図25-4g,h）．

ULNT2-median nerve：
upper limb neurodynamic
test 2-median nerve

d. 上肢神経ダイナミクス検査2—正中神経（ULNT2-median nerve）

①対象者を治療台にて背臥位とし，検者は対象者の尾側向きに立ち，右肩関節を治療台から出す．左手で対象者の右肘関節後面を把持し，右手で対象者の右手関節を把持する．（図25-5a）．

②検者は左大腿前面で対象者の右肩甲帯を下制させるように押し付け，対象者の右肩関節を10°まで外転させる（図25-5b）．

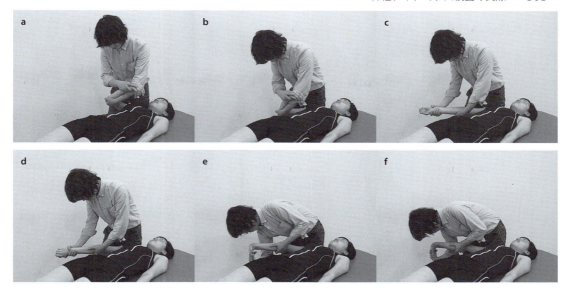

図 25-5　上肢神経ダイナミクス検査 2 —正中神経（ULNT2-median nerve）

③検者は対象者の右肘関節を伸展させる（図 25-5c）．
④検者は上肢全体を外旋させる．この時，肩甲帯の下制は維持されたままとする（図 25-5d）．
⑤検者は対象者の手背に母指を当てて，示指から小指を対象者の示指から小指の手掌面に当てて，対象者の手関節を背屈し，手指を伸展する（図 25-5e）．この時症状がしばしば誘発されることがある．
⑥検者は対象者の疼痛反応を確かめながら，対象者の右肩関節を外転させる（図 25-5f）．肩甲帯の挙上し始める最大 40°程度まで外転することができる．

2 尺骨神経に対する神経ダイナミクス検査

a. 尺骨神経の神経支配

- 腕神経叢の内側神経束から起こり，前腕および手掌の尺側の筋を支配する筋枝と，手掌の尺側皮膚に分布する皮枝からなり（図 25-6），図 25-7 の肢位で緊張する．
- 正中神経とともに内側上腕筋間中隔の背側より出て，内側上顆の後方の尺骨神経溝を通り，尺側手根屈筋の下外側を経て，手掌にいたる．
- 浅枝は主に知覚，深枝は運動を支配する．
- 前腕屈筋（尺側手根屈筋，深指屈筋），小指球筋，骨間筋，尺側虫様筋，尺側の深指屈筋を支配する．

b. 尺骨神経に対する神経ダイナミクス検査の概要

- 尺骨神経に対する神経ダイナミクス検査は，肘関節を屈曲させることにより神経に緊張を与える上肢神経ダイナミクス検査 3（ULNT3）を用いる．
- この方法により尺骨神経に緊張を与えることにより，前腕尺側部および手関節

ULNT3：upper limb neurodynamic test 3

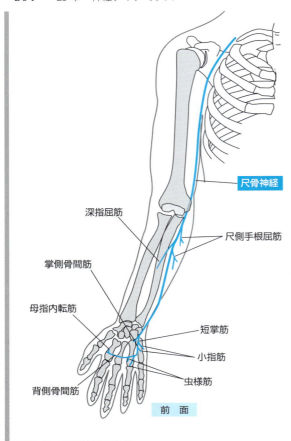

図 25-6　尺骨神経の走行

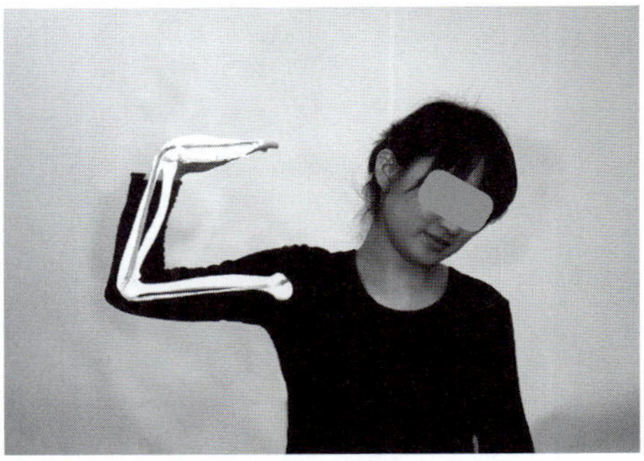

図 25-7　尺骨神経を緊張させる肢位
尺骨神経は肩甲上腕関節外転・外旋，肘屈曲，前腕回内，手根・手指伸展，頸対側側屈すると緊張する．

尺側部，環指，小指などにしびれを生じる．

c．上肢神経ダイナミクス検査 3（ULNT3）

①対象者を治療台にて背臥位とし，検者は対象者の頭側を向き，右足を前方としたウォーキングスタンスとなる．対象者の右肩甲帯が挙上しないように検者は右手で保持する．そして，対象者の右肘関節を軽度屈曲させて検者の右大腿部あるいは右上前腸骨棘に当て，対象者の右手掌を検者の左手にて保持する（図25-8a）．

②対象者の右手関節を背屈する（図 25-8b）．

③対象者の右前腕を回内する（図 25-8c）．

④この肢位を保持しながら，右肘関節を屈曲させる（図 25-8d）．

⑤この肢位より右肩関節を外旋する（図 25-8e）．

⑥検者は右拳をベッドの右肩直上に当て，肘を伸ばすように用い，右肩甲帯を下制させる（図 25-8f）．

⑦検者はウォーキングスタンスの後方になっている左足を少し前方に出して，対象者の右肩関節を中心にピボットしながら，対象者の右肩関節を外転させる（図 25-8g）．

F 神経ダイナミクス検査の実際　305

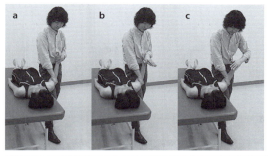

図 25-8　上肢神経ダイナミクス検査3（ULNT3）

3 橈骨神経に対する神経ダイナミクス検査

a. 橈骨神経の神経支配
- 腕神経叢の後神経束より，上腕骨の背側に出て，橈骨神経溝を通り上腕三頭筋の外側頭と内側頭との間を経て外側筋間中隔を貫き（図25-9），図25-10の肢位で緊張する．
- 腕橈骨筋と上腕骨との間より，肘関節の外側にて，浅深の2終枝に分かれ，上腕と前腕の背面に筋枝と皮枝を出す．
- 回外筋および手関節伸展筋と手指伸展筋を支配する．

b. 橈骨神経に対する神経ダイナミクス検査の概要
- 橈骨神経に対する神経ダイナミクス検査は，上肢神経ダイナミクス検査2—橈骨神経（ULNT2-radial nerve）という手技である．
- 橈骨神経に緊張を与えることにより，橈骨神経浅枝領域の前腕遠位背面，手関節背側および手背部などにしびれを生じる．

ULNT2-radial nerve：upper limb neurodynamic test 2-radial nerve

c. 上肢神経ダイナミクス検査2—橈骨神経（ULNT2-radial nerve）
①対象者を治療台にて背臥位とし，検者は対象者の尾側向きに立ち，右肩関節を治療台から出す．左手で対象者の右肘関節後面を把持し，右手で対象者の右手関節を把持する（図25-11a）．
②検者は左大腿前面で対象者の右肩甲帯を下制させる（図25-11b）．対象者の右肩関節を10°まで外転させる．
③検者は対象者の右肘関節を伸展させる（図25-11c）．
④検者は右上肢全体を内旋させる（図25-11d）．

25章 神経ダイナミクス

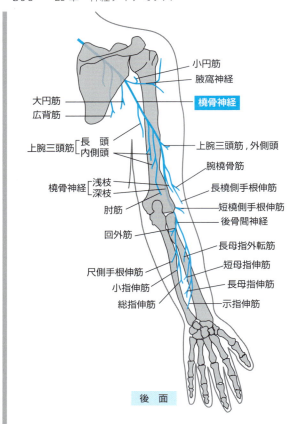

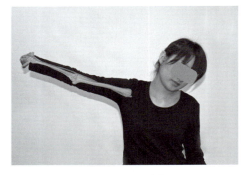

図 25-9 橈骨神経の走行

図 25-10 橈骨神経を緊張させる肢位
橈骨神経は肩甲上腕関節外転・内旋，肘伸展，前腕回内，手根・手指屈曲，頸対側側屈すると緊張する．

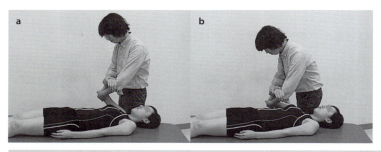

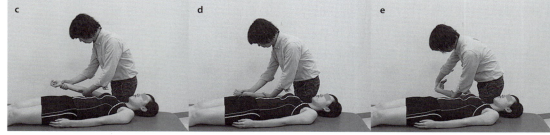

図 25-11 上肢神経ダイナミクス検査 2 ─ 橈骨神経（ULNT2-radial nerve）

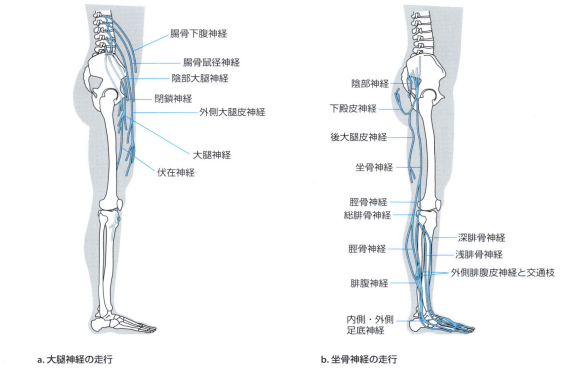

a. 大腿神経の走行　　b. 坐骨神経の走行

図 25-12　大腿神経と坐骨神経

⑤検者は右手にて対象者の右手関節を掌屈させた肢位より，母指を屈曲させて手関節を尺屈する．検者は対象者の疼痛反応を確かめながら，ULNT2—正中神経と同様に対象者の右肩関節を 40°程度まで外転させることができる（図 25-11d）．

column

正中神経，尺骨神経，橈骨神経に対する神経ダイナミクス検査では，肩甲帯の挙上を制御する ULNT1 と，肩甲帯を下制させた状態で肩関節を外転させる ULNT2，肩甲骨を下制，肘関節を屈曲させた状態で肩関節を外転させる ULNT3 に分類される．

4 大腿神経に対する神経ダイナミクス検査

a．大腿神経の神経支配

- **大腿神経**は，第 2〜4 腰神経前枝の神経線維から構成され，腰神経叢となり腸腰筋の表面に沿って下行し，寛骨と鼠径靱帯の間にある筋裂孔および大腿三角を経て，筋枝（恥骨筋，縫工筋，大腿四頭筋支配）と前皮枝（大腿伸側と内側に分布）に分岐する（図 25-12）．
- 終枝は，伏在神経として大腿動脈とともに内転筋管に入り，膝関節内側を通過して下腿内側から足背内側の皮下に分布する．

b．大腿神経に対する神経ダイナミクス検査の概要

- 大腿神経に対する神経ダイナミクス検査は，膝関節を屈曲させることにより神

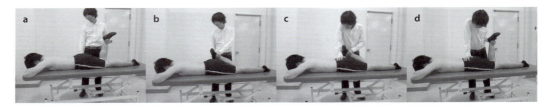

図 25-13　腹臥位膝屈曲（PKB）

経に緊張を与える腹臥位膝屈曲（PKB）を用いる．
- この方法により大腿神経に緊張を与えることで，鼠径部，股関節，大腿前面，膝関節などにしびれを生じる．

c. 腹臥位膝屈曲（PKB）

①対象者は治療台に左右対称で腹臥位となり，治療台に顔面用の穴があればそこに顔面を当てる．また治療台に顔面用の穴がない場合には，対象者の両手掌を治療台において，その手背に対象者の前頭部をのせるように腹臥位となる．下肢は内・外転中間位で両下肢を平行とする（図 25-13a）．

②検者は腹臥位となった対象者の膝関節を屈曲させる（図 25-13b）．

③検者は骨盤を固定させた状態で対象者の膝関節の屈伸を反復する．これにより腰椎および骨盤の運動が制限されるので，腰椎，骨盤，椎間関節など骨格系の要素の影響を低下させて，②に比較して症状が増加する場合は，より神経組織の関与が考えられる（図 25-13c）．

④次に検者は，対象者の膝関節屈曲をゆるめた肢位にて骨盤への圧迫を加えたり除いたりする．このとき，痛みが生じなければ，③で症状が増加したのは，局所的な筋骨格構造に対する圧迫が関与していないことを示す（図 25-13d）．

5 坐骨神経に対する神経ダイナミクス検査

a. 坐骨神経の神経支配
- **坐骨神経**は，第 4 腰神経から第 3 仙骨神経の前枝に由来する神経線維で構成される．
- 坐骨神経は，梨状筋下孔および坐骨結節と大転子の間を走行して大腿後面より膝窩にて脛骨神経と総腓骨神経に分かれる（図 25-12）．
- 大腿後面にて，大腿二頭筋長頭，半腱様筋，半膜様筋，大内転筋，大腿二頭筋短頭への筋枝を出す．

b. 坐骨神経に対する神経ダイナミクス検査の概要
- 他動的に SLR を施行することで，坐骨神経痛を強調させることが古くから知られている．
- 坐骨神経は坐骨外側を走行することから，他動 SLR に加え股関節内転を加えることで坐骨神経の緊張を強調させることが可能で，さらに内旋を加えることでも坐骨神経の緊張を強調させることができる．
- 他動的 SLR を行い，さらに足関節背屈を行うことで脛骨神経緊張を強調させる

F 神経ダイナミクス検査の実際

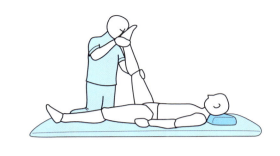

図 25-14 SLR 検査

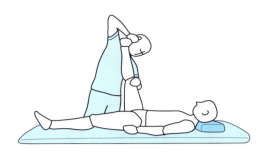

図 25-15 ブラガード検査

ことが可能で，足関節背屈に加え足趾の伸展および足部の外反を加えることでさらに脛骨神経の緊張を強調させる．
■ 坐骨神経に対する神経ダイナミクス検査のうち，胸・腰椎を屈曲させることにより神経に緊張を与えるスランプ検査がある．
■ この方法は坐骨神経に緊張を与えることで大腿後面，膝関節後面，下腿後面および側面，外果下方などにしびれ感などの症状を再現することが可能である．

c. 下肢伸展挙上 straight leg raise（SLR）（図 25-14）
①患者は背臥位とする．
②検者は下腿遠位部を背面より把持し，股関節を他動的に伸展させる．
③股関節の他動的伸展を行わせる際，膝関節は伸展位を維持する．
④他動伸展に対するエンドフィール（最終域感），疼痛の有無について確認する．

d. 下肢伸展挙上 straight leg raise（SLR）＋ 股関節内転・内旋
①患者は背臥位とする．
②検者は下腿遠位部を背面より把持し，股関節を他動的に伸展させる．
③エンドフィールまで他動的伸展を行い，さらに股関節を内転または内旋させていく．
④内転または内旋を加えることで強調された症状の有無について確認する．

e. 下肢伸展挙上 straight leg raise（SLR）＋ 足関節背屈（図 25-15）
①患者は背臥位とする．
②検者は下腿遠位部を背面より把持し，股関節を他動的に伸展させる．
③股関節屈曲がエンドフィールに到達したところから，足関節を他動的に背屈させる．
④他動的に背屈を加えることで強調された脛骨神経症状の有無について確認する．
⑤さらに脛骨神経への緊張を加える場合には足趾を伸展させ足部外反を加える．

f. 下肢伸展挙上 straight leg raise（SLR）＋ 足関節底屈内がえし
■ 他動的 SLR を行い，さらに足関節底屈・内返しを加えることで腓骨神経緊張を強調させる方法である．
①患者は背臥位とする．
②検者は下腿遠位部を背面より把持し，股関節を他動的に伸展させる．

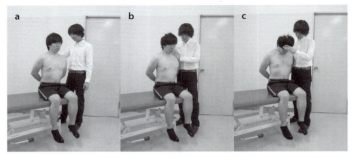
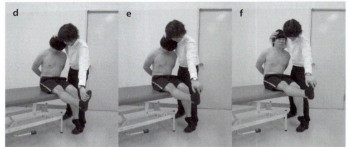

図 25-16　スランプ検査

③股関節屈曲がエンドフィールに到達したところから，足関節を他動的に底屈・内返しさせる．

④他動底屈・内返しを加えることで強調された脛骨神経症状の有無について確認する．

g. スランプ検査

①対象者の右下肢を検査するときには，対象者の大腿後面全体が治療台に接し，左大腿がベッド端に位置する端座位とし，両手は殿部で組ませ，検者は股関節を伸展させないように仙骨を直立に保ちながら胸・腰椎を屈曲（この姿勢をスランプと呼ぶ）させる（図 25-16a）．

②検者は，右手で対象者の後頭部を保持しながら右前腕前面で対象者のC7棘突起を下方に押さえる（図 25-16b）．

③検者は，左手で対象者の前頭部を保持しながら対象者の頸部を屈曲させる（図 25-16c）．

④検者は，対象者に右膝関節を伸展させ，さらに左手で対象者の足部を把持して，他動的に対象者の右膝関節を伸展する（図 25-16d）．

⑤検者は，右手でスランプ姿勢と頸部屈曲を保持しながら，対象者の右足関節を背屈する（図 25-16e）．

⑥症状が出現したときには，検者は右前腕でC7棘突起を下方に押さえ，右肘関節を少し伸展させて，右手で対象者の側頭部を保持しながら，対象者の頸部の屈曲をゆるめる（図 25-16f）．

6 神経症状

- 神経症状は，軸索の伝導障害に起因する筋力低下，反射低下，感覚低下を生じる**ニューロパチー** neuropathy と，神経の走行に沿った感覚異常を主症状とする**神経過敏** sensitization に分類され，どちらか一方が臨床的に優位となっている場合とニューロパチーと神経過敏の症状が混在する場合がみられる．
- ニューロパチーが神経の絞扼による場合には，末梢神経が絞扼される部分の圧を減じることで症状の緩和がみられることから，**疼痛回避姿勢** antalgic posture は神経の圧迫をゆるめる肢位あるいは姿勢となる．
- 右坐骨神経症状が腰椎椎間関節における椎間孔の狭小化によるニューロパチーのときには，体幹を左側屈させて，椎間孔を拡大する疼痛回避姿勢をとるのに対して，右坐骨神経の感覚過敏がある場合には，坐骨神経の緊張を低下させるために体幹を右側屈させて，下肢を屈曲させる疼痛回避姿勢となる．
- 正中神経，尺骨神経，橈骨神経に神経症状がある場合の疼痛回避姿勢は，頸部の同側への側屈と肩甲帯の挙上である．坐骨神経症状のある場合の疼痛回避姿勢は，同側への体幹側屈と下肢屈曲である．
- 大腿神経症状のある場合の疼痛回避姿勢は，同側への体幹側屈である．

hint
一般的に，ニューロパチーと神経過敏では異なる疼痛回避姿勢を呈するが，症状によってはニューロパチーと神経過敏の両者の影響が混在することがあるので，症状と姿勢を観察することが重要である．

学習到達度 自己評価問題

1. 末梢神経における結合組織の構造のうち，神経内膜，神経周膜，神経上膜の特徴を述べなさい．
2. 神経組織には，連続性があると主張するための3つの側面について説明しなさい．
3. 代表的な上肢および下肢の神経の走行について説明しなさい．
4. 代表的な上肢および下肢の神経を緊張させる手技について説明しなさい．
5. 疼痛回避姿勢とは何かを説明し，ニューロパチーと神経過敏における疼痛回避姿勢について説明しなさい．

26. 感覚と運動

●一般目標
- 感覚と運動の関係について，運動制御および運動学習の視点から理解する．

●行動目標
1. 随意運動が起こるまでの脳における感覚情報の伝達経路について説明できる．
2. 運動学習における感覚フィードバックの役割について，誤差修正モデルの視点から説明できる．

●調べておこう
1. 大脳皮質における連合野の場所について調べよう．
2. 理学療法によって，その対象者に運動学習させる意義について考えよう．

A 感覚と運動に関連する脳領域

- 大脳皮質には感覚，運動，記憶，言語，思考，判断などをつかさどる領域がある．
- **ブロードマン Brodmann の脳地図**とは，大脳皮質の解剖学，細胞構築学的区分の通称である．
- ブロードマンの脳地図には，1野から52野まで番号がふられている（図26-1）．
- 体性感覚は大脳皮質の一次体性感覚野に入力される．
- **一次体性感覚野**は，中心溝より後方の中心後回にあり，ブロードマンの脳地図では，吻側（前方）から尾側（後方）に向かって3，1，2野の順で並んでいる．
- 体性感覚情報は，一次体性感覚野で処理された後，頭頂連合野（ブロードマンの5，7，39，40野）に送られ，視覚情報や聴覚情報と統合される．
- 身体の運動は**一次運動野**の興奮によって出力される．
- 一次運動野は，中心溝より前方の中心前回の背側部と中心溝の前壁にあり，ブロードマンの脳地図では4野にあたる．
- 運動前野や補足運動野（ブロードマンの6野）は一次運動野と機能的に連結し，運動出力のための運動プログラムを形成する．

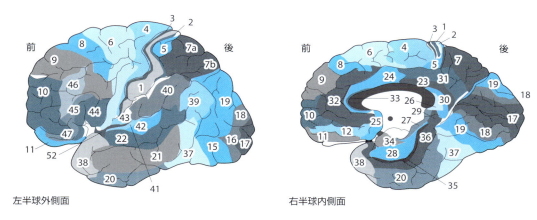

図 26-1　ブロードマンの脳地図

- 小脳は感覚情報に基づいた運動学習にかかわる．
- 大脳基底核は連続的に繰り返される動作のうち，動作の順序の知識の形成にかかわる．

B　感覚に関する基本事項

- 外の環境または身体内に起こった刺激によって意識にのぼった体験のことを**感覚** sensory という．
- 感覚を介して刺激の性質を把握する働きを**知覚** perception という．
- いくつかの知覚を統合した後，知覚されたものが「何であるか」や「どこにあるか」を弁別する働きを**認知** cognition という．
- 感覚には特殊感覚（視覚，聴覚，嗅覚，味覚，前庭・平衡感覚），体性感覚（触覚，圧覚，温・冷覚，痛覚，運動感覚）および内臓感覚（臓器感覚，内臓痛覚）がある．
- 視覚，聴覚，体性感覚は運動の制御や学習にとって情報源となる．
- **触覚** touch とは，何かに触れることであり，能動的な触覚 active touch とは，運動を伴い何かに触れることである．
- 能動的な触覚は，運動によって生じる筋感覚や関節覚を伴う．
- 感覚が入力される一次体性感覚野と運動を出力する一次運動野は，さまざまな身体部位が正確に皮質上に再現されている（図 26-2）．

C　随意運動と脳の情報伝達経路

- 意図的な運動である随意運動は，一次運動野の興奮に基づく運動指令が皮質脊髄路を経由して脊髄の運動ニューロンを興奮させ，末梢神経活動を通じて筋を収縮させるといった，一連の神経システムによって生まれる．

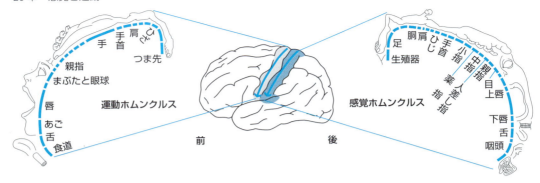

図 26-2　大脳皮質における一次運動野および一次体性感覚野
一次運動野から運動指令が出される．運動によって生じる感覚は一次体性感覚野に入力される．一次運動野と一次体性感覚野は身体の再現部位が決まっており，これをホムンクルスと呼んでいる．

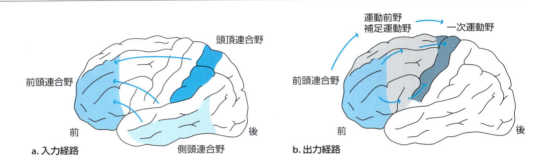

図 26-3　随意運動が出現するための大脳皮質における情報伝達経路
頭頂連合野および側頭連合野で感覚情報が統合され，環境の認知が行われる．認知された情報は前頭連合野に伝達される（a）．その後，前頭連合野が行動の決断を下す．その決断をもとに，運動前野や補足運動野が運動プログラムを形成し，そのプログラムが一次運動野に伝達され（b），運動指令が出されることで，下位の神経（脊髄や末梢神経）が興奮し，筋の収縮が起こる．

- 随意運動に伴う随伴的な姿勢を制御する運動は，網様体脊髄路を経由して筋を収縮させる神経システムによって生まれる．
- 例えば，目の前のコップをつかむという動作は意図的な運動であるため，皮質脊髄路に基づいた神経システムを利用している．
- 一方，その際，前もって姿勢を安定させる動作は意図的な運動ではないため，網様体脊髄路に基づいた神経システムを利用している．
- 随意運動が起こるまでの情報処理は，大脳の入・出力経路の情報伝達によって起こる（図 26-3）．
- 環境からの感覚入力を統合し，対象を認知する領域が大脳の**連合野**である．
  ①**頭頂連合野**は対象の位置，大きさ，傾きなどを解析し，対象が「どこにあるか」の空間認知を行う（図 26-4）．また，自己の身体知覚にかかわる．
  ②**側頭連合野**は対象の色，形などを解析し，対象が「何であるか」の形態認知を行う（図 26-4）．
  ③**前頭連合野**は頭頂連合野および側頭連合野で処理された認知的情報そして大脳辺縁系で処理された情動を統合し，意思決定を下す領域である．

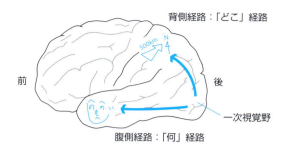

図 26-4 視覚情報処理における「何」と「どこ」の経路
網膜から視床の外側膝状体を経由して一次視覚野に入った視覚刺激は，側頭葉に向かう腹側経路（「何」の経路）と頭頂葉に向かう背側経路（「どこ」の経路）の2つの経路にて情報が処理される．腹側経路は対象の形，色，顔などの形態認知を行う．背側経路は対象の大きさ，位置，対象までの距離などの空間認知を行う．背側経路は運動を「どのように」構成するかの運動制御にとって重要な情報処理経路である．

- 前頭連合野から運動前野や補足運動野に情報が伝達され，どのように運動を行うか（例：どのような軌道で，どのような速度で，どのような力で）という運動プログラムがつくられる．
④ **運動前野**はとくに視覚情報に基づいた運動をプログラムする．
⑤ **補足運動野**はとくに記憶情報に基づいた運動をプログラムする．
⑥ 運動プログラムに基づき一次運動野が興奮し，運動の指令が出される．
⑦ 運動指令は脊髄運動ニューロンを興奮させ，その後，末梢神経が興奮することで筋が収縮する．
⑧ 運動により生じた感覚は大脳や小脳にフィードバック feedback される．
- **フィードバック**とは，ある系の出力（結果）を入力（原因）側に戻すことをいう．
- 運動制御においては，原因はプログラムにあたる．
- 一次運動野の前方は，関節覚と筋感覚情報に基づく運動制御を担っている．
- 一次運動野の後方は，触覚情報に基づく運動制御を担っている．

D 随意運動の制御システム

1 視覚制御システム

- 対象に対する手の到達・把握運動のための視覚制御システムを図 26-5 に示す．
- 対象の位置，傾き，大きさの認識が頭頂連合野を中心に行われる．
- 対象の位置の認識に基づき，到達運動プログラム（主に肩・肘関節運動）がつくられる．
- 対象の大きさの認識に基づき，手の操作運動プログラムがつくられる．
- 対象の傾きの認識に基づき，手の操作運動の中で前腕の運動プログラムがつくられる．
- 運動プログラムが一次運動野に伝達されることで，一次運動野から運動指令が

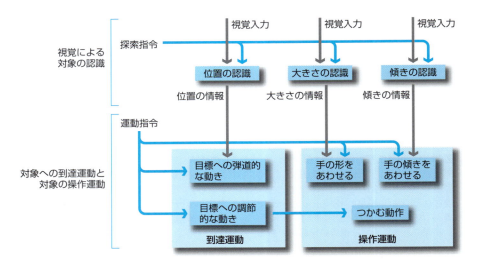

図 26-5 対象への到達・把握運動における視覚制御システム
視覚により対象の位置を探索する．位置の認識により，到達運動プログラムがつくられる．一方，対象の大きさや傾きの認識により，把握運動プログラムがつくられる．到達運動とは対象へリーチすることであり，把握運動とは対象をつかんだり，握ったりすることである．青線は賦活信号であり，黒線は情報の転送である．
[Arbib MA：ニューラルネットと脳理論 第2版．金子隆芳（訳），サイエンス社，1994より一部改変]

出され，対象物をつかむことができる．

2 体性感覚制御システム

- 筋収縮の調整のためには，空間認知のみならず，対象に対する体性感覚の予測が必要である．
- 対象の材質（テクスチャー），硬度，重量の予測に基づき，それを把握する力のプログラムがつくられる．
- 運動経験により，記憶が蓄積され，その記憶に基づき，対象の材質，硬度，重量などの体性感覚の予測が可能になる．
- この運動に関連した記憶の蓄積によって，脳の中につくられたモデルを**内部モデル** internal model と呼ぶ．
- 頭頂連合野で視覚と体性感覚が統合されることで，視覚情報から体性感覚の予測が可能になる．
- 体性感覚情報は加齢とともに減少し，この減少が姿勢や運動の制御に影響を及ぼす．

E 運動学習

1 運動学習とは

- 運動技能の**学習**は認知学習（言語学習 verbal learning）と，運動学習 motor learn-

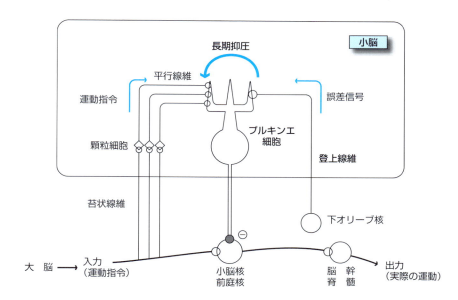

図 26-6　小脳における神経回路網
大脳の一次運動野から運動指令が出され，遠心性線維を通じて脊髄（運動細胞の興奮）を介して実際の運動が出力されるが，同時に運動指令のコピー（遠心性コピー情報）も小脳の苔状線維を通じて最終的に平行線維に達する．一方，実際の運動出力後に起こる求心性情報のうち，エラーを生じさせた情報（誤差信号）が登上線維を通じてプルキンエ細胞へと入る．この際，エラーを生じさせる運動プログラム（運動指令のコピー：遠心性コピー情報）は不要なものとされ，長期抑圧される．
［森岡　周：脳を学ぶ─「ひと」がわかる生物学，協同医書出版社，2007］

ing に分けられる．
- **運動学習**とは，主観的に動きがなめらかになったことを感じたり，客観的に動きがスムーズになったことを自覚できる過程を指す．
- 運動学習は過程であるため，直接には観察できないが，学習の成果は運動技能の変化で観察することができる．
- 小脳で観察される**長期抑圧** long-term depression（LTD）は，運動学習の神経メカニズムの1つとして考えられている．
- 長期抑圧とは，特定の運動に関連したシナプスのみを残し，それ以外は長期間にわたって伝達効率を減弱することである（図 26-6）．
- 大脳の一次運動野から運動指令が出ると，その指令は最終的には脊髄の運動ニューロンを興奮させて筋収縮を起こし，運動を発現させる．一方，運動指令のコピー（遠心性コピー情報）は小脳の苔状線維を通じて，平行線維に入り，最終的にはプルキンエ細胞に到達する（図 26-6）．この遠心性コピー情報はいわゆる予測に基づくフィードフォワード制御＊である．
- 一方，実際の運動発現によって起こった求心性の情報は小脳の登上線維を通じて，プルキンエ細胞に入る．この際，運動のエラー，すなわち予測に対する誤差が起こった場合は，それを起こす運動指令のコピー，すなわちそのフィードフォワード情報は不必要なものとされ，長期抑圧される．

＊**フィードフォワード制御**
外乱に対して事前に検知したり，外乱検知時の適切な修正量を決定しているなどの予測に基づいた運動の自動制御．

- よって，エラーを起こさない情報のみが小脳のプルキンエ細胞内に残る．残された回路によって熟練されたなめらかな運動が可能になる．これを運動の内部モデルと呼ぶ．

2 運動学習理論

- 運動学習理論の多くは，運動技能の獲得における感覚情報の役割を重要視している．
- 代表的な運動学習理論には，アダムスの**閉回路理論** Adam's closed loop theory（1971）とシュミットの**スキーマ理論** Schmidt's schema theory（1975）がある．

a．アダムスの閉回路理論

- 閉回路とは，信号の一部を前の場所に戻す回路である．
- 閉回路理論による運動学習とは，運動のフィードバックと意図している運動の比較により，誤差を検出し，その誤差を修正する過程のことである．
- 運動によって生じた求心性感覚入力と過去の経験によってつくられた内的基準 internal reference である**知覚痕跡** perceptual trace を比較し，誤差を修正するモデルである．
- 行った練習に比例して1対1の関係で学習が起こることを重要視している．
- 運動学習において，1対1の関係であれば，あらゆる運動を練習する必要があり，人間の脳はそれだけの知覚痕跡の容量をもちえていないことから，現在ではこの理論のみで運動学習を説明することはできない．

b．シュミットのスキーマ理論

- スキーマ理論は，閉回路理論における知覚痕跡の貯蔵量の問題を指摘し発展した．
- 人間の記憶は過去の経験がすべて脳に蓄えられているわけではなく，一般化された概念の図式，すなわち**スキーマ** schema が蓄えられていると考えられている．
- スキーマ理論では，**再生スキーマ** recall schema と**再認スキーマ** recognition schema を想定している．
- 再生スキーマにより運動プログラムがつくられ，再認スキーマにより誤差検出のための基準になるモデルがつくられる．
- ボールを投げる運動を例として図 26-7 に示す．

3 運動学習の 3 段階

a．初期認知段階

- 新規の運動を始めたときを指す．
- 初期認知段階では，環境における感覚入力に基づいて前頭葉，側頭葉，頭頂葉の連合野が統合的に活動する．

b．中間段階

- さまざまな運動の手続きが試され，過去の運動経験から得られた記憶と新しく

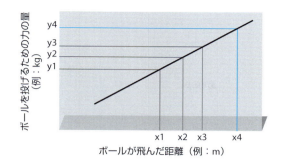

図 26-7　スキーマを説明するためのモデル
ある強さ（y1）で投げたところ，ある距離（x1）が得られた．その後，もう少し強く2回（y2とy3）投げたところ，x2とx3の距離が得られた．x4の距離を投げるためには，y4で「再生すればよい」と脳の中にスキーマ（図式）がつくられるといったものである．

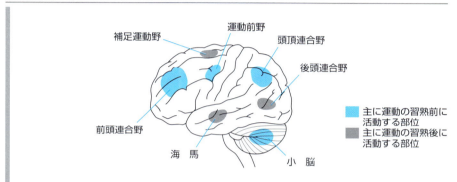

図 26-8　運動学習にかかわる脳領域

得られる求心性感覚情報を比較照合しているときである．
- 中間段階では，運動プログラムを形成する運動前野などが選択的に活動し始める．

c. 後期自律学習段階
- 努力しなくても調整可能な段階である．
- 大脳の連合野の活性化は少なくなり，大脳基底核などによって運動の調整が行われている．
- 記憶に基づいて運動プログラム形成を行う補足運動野の活動がみられる．
- 運動習熟前は，前頭連合野，運動前野，頭頂連合野，小脳などが主に働き，習熟後は補足運動野などが働く（図 26-8）．

4 運動学習における誤差修正モデル

- 運動学習における誤差修正モデルは，古くはベルンシュタイン Bernstein の**自己調節モデル**が知られている（図 26-9）．
- 運動学習のためには，実行された運動結果が予測どおりであるかを検証することが必要であり，この運動結果と運動予測の比較照合は運動前野，補足運動野，小脳で行われる（図 26-10）．

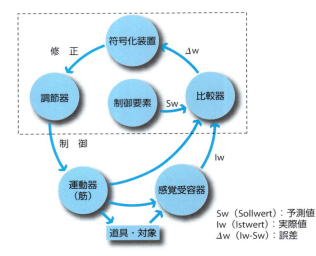

図26-9　運動制御・学習における自己調節システム：ベルンシュタインモデル
点線で囲んだところを脳と想定している．感覚受容器から入力された感覚結果（Iw）は，脳の中にある制御要素で作成された予測（Sw）と比較器で照合され，誤差（Δw）があれば，その誤差が符号化装置に伝えられ，修正された情報が調節器に伝達され，運動を制御するというモデル．
[Bernstein N, 1967 より一部改変]

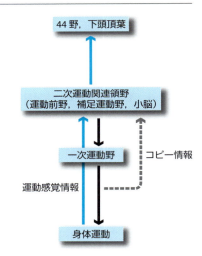

図26-10　運動学習の比較照合システムモデル
運動プログラムに基づき，一次運動野から運動指令（黒色の矢印）が出されると身体運動が起こる．その身体運動によって生じた運動感覚情報（青色の矢印）は一次体性感覚野のみならず，一次運動野や運動前野，補足運動野，小脳といった運動関連領野にフィードバックされる．そのフィードバックされた感覚情報と，運動指令のコピー情報（点線の矢印）が二次運動関連領野で比較照合され，誤差修正プログラムが新たにつくられる．その結果は，ブロードマンの44野（運動性言語野）や下頭頂葉に格納され，スキーマが形成される．
[内藤栄一：ヒトの身体像の脳内再現と身体運動制御との関係．現代思想 34: 163–173, 2006 より改変]

- 小脳では，**遠心性コピー** efference copy **情報**と脊髄小脳路を経由した感覚フィードバック情報の照合が行われ，それにより運動の誤差が検出され，その結果が大脳皮質に送られて運動の修正がはかられる（**図26-11**）．
- 遠心性コピー情報とは，一次運動野から脊髄神経を興奮させるための遠心性の

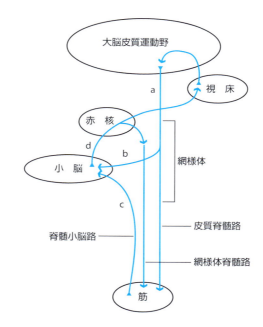

図 26-11 小脳における誤差調節機構
大脳皮質運動野から脊髄へ下行し,筋に向かう運動指令(a)のコピー(b)が確実に小脳へ伝えられている.通常,この遠心性コピー情報と感覚フィードバック情報(c)との比較照合が小脳で行われ,赤核,視床を経由してその比較照合された情報(d)が大脳皮質運動野に伝達される.
[植松光俊ほか(編):シンプル理学療法学シリーズ,中枢神経障害理学療法学テキスト,南江堂,2008 より一部改変]

運動指令のコピー情報のことである.
- 運動プログラム形成に関与する運動前野と補足運動野の比較照合システムによって,運動の予測的スキーマがつくられる.
- 運動の予測的スキーマとは,その運動を行えば,どのような運動感覚が生じるかといった「期待される運動感覚」のシミュレーションのことである.
- **運動イメージ**とは,「期待される運動感覚」のシミュレーションを脳内で再現したものであり,運動イメージ中には,運動学習時に働く運動前野,補足運動野,小脳が活性化する.
- 運動のイメージの鮮明度は高齢者で低下する.
- 他者の運動を観察する際においても,運動を実行しているときと同じ運動に関連する脳領域が活性化する.この活動を示す神経を**ミラーニューロン** mirror neuron と呼ぶ.

5 運動学習モデル

- 運動学習モデルには,強化学習モデル,教師あり学習モデル,教師なし学習モデルの3つがある.

a. 強化学習モデル

- 運動が成功したときに報酬を受けると正の信号が,失敗したときに罰を受ける

- と負の信号が強化され，取るべき行動を選択学習する戦略である．
- 繰り返し報酬を得ると，そのときどきに生じた運動感覚を手がかりに，報酬を予測するようになる．
- 強化学習には大脳基底核が主に関与している．

b. 教師あり学習モデル
- 実際の感覚フィードバックによって生じた誤差を小脳が検出し，その教師としての誤差情報に基づいて，大脳を中心に運動プログラムを修正する神経システムである．
- 教師あり学習には小脳が主に関与している．

c. 教師なし学習モデル
- 手本なしに，自らの運動経験から，いくつかの特徴を整理し，環境に適応していく方法である．
- 教師なし学習には大脳皮質が主に関与している．
- 強化学習，教師あり学習，教師なし学習に関係する脳領域が相互に連関しあうことで運動学習が起こる．

学習到達度 自己評価問題

1. 随意運動が起こるまでに情報はどのような経路で伝達されるのか説明しなさい．
2. 運動制御における視覚および体性感覚情報の役割について説明しなさい．
3. 運動学習理論である閉回路理論とスキーマ理論について説明しなさい．
4. 運動学習における誤差修正モデルについて説明しなさい．
5. 3つの運動学習モデルについて説明しなさい．

27. 運動発達と姿勢反射

● 一般目標　GIO
1. ヒトの姿勢制御について理解する.
2. 姿勢反射の評価方法を理解する.

● 行動目標　SBO
1. 出生から1歳までにみられる姿勢反射の変化が説明できる.
2. 代表的な姿勢反射の刺激と反応の関係について説明できる.
3. 運動発達と姿勢反射の関係が説明できる.

● 調べておこう
1. 代表的な姿勢反射にはどのようなものがあるのか調べよう.
2. 原始反射とはどのような反射を示すのか調べよう.
3. ヒトが独歩を獲得するためには,どのような姿勢反射が必要か調べよう.

A 運動発達

1 正常運動発達

- ヒトは生まれた瞬間,非常に未成熟な状態にある.
- 姿勢に関しては,出生時では首も座っておらず,独力での**姿勢保持**が全くできない.
- ヒトはおよそ同様の運動発達の過程を経ることが知られている.
- 正常発達における**参考月齢**と運動機能の関係は,過去の研究報告をもとに平均値として示されたもので2～3ヵ月の幅をもっている.
- 運動発達の評価は,理学療法評価にとってきわめて重要な情報をもたらす.

2 運動発達指標

- 運動発達評価では正常発達における月齢と運動の関係を指標とする(表27-1).

表 27-1 運動発達指標

月齢	運動
1〜2ヵ月	体幹を支えて立たせると両下肢を伸展して体重を支えようとする初期起立や，初期起立の状態で体を前傾するとあたかも歩行するように両下肢を交互に振り出す自律歩行 automatic stepping がみられる．
3〜5ヵ月	定頸
5ヵ月	腰を支えると座ることができる 体幹を支えると足底でほぼ全体重を保持できる
6ヵ月	寝返りする 両手を体の前について数秒座れる 体幹を支えるとその場ではねる
8ヵ月	座位のまま側方の物が取れる
9ヵ月	つかまり立ちができる
11ヵ月	つたい歩きができる 両手を介助すると歩ける
12ヵ月	床からの起立ができる 数歩歩ける
1歳3ヵ月	数メートル以上歩ける
1歳6ヵ月	めったに転倒せずに歩ける
2歳	走ることができる
3歳	片足立ちができる

column

　臨床対応に適した評価方法として，「AIMS アルバータ乳幼児運動発達検査法」がある．開発は小児関連の医師，理学療法士，作業療法士が協力して行っており，このことで臨床現場での使いやすさが際立っている．0〜18ヵ月の乳児の運動発達を目的としている．また観察的な評価であり，20〜30分で評価してスコア化することが可能である．評価は，腹臥位，背臥位，座位，立位の4姿勢で行われる．

B　運動発達と姿勢反射

1 姿勢の成り立ち

- 姿勢保持は多くの反射が協調した結果である．
- ある一定の体位変化によって誘発される反射肢位および反射運動を姿勢反射と呼ぶ．
- **姿勢反射**の状態は出生から経時的に変化する．これを姿勢反射協調の過程と呼ぶ．
- 姿勢反射の出現と消失は，初期に観察される単純な反射が，より複雑な**上位中枢制御**の反射の出現により，抑制され反応が観察されにくくなる現象として説明される．
- それぞれの姿勢反射の出現と消失の時期は，正常発達ではおおむね同様に変化することが確認されている．

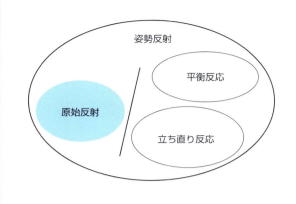

図 27-1 姿勢反射の分類

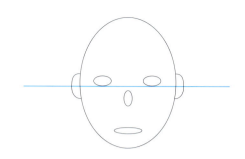

図 27-2 立ち直り反応による両目の位置
床と平行になっている.

- 運動発達において座位,立位などおもな姿勢保持,歩行などの運動が可能となるのは,姿勢反射協調の結果ととらえられる.

2 姿勢反射の分類

a. 姿勢反射の名称
- 姿勢反射個々の名称については研究者によって統一されていない部分もあり,同一の反射が異なった名称で整理されている場合もある.このため理解の妨げとなる部分もあるが,あまり名称にこだわらず刺激と反射運動の関係で整理するとよい.

b. 姿勢反射の大分類
- 姿勢反射はさまざまな反射,反応を含む広い概念である.
- このなかに原始反射,立ち直り反応,平衡反応などの分類が存在する(図 27-1).

①**原始反射** primitive reflex
- 出生後早期に出現し,やがて表面的には観察されなくなる反射である.
- 一定の時期がくるとより高いレベルの反射によって統合され,観察されにくくなる.
- これらの反射はそれ自体が運動発達における異常を示すものとはいえず,健常な乳児においても観察される.

②**立ち直り反応** righting reaction
- 空間において頭部を正常な位置に保つ反応である(図 27-2).
- ヒトの頭部の正しい位置とは口裂が床に対して水平となる状態である.
- 反応は視覚,迷路,固有感覚などさまざまな感覚器官からの刺激により起こる.この反応が欠如すると空間で頭部を正常な位置に保つことができない.

③**平衡反応** equilibrium reaction
- 座位,立位などにおいてバランスが崩れたときに生じる,姿勢保持のための反応である.

column
名称において○○反射と呼ばれるものと,○○反応と呼ばれるものが存在する.英語ではreflex と reaction であるが,この呼び名に統一された定義は存在しない.

[例]立位において後方から外力が加わると，下腿三頭筋に収縮が起こり，つま先立ちになって重心線を前足部に移し，転倒を防ぐ．
- 前方からの外力では足指背屈，足関節背屈が起こり，**重心線を後方に移す**，さらに側方からの外力では，外力が加わった側の反対側の下肢への体重移動が起こる．
- さらにバランスが崩れたときは，踏み出して転倒を防ぐ．
- 臥位，座位でも観察される．
- バランスが崩れたときに，肢位を変化させることで，**基底面**外に重心線が外れることを妨げ，これにより転倒を防ぐ反応と定義される．

3 運動発達と姿勢反射の関係

a. Milani-Comparetii による運動発達評価表（ミラーニチャート）

- ミラーニ Milani は，出生から2歳までの乳幼児に観察される姿勢反射の変化と，これと同時に進行する運動能力の変化を**運動発達評価表（ミラーニチャート）**としてまとめている．
- ここでは姿勢反射を**原始反射，立ち直り反応，パラシュート反応**（保護伸展反応），**傾斜反応**の4群に分けて整理している（図27-3）．
- パラシュート反応と傾斜反応は先に述べた姿勢反射の分類では平衡反応に含まれる．

①原始反射
- 原始反射として手掌把握反射，非対称性緊張性頸反射，モロー反射，対称性緊張性頸反射，足底把握反射を取り上げている．

②立ち直り反応
- 空間での頭部の立ち直り反応，矢状面での体幹の立ち直り反応（ランドウ Landau 反応），巻き戻し反応，回旋起き上がり反応を取り上げている．

③パラシュート反応 parachute reaction
- 下方への下肢のパラシュート反応，側方パラシュート反応，前方パラシュート反応，後方パラシュート反応を取り上げている．

④傾斜反応 tilting reaction（シーソー反応）
- 対象児を台の上にのせ，この台を傾けたときに，この傾きを刺激として転倒を防ごうとする一連の反応を傾斜反応という．
- 腹臥位傾斜反応，背臥位傾斜反応，座位傾斜反応，四つ這い位傾斜反応，立位傾斜反応の5つの反応を取り上げている．

b. ミラーニチャートの構成

- ミラーニチャートは姿勢反射について整理し，その出現時期について示している．
- 上段には座位，立位，歩行といった運動発達の時間経過に沿って示されている．下段には姿勢反射の獲得状況が示されている．
- 運動発達と姿勢反射獲得との関連が示されている．

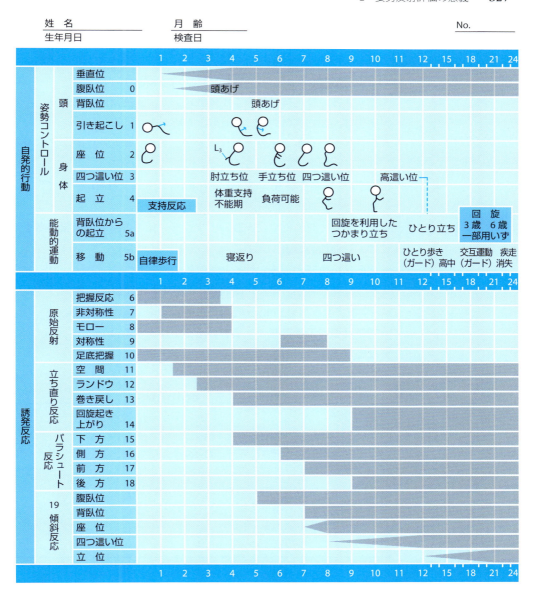

図 27-3　ミラーニチャート
[A. Milani-Comparetti & E.A. Gidori]

C　姿勢反射評価の意義

- 反射は中枢神経の成熟に伴い出生から経時的に変化し，協調して働くしくみへ完成されていく．
- 正常発達における変化の様子を基準として，対象児の成熟の程度を評価しうる．
- 対象児の中枢神経系の成熟過程に異常が存在するならば，出生からの経過時間（週齢，月齢あるいは年齢）において観察される反射が，正常発達において観察される状態から逸脱する．

D 姿勢反射の評価方法

a. 陽性支持反応 positive supporting reaction
- 足底あるいは足指に対する圧刺激により，**支持反応**が生じる．
- 屈筋群，伸筋群の両方に同時収縮が起こる．
- 生後3ヵ月から8ヵ月までは正常であるが，8ヵ月以降に反応がみられる場合は成熟の遅滞が疑われる．

b. 緊張性迷路反射 tonick labyrinthine reflex（TLR）
- 刺激は腹臥位，背臥位の姿勢そのものである．
- 反応として腹臥位では四肢および頸部，体幹の屈筋の緊張が高まり，背臥位では逆に伸筋の緊張が高まる．
- 反応は出生時からみられる．
- 生後6週ごろから徐々に減弱し，4ヵ月まで観察される．

c. 手掌把握反射 palmar grasp reflex / hand grasp reflex
- 刺激は児の手掌尺側より検者の示指を挿入する．
- 反応は手指を屈曲し検者の示指を把握する．
- 4〜6ヵ月で統合され反応がみられなくなる．

column

①陽性徴候
- 正常では観察されない現象の出現．
- 上位中枢が損傷を受けた場合，損傷をまぬがれた部位（下位中枢）の活動が上位中枢の抑制から解放されて強くなった現象．
- 解放現象 release phenomenon と呼ばれる．

②陰性徴候
- 正常で観察される現象の消失．
- 病変部位の機能障害によって生じる．

d. 非対称性緊張性頸反射 asymmetrical tonic neck reflex（ATNR）
- 刺激は頭部を体幹に対して回旋させる．
- 反応は顔面側上下肢が伸展し後頭部側上下肢が屈曲する．
- 正常児の運動発達では生後2〜4ヵ月でみられなくなる．

e. モロー反射 Moro reflex
- 刺激は背臥位で頭部を後方に倒す．
- 反応は，はじめ肘関節伸展，肩関節外転，手指を開き，続いて上肢屈曲位に戻る．
- 新生児では枕を叩く刺激でも誘発される．
- 生後4〜6ヵ月でみられなくなる．

f. 対称性緊張性頸反射 symmetrical tonic neck reflex（STNR）
- 刺激は四つ這い位で，頭部を前屈・後屈する．

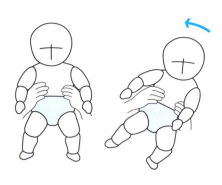

図 27-4 空間での頭部の立ち直り反応

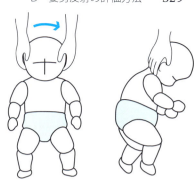

図 27-5 巻き戻し反応の評価方法

- 頭部を前屈すると上肢を屈曲し下肢を伸展する姿勢が誘発される．
- 頭部を後屈すると上肢を伸展し下肢を屈曲する姿勢が誘発される．
- ヒトの場合は頸部を前屈すると四肢の屈筋が促通*され，頸部を後屈すると四肢の伸筋が促通される．
- 生後6〜8ヵ月までみられる．

*促通
一定の操作によって反応が現れやすくなる現象．

g. 足底把握反射 foot grasp reflex / plantar grasp reflex
- 刺激は，足裏を検者の母指で圧迫する．
- 反応は，足指はあたかも目的物を把握するように屈曲する．
- 出生時には存在し，生後9ヵ月でみられなくなる．

h. 空間での頭部の立ち直り反応 head righting reaction
- 反応は**迷路性の頭部の立ち直り反応** labyrinthine head righting reactiom と**視覚性立ち直り反応** optical head righting reaction の2種類に分けられる．
- 迷路性の頭部の立ち直り反応は，対象児を目隠しして検査する．
- 検査姿勢は骨盤を保持して空間に体幹，頸部垂直位（図27-4）．
- 刺激は左右に体幹を傾ける．
- 反応は，頭部を垂直に保とうとして，頸部が体幹と逆方向に側屈する．
- 反応は生後6〜8ヵ月に出現する．
- 視覚性立ち直り反応は目隠しすることなく行う．

i. 矢状面での体幹の立ち直り反応（ランドウ反応）sagittal trunk righting (Landau) reaction
- 刺激は腹臥位の姿勢自体．
- 反応は脊柱が伸展し，股関節が伸展する．
- 生後2ヵ月半で出現する．

j. 巻き戻し反応 derotative righting reaction
- ミラーニは，①**頸性立ち直り反応** neck righting reaction acting on the body と②**身体に作用する身体の立ち直り反応** body righting reaction acting on the body をまとめて，**巻き戻し反応**としている（図27-5）．

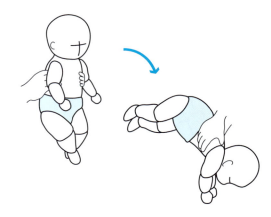

図 27-6 前方パラシュート反応

①**頸性立ち直り反応**
- 検査姿勢は背臥位．
- 刺激は頭部を一側方向へ回旋させる．
- 陽性反応は，頭部を一側に回旋すると両下肢が屈曲し，胸部，腰部，下肢が回転して頭部と体幹が一直線に並ぼうとする．
- 陰性反応は，この陽性反応が現れないか，あるいは頭部の回旋とともに丸太状に体幹が一塊に回旋する．

②**身体に作用する身体の立ち直り反応**
- 検査刺激は，対象児を腹臥位として一側下肢を屈曲して体幹を横切って他側へ誘導し**骨盤**を回旋させる．
- 反応は体幹，頸部が**分節的**に回旋する．
- 反応は自力で寝返りが可能となるために必要．
- 正常児の運動発達では生後4ヵ月で出現する．

k．下方への下肢のパラシュート反応 downwards parachute reaction
- 検査姿勢は体幹を空中に保持する．
- 刺激はこの位置から急激に垂直下方へおろす．
- 反応は股関節の外転，外旋，膝関節伸展，足関節背屈が起こる．
- 生後4ヵ月で出現する．

l．前方パラシュート反応 forwards parachute reaction
- 検査姿勢は座位．
- 刺激は前方に傾ける．
- 反応は前方に上肢が伸展し転倒を避けようとする．
- 検査の別法として中空立位に保持し，上部体幹を急激に下方へ倒すという方法もある（図27-6）．
- 生後6ヵ月ごろに出現する．

m．側方パラシュート反応 sideways parachute reaction
- 検査姿勢は座位．

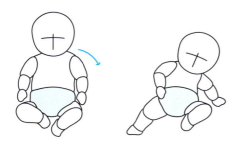

図 27-7　側方パラシュート反応

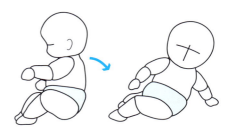

図 27-8　後方パラシュート反応

- 刺激は側方（左右）に傾ける．
- 反応は傾いた方向の床面に上肢が伸展し転倒を避けようとする（図 27-7）．
- 反応は座位の保持が可能となるために必要．
- 生後 8 ヵ月ごろに出現する．

n. 後方パラシュート反応 backwards parachute reaction
- 検査姿勢は座位．
- 刺激は後方に傾ける．
- 反応は後方の床面に上肢が伸展し転倒を避けようとする（図 27-8）．
- 反応は側方，前方パラシュート反応とともに，座位の保持が可能となるために必要．
- 生後 10 ヵ月ごろに出現する．

o. 傾斜反応 tilting reaction
- 検査姿勢は腹臥位，背臥位，座位，四つ這い位，立位．
- 刺激は床面を傾ける．
- 反応は挙上した側に頭部が向く．脊柱は挙上側に凹の彎曲を示す．
- さらに挙上した側の上下肢が外転，伸展する．
- 腹臥位傾斜反応は 5 ヵ月，背臥位傾斜反応は 7 ヵ月，座位傾斜反応は 8 ヵ月，四つ這い位傾斜反応は 9〜12 ヵ月，立位傾斜反応は 1 歳代で出現する．

p. 前方立位平衡反応 forwards equilibrium reactions in standing position
- 検査姿勢は立位．
- 刺激は前方に傾ける．
- 反応は一側下肢を踏み出し転倒を防ぐ（図 27-9）．
- 10 ヵ月ごろ出現する．

q. 後方立位平衡反応 backwards equilibrium reactions in standing position
- 検査姿勢は立位．
- 刺激は後方に傾ける．
- 反応は一側下肢を踏み出し転倒を防ぐ（図 27-9）．
- 12 ヵ月ごろ出現する．

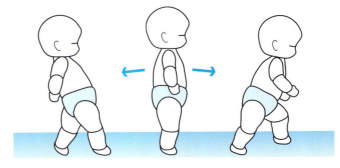

図 27-9　立位平衡反応

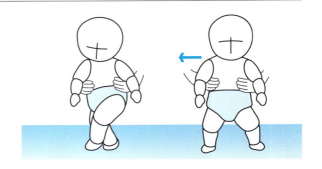

図 27-10　側方立位平衡反応

r. 側方立位平衡反応 sideways equilibrium reactions in standing position

- 検査姿勢は立位．
- 刺激は側方に傾ける．
- 反応は一側下肢を側方へ踏み出し転倒を防ぐ（図 27-10）．
- 生後 15 〜 18 ヵ月ごろに出現する．

E　脳性麻痺における姿勢反射

1　発達に伴う姿勢反射の変化

- 発達に伴い原始反射は消失し立ち直り反応，平衡反応が現れる．
- 姿勢反射における刺激と反応の関係は常に完全な**オン・オフ**の関係にはない．つまり，オン・オフの中間的な状態が存在する．
- 一定の刺激に対して反応の明確さが変化する．
- 立ち直り反応は発現の初期，刺激に対してあいまいな反応しか観察されない．
- しだいに反応が瞬間的で完全なものへと変化する．
- 正常発達ではこの変化が一定期間に経時的に起こるが，発達障害では不完全な反応状態での停滞が観察される．

2 原始反射統合の遅れ

- 脳性麻痺では一定の月齢を過ぎても原始反射が抑制されず，姿勢の変化などにより容易にしかもはっきりとしたかたちで原始反射のパターンが誘発される．
- 四肢を随意的に動かそうとする努力や，精神的な緊張がかえって筋緊張を強めてしまう場合もある．
- 発達を促すためには，原始反射を抑制し，立ち直り反応，平衡反応を引き出す必要がある．

学習到達度 自己評価問題

1. ヒトが安定して座位を保持するために必要な姿勢反射は何か説明しなさい．
2. 原始反射とはどのような姿勢反射のことか，例をあげて説明しなさい．
3. 脳性麻痺における陽性徴候とはどのような状態か説明しなさい．
4. 非対称性緊張性頸反射の検査方法を説明しなさい．
5. 立位平衡反応の出現時期について説明しなさい．

28. 姿勢制御機構とその異常

● 一般目標
- 姿勢制御の基本的な考え方と，正常と異常の違いを理解する．

● 行動目標
1. 姿勢制御に関する重要な理論とその背景を説明できる．
2. 姿勢制御に関する反射を分類してあげ，重要な反射について説明できる．
3. システム理論を構成する要素をあげ，姿勢調節との関係を説明できる．
4. 姿勢の安定性について運動力学的に説明できる．

● 調べておこう
1. ある肢位に固定されている関節では力の平衡はどのように保たれているか調べよう．
2. 重心と圧中心の測定方法と具体的な計算方法を調べよう．
3. パーキンソン症候群，脳卒中片麻痺，脊髄損傷（完全麻痺）に特有な姿勢制御の異常はどのようなものか調べよう．

A 姿勢制御の基礎

- 姿勢制御の理論としては，**反射階層理論** reflex-hierarchical theory と**システム理論** systems theory に大別できる（図 28-1）．
- 姿勢を機能的な立場から，**静的姿勢**と**動的姿勢**に分類する場合がある．
- 身体運動学では学術用語として**姿勢制御** postural control, **バランス** balance, **安定性** stability が互換的に用いられている．
- 姿勢制御は「安定性と**定位**という2つの目的に関して空間における身体の位置を制御すること」である．

B 姿勢制御の理論的背景

1 反射階層理論

a. 反射学説の発展
- 刺激に対する何らかの応答を反射・反応と呼び，その刺激の受容器，効果器，

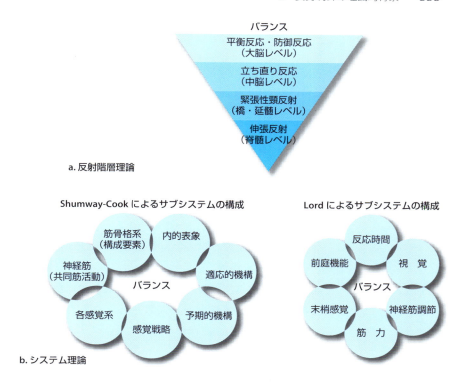

図 28-1　反射階層理論とシステム理論の比較
(a) 反射階層理論における中枢神経系の階層性を示す．(b) 代表的なシステム理論におけるサブシステムの構成を示す．

経路（ニューロン），反射中枢をまとめて**反射弓**という（図 28-2）．
- 姿勢制御における反射と中枢神経系における階層については，除脳動物の実験によって発展してきた．マグヌス Magnus は脊髄動物，延髄動物，視床動物，中脳動物といった除脳動物により，反射中枢のレベルを検討した．
- **階層性** hierarchy の概念を築いたのはジャクソン Jackson であり，その後シェリントン Sherrington やマグヌスによって神経生理学的な発展を遂げた．
- ジャクソンは，中枢神経系の階層性を上位 highest center，中位 middle，下位 lowest に分けた．
- 上位中枢による統合 integration によって運動および姿勢保持が正常に機能し，脳卒中などの病態では上位中枢からの**解放現象** release phenomenon により正常では統合されている下位の反射が出現すると考える．
- 正常でみられる反射・反応が消失することを**陰性徴候** negative sign，正常ではほとんどみられない反射・反応が顕在化してくることを**陽性徴候** positive sign と呼ぶ．
- このように，中枢神経系に複数の階層を想定し，反射・反応によって姿勢調節を説明したものが反射階層理論である．

b．反射-反応の体系
- マグヌスは延髄動物に起こる局所や全身の姿勢保持を**体位反射** attitudinal reflex

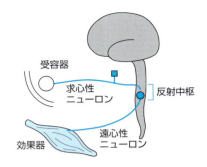
図 28-2 反射弓

と呼び，その後，**姿勢反射** postural reflex，**静位反射** static reflex などの用語があてられた．

- 体位反射は反射を起こす入力と出力の関係から，局在性，体節性，汎在性に 3 分類された．
- マグヌスは高位除脳動物では，体位反射のほかに**立ち直り反射** righting reflex が出現することを確認し，入力と出力の関係からそれらを 5 つに分類した．後に，モニエ Monnier は体から起こる立ち直り反射を 1 つにまとめて 4 分類とした．
- さらに，マグヌスとラドマーカー Rademaker は前庭迷路系への刺激に対する反射を**平衡運動反射** statokinetic reflex として分類した．
- 平衡運動反射には**傾斜反応** tilting reaction と**防御反応** protective reaction がある．
- 傾斜反応は，三半規管への急激な刺激（回転方向の加速度）に対して頭部，体幹，四肢を調整し，重心を戻す応答である．
- 斜台の上に，座位，四つ這い位，立位をとらせ，左右・前後方向へ急激に傾斜させると，傾斜の変化に合わせて姿勢を保持する．日常生活でも，車に乗って急激なカーブを曲がる際などに生じる．
- 防御反応は，耳石器（卵形嚢，球形嚢）への急激な刺激（重力，直線加速）に対する応答である．
- 立位で後方へ急に押されると上肢が前方へ挙上し，下肢では足関節の背屈運動が生じる（背屈反応ともいう）．また，座位で側方へ急に押された場合には上肢を伸展し手掌を床につき転倒を防止する（上肢パラシュート反応 arm parachute reaction または上肢保護伸展 protective extension arm）．
- 一方，高いところからジャンプする際，着地に備えて両下肢を外転・伸展，足趾開排し，着床面を広くするような反応（パラシュート反応 parachute reaction）がみられる．また，上方への直線加速が刺激の場合には逆の反応（昇降反応 lift reaction）が生じる．
- その後，反射階層理論はゲゼル Gesell やマクグロウ McGraw らを中心に展開された**神経発達学的理論** neuromaturational theory や，成人中枢神経疾患の病態観察の研究成果が加味され，体系化されてきた（図 28-1）．

c. 神経発達学との関連

- 神経発達学的理論は小児の運動発達と脳性麻痺の病態を観察し，中枢神経系の成熟（神経系の髄鞘化過程 myelination process）と運動発達を重ね合わせ，体系化されたものである．
- この理論では，発達過程で統合される反射・反応を**原始反射** primitive reflex として分類している．
- 動物実験から見出された平衡運動反射は，神経発達学的理論によりヒトが外乱*を受けた際の反応として統合され，理学療法領域では**平衡反応** equilibrium reaction または**バランス反応** balance reaction と呼ばれるようになった．

***外乱**
ここでは外部から加わる不要な力を意味する．

> **hint**
> 平衡反応は反射階層理論の最上位に位置づけられている．ただし，その範疇（はんちゅう）は研究者により異なることを念頭に置く必要がある．

2 システム理論

- 基本概念は，いくつかのシステムが並列的に機能して姿勢制御機構を形成しているとするものであり（**図28-1**），心理学の影響を強く受けている．
- 感覚情報が刺激の検出のみならず，重心の位置と環境特性の**内的表象***を生み出すものとして，反射階層理論と一線を画すとされている．

***内的表象**
外界の刺激がないにもかかわらず立ち現れる像のことであり，ここでは身体の姿勢に関するイメージとして理解できる．

a. シャムウェイ-クック Shumway-Cook によるシステム理論

- 内的表象，適応的機構，予期的機構，感覚戦略，各感覚系，神経筋，筋骨格系の7つのサブシステムからなる．
- とくに，感覚入力の利用のしかた（感覚戦略），中枢での情報処理，そして運動の発現様式（運動戦略）を大枠としてサブシステムが構成されている．また，予期的機構が含まれることで，外乱を基本とする反射階層理論から大きく発展している．

b. ロード Lord によるシステム理論

- 視覚，神経筋調整，筋力，末梢感覚，前庭機能，反応時間という，具体的な評価項目に対応した6つのサブシステムからなる．
- すなわち，視覚では視力検査，末梢感覚では触覚検査，筋力では膝関節伸展筋力測定，神経筋調節ではタッピングテスト，前庭機能（平衡感覚）ではカロリックテスト，反応時間には単純反応時間測定などを対応させ，姿勢制御機構の評価を可能にしている．

3 意図的運動とバランス

- 外界と身体の空間的位置関係の変化としては，意図的運動や外乱によって感覚器に類似した刺激を与えることが可能であるが，その出力は異なってくる．
- たとえば，端座位から床に落ちているものを拾うとき，頭部，体幹を傾斜して下側方に手を伸ばすが，迷路および頸部からの立ち直りは出現しない．
- このことは，意図的運動が立ち直り反応に対して優位となっていると考えることもできる．または，感覚器への入力の重み付けが調整されていると理解してもよい．
- 現在では，中枢神経系には意図的運動機構とは別の姿勢保持機構があると考え

column

端座位にて上肢を前方に挙上して必要なものをとろうとしたとき，上肢の運動は目的運動性であり，バランスを保つための股関節や脊柱の運動は支持運動性となる．

- 意図的運動に関する運動制御の情報は同時に姿勢制御機構にも伝達され，**予測的姿勢制御** anticipatory control を行う．
- さらに意図的運動により生じた身体各部の変化による外乱の情報が姿勢制御機構に伝達され，フィードバック制御によって絶えず適切な姿勢をとることが可能となっていると考えるものである．
- 目的に向かう身体部位の運動の特性を**目的運動性** teleokinetic と呼び，それを支える身体部位の運動の特性を**支持運動性** ereismatic という．

C 定位と表象

a. 定 位
- **定位** orienteering とは体節の相互関係および身体と環境との関係を適正に保持する能力である．

b. 表 象
- **表象** representation とは直観的に心に浮かぶ像であり，しばしばイメージと同義で用いられる．
- 心理学では定位には内的表象が関与していると考え，システム理論における姿勢制御においても重要な位置を占めている．
- 定位のためには何らかの**基準枠組み** frame of reference が必要である．
- 基準枠組みには重力座標，**自己中心的座標**（網膜座標あるいは他の身体座標），**視覚的枠組み**（床，額縁など）がある．
- 空間認知の基準となる身体の認知には**身体表象**が重要であり，自己身体に関する触覚情報と視覚情報との対応関係の表象として定義される．

D 運動力学からみた姿勢制御

1 運動力学の基礎

a. 重心と圧中心

COG：center of gravity
BOS：base of support
COP：center of pressure

COM：center of mass
*剛体
力を加えても変形しないものを剛体と呼び，ヒトの身体を便宜上剛体として扱うことが多い．

- 運動学におけるバランスは力学的な平衡を意味しており，その基礎を理解することは大切である．
- バランスに関する重要なキーワードとして，**重心**（COG），**支持基底面**（BOS），**床反力** floor reaction（ground reaction），**圧中心**（COP），**安定性限界** limit of stability がある．
- 重心は質量中心（COM）と同じ位置にあり，質量に比例した重力（ベクトル量）の中心で，その点における回転モーメントの和がゼロとなる場所である．
- 重心を剛体*の重量と同じ力で逆方向に支えると，剛体を回転させずに静止した状態で保持することができ，力がその一点に集中していると考えることが可

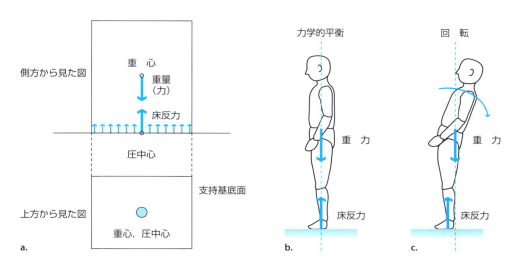

図 28-3 重心，圧中心，支持基底面の関係
(a) 静物では重心から鉛直に下ろした線（重心線）は圧中心に重なり，重力と床反力は同じ力で拮抗し，物体は静止する．(b) ヒトにおける重心と圧中心の関係を示す．床反力が同じ作用線上で反対向きの同じ力で拮抗すると静止する．(c) 重力と床反力の作用線がずれたとき回転運動を生じる．

能である．
- ヒトが床上に立っていることを考えてみると，身体は体重に相当する力で絶えず床を押しており，床からは同じ力で逆方向に押されている（床反力）．
- 床反力は重心と同様に 1 つの力（合力）として表現することができ，その合力の作用点が圧中心である．
- 床と接している面の外縁を最短距離で結んだものが支持基底面であり，圧中心が支持基底面の外に出ることはない（第 2 章参照）．

b. 剛体の運動

- 剛体の運動には**並進**と**回転**があり，反対方向に作用する力が同じ作用線上にあるときはどちらか力の大きいほうに回転せずに移動する（並進運動）．
- テーブルなどが安定して置かれている状態では，重心線と床反力の作用線が一致している（**図 28-3a**）．
- ここで，2 つの力を重心に作用する重力と，圧中心に作用する床反力とすると，重心線上で重力と床反力が同じ力で拮抗している場合には物体は静止する（**図 28-3b**）．
- 同じ力で反対方向に押した場合でも作用線が一致しない場合には，回転運動を引き起こす（**図 28-3c**）．
- ヒトの場合にはこのようなことはありえず，微細にではあるが健常者でも呼吸や心臓の拍動が外乱となって絶えず重心は変動し，バランスを維持するために圧中心も絶えず変動している．すなわち，時間平均でみるならば重心線と床反力の作用線がほぼ一致しているにすぎない（**図 28-4**）．

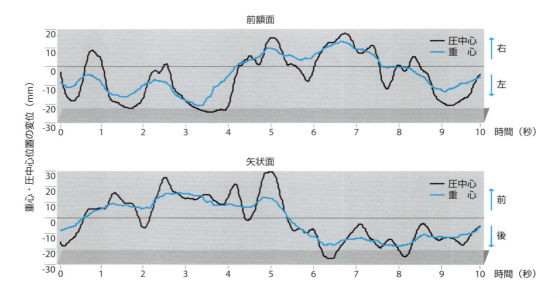

図 28-4 開眼右片足立ちにおける重心と圧中心の位置変化の一例
上段は左右方向，下段は前後方向のデータを示す．圧中心は重心の前後左右を交差するように移動し，重心が大きく変動しないように制御されている．

2 姿勢制御における運動力学的方策

- 重心と圧中心の水平面上での位置を一致させ，静的バランスを安定させる方策は，圧中心の調節，重心位置の調節，両者の調整，の3つに分類できる．
- 重心位置を大きく変化させずに圧中心を変化させるためには足関節のコントロールが必要である．
- 重心位置を変化させるためには体重の約68%を占める頭・上肢・体幹（HAT：head, arm and trunk）の位置を変化させるか，上肢や下肢の重さを利用するカウンターウエイト*という方法がある．
- 健常成人における両脚立位では，左右方向の圧中心の位置を左右下肢の荷重量で調整し，片脚立位では足関節の内がえし・外がえしで圧中心の位置を調整していると考えられる．
- 前後方向は両脚立位，片脚立位とも足関節底背屈で調整していると考えられる．
- 実際に圧中心の移動可能な範囲（安定性限界）の外に重心線が出た場合には，圧中心の調節によるバランスの維持は不可能となり，重心の位置を調節するか，支持基底面を変えて対応する．

E 安定と不安定

- 姿勢の安定性に関しては重心と支持基底面を要素として，以下のことがいえる．
  ①支持基底面の広いほうが安定性はよい．

*カウンターウエイト
ある支点を中心に生じるモーメントを相殺するために，反対方向へのモーメントをつくるための力をいう．具体例としては，立位にて前方へ手を伸ばした際にバランスを崩さないように下肢を後方へ挙上することがあげられる．

hint
身体内部のバランス制御機構については本論でも述べているように諸説あるが，その入り口は運動学的観察や分析であり，運動力学的理解が重要である．

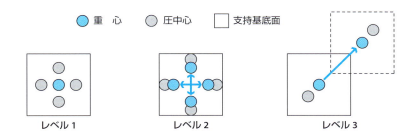

図 28-5　支持基底面，圧中心，重心からみたバランスの分類
レベル1：圧中心を調節し重心を支持基底面内のある位置に保持できる．
レベル2：重心を支持基底面内で適切に移動することができる．
レベル3：支持基底面を適切に変えて重心を移動することができる．
＊レベル1が静的バランスに，レベル2から3が動的バランスに相当する．

②重心位置の低いほうが安定性はよい．
- 支持基底面が広いほうがより大きな重心の動揺に対応でき，重心の低いほうが同じ角度で傾斜しても重心の変化が小さいためである．
- 幼児の運動発達では背臥位→腹臥位→肘立ち位→長座位→四つ這い位→膝立ち位→高這い位→立位と，支持基底面が徐々に狭く，重心位置は高くなる．
- 発達は安定した姿勢からより不安定な姿勢への適応である．
- 調節すべき関節が多くなり，運動の自由度が増すことも不安定性を高める要因である．
- 姿勢保持にとって不安定である条件のほうが，逆に重心移動は容易になる．
- 健常成人においては重心移動の際，不安定性を積極的に利用している．圧中心と重心線の距離を大きくすることにより，重力によるモーメントを大きく得ることができ，それを利用して効率のよい運動の開始や重心移動を行う．

F　静的バランスと動的バランス

- 静止姿勢保持に関するものを**静的バランス** static balance，意図的運動時のものを**動的バランス** dynamic balance と呼ぶ．
- 中村は「静的バランスは身体位置の移動を伴わない状態における姿勢保持であり，動的バランスは身体位置の移動を伴う運動における姿勢保持をいう」としている．
- 重心線と床面の交点，圧中心，支持基底面の関係から，バランスを3段階に分類すると理解しやすい（**図28-5**）．
- ただし，必ずしも低い段階で安定しなければつぎの段階の運動を行うのが不可能というわけではない．例えば，立位で静止できない状態でも，歩行が可能な場合もある．

正常　　　異常

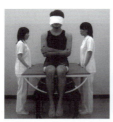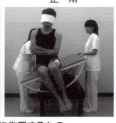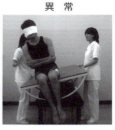

a. 迷路から起こり，頭部に作用するもの

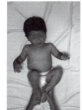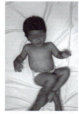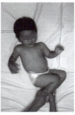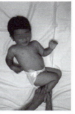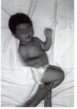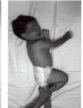

b. 体幹から起こり，頭部，体幹に作用するもの（連続写真，約0.2秒間隔）

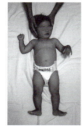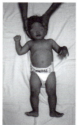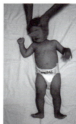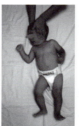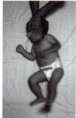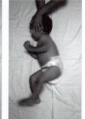

c. 頭部から起こり，体幹に作用するもの（連続写真，約0.2秒間隔）

正常　　　異常

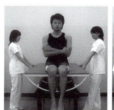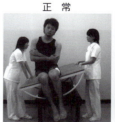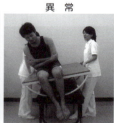

d. 眼から起こり，頭部に作用するもの

図28-6　立ち直り反応
(a) 目隠しをすることにより視覚からの情報を遮断している．異常を呈する場合，頭部が垂直に保持されない．(b)(c) 乳児の立ち直り反応を示し，これらの反応は成人ではみられない．(d) 視覚からの情報を与え，頭部を垂直に保持できるか検査している．

G　外乱負荷時の姿勢制御機構

1　反射階層理論からみた外乱負荷時の姿勢制御とその異常

- 反射階層理論では，外乱に対しては立ち直り反応（図28-6）と平衡反応が重要である．とくに急激な外乱に対しては平衡反応が機能することで安定性を確保する．
- ワイズ Weisz は，平衡反応を傾斜反応 tilting reaction（図28-7a, b），防御反応 protective reaction（図28-7c），シーソー反応 see-saw reaction or shifting reaction に分類している．

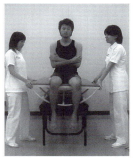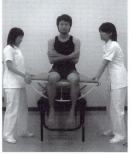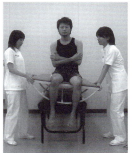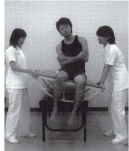

a. 座位における傾斜反応（連続写真，約 0.2 秒間隔）

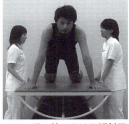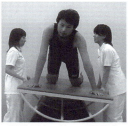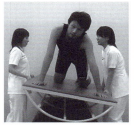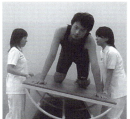

b. 四つ這い位における傾斜反応（連続写真，約 0.2 秒間隔）

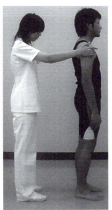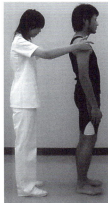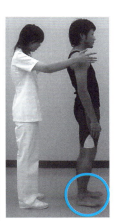

c. 防御反応（連続写真，約 0.2 秒間隔）＊背屈反応とも呼ぶ

図 28-7　傾斜反応と防御反応
平衡（速動）反応に分類されるもので，急激な外乱により前庭迷路系が刺激され，反応が出現する．(a) 座位における傾斜反応を示し，体幹側屈により姿勢を保持している．(b) 四つ這い位における傾斜反応を示し，傾斜側の上下肢が伸展し，姿勢を保持している．(c) 立位で肩に後方への外乱を受けたときの防御反応を示す．足関節を背屈することにより，圧中心を後方へ移動し，姿勢を保持している．

- 中村は運動器への刺激によって生じる足踏み反応 stepping reaction（図 28-8a），跳び直り反応 hopping reaction（図 28-8b），かたより反応 shifting reaction を平衡運動反応に加え，バランス反応として分類している．
- 反射弓のいずれかの部位が損傷した場合に異常が出現する．
- 異常は応答の遅れ，消失（陰性徴候）としてとらえることができる．

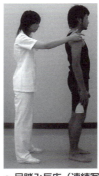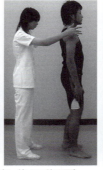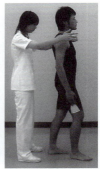

a. 足踏み反応（連続写真，約 0.2 秒間隔）

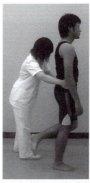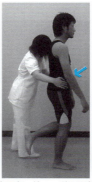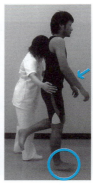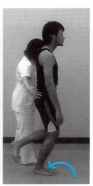

b. 跳び直り反応（連続写真，約 0.2 秒間隔）
注：跳び直り反応が出現する前に，上肢と下肢の防御反応が出現している．

図 28-8　足踏み反応と跳び直り反応
（a）肩に後方への外乱を加えたときの足踏み反応を示す．支持基底面を制御して姿勢を保持している．（b）骨盤に後方への外乱を加えたときの跳び直り反応を示す．支持基底面を変えて姿勢を保持している．

2 システム理論からみた外乱負荷時の姿勢制御とその異常

- システム理論では，外乱に対するバランス制御に関する用語として**姿勢運動戦略***postural motor strategies が広く知られている．
- シャムウェイ-クックはバランスに関する**運動戦略** movement strategies を**足関節戦略** ankle strategy，**股関節戦略** hip strategy，**ステッピング戦略** stepping strategy に分類し，ブルックス Brooks はそれらに垂直方向に対する応答形式 vertical strategy を加え，3 次元空間での身体位置の調節を可能にしていると考えた．
- 運動力学的にみると足関節戦略は圧中心を制御して体重心の安定をはかるもの，股関節戦略は体重心を直接制御するもの，ステッピング戦略は支持基底面を制御して体重心の安定をはかるものである．
- 前後方向にゆっくりと床面が動く外乱が加えられたときには足関節戦略で対応し，急速に動いた場合には股関節戦略がそれに加わる．
- 高齢者では足関節戦略の機能が低下することが報告されている．
- 姿勢制御に関する各サブシステム（**図 28-1** 参照）の機能が低下することによ

*姿勢運動戦略
空間における姿勢制御に関する適切な運動の組織化であり，アライメントの調節と運動戦略によって評価できる．運動戦略は座位および立位での姿勢制御に用いられ，自己始動（外部からの力によって運動を開始するのではなく，自ら運動を開始することをいう）および外乱による動揺において，さらには不安定性を高める上肢運動などへの予測姿勢制御において観察される．

り，正常な応答ができなくなる．

学習到達度 自己評価問題

1. 反射階層理論における陰性徴候と陽性徴候について説明しなさい．
2. 立ち直り反応を分類し，どのように評価するのか説明しなさい．
3. 姿勢制御にかかわるシステム理論の構成要素をあげなさい．
4. 姿勢の安定性と不安定性について，重心の高さ，支持基底面の広さとの関連から説明しなさい．
5. 平衡反応および姿勢運動戦略の力学的意義について例をあげて説明しなさい．

29. 基本動作の種類と分析

● 一般目標 GIO
- 基本的な動作の分析方法を理解する．

● 行動目標 SBO
1. 動作の分析に必要な用語をあげて説明できる．
2. 基本的な動作を観察し，必要な情報収集ができる．
3. 動作を観察し，その結果を意味づけられる．

● 調べておこう
1. 基本動作を相で分けるにはどうすればよいのか調べよう．
2. 筋収縮の役割にはどのようなものがあるのか調べよう．
3. 動作はどのような原因があれば障害されるのか調べよう．

A　基本動作の理解

1 基本動作の種類

- 基本動作には，①寝返り，②起き上がり，③立ち上がりなどがある．
- 動作は開始姿勢から終了姿勢への移行であり，①の動作は背臥位から腹臥位（または側臥位），②は背臥位（または側臥位）から座位，③は座位から立位への移行である．

2 動作の理解に必要な事項

a. 身体の重心と重心線

- 動作を理解する場合は体をいくつかの部分（体節*）に分け，各体節の重心を考えてみる．
- 体節の重心は，体節の形状に応じて各体節の中央部からやや近位寄りに位置することが多い．
- 各体節の重心を合成して1つにまとめると，直立位の場合は骨盤内にあり仙骨のやや前方に位置する．
- 重心を通る垂線を**重心線**といい，静止立位での重心線は足底面によってつくら

*体節
関節によって分けられる身体のまとまり．本章では頭部，体幹，上腕，前腕，手部，大腿，下腿，足部を体節として扱った．

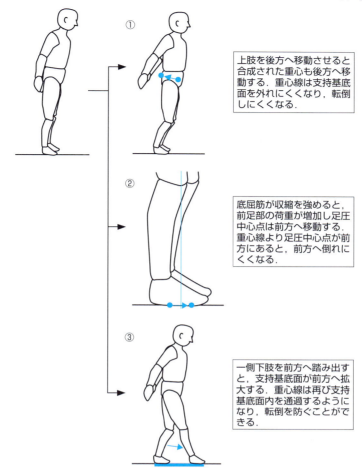

図 29-1　重心を支持基底面内に納めるための方略
重心が支持基底面内の前方に位置し，体が前へ倒れそうな場合には①～③のような方略によって立位を保持しようとする動きがみられる．

れる支持基底面内を通過している．
- 安定した姿勢を保持するために調節可能な範囲は，健常成人の場合，支持基底面の約 80％といわれている．

b. 重心と支持基底面

- 重心線が**支持基底面** base of support（BOS）（第 2 章 p. 24，**図 2-12** 参照）から外れた場所を通過している場合，身体は支持基底面の端を中心として倒れていく（支持基底面周りに重力によるモーメントが発生する）．
- 転倒（回転）しないためには，重心線が支持基底面を外れないようにする必要がある．そのための方略として，①ある体節を移動して合成重心の位置を倒れる方向と反対側へ移動させる（体を後ろへ反らすなど），②足底の圧中心を重心線よりも倒れる側へ移動させる（底屈筋収縮など），③支持基底面を拡大したり移動させたりする（足を倒れる側へ踏み出すなど）がある（**図 29-1**）．

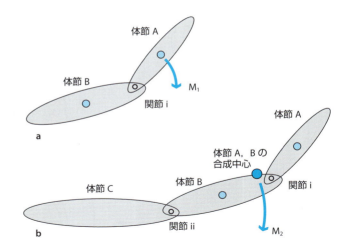

図 29-2 関節周りのモーメント
(a) 体節 A と B が関節 i で自由に動くとき，関節 i の周りには体節 A にかかる重力によるモーメント M_1 が発生する（ただし体節 B は空間に固定されているものとする）．
(b) 体節 A と B が関節 i の周囲筋の収縮によって固定されると，体節 A，B の重心は合成され，この合成重心にかかる重力によるモーメント M_2 が関節 ii の周りに発生する（ただし，体節 C は空間に固定されているものとする）．

c. 関節周りのモーメント

- 体節が支持面（床やベッドなど）から離れていると，体節は下方に引かれ，その基部となる関節の周りに重力によるモーメントが発生する．
- 関節周りに生じた重力によるモーメントは，体節を落下，すなわち関節を曲げたり伸ばしたりする（**図 29-2a**）．
- 重力によるモーメントで生じる関節運動を止めたり，逆方向に動かしたりするためには，その作用のある筋が収縮し，筋張力による逆向きのモーメントをつくり出す必要がある．
- 2 つの体節間の関節が筋の等尺性収縮によって固定されると重心は合成され，これらの体節が接地していない場合，その基部となる関節周りに重力によるモーメントが生じる（**図 29-2b**）．
- このように関節周りに生じるモーメントを**関節モーメント**という．

3 健常者と障害者の動作の違い

- 動作に目的があり，その目的を効率よく達成しているとき，その動作は合理的であるといえる．
- 健常者では基本的な動作を目的に合わせていろいろなパターンで行うことができるが，障害者ではパターンが限定されることが多く，非合理的となりやすい．
- 障害者の動作の合理性低下は筋力，感覚，バランス能力の低下などにより生じてくる．その場合，理解力や動機づけなども考慮する必要がある．

B 基本動作の分析

1 分析の基本的な流れ

a. 動作の全体像を把握
- 動作は1人で遂行できているか．1人でできない場合はどのような介助，環境設定が必要か．
- 動作はスムーズに行われ，ぎこちなさはないか．
- 全体に時間がかかりすぎている場合，何に時間を必要としているのか．
- 動作中バランスを崩して倒れそうになっていないか．

b. 重心の軌跡を確認
- 動作開始時，動作終了時に重心はそれぞれどこに位置しているか．
- 重心は矢状面上，前額面上，水平面上でどのような軌跡を描いて移動したか．
- 動作中，重心の移動速度は一定だったか，遅くなったり速くなったりしていたか．

c. 支持基底面の変化を確認
- 動作開始時，動作終了時に支持基底面はそれぞれどのような形状，大きさなのか．
- 支持基底面の形状，大きさは動作中どのように変化していたか．
- 重心線は支持基底面内のどこを通過していたか，あるいは外れたか．

d. 関節の運動と活動している筋を確認
- 関節は動作中，その角度をどう変化させたか．
  ［例］左肘関節屈曲30°から屈曲90°に変化した，など．
- 動作中の関節運動は筋の収縮によるものか，重力や慣性によるものか．
- 重力による関節運動が考えられた場合であっても，その動きをコントロールしている筋収縮はないか．
- 筋収縮による関節運動であれば，その筋を特定する．
- 動作中の筋収縮が求心性収縮，遠心性収縮，静止性収縮のうち，どの収縮形態であったのか．
- 動作中の筋収縮は，触診*や視診*によって実際に確認することも必要である．
- 関節運動に関与する重力によるモーメント，筋張力によるモーメントについて，その方向や量を確認する（図29-3）．

e. 動作を相に分ける
- 動作を運動学的に理解するためには相*に分けたほうが考えやすい．
- 相で分けるには，動作中の重心，支持基底面，関節の運動方向，活動する筋などが変化し始める時期で区切るのが一般的である．

f. 動作の意味づけ
- 個々の動作はほとんどの場合（病的な場合を除く），その合理的な目的を解釈することができる．

*触診
動作中の筋収縮の有無，程度を確認するため，筋腹を触れること（＝触察）．
*視診
動作中の筋収縮の有無を確認するため，腱の浮き上がりや筋腹の膨隆を目で確認すること．
*相
動作を方向や速度，位置など，運動学的に同質な部分で分けたときの一区分．

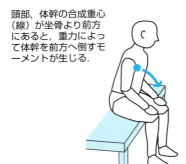
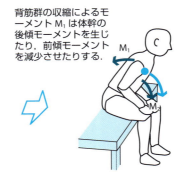

頭部，体幹の合成重心（線）が坐骨より前方にあると，重力によって体幹を前方へ倒すモーメントが生じる．

背筋群の収縮によるモーメント M_1 は体幹の後傾モーメントを生じたり，前傾モーメントを減少させたりする．

腹筋群の収縮によるモーメント M_2 は体幹の前傾モーメントを増加させる．

このとき，体幹筋の筋張力によるモーメントの発生は以下の3通り考えることができる．
A. 腹筋群の求心性収縮によって体幹の前傾モーメントを増加させる．素早い立ち上がりに用いられる．
B. 体幹の筋はとくに収縮せず，重力によるモーメントのみによって体幹を前傾させる．
C. 背筋群の遠心性収縮によって，体幹の前傾モーメントを減少させる．ゆっくりとした立ち上がりに用いられる．

図29-3 関節運動の分析
動作分析では関節の運動がどのように生じているか考えることが大切である．図は，立ち上がり時の体幹の前傾を分析する例を示す．

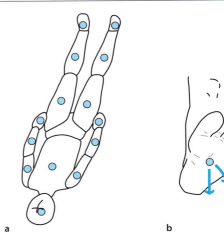

図29-4 背臥位姿勢
背臥位姿勢では各体節の重心線は広い支持基底面内を通過しており，関節周りにモーメントは生じていない（a）．したがって，筋張力は必要なく安楽である．ただし，足部の重心線が踵部より外側を通っていると，重力によって下肢を外旋させるモーメント M_1 が生じる（b）．

- たとえば「肩を屈曲している」というだけでなく，「上肢の重心を移動させるために屈曲している」，「手掌で床を押すために屈曲している」などのように解釈する．

2 動作分析の実際

a. 寝返りの分析

①背臥位から背部を床から持ち上げるまで
- 背臥位での各体節の重心は，最も低い位置にある（図29-4）．
- 支持基底面は背臥位の場合，頭部，体幹，四肢後面の外周を結ぶ線で囲まれた面であり，最も広い．
- 寝返りでは，主に体幹の重心を寝返る側のやや上方へ移動させる必要がある．

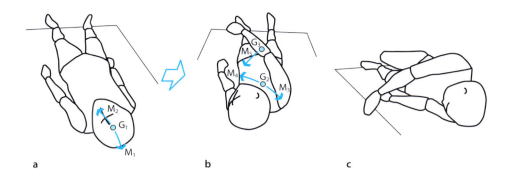

G₁：頭部の重心
M₁：頸部の関節周りに生じる頭部の重量によるモーメント
M₂：頸部の関節周りに生じる頸部の屈筋群によるモーメント

G₂：頭部と上部体幹の合成重心
G₃：手，前腕，上腕の合成重心
M₃：体幹の周りに生じる G₂ の重量によるモーメント
M₄：体幹の周りに生じる腹筋群の張力によるモーメント
M₅：肩関節周りに生じる G₃ の重量によるモーメント

図 29-5 寝返りにおける体幹の回旋
(a) 寝返る側へ頭部を持ち上げると，頭部の重心 G_1 によって頸部の関節周りにモーメント M_1 が発生する．頭部を挙上するためには M_1 より大きい頸部屈筋群の張力によるモーメント M_2 を発生させなければならない．
(b) 頭部に続いて上部体幹を挙上すると，G_2 の重量によってモーメント M_3 が発生するため，筋張力によるモーメント M_4 を発生させなければならない．このとき，右肘関節，右肩関節を固定して右上肢を空中に保持すると，上肢の重量 G_3 によるモーメント M_5 が発生し，これを体幹に伝達することによって寝返りやすくできる．
(c) 寝返りが終了した姿勢では，すべての体節が接地または他の体節の上にあるため体節重心の重量によるモーメントは発生せず，筋張力によるモーメントも不要である．したがって，再び安楽な姿勢となることができる．

- 頭部や体幹の屈曲，回旋によって，上半身の重心は寝返る方向へ移動する．
- 背臥位では通常，関節周りにモーメントは生じていないが，頭部や体幹がベッドから持ち上がると，その体節の基部となる頸部や体幹下部の周りには重力によるモーメントが発生する．
- 頭部を空中に保持するためには頸部屈筋の筋張力による上向きのモーメントを発生させなければならない（図 29-5）．

column

寝返りにおいて上半身重心を移動させるためには頸部，体幹の屈筋，回旋筋に十分な筋力が必要となる．脳卒中片麻痺患者ではこれらの筋力低下と運動麻痺があるため，上半身重心の移動が円滑に行われない．この移動を補う方法として，非麻痺側の上肢でベッド柵をつかんで引き寄せるなどの代償動作がみられることが多い．

② 側臥位とその前後

- 重心は寝返り動作のなかで最も高くなる．
- 動作の主な支持基底面は寝返る側の上下肢，体幹側部である．
- 支持基底面の前後に重心線が外れると，前方や後方へバランスを崩す（図 29-6a）．
- この時期を境として体幹前面筋から後面筋へと活動する筋が切り替わる．
- 安定した寝返りのためには体幹の前面，後面の筋が協調的に働く必要がある．

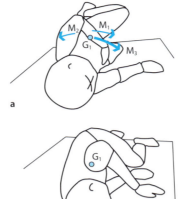
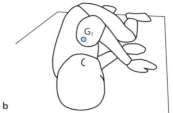

G_1：左上肢，左下肢，体幹の合成重心
M_1：腹筋群，右肩内転筋群による前方への回転モーメント
M_2：背筋群，右肩外転筋群による後方への回転モーメント
M_3：M_1，M_2 を合成した寝返り方向への回転モーメント

G_1：体幹の重心

図 29-6　寝返り中のバランス
（a）最も体節重心 G_1 が高くなり，右下肢，体幹，頭部の側面で構成される支持基底面も比較的狭いため，不安定な状態となる．腹筋群，背筋群，右肩内転筋群・外転筋群によるモーメント M_3 の調節が重要である．（b）寝返り動作の終了．先にベッドに着いた上下肢を徐々に屈曲することによってゆっくりと側臥位になることができる．最終姿勢では，頭部，四肢，体幹によって広い支持基底面が形成されているため，G_1 にはモーメントが生じず安定している．

③側臥位から腹臥位となるまで
- 重心は再び低い位置へと前下方移動する．
- 下側になっている上下肢を移動させることで広い支持基底面が形成され，安定した肢位をとることができる．
- 体幹の回旋をゆるやかに終了させるため，肩関節，股関節を徐々に内転して回旋速度をコントロールしている（図 29-6b）．

b. 起き上がりの分析

①背臥位から上半身の挙上，回旋まで
- 上半身の重心は寝返りと比較すると，より上方へ移動する．
- 支持基底面は起き上がりのために体幹を屈曲することで，寝返りのときよりも減少する．
- 頭部と上半身がベッドから離れるため，重力によるモーメントも比較的大きくなる．
- 重力によるモーメントに抗して起き上がるためには，体幹の屈曲・回旋筋によって逆向きのモーメントを相応に発生させる必要がある．
- 体幹筋の張力によるモーメントを補うため，上側肩関節を周囲筋で固定し上肢を空中で保持すると，上肢の重量により生じるモーメントを体幹に伝えることができる（図 29-7）．
- この相では，つぎの相で体幹をベッドから離すための準備として，下側上肢を移動させておく（体幹から上肢を離す）と体幹を持ち上げやすくなる．

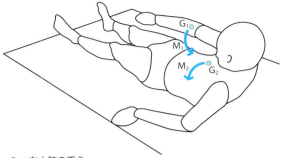

G_1：右上肢の重心
G_2：頭部と上半身の合成重心
M_1：右上肢にかかる重力による右肩関節周りのモーメント
M_2：体幹前面筋，回旋筋の張力による上半身を引き起こすモーメント

図 29-7　起き上がりでの上肢重量の利用
肩関節を周囲の筋で固定し，空中に上肢を保持すると，上肢の重心に働くモーメント M_1 が体幹に伝達し，起き上がるための筋張力による M_2 を増加させ，起き上がりやすくなる．

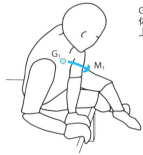

G_1 を前上方へ移動させるため，体幹屈曲筋・回旋筋とともに，上肢の伸展筋力も必要となる．

G_1：頭部・体幹の重心
M_1：腹筋群による前方へのモーメント

図 29-8　起き上がりにおける上肢での支持
前腕での支持から手掌での支持となるため，支持基底面が減少する．頭部と体幹の合成重心 G_1 が支持基底面から外れないように，腹筋群と背筋群で前方への起き上がりモーメント M_1 をコントロールする必要がある．

②前腕での支持から手掌での支持まで

- 上半身の重心をさらに上方へ移動させる．
- 上肢の支持基底面は前腕から手掌となる．
- 上半身重心が支持基底面より外れやすくなるため，前方あるいは後方へ倒れやすくなる（図 29-8）．
- 重心の上方移動距離が大きいため，体幹の屈曲，側屈に加え，上肢を伸展して体幹を持ち上げることが有効である．
- 端座位となる場合は，下肢をベッド端に下ろすために下肢を移動する必要がある．
- ベッドから外れた下肢には重力によるモーメントが発生するため，股関節を固定することができると，このモーメントが上半身を引き起こすモーメントとなり起き上がりやすくする（図 29-9）．

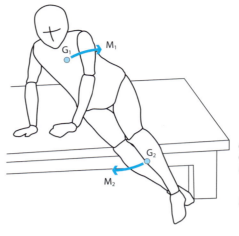

図 29-9　起き上がりでの下肢重量の利用
下腿がベッド端から出ていると下腿の重心 G_2 の重量によって骨盤周りにモーメント M_2 が発生する．ここで，股関節周囲筋，下部体幹筋の等尺性収縮によって股関節，体幹が固定されると，上半身重心を引き起こすモーメント M_1 を増加させ，起き上がりやすくなる．

G_1：頭部・体幹の合成重心
G_2：下肢の合成重心
M_1：体幹前面筋・回旋筋の張力による上半身を引き起こすモーメント
M_2：下肢にかかる重力による骨盤周りのモーメント

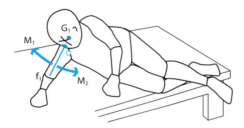

a. 前腕の位置が身体から遠い場合

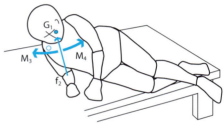

b. 前腕の位置が身体から近い場合

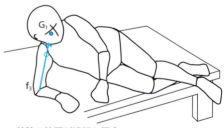

c. 前腕の位置が適切な場合

図 29-10　前腕の位置による起き上がりやすさの違い
(a) 前腕の接地面からの床反力 f_1 が肩関節より外側を通過していると，肩関節周りには床反力による外転モーメント M_1 が生じる．このため，肩関節内転筋の張力によって内転モーメント M_2 を発生する必要がある．
(b) 前腕の接地面からの床反力 f_2 が肩関節より内側を通過していると，肩関節周りには床反力による肩関節内転モーメント M_4 が生じる．このため，肩関節外転筋の張力によって外転モーメント M_3 を発生する必要がある．
(c) 床反力 f_3 が肩関節を通過していると，肩関節周りには床反力によるモーメントは生じないため肩関節周囲筋の張力はあまり必要でなくなる．したがって，比較的楽に起き上がることができる．

G_1：頭部・体幹の合成重心
$f_1 \sim f_3$：前腕接地部の床反力
M_1：f_1 による肩関節周りの外転モーメント
M_2：肩関節内転筋の張力による肩関節周りの内転モーメント
M_3：肩関節外転筋の張力による肩関節周りの外転モーメント
M_4：f_2 による肩関節周りの内転モーメント

> **hint**
> 起き上がりの後半は手掌の位置が重要となり，近すぎても遠すぎても起き上がりにくくなる．不適切な手の位置で起き上がると肩関節を痛める原因となるため，手の位置の調整が分析対象者本人で困難な場合は，体幹が離れるまでにあらかじめ手や肘の位置が適切か確認し，必要であれば修正を促したり介助を行ったりする（図 29-10）．

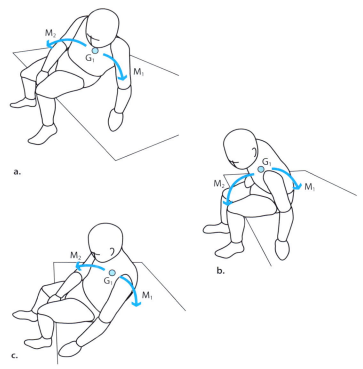

G_1：頭部と上半身の合成重心
M_1：G_1にかかる重力による後方へのモーメント
M_2：体幹前面筋，回旋筋の張力による上半身を引き起こすモーメント

図29-11　起き上がりでの体幹の調節
(a) 上肢を伸展し座位となるまで，上半身の重心G_1に働く重力による後方へのモーメントM_1よりも，体幹前面筋や上肢伸展筋によって前方へのモーメントM_2を適切に発生している．同時に，体幹の角度を体幹の前後面筋で調整しながら起き上がっている．
(b) 体幹後面筋の張力が不足するとモーメントM_2がM_1よりも大きくなる（前傾位ではM_1も前方向へ変化する）．そのため，座位では体幹前傾角度が大きくなり座位保持が困難となる．
(c) 体幹後面筋の緊張が強すぎるとモーメントM_1はM_2よりも大きくなり，起き上がりにくくなる．そのため，体幹が後傾した座位となり保持は困難となる．

③手掌での支持から座位となるまで

- 上半身の重心は胸椎の高さまで上方移動をする（図29-11）．
- 支持基底面は端座位になると，座面と足底面となる．
- 重心の上方移動のため，頸部と体幹はそれまでの屈曲運動から伸展運動に切り替わる．
- 安定した座位となるために，上肢の伸展速度が適切にコントロールされる必要がある．

column

　ベッド上で長座位となる場合，下肢は適切な位置に移動していなければならない．下肢が不適切な位置にあると骨盤の動きを阻害し，体幹を強く側屈しなければならなかったり，股関節の内・外旋を強制されたりすることで痛みが生じることを防ぐためである．

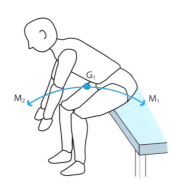
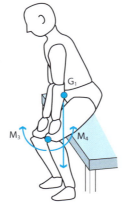

a. 足部の位置が前すぎる場合　　b. 足部の位置が後ろすぎる場合

G_1：身体の重心
M_1：重力による支持基底面周りの後方へのモーメント
M_2：頭部や上肢の体節重心にかかる重力による支持基底面周りの前方へのモーメント
M_3：床反力による膝関節周りの屈曲モーメント
M_4：大腿四頭筋による膝関節周りの伸展モーメント

図 29-12　立ち上がり時の足部の位置による立ち上がりやすさの違い
(a) 重心線は足底面の後方を通過するため，身体を後方へ回転させるモーメント M_1 が生じる．そのため，上肢を前方へ伸ばしたり，振り上げる勢いを利用したりして前方へのモーメント M_2 を増加させ，身体重心の前方移動を補う．
(b) 重心線は足底面内を通過しているが，重心線と膝関節の中心との距離が大きくなるため，膝を屈曲するモーメント M_3 が増加する．したがって，大腿四頭筋の張力を大きくして膝を伸展するモーメント M_4 を増加させる必要がある．

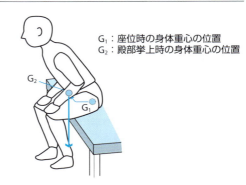

G_1：座位時の身体重心の位置
G_2：殿部挙上時の身体重心の位置

図 29-13　立ち上がりにおける殿部の挙上
殿部が座面から離れるまでに身体の重心 G_2 は足底面上に移動している必要がある．

c. 立ち上がりの分析

①座位から殿部が離れる前まで
- 足部を適切な位置に移動させる．
- 足部の位置は立ち上がりのつぎの相へ影響を及ぼす（図 29-12）．
- ゆっくりとした立ち上がりでは，殿部が離れるまでに重心（線）は足底面上まで移動している必要がある（図 29-13）．

> **hint**
> 立ち上がり初期は足の位置の調整が重要である．とくに膝関節伸展筋力の低下がある場合は注意が必要である．また，殿部を離すまでの重心の前方移動は，体幹の前傾によってなされるが，背筋群と腹筋群の協調性が低下していると重心移動が困難となる（図 29-12）．

②殿部の挙上
- 重心を上方へ持ち上げるため，体幹と下肢を伸展させる．
- 重心は殿部が離れる時期を境として，前方から上方へと移動の方向を変える．

③**体幹と下肢の伸展**
- 体幹はそれまでの屈曲運動から伸展方向へと切り替わる．
- 重心を前上方へ持ち上げるため，体幹と下肢に相応の伸展筋力が必要となる．

④**立位となるまで**
- 立位となる直前，下腿後面筋が収縮することにより身体重心の前方移動を制御し，支持基底面上に重心（線）が収まるように調節している．

3 動作分析結果の表現

- 関節運動のみを写実的に表現するだけでは分析不足である．
- 関節運動が動作のどのような目的を達成するための動きであるかを考察しながら記述する．
- 動作に障害のある場合は，とくにその部分を中心に記述する．
- 動作の障害の原因を以下のような点で考察しながら記述する．
  ①重心と支持基底面の位置関係から安定性が低下する状態となっていないか．
  ②筋張力による関節モーメントを十分発揮できる筋収縮が生じているか．
  ③痛みや疲労を生じさせる，力学的な非合理性がないか．
  ④分析対象者の動作に心理的要因や代償の努力が影響していないか．

学習到達度 自己評価問題

1. 動作を分析する際に使用する重心，支持基底面，モーメントについて説明しなさい．
2. 基本的な動作を相に分け，それぞれの相を何によって分けたか説明しなさい．
3. 動作の遂行が困難な場合，その力学的な原因として何が考えられるか説明しなさい．

30. 正常歩行と異常歩行

● 一般目標
1. 歩行の運動学的特徴を理解する．
2. 一般的な異常歩行の種類とその特徴を理解する．

● 行動目標
1. 歩行周期を説明できる．
2. 歩行時の下肢関節運動を説明できる．
3. 歩行時の下肢関節モーメントを説明できる．
4. 歩行時の下肢筋群の活動を説明できる．
5. 一般的な異常歩行の種類について説明できる．

● 調べておこう
1. 歩行周期とは何か調べよう．
2. 歩行時における下肢の各関節はどのような動きをしているか調べよう．
3. 歩行時における下肢の各関節ではどのような力が発揮されているか調べよう．
4. 歩行時における下肢の主要な筋群の活動とその役割は何か調べよう．
5. 一般的な異常歩行にはどのようなものがあるか調べよう．

A 正常歩行について

- 詳細な歩行分析を行う前に必要なのが，歩幅，重複歩距離，歩隔，足角，歩行率（ケイデンス），歩行速度の評価である．

1 歩幅（ステップ幅）

- 1歩の幅のことである．一側の踵が接地してから，対側の踵が接地するまでの距離を**歩幅** step length という（図30-1）．たとえば，左踵が接地してからつぎに右踵が接地するまでの距離である．
- 正常歩行の場合，通常はストライド距離の半分である．

2 重複歩距離（ストライド距離）

- 一側の踵が接地してから，同側の踵が接地するまでの距離を**重複歩距離** stride

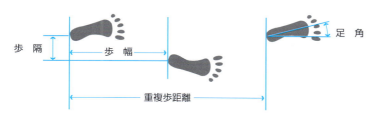

図 30–1 歩行
[Murray et al, 1966]

length という（**図 30–1**）．たとえば，左踵が接地してから再度左踵が接地するまでの距離である．
- 年齢，性別，身長，動作環境により変化するが，成人の平地歩行時は平均 1.41 m（男性 1.46 m，女性 1.28 m）である．
- 子どもは 11 歳まで年齢の増加とともに歩幅が増大し，それ以降は増加の度合いが低下する．

3 歩隔 step width/walking base

- 左右の踵中央の距離．

4 足角 foot angle

- 身体の進行方向と足部長軸がなす角度．

5 歩行率（ケイデンス）

- 単位時間あたりの歩数を歩行率といい，単位として，歩数/分，または歩数/秒が用いられる．
- 成人の平地歩行時の平均歩行率は 113 歩/分（男性 111 歩/分，女性 117 歩/分）である．

6 歩行速度

- 歩行速度は歩幅（m/歩）と歩行率（歩/分）の積で求められる．
- 年齢，性別，動作環境により変化するが，成人の平地歩行では平均 82 m/分（男性 86 m/分，女性 77 m/分）である．

B 歩行周期

歩行を分析するにあたり，基本的な歩行状態（速度，歩幅，歩行率など）を評価した後に必要なのが，詳細な動作分析である．歩行動作を詳細に分析するには，歩行動作をいくつかの相に分類して観察，記録するとよい．歩行動作の各相を示すための用語を示す．

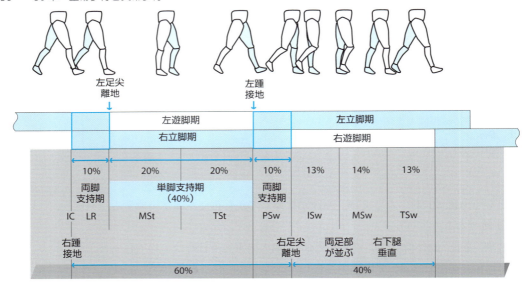

図 30-2　歩行周期の詳細分類
IC：initial contact, LR：loading response, MSt：mid stance, TSt：terminal stance, PSw：pre swing, ISw：initial swing, MSw：mid swing, TSw：terminal swing

1 歩行周期

- 一側の踵が接地してから同側の踵が接地するまでを歩行周期という．
- 歩行周期は，**立脚期**（相）と**遊脚期**（相）に分けることができる．立脚期は足が地面に接地している時期であり，遊脚期は足が地面から離れている時期である．
- 立脚期のうち片脚で体重を支持している時期を**単脚支持期** single stance phase といい，両側の足が地面に接地している時期を**両脚支持期**（同時定着時期 double stance phase）という．
- 正常歩行の場合，1歩行周期を100%とすると，立脚期が60%，遊脚期が40%である．
- 立脚期60%のうち，はじめの10%と最後の10%（合計20%）が両脚支持期であり，中間の40%が単脚支持期である（図30-2）．

2 歩行周期の詳細分類

- 立脚期と遊脚期の相分けは非常に明確であるが，詳細な歩行分析を行うにはもう少し細かな分類が必要である．いくつかの分類方法があるが，代表的と思われる2つを**表30-1**に示す．
- 分類方法Ⅰにおいて，立脚期では基準となる瞬時の動作で表現されており，遊脚期はすべて相分けで表現されている．そのため，立脚期と遊脚期の表現方法に統一性が欠けるが，イメージが容易なため，臨床的にはⅠの分類方法を用いることが多い．一方，分類方法Ⅱでは，立脚期のICを除けばすべて相分けされており，統一性がある．

表 30-1 歩行周期の分類方法

分類 I	立脚期 stance phase	踵接地	heel contact	踵が地面に接地した瞬間．立脚期の開始
		足底接地	foot flat	足底全体が接地した瞬間
		立脚中期	mid stance	立脚期の中間期
		踵離地	heel off	踵が地面から離れた瞬間
		足尖離地	toe off	足尖が離地した瞬間．立脚期の終了
	遊脚期 swing phase	加速期	acceleration phase	下肢が体幹の後方にある
		遊脚中期	mid swing	下肢が体幹の直下にある
		減速期	deceleration phase	下肢が体幹の前方にある
分類 II (図 30-2)	立脚期 stance phase	接地初期	IC：initial contact	踵接地．踵が接地した瞬間．歩行周期の 0 ～ 2％
		荷重反応期	LR：loading response	一側の踵が接地してから，対側の足尖が離地するまで．両脚支持期の始まりから終わりまでであり，体重を一側下肢に荷重しはじめて十分荷重するまでの時期である．歩行周期の 0 ～ 10％
		立脚中期	MSt：mid stance	単脚支持期の始まりから体重が足部の前方へ移動するまでの時期であり，単脚支持期の前半部分である．対側は遊脚中期である．歩行周期の 10 ～ 30％
		立脚終期	TSt：terminal stance	単脚支持期の後半の部分であり，体重が足部前方に移動し，踵が離地し，対側の踵が接地するまでの時期である．歩行周期の 30 ～ 50％
		遊脚前期	PSw：pre swing	2 回目の両脚支持期であり，対側の踵が接地してから，支持側の足尖が離地するまでの時期である．歩行周期の 50 ～ 60％
	遊脚期 swing phase	遊脚初期	ISw：initial swing	遊脚期の 1/3 を占める．足尖が離地してから足部が支持側の足部と並ぶまでの時期である．歩行周期の 60 ～ 73％
		遊脚中期	MSw：mid swing	遊脚側の足部が支持側の足部と並んでから，脛骨が地面に対して垂直になるまでの時期である．歩行周期の 73 ～ 87％
		遊脚終期	TSw：terminal swing	遊脚期の最後の相であり，遊脚側の脛骨が地面に対して垂直になってから踵が接地するまでの時期である．歩行周期の 87 ～ 100％

hint

　動作分析を行う際には，はじめから詳細な分析を行うのではなく，まず全体を観察することから始めるとよい．たとえば，左右対称か否か，動作速度は正常か，動作の大きさは正常かなどを観察することから始める．つぎに，運動がみられる関節の動き（可動域の変化）はどうか，代償動作はないかなど，少しずつ詳細な観察を行っていく．ある程度全体を把握した後，観察された異常動作の原因を検討していくという方法が最も適切と思われる．

C　歩行時の下肢関節運動

- 歩行分析では歩行周期を基本として，どの時点でどのような運動（関節角度変化，関節モーメント，筋活動，重心変動など）がみられるのかを詳細に観察，記録しなければならない．一般的な歩行時の矢状面における下肢関節運動を**図**

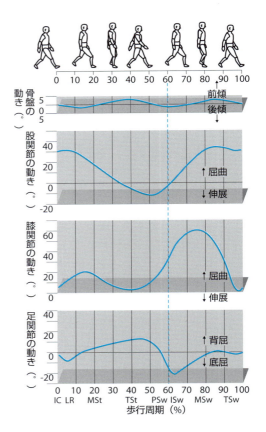

図30-3 歩行時の下肢関節角度変化（矢状面）
[Neumann DA：筋骨格系のキネシオロジー，嶋田智明ほか（監訳），医歯薬出版，2005より改変]
[Donald A. Neumann：KINESIOLOGY of the MUSCULOSKELETAL SYSTEM–Foundations for Physical Rehabilitation, p.561, Mosby-Elsevier, 2002]

30-3に示す．

- 股関節の動きは比較的単純であり，IC前後に屈曲角度が最も大きく，TStの終了時点からPSwの初期に最も伸展する．その後徐々に屈曲していき，MSwからPSwの移行期に最も屈曲した状態になりTStではわずかに伸展してICに移行していく（図30-3）．

- 膝関節の動きは特徴的であり，ICの時期では膝関節がほぼ伸展位であるが，LRからMStのはじめにかけて軽度屈曲する．その後，徐々に伸展していきTStではほぼ伸展位を維持し，TStの後半から徐々に屈曲角度を増加させてISwの終わりに最大屈曲位を示す．その後ICにかけて徐々に伸展していくパターンを示す（図30-3）．このように一歩行周期に膝関節の屈伸運動が2回みられる（**二重膝作用** double knee action）．

- 足関節は股関節や膝関節に比べてややイメージしにくい．ICでは，底・背屈がほぼ0°であり，LRでは（足底接地に向けて）一度底屈する．その後，TStが終了するまで徐々に背屈（他動的背屈）していき，PSwで再度底屈し，ISwで最大底屈位となる．その後，遊脚期に足尖が接地しないように底背屈0°まで背屈し，再度ICを迎える（図30-3）．

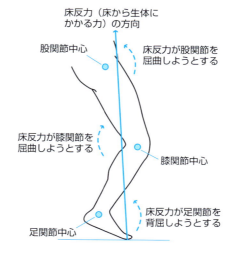

図 30-4　床反力の方向と下肢各関節にかかる力
床から生体にかかる力の方向（矢印）が，
①足関節の前方を通るので足関節を背屈しようとする力がかかる．
②膝関節では後方を通るので膝関節を屈曲しようとする力がかかる．
③股関節では前方を通るので股関節を屈曲しようとする力がかかる．
それぞれの関節にかかる力（またはその力に抗して生体が発揮している力）を関節モーメントという．

D　歩行時の下肢関節モーメント

- **関節モーメント**とは，関節を動かそうとする力の総和である．
- 足底が床に接地した際に，床から生体に加わる力（**床反力**）などの外力が関節を動かそうとする力の総和のことであるが，それらの外力に抵抗する力（生体が発揮している力の総和）として表現する場合もある（図 30-4）．
- 床反力のベクトルが各関節の中心に対してどのような位置を通るかによって，関節モーメントの大きさが変化する．
- 平地歩行時の下肢関節モーメント（矢状面，生体が発揮しているモーメント）を図 30-5 に示している．
- 股関節の関節モーメントは，IC から LR 前半で伸展モーメントが最も強く（図 30-5a①），TSt から PSw にかけて屈曲モーメントが最も強くなる（図 30-5a②）．
- 膝関節では，衝撃を吸収するために LR から MSt にかけて伸展モーメントが最も大きくなる（図 30-5b①）．その後，伸展モーメントは減少し，TSt で屈曲モーメントを示し（図 30-5b②），PSw で再度伸展モーメントが観察される（図 30-5b③）．
- 足関節のモーメントは IC から LR にかけてわずかであるが背屈モーメントがみられる（図 30-5c①）．値は小さいが衝撃吸収のために非常に重要な時期である．LR 後半から TSt の後半まで底屈モーメントがほぼ直線的に強くなり，TSt の後半でピークを示す（図 30-5c②）．その後，PSw で急激に底屈モーメントが減少する．

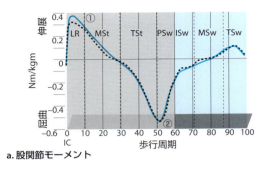
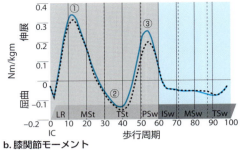

図 30-5 歩行時の下肢関節モーメント（生体が発揮している関節モーメント）
実線は女性，点線は男性．
[Kerrigan DC et al：Gender differences in joint biomechanics during walking. *Am J Phys Med* 77: 2-7, 1998 より一部改変]

E　歩行時の下肢筋活動

- 関節モーメントは力の総和を示しているため，個々の筋がどの程度活動しているかはわからない．それぞれの筋がどのように活動しているのかを観察するには，筋電図を利用すればよい．歩行時における主要な下肢筋群の活動を図 30-6 に示す．
- 大殿筋は，股関節の伸展モーメントがみられる LR から MSt 前半で最も活動する（図 30-6）．
- 中殿筋は，LR および MSt で対側骨盤の下垂を防ぐために強く活動する（図 30-6）．
- 大腿筋膜張筋は，外転筋として活動する場合は中殿筋と同様の活動を示すが，TSt の初期に最も活動する（図 30-6）．
- ハムストリングのうち，二関節筋である大腿二頭筋長頭，半腱様筋，半膜様筋は股関節伸展筋として LR でわずかな活動を示すが，膝関節屈曲筋として遊脚期の MSw から TSw にかけて最も活動し，下腿振り出しの制動と股関節伸展動作への移行を担っている（図 30-6）．
- 大腿四頭筋のうち単関節筋である外側広筋は膝伸展筋として LR で衝撃吸収のために最も活動する（図 30-6）．
- 股関節屈曲筋の 1 つである大腿直筋は，股関節屈曲モーメントが最も強くなる PSw から ISw にかけて股関節を屈曲するために活動する（図 30-6）．
- 前脛骨筋は IC から LR にかけて足関節が急激に底屈しないように遠心性に強く

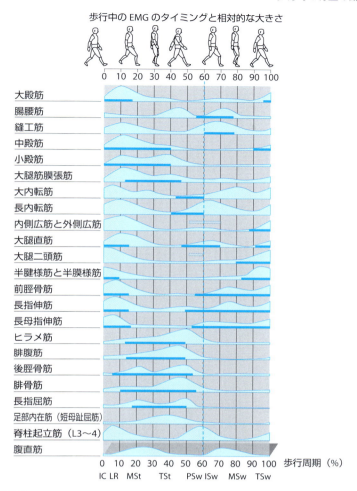

図 30-6 歩行時の筋活動
[Neumann DA：筋骨格系のキネシオロジー，嶋田智明ほか（監訳），医歯薬出版，2005 より改変]
[Donald A. Neumann：KINESIOLOGY of the MUSCULOSKELETAL SYSTEM–Foundations for Physical Rehabilitation, p.574, Mosby-Elsevier, 2002]

活動する（図 30-6）．また，遊脚期全体の期間で下垂足にならないように活動する．

- 腓腹筋とヒラメ筋は足関節底屈モーメントが発揮されている MSt から PSw にかけて強く活動する（図 30-6）．

F 歩行時の骨盤の動きと重心軌跡

- 歩行時の**骨盤の動き**を前額面でみると，遊脚期に骨盤が遊脚側に傾斜する．たとえば，右遊脚期には右骨盤がやや下降するが（図 30-7），遊脚側の骨盤が過度に下降しないように立脚側の股関節外転筋群が活動して調整している．
- 水平面でみると IC に骨盤が対側方向へ回旋する．たとえば，左足の IC には骨

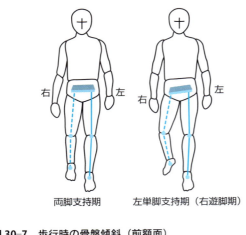

図 30-7　歩行時の骨盤傾斜（前額面）
左単脚支持期（右遊脚期）には，右骨盤が軽度下がる．

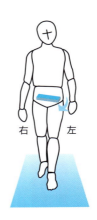

図 30-8　歩行時の骨盤回旋

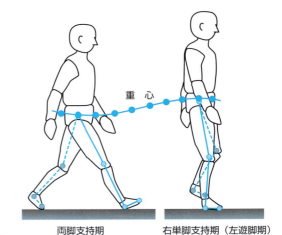

図 30-9　歩行時の矢状面における重心変動軌跡
重心は単脚支持期で最も高くなり，両脚支持期で最も低くなる．

盤が軽度右回旋しているが（図 30-8），体幹は前方を向いているため，骨盤の回旋量もそれほど大きくない．

- 平地歩行時における矢状面での**重心変動軌跡**を図 30-9 に示す．両脚支持期に重心が最も低く，単脚支持期である MSt または MSw に重心の位置は最も高くなる．
- 水平面での重心変動軌跡をみると，両脚支持期は重心が左右の中心に位置するが，単脚支持期である MSt に重心は立脚側に最も変位する（図 30-10）．

G　異常歩行

正常歩行から逸脱した**歩行パターン**を示す場合を異常歩行という．異常歩行には多くの種類があるが，臨床の場で見かけることが多い疾患特有の異常歩行について説明する．

G 異常歩行 367

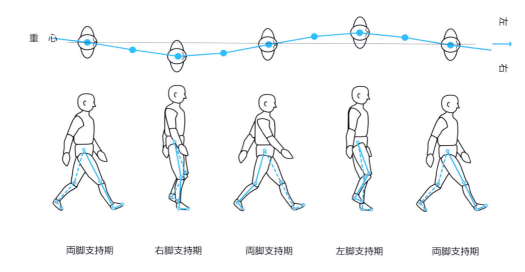

図 30-10　歩行時の水平面（頭上から見ている）における重心変動軌跡（上図）
水平面での重心位置は立脚中期に最も立脚側に移動し，両脚支持期には左右中心の位置にある．

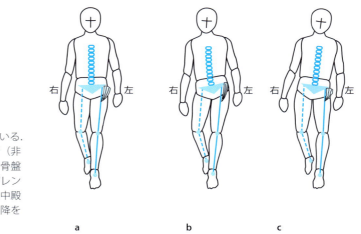

図 30-11　トレンデレンブルク歩行
左立脚中期（右遊脚期）での前額面を示している．
(a) 正常歩行．(b) トレンデレンブルク歩行（非代償型）：左中殿筋の活動が不十分なため，右骨盤の下降が正常時よりも大きい．(c) トレンデレンブルク歩行（代償型）・デュシェンヌ歩行：左中殿筋の活動が不十分であり，右骨盤の過度な下降を防ぐために体幹を左に傾ける．

1 トレンデレンブルク歩行（図 30-11）

- 中殿筋の筋力低下が原因で起こる．正常歩行では IC から MSt にかけて対側骨盤が過度に下降しないように，立脚側の中殿筋が活動する（図 30-6 参照）．しかし，中殿筋の筋力が低下していると立脚期に対側の骨盤が過度に下降してしまう（非代償型）．
- 遊脚側骨盤の過度の下降を補うために体幹を立脚側に大きく傾けて代償しながら歩行することもある（代償型）．このような代償のある場合，**デュシェンヌ歩行**ともいう．

2 大殿筋歩行（図 30-12）

- 大殿筋の筋力低下が原因で起こる．

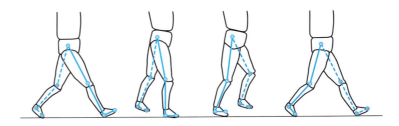

図 30-12　大殿筋歩行
立脚初期に骨盤の前傾と腰椎の前彎がみられる．

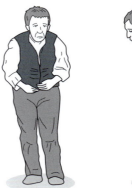

図 30-13　パーキンソン歩行

- 正常歩行では IC に股関節を伸展するために大殿筋が活動する．しかし，大殿筋の筋力が低下していると，十分に股関節伸展力を発揮できない．そのため，骨盤が前傾し腰椎が前彎する．それを補うために体幹を後方へ傾けて，重心線が股関節中心の後方に位置するようにして歩行する．このような歩行を大殿筋歩行という．

3 パーキンソン歩行

- パーキンソン病の症状の 1 つとして特徴的な歩行を示す（図 30-13）．
- 歩き始めの 1 歩がなかなか出にくいすくみ足現象や，歩幅が著しく狭く小刻みになる小刻み歩行，一度歩き出すとなかなか止まれず徐々に速度が速くなり，歩幅が狭くなって前方に転倒しそうになる突進現象などがみられる．
- 前傾姿勢で腕の振りも少ないのが特徴である．

4 痙性片麻痺歩行

- 大脳レベルでの中枢神経損傷により，片側の運動・感覚麻痺と痙縮が出現することが多い．
- 脳損傷の程度や損傷からの時間経過や治療過程によって痙縮の程度も変化するが，ここでは典型的な片麻痺歩行について説明する．
- 片麻痺と痙縮の影響により，立位姿勢ではウェルニッケ-マン Wernicke-Mann 姿勢（上肢：肩関節内旋，肘関節屈曲，前腕回内（時に回外），手・指関節屈曲

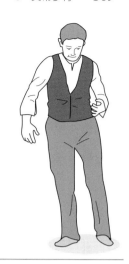

図 30-14　ウェルニッケ-マン姿勢
肩関節内旋，肘関節屈曲，前腕回内（時に回外），手・指関節屈曲，股関節外転・外旋，膝関節伸展，足関節底屈・内反．

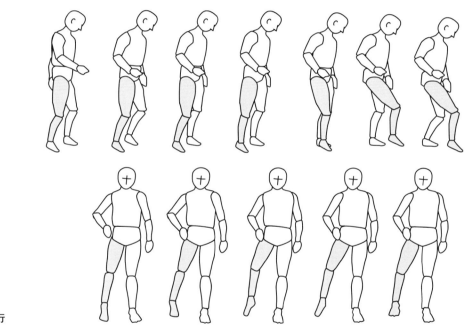

図 30-15　分回し歩行

位．下肢：股関節外転・外旋，膝関節伸展，足関節底屈・内反位）になりやすい．

- 典型的なウェルニッケ-マン姿勢を示す症例は少なくなっているが，過度な努力や緊張により，痙縮の度合いが強くなれば，ウェルニッケ-マン姿勢をとりやすい（**図 30-14**）．
- 歩行パターンも特有のものになる．歩行速度は遅く，歩幅は狭くなり左右で異なる．また，股関節が外旋位でつま先は外側を向いていることが多い．
- 麻痺側の遊脚期は，股関節外転・外旋，骨盤の引き上げによって行われる，いわゆる**分回し歩行**をとることが多い（**図 30-15**）．

- 麻痺側立脚期をみると，踵から接地せずに足底全体または足底外側縁で接地することが多い．これは，足関節背屈筋の活動不足や底屈筋群の痙性や足関節背屈可動域制限などの影響が考えられる．
- LRでは，膝関節での衝撃吸収作用である軽度の屈曲がみられないことも多い．これは，足関節の背屈可動域制限，足関節底屈筋群の痙縮，膝関節伸展筋群の痙縮などが影響していると考えられる．
- LRからMSt，TStにかけての股関節伸展も不十分である．これは股関節の伸展可動域制限と，足関節の背屈可動域制限，足関節底屈筋群の痙縮による影響と考えられる．
- 足関節の背屈可動域制限や底屈筋の痙縮の影響で，立脚期に下腿を前方に傾斜することが困難になり，その結果，膝関節，股関節，骨盤が前方に移動しにくくなる．
- このように，ある関節運動に異常が認められる場合，必ずしも当該関節のみに問題であるわけではなく，すべての関節が相互に強く影響しあっていることに注意する．

学習到達度 自己評価問題

1. 平地での正常歩行時における平均的な歩行速度，歩幅，歩行率について説明しなさい．
2. 正常歩行時における下肢の各関節角度変化について説明しなさい．
3. 関節モーメントとは何か説明しなさい．
4. 正常歩行時における下肢の各関節モーメントについて説明しなさい．
5. 正常歩行時における下肢筋群の活動について説明しなさい．
6. トレンデレンブルク歩行，大殿筋歩行，パーキンソン歩行，片麻痺歩行の特徴について説明しなさい．

31. 身体運動の分析法

● 一般目標
- 身体運動の分析法の特徴と限界を理解する．

● 行動目標
1. 映画，写真，ビデオなどの画像解析を説明する．
2. 2次元と3次元の解析を説明する．
3. 歪みゲージやトルクマシーンなどの筋力計による分析を説明できる．
4. 筋電図による分析を説明できる．
5. 呼吸循環分析装置による分析を説明できる．

● 調べておこう
1. 3次元解析にはどのような利点と欠点があるのか調べよう．
2. 歪みゲージとトルクマシーンで計測できる筋力は何か調べよう．
3. 筋力と積分筋電図の関係は何か調べよう．
4. 呼気ガス分析装置で何が計測できるか調べよう．

A 身体運動の分析とは

- 身体運動は，筋の短縮による**直線運動**が関節を介して体節に**回転運動**を起こし，これにより各体節や**重心**が移動することである．一例として，**図31-1**に歩行時の大腿四頭筋の収縮による下腿の回転運動，それに伴う他の筋の収縮や他の体節の回転運動，重心の移動について示した．
- 身体運動の分析とは，このような筋の収縮や肢節の運動を客観的に分析することであり，**筋収縮，関節運動，重心運動**の3つに分類できる．
- また運動の持続には呼吸循環系の関与が不可欠である（後述）．

B 映像の3次元解析装置による分析法

1 光学的（映像による）計測方法の歴史

- ヒトの身体運動時における関節運動の光学的な連続的記録は，写真の多重露光

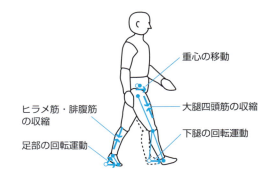

図 31-1　大腿四頭筋の収縮が歩行に及ぼす作用
大腿四頭筋が収縮することにより，膝関節を介して下腿の回転運動が生じる．その結果，重心が前方に移動し，さらに反対側のヒラメ筋や腓腹筋の収縮により，足部の回転運動が生じる．もちろん歩行には本図で示した大腿四頭筋，ヒラメ筋，腓腹筋以外にも多くの筋が関与しており，これらの筋のみで歩行が成立するわけでないことに注意してもらいたい．

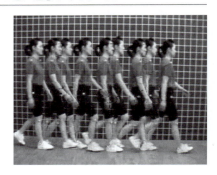

図 31-2　歩行の連続写真

撮影を用いた方法から発展した．
- この方法では，1枚のフィルム上に一定間隔で露光して歩行の様子を記録し，写真上の関節角度を計測することで，歩行中の連続的関節運動を明らかにした．
- 技術の発展とともに，写真撮影から映画フィルム撮影，ビデオフィルム撮影，デジタルビデオ撮影へと変化し，手軽に利用できるようになった．
- 関節角度の計測は，写真に角度計をあてて計測していた時代から，画像データをコンピュータに取り込んで計測を行う時代へと進歩している（**図 31-2**）．

2　2次元解析

- 2次元解析は初期の光学的分析であり，XYの2次元平面で行われる．
- 2次元平面画像はカメラ1台で得られるため簡便に用いられる．
- 画像データを2次元空間座標として数値化し，奥行きのない**2次元平面**で表す．
- 2次元平面は，奥行きがないために関節角度がカメラの方向によって変化してしまい，正確な角度計測ができない場合があるという欠点がある．
- 具体例を**図 31-3**に示す．被験者は膝関節と股関節を屈曲している．この被験者を矢状面で撮影すると正確な膝関節角度を計測することができる．
- 撮影面を矢状面から前額面へ移動していくと，**図 31-3**に示すように実際は同じ角度であるが，画像上の見かけの膝関節角度は徐々に小さくなり，前額面で

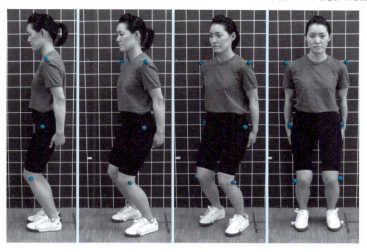

図 31-3 二次元画像の被写体とカメラの角度

撮影した画像においては膝関節と股関節の関節角度はともに 0° となる（角度の表記は日本整形外科学会とリハビリテーション医学会に準拠）．
- 欠点を補うためには，計測したい関節の運動面にカメラの光軸が垂直となるように，計測環境を整えることが必要である．
- 具体的にはカメラで歩行を矢状面から撮影すると膝，股関節の屈伸運動は計測が可能であるが，股関節の内外転は計測できない．
- 被験者の歩行動作の解析時にはカメラを固定したまま，あるいは回転させたとしても，レンズの光軸と矢状面が画面の端では垂直にならないため，撮影した画像から算出したデータの信頼性は低い．
- 歩行とともにカメラを移動させる場合は，カメラを被験者と同じ速度で移動させ，常にカメラの光軸が被験者の矢状面に対して垂直の位置関係になるようにすることが必要である．

3 3次元解析

- 3次元解析とは，カメラを2台以上用いて，得られた画像データから3次元空間の座標を算出する解析方法である．
- 3次元解析では計測空間の原点を決定し，2台以上のカメラから得られる示標（後述）のデータを計測して，3次元空間座標での位置を算出する．
- 1台のカメラでYZ平面（左右と上下方向）を，もう一台のカメラでXZ（前後と上下方向）を撮影し，その画像を合成して**XYZの3次元空間**を計測する．
- 3次元解析の利点は，2次元解析のように被験者がカメラの光軸に対して垂直な面で運動を行うといった制限がないことである．
- 3次元解析では，常に被験者の矢状面を3次元空間内で求めることができ，どのような運動時でも見かけ上の角度変化の影響を排除した計測が可能となる．
- 3次元解析では空間座標内で位置が計測できているので，矢状面だけでなく，

同時に前額面や水平面での角度の算出が可能になる．
- たとえば肩関節の屈曲-伸展，外転-内転は関節角度の計測法と同様に肩関節と股関節を結んだ線を基本軸の体幹とし，肩関節と肘関節を結んだ移動軸を上腕とすると，屈曲-伸展，外転-内転の角度の計測ができる．肩関節の水平屈曲-水平伸展は，両肩関節を結んだ線を基本軸，上腕を移動軸とすると計測ができる．
- 軸回旋の運動は3次元解析でも解析が困難である．上腕骨の回旋運動は移動軸と基本軸の設定が困難であり，示標の貼付に工夫が必要となる（4 示標を参照）．
- 3次元解析に必要なカメラの台数は，理論上最低2台であるが，歩行中の腕の振りなどによって大転子に貼付した示標を2台のカメラのどちらも撮影できないことが生じ，3次元化することができない場合がある．
- データの欠落を生じさせない3次元解析のためには，全方向から被験者を撮影する必要があり，6～8台といった多くのカメラが必要となる．
- カメラは赤外線カメラを用いることが多いが，歩行などのゆっくりとした動作では60 Hzのサンプリング周波数*で十分である．一方，走行，ジャンプなどのスポーツ動作の解析には200 Hzなどの高いサンプリング周波数が必要である．

*サンプリング周波数
1秒間に何回画像を撮影するかを表す．テレビは30 Hz，映画は24 Hzのサンプリング周波数であり，それぞれ1秒間に30コマ，24コマを撮影している．

4 示　標

- 3次元解析では，画像データから関節中心を推定して各肢節の移動軸や基本軸を決定し，関節角度を求めるので，そのための**示標**を体表に貼付することが必要となる．
- 示標は関節中心（関節の中に存在する回転軸の中央点）ではなく関節の外側（皮膚上）に貼付する．このため示標による誤差が存在する．
- 皮膚表面に貼付する示標による誤差
  ① ヒトの運動学的関節中心点は運動中に移動するので，一点に貼付した示標から移動している関節中心点を求めることはできない．膝関節の関節中心はその関節運動に伴って大きく移動するが，当然皮膚表面に貼付した示標は運動中に移動できず，生体の運動との間に誤差を生じる．
  ② 関節運動は骨の運動だが，示標は皮膚表面に貼付するため，生体の関節中心があまり移動しないと考えられる球関節（肩関節や股関節）においても，運動時の筋の膨隆などの影響により，示標が動いてしまう誤差を生じる．
  ③ 示標は軟部組織上に貼付するので，運動時に示標が揺れてしまい誤差の原因となる．

5 カメラレンズの限界

- カメラのレンズで撮影した画像は歪む（図31-4）．そのため，写真を撮るときには視野の中心に対象物を置く．
- 普段計測に用いるデジタルビデオカメラなどのレンズも像が歪む．つまり，撮影された像には歪みが含まれていることを考慮して，示標の位置が画面の端にあるときには，歪みを考慮に入れて補正する必要がある．

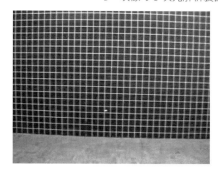

図31-4 レンズによる画像の歪み
正方形の格子が端にいくほど歪んでおり，直線が曲線となっている．

- 現在用いられている3次元画像解析装置のほとんどの機種は，レンズによる画像の歪みを補正する演算式が空間座標の算出に組み込まれている．

6 光学的解析以外の解析手段

- 関節運動を角度変化として捉える方法では，**電気角度計**を用いた手法が代表的である．
- 電気角度計は比較的安価である．
- 電気角度計を計測したい関節に貼付し，運動中の関節運動を計測する．
- 電気角度計は有線で計測を行うことが多いので，多くの関節を同時に計測しようとすると，電気角度計のラインが多くなり，運動を妨げる可能性が高い．したがって配線が運動を妨げることのない光学的計測法が発達した．
- また，電気角度計の貼付より，光学的計測法の示標（赤外線反射マーカー）の貼付のほうが簡便であることも，光学的計測法が主流となった一因である．

7 床反力計と3次元解析

- **床反力計**とは，ヒトが地面に体重や力を加えるときに，地面から受ける反作用の力を計測する機器である．体重計ではかっている垂直方向の力成分に加え，前後左右の力も計測でき，力を3次元のベクトルで表示することができる．
- 運動中の関節角度を求めるといった点において，電気角度計や2次元解析と比較し3次元解析には多少の利点が存在するが，解析機器がほかと比較し非常に高価であることを考えるとそれほど大きな利点であるとは考えられない．
- 3次元解析が他の方法と比較し決定的な利点をもつためには，床反力計との同時計測が必要不可欠である．
- 床反力計は**閉鎖運動連鎖中**の床と身体との間で働く力を3次元方向で計測すると同時にその力が床平面上のどこの座標点で生じているかを計測できる．この3次元ベクトルを用いた解析により算出した関節中心位置との関係において，**関節モーメント***が計算できる．これにより，運動学的な解析だけでなく，3次元での運動力学的解析が可能となる．
- 床反力計と3次元解析で計算される関節モーメントの限界
  ①3次元解析で求めた関節中心点位置に誤差が含まれる．

***関節モーメント**
関節の回転する力のことであるが，関節トルクと同義である．研究者の背景によりモーメントを好む場合とトルクを好んで使う場合があるが，どちらを用いても何ら問題はない．

② 関節モーメントの計算では，人体を**リンクモデル**としていくつかの関節をもった剛体と考える．実際の体幹には各脊椎間の関節があるが，リンクモデルでは体幹は1つの剛体，あるいは腰部に1つだけの関節をもつとして計算することが多い．

- 3次元解析と床反力計を用いた計測から算出される関節モーメントなどの運動力学的解析結果は誤差を含んだ推定値にすぎないとの議論もあるが，運動力学的データを求める方法は今のところほかに有効な手法がないので，データの限界を理解して使用することは有用である．

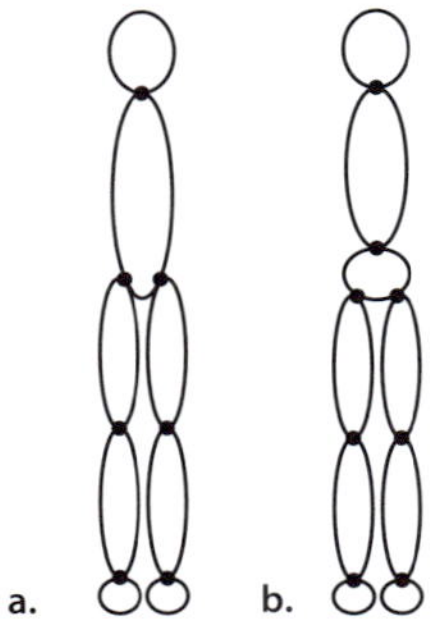

column

リンクモデルとは図31-5aのように人体を左右の足部，左右の下腿，左右の大腿，体幹，頭部といった8部分の剛体と考えることである．したがって，このリンクモデルには，両足関節，両膝関節，両股関節，頸部と全部で7関節が存在する．

実際の人体は足部には指節間関節，足根骨関節，体幹には仙腸関節，脊柱の椎間関節があり，とても7関節で代表することが人体を再現しているとはいえない．しかし，関節数を多くすると，リンクモデルから得られる運動力学的計算が複雑になってしまう．また細かい関節での力学的影響はまだ不明な点が多く，この点においても誤差を多く含むことになってしまう．したがって，図31-5bのような，上記関節に腰部の関節を1つ加えた8関節なども多く用いられてきた．

現在はコンピュータの性能が上がったので，より関節の多いリンクモデルも考えられている．いずれにしても現実の人体との相違があることを理解して，リンクモデルから算出される運動力学的データを用いることが求められる．

図31-5 リンクモデル
(a) 頭部・体幹・大腿・下腿・足部のリンクモデル，(b) 頭部・体幹・骨盤・大腿・下腿・足部のリンクモデル．

C 圧センサーやトルクマシーンなどの筋力計による分析法

1 徒手筋力測定と圧センサーやトルクマシーンなどの筋力計の違い

- 臨床的に用いられている筋力の分析方法には，徒手筋力測定，ハンドヘルドダイナモメータ，トルクマシーンがある．

a. 徒手筋力測定

- 徒手筋力測定は臨床の現場で最も頻繁に用いられ，機器を用いることなく筋力を簡便に測定できるのが利点である．
- 欠点は測定結果が順序尺度であり，客観性に乏しいことである．

b. ハンドヘルドダイナモメータ

- **ハンドヘルドダイナモメータ**は，圧センサーが組み込まれた手のひらに収まる大きさの計測装置で，徒手筋力測定と同様の方法で検査し，装置に加わった力（kgやN）を計測する．
- 回転の力であるモーメントは関節中心からハンドヘルドダイナモメータをあてた距離を計測して，力に距離をかけることで算出する（kgm, Nm）．
- ハンドヘルドダイナモメータは比較的安価な機器で，得られる結果は客観性の高い比例尺度データである．

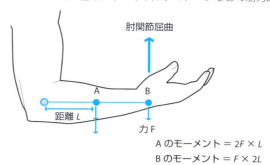

図 31-6 モーメントの算出
肘関節屈筋群で発揮しているトルクは同じであるが，ストレインゲージで測定できる力は，測定場所によって変化する．しかし，長さ（測定場所）と測定された力を掛け合わせると常にモーメントは一定である．

- 欠点は，徒手筋力測定の手技で行うとその結果は計測者の筋力の影響を受けることや，体幹や肢節の完全な固定ができず計測目的の筋以外の筋力の影響を受けて，測定値に誤差が含まれてしまうことである．大腿四頭筋の検査にはベルトを用いて計測することで誤差を小さくする方法がある．

c. トルクマシーン

- **トルクマシーン**は等速性運動が可能であり，関節運動を一定の速度で行うことができる．運動中の筋力をモーメント（Nm）として計測し，得られるデータは比例尺度データである．計測値の客観性は3つのうちで最も高い．
- 専用のいすがあり，帯で体幹や肢節を強固に固定することが可能で，純粋な単関節のモーメントを計測することができる．
- 欠点は，固定性がよいがゆえに計測までの準備に時間がかかり，簡便性に劣る．また機器が大変高価であることである．
- トルクマシーンには肩関節，体幹，股関節，膝関節など多くの関節を測定できるアタッチメントが付属されているが，膝関節の筋力計測が最も行いやすい．膝関節の計測においては大腿と下腿の肢節が長く固定しやすく，さらに体幹もいすに固定することにより代償動作を完全に排除できることがその理由である．

2 ハンドヘルドダイナモメータで計測できる筋力

- 徒手筋力測定の方法を用い計測する．等尺性収縮時の筋力を計測していることになるが，**メイクテスト**と**ブレイクテスト**の両方を用いることができ，ブレイクテストのほうが筋力は大きくなる（p. 378 column 参照）．
- ハンドヘルドダイナモメータでは関節運動を介したモーメントとしての筋力を，装置をあてた腕の長さのところで力として計測するので，計測できる筋力としては回転中心に近いところで計測すると力は大きく計測され，回転中心から離れると力は小さくなる．どの距離で力を計測しても，論理的には回転中心からの距離をかけると，同じモーメントになる（図 31-6）．
- 足の長さの異なる被験者間での力の比較においては，計測値に回転中心から計

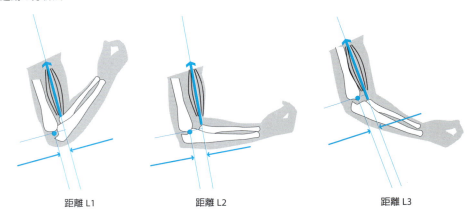

図 31-7 角度とモーメントアーム
肘関節の運動に伴い，回転中心点と筋の付着部の距離（モーメントアーム）は変化する．

測部までの距離をかけたモーメントで比較する．
- 同一被験者内の比較の場合は，計測部位を一定にする条件下では計測値をモーメントに換算せず，力のままで用いることが可能である．

column

　筋の長さが変わらない収縮時の筋力である等尺性筋力をモーメントとして考えると，関節の角度変化に伴い影響を受ける要素が2つある．1つは長さ—張力曲線の影響である．おのおのの筋には最も筋力が大きい特有の長さがある．この長さ—張力曲線は，筋を生体内から取り出した状態における筋力と筋の長さとの関係を表す．
　もう1つがモーメントアームの影響である．図31-7の肘関節の屈筋では筋の最大短縮は関節の最大屈曲であり，筋の最大伸張は関節の最大伸展である．このときのモーメントアームは屈曲位でも伸展位でも短くなるので，仮に筋の張力がどの位置でも同じ力 F を発生すると考えると，図のように最大屈曲や最大伸展ではモーメントアームが短くなり，モーメントは減少する．実際には1つの関節においていくつかの筋が共同筋として作用するため，合力として最も大きくなる関節角度が決定されると考えられる．
　以上の2つの影響により，異なる関節角度では筋力（モーメント）が変化する．

column

　徒手筋力測定において，メイクテストは測定者が固定した関節角度で被験者が最大の筋力を発揮することになるが，ブレイクテストでは被験者が保持している関節角度に測定者が抵抗をかけてその角度から動かそうとする．したがって，メイクテストは等尺性収縮，ブレイクテストは遠心性収縮となり，ブレイクテストのほうが筋力は大きくなる．

3 トルクマシーンで計測できる筋力

- 等速性筋力と等尺性筋力を計測できる．トルクマシーンでは直接，関節モーメントを計測するため，被験者内も被験者間もモーメントで比較する．
- 等速性筋力はトルクマシーンの計測アームを等速度で動かすことによって計測

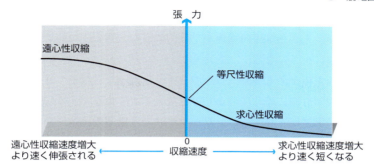

図31-8 張力と速度の関係

する．筋力は関節運動速度の影響を受けるため，速度が速くなる（**求心性収縮**）と小さくなり，最大速度ではモーメントは0Nmとなる．速度が遅くなると筋力は大きくなり，速度が0，つまり静止しているときは**等尺性収縮**となる．それ以上に遅くなる（遠心性収縮）ことも可能であり，**遠心性収縮**では，等尺性収縮時よりさらに筋力は大きくなる（図31-8）．

- 等張性収縮は筋の発揮する筋力が常に一定という定義がある．筋力はモーメントではなく張力なので，筋を生体から取り出すと計測できるが，関節運動によるモーメントアームの変化が生じる生体では計測できない．

column

古い教科書では重りを持ち上げるときが等張性収縮といったような説明をしているが，ここで述べたように，生体では関節運動を介するため，筋にかかる張力を常に一定にすることが論理的にできない．トルクマシーンなどを使って等張性筋力としているのは，モーメントを一定にしているだけのことである．

4 最大努力

- 理学療法の多くの検査が被験者に最大努力を要求するが，筋力の分析も同様である．どんなに高価な機器を用いようとも，被験者に疲労があるときや，最大努力を行わなかったときには，最大筋力は計測できない．
- 最大筋力の測定に際しては，最大収縮後に十分な休息時間をとることと，被験者の最大努力を誘発するような掛け声などが必要である．

D 筋電図による分析法

1 筋電図とは

- **筋電図**とは筋の活動状況を測定する方法の1つで，筋線維の細胞膜上の活動電位を皮膚表面に貼付した電極から，あるいは筋内に刺入した電極（ワイヤーや針）を用いて計測した図のことである．
- 生体内で活動している筋の張力を直接計測することはできないが，筋電計で間

接的に筋張力を計測することができる．
- 電極の大きさは表面電極が一般的に最も大きく，ついでワイヤー電極，針電極の順に小さくなる．したがって，おのおのの電極で計測できる運動単位の数は，表面電極が最も多く，ついでワイヤー電極，針電極の順となる．
- 筋電図計測に際し環境からの電気ノイズを少なくするには，**単極誘導法**より**双極誘導法**が有利である．双極誘導法では**電極間距離**を長くすると計測対象面積が広がり，計測できる**運動単位**の数は増加し，電極間距離を短くすると計測できる運動単位数は減少する．
- 単極誘導法とは計測する筋に関電極を1つ，筋のない骨などの上に不関電極（アース）を1つ設置して導出する方法である．双極誘導法とは計測する筋に関電極を2つ，筋のない骨などの上に不関電極（アース）を1つ設置して導出する方法である．
- 電極の大きさや電極間距離の変化により，筋電図生波形の振幅や波の疎密は変化する．したがって，被験者を代える，同じ被験者でも電極を貼付しなおすなどのときは計測された筋電図の振幅などを直接比較することは無意味である．動作筋電図で積分波形による比較をするときに積分値の百分率を用いるのはこのためである．
- これ以降は理学療法士が最も利用しやすい表面電極筋電図を中心として述べる．

2 動作筋電図

- **動作筋電図**とは，ある運動中の筋の活動を電気的に計測した筋電図である．歩行その他の運動時に，目的とする筋に電極を貼付して計測を行う．
- 動作筋電図の処理方法は，生波形のままでは客観的に評価できないので，最大収縮時の筋電図波形を全波整流し（波形がプラスマイナスの値をもつので，絶対値をとってプラスだけにする），単位時間あたりの面積を求めることにより積分値を算出する．動作時の筋電図を同様に積分値へと処理し，最大収縮に対する百分率で筋の活動状態を表示することが一般的である．
- なお，処理の方法としては積分のほかに移動平均（単位時間あたりの平均値で代表させる），実効値（全波整流を必要としない手法）などいくつかの処理方法があるが，どの処理方法でも最大収縮時を基準にすることは同じである．
- 筋電図生波形は筋収縮が弱いときは振幅が小さく疎な波形であり，筋収縮が強いときは振幅の大きい密な波形である．したがって，一般に筋電図積分値と張力は正の相関をもつので，筋電図積分値が大きいときは筋の発生張力も大きいと考えられる（図31-9）．

3 積分筋電図に影響を与える要素

- 前項で，「一般に筋電図積分値と張力は正の相関をもつので，筋電図積分値が大きいときは筋の発生張力も大きいと考えられる」と述べたが，積分値に影響を与える5つの要素について述べる．これらの要素が積分筋電図に影響を与える

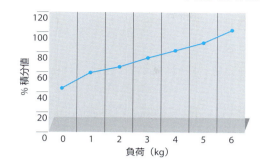

図 31-9　張力と積分筋電図の関係
肩外転90°で重錘負荷を変化させたときの三角筋中部線維の％積分値（最大荷重時を100％として計算）.

ので，積分筋電図と張力の関係は厳密には規定できない．

①正の**直線相関**をもたない筋がある．1つの運動単位が支配する筋線維の数が異なること，速筋線維と遅筋線維の割合が異なることなどから，筋により筋線維の発火頻度と動因は一様ではない．このことがすべての筋が積分筋電図と張力との間に直線相関をもたない理由である．

②疲労の影響がある．中程度の筋収縮を持続していると疲労が生じるが，そのとき積分値は増大する．筋疲労により，同じ張力を維持するのに今まで参加していなかった筋線維の活動が加わるからである（図 31-10）．

③皮膚に貼付した電極は関節運動とともに動かない．筋は収縮して関節運動が生じると皮下で移動するが，皮膚に貼付した電極は移動しない．したがって，関節運動が生じるときは厳密に考えると計測している筋線維の範囲が一定でないことになる．

④モーメントアームが変化する．先に述べたように関節運動に伴いモーメントアームが変化する．筋の張力は直接計測できず，モーメントとして計測する以外に方法がないので，厳密な張力と積分筋電図の関係は不明である．等尺性収縮時はモーメントアームの変化がないのでよいが，運動は関節運動を伴うため張力と積分筋電図の関係は厳密に規定できない．

⑤関節運動に伴う長さ-張力曲線の影響（図 3-9 参照），さらにこれに速度の影響（図 31-8）が加わるため，厳密な張力と積分筋電図の関係は不明である．

- 動作筋電図は，運動時の筋活動のタイミングは明らかにすることができるが，張力との関係を明確にすることは困難である．

E　呼吸循環分析装置による分析法

1 呼吸循環分析装置（呼気ガス分析装置）

- **呼吸循環分析装置**では，呼気と吸気の気流量およびガス（酸素と二酸化炭素）濃度を同時に測定し，酸素摂取量などの呼吸代謝に関するデータを求める．
- 以前は**呼気ガス分析装置**を用いて，背負ったバッグに呼気をため，得られた呼気を分析していた．

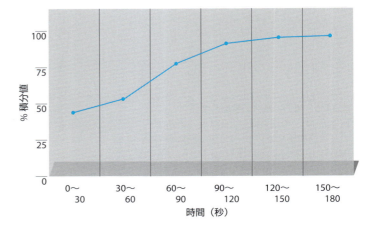

図31-10　疲労時の積分筋電図
肩外転90°, 2.5 kg 重錘保持時の三角筋中部線維の％積分値.
（この条件時の積分筋電を100％として，％積分値に変換した）

- 現在は1呼吸ごとに計測が行われるので，マスクと計測装置のみでよくなり，携帯できる小型の分析装置も市販されている．
- 運動時にはエネルギーを消費し，すべてのエネルギー代謝は酸素摂取量により決定される．計測した酸素と二酸化炭素の濃度から呼吸商を求めることができ，炭水化物の消費では1，脂肪の消費では0.696，蛋白質の消費では0.82となる．

2 最大酸素摂取量

- 呼吸循環分析装置では酸素摂取量を求めることが可能である．したがって，最大強度の運動負荷時には最大の酸素摂取量が求まる．
- 有酸素的運動能力に優れた人は**最大酸素摂取量**の値が高く，トレーニングにより最大酸素摂取量は増大する．したがって，同一運動負荷のかかったときの酸素摂取量はよくトレーニングされた者では低く，運動の習慣がないものは高い．これを利用して総合的な体力の指標とすることができる．
- 最大酸素摂取量は最大運動負荷をかけることになり心肺系疾患に対するリスクが生じるため，臨床では最大負荷まで追い込むことは行わない．

学習到達度　自己評価問題

1. 2次元解析を説明しなさい．
2. 3次元解析を説明しなさい．
3. 3次元解析と床反力計を用いて何が計測できるか説明しなさい．
4. 圧センサーで計測できる筋力を説明しなさい．
5. トルクマシーンで計測できる筋力を説明しなさい．
6. 積分筋電図と筋力の関係を説明しなさい．
7. 積分筋電図と筋力の関係に影響を与える要因を説明しなさい．
8. 呼気ガス分析装置を説明しなさい．

32. 体力良好と運動負荷

● 一般目標
■ 体力の概念と運動処方の基礎を理解する.

GIO

● 行動目標
1. 体力と健康の関係を説明できる.
2. 運動処方の一般的な手順を図示できる.
3. 運動処方を構成する5つの項目を説明できる.
4. 運動負荷検査の目的を説明できる.
5. 運動負荷検査の中止基準について説明できる.

SBO

● 調べておこう
1. 体脂肪を減らすための運動強度は, どの程度に設定すればよいのか調べよう.
2. 体力を構成する要因とそれを検査する項目にはどのようなものがあるか調べよう.
3. 幼児や高齢者に運動処方を行ううえで注意すべき事項を調べよう.

A 体力良好

1 健康・体力づくりの必要性

■ わが国では1965年以降, 国民に健康な生活を営み, より豊かな社会を築くために必要な健康増進, 体力増強についての自覚を促す「健康・体力つくり運動」を推進してきた. しかし, 現代の生活環境の変化により食生活が偏り, 運動量も低減した結果, 生活習慣病の増加や心理的不安を増長し健康を損なわせ, 新たな問題として現れてきた.
■ 本章では生活習慣病の要因 (栄養過多, 運動不足など) を取り除くために運動時の呼吸循環機能の生理的変化を理解し, 健常者および有疾者に安全な運動処方が実施できるように学ぶ.

2 健康維持と体力の関係

■ 体力は身体活動の総和であり, 持久力, 瞬発力, 筋力, 全身持久力など部分的

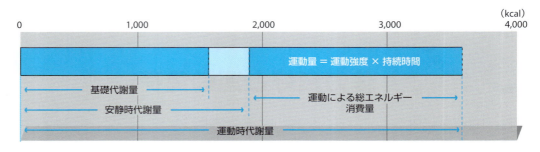

図 32-1　30 歳男性（身長 170 cm，体重 67 kg）の運動時代謝量に占める運動量

に表す指標はあるが，体力そのものを表す指標はない．
- 体力のとらえ方を大別すると，**行動体力**と**防衛体力**の 2 つになる．
  ① 行動体力：身体活動の基となる身体能力
  ② 防衛体力：種々のストレスに抗して生命維持をはかる身体能力
- 健康の維持と体力との関係では，行動体力が高い者ほど防衛体力も高い．行動体力の向上は防衛体力をも高めることから，健康には体力が必要不可欠なものといえる．
- 健康のとらえ方は個人で異なるが，体力良好とは個人の健康状態も良好であることを意味する．

3 健康と運動の関係

- 個人に適した運動を継続することは，行動体力の向上および健康増進のために必要である．
- 糖尿病や虚血性心疾患などを代表とする生活習慣病は，その基礎病態である**メタボリックシンドローム***とともに日常生活の過ごし方と関連している．
- 生活習慣病の予防には，適度な運動習慣の定着と食生活の改善を柱とした日常生活を送る必要がある．
- 適度な運動とはどのように設定すればよいか．一般に，運動量は運動強度と持続時間の積で表すことができる（**図 32-1**）．
  ① 運動量：その運動で消費された総エネルギー量
  ② 運動強度：運動中の単位時間あたりのエネルギー量
- 運動強度の指標には以下のものがある．

a. エネルギー代謝率

- **基礎代謝量** basal metabolism（BM）とは閉眼で安静臥床時に必要とされるエネルギー代謝量をいい，単位時間あたりの BM は同性，同年齢なら身体の表面積に比例する．日本人の 1 日あたりの BM は成人男性 1,300 〜 1,600 kcal，成人女性 1,100 〜 1,200 kcal である．
- **安静時代謝量** resting metabolism とは一定の姿勢を保持しているときに必要とされるエネルギー代謝量をいい，これと BM の比は成人男性 1.25，成人女性 1.15，年少者（6 〜 15 歳）1.20 である．

*メタボリックシンドローム
動脈硬化性疾患（心筋梗塞や脳梗塞など）の危険性を高める複合型リスク症候群をいう．

- 運動（作業）時に必要とされるエネルギー代謝量を**運動時代謝量** work metabolism といい，個人の体格によって影響を受ける．しかし，運動（作業）が同一であればそれによるエネルギー需要量を BM で除した値は一定であり，この比を**エネルギー代謝率** relative metabolic rate（RMR）という．
- RMR は運動強度の指標の1つであり，運動量（運動時の総エネルギー消費量）の算出は次式で行う．ただし，式中の数字 1.2 は食物摂取時に不可避なエネルギー消費（特異動的作用）も含んでいる．

　　運動量 ＝（RMR ＋ 1.2）× BM × W × T

　　BM：kcal/kg・分$^{-1}$，W：体重 kg，T：運動時間（分）

b. METs

- METs（metabolic equivalents）は運動時の全酸素摂取量が安静時の酸素摂取量の何倍に相当するかを表す指数である．
- 1 METs の値には平均的な成人の安静時酸素摂取量 $\dot{V}O_2$（3.5 ml/kg/分）が用いられ，これを1単位とする．
- METs は RMR より計算が容易であることから，よく利用されるようになってきた．なお，RMR の互換式は METs ≒ 0.83 ×（RMR ＋ 1）である．

column

健康づくりには1週間23エクササイズ*のうち，4エクササイズは活発な運動（3 METs 以上）を含むことを推奨している．たとえば，1エクササイズに相当する 4 METs の運動ならば速歩，生活活動ならば自転車走行を15分間続ける必要がある．

*エクササイズ（Ex）
1 MET の運動を1時間続けたときの身体活動量を1エクササイズ（Ex）という．

c. 最大酸素摂取量

- 最大酸素摂取量 maximal oxygen uptake（$\dot{V}O_2$ max）とは運動強度を増し続けたときに酸素摂取量の増加がみられなくなる値を示し，全身持久力の指標として利用されている．
- $\dot{V}O_2$ max は年齢や生活習慣で異なり，運動鍛錬者では増大し，運動の効果を評価できる．
- 運動中の酸素摂取量の割合を %$\dot{V}O_2$ max といい，これが等しければ相対的な運動負担度は同じであり，性，年齢，体力の要因に影響を受けない．
- **無酸素性作業閾値**（AT）とは最大下運動で運動強度がある値をこえて増大すると換気量が酸素摂取量より急激に増大し，かつ乳酸が血中に出現して蓄積し始める臨界的運動強度をいう．
- AT に対応する酸素摂取量は 40 ～ 80%$\dot{V}O_2$ max であり，一般的なトレーニングの運動強度はこの値以下に設定される．
- 運動強度を徐々に上げていくと有酸素性エネルギー供給機構に加えて，無酸素性エネルギー供給機構が働き始めるポイントを現在「概念的に」無酸素性作業閾値（AT）という．近年，具体的な指標として，**乳酸性作業閾値** lactate threshold（LT），**換気閾値**（VT），**血中乳酸蓄積開始点** onset of blood lactate accumulation（OBLA）などを用いるようになっている（図 32-2）．

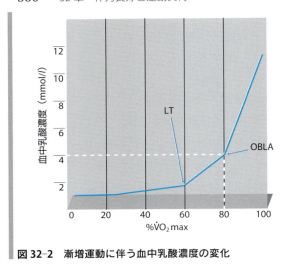

図32-2 漸増運動に伴う血中乳酸濃度の変化

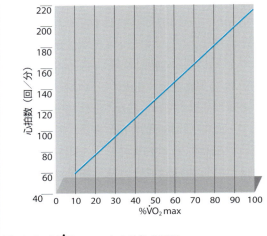

図32-3 %$\dot{V}O_2$ max と心拍数の関係

d. 心拍数

- 有酸素運動で最大下の運動強度ではどの年齢でも酸素摂取量と心拍数に直線的な関係がみられる（図32-3）.
- 年齢によって最大心拍数（HR max）は低下するが（仮定式では HR max = 220 − 年齢），個人によって平均値 ± 10 〜 12 拍/分の差が生じる.
- 至適目標心拍数の幅を求めるために HR max の 70 〜 85%（55 〜 75%$\dot{V}O_2$ max に相当）を用いる.

*15歳以上の健常者では 220 − 年齢で求めるが女性については 226 − 年齢で求める場合がある.

> **column**
> トレーニングの目標心拍数を求めるために，次のカルボーネンの式を用いる.
> THR = RHR + (MHR − RHR) × k
> THR：目標心拍数，RHR：安静時心拍数，MHR：予測最大心拍数（220 − 年齢）*,
> k：指数強度（運動負荷試験の最終点 0.85 〜 0.9，心肺機能の向上 0.7，穏やかな代謝機能改善 0.5 〜 0.6）

B 運動処方

1 運動処方とは

- **運動処方**とは対象者が目的をもって運動する際に，その目的を達成するのに最も適した内容を決めることをいう.
- 対象者の身体的条件（年齢，性別，体力，健康状態，栄養状態など）や運動歴，生活習慣および社会的条件（職業，労働条件，利用できる時間や施設など）に差があるため，運動処方を行う際には対象者の身体的条件，社会的条件，生活習慣などを把握し，身体に安全で望ましい効果が得られる継続可能で適度な運動を指導する必要がある.

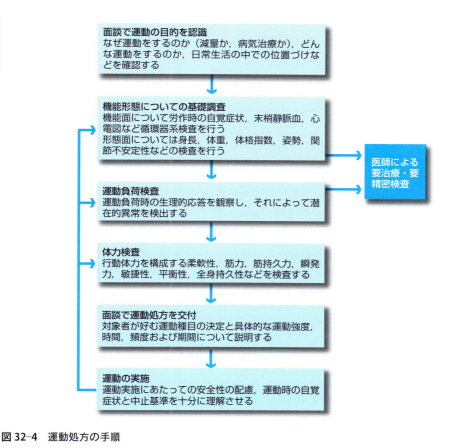

図 32-4 運動処方の手順

- 適度な運動は運動の種目だけでなく，強度，時間，量，頻度の要因を組み合わせ，期間内の運動総量を決める．

2 一般的手順

- 運動処方を作成し実施していくための一般的手順を図 32-4 に示した．
- 基礎調査と面談：年齢，身長，体重，体格指数（BMI）*などの身体的条件と，職業，運動に割ける時間，利用可能な施設の有無などの社会的条件，および運動の目的を確認．
- 身体機能と形態についての基礎調査：安静時の循環器系の機能と形態面（姿勢，関節弛緩性など）についての検査を実施し，異常がみられた場合にはただちに精密検査もしくは医師による治療を開始する．身体機能や形態について異常が発見されなければ，対象者に運動させて体力，とくに$\dot{V}O_2\,max$ や運動耐容能を評価する運動負荷検査を行う．この検査で運動時にのみ認められるような身体の異常（潜在的疾患）が発見される場合もあるので注意する．
- 運動負荷検査の実施：この検査は 2 つに大別される．
  ① **最大負荷法**：対象者が運動に耐えられなくなる限界（オールアウト）まで運動強度を増す負荷法．この方法は身体への負担が大きいが，$\dot{V}O_2\,max$ や運動

*BMI（body mass index）
体重を身長（m）の 2 乗で除した指数である．

耐容能を直接正確に測定でき，かつ潜在的疾患を発見できる可能性も高い．
②**最大下負荷法**：対象者の限界以下の運動強度で終わらせる負荷法．この方法は身体的負担が少なく前述の項目を間接的に推定するため，運動強度の大きい運動を安全に実施させうるかの判定が難しい．

- 運動耐容能以外の体力要素の測定：主に用いられる筋群の筋力，筋持久力，瞬発力（筋パワー），柔軟性，敏捷性，平衡性，巧緻性などを測定する．
- オーダーメイドされた運動処方の交付：上記の各種検査結果から個人の体力プロフィールが明らかとなるので，再度面談し，運動実施にあたっての注意事項を確認したうえで，対象者に最適な運動種目，運動量などを処方する．

3 運動処方の内容

運動処方には，運動種目，運動強度，運動持続時間，運動頻度，運動の継続期間の5つの要素が含まれる．

a. 運動種目

- 健康増進には運動耐容能を増大させる運動種目が選択され，歩行，ジョギング，水泳などが勧められる．
- これらの運動種目は1人でも実施可能で，対象者自身で運動強度の調節が容易なため処方しやすい．

b. 運動強度および持続時間

- 健常成人の持久性向上のためには1日に約200〜500 kcal，週あたり600〜1,500 kcalのエネルギーを消費することが効果的である．これは週3回，200〜500 kcalの運動を行うことを意味する．
- 健常成人の体力増進には相対的強度が60〜80% $\dot{V}O_2$ maxの運動（軽〜中等度の運動）を行い，目標とするエネルギーを消費するように持続時間を設定することが重要である．
- 肥満者の場合には健常成人よりも低い相対的強度である50% $\dot{V}O_2$ max程度の運動を選び，持続時間をより長くする．

c. 運動頻度

- 疲労をもちこさず，しかも前回の運動の効果が残っている間につぎの運動を行えるように運動の頻度を決める．
- 健常成人では少なくとも週3回，慣れてきたら週5回行うことが望ましい．

d. 運動処方の交付

- 対象者に検査結果で要注意事項があれば説明する．
- つぎにこれまでの運動経験や日常の身体活動状況を再度確認し，適当な運動強度とそれに合った運動種目をあげて，対象者の希望種目を選定させる．
- 運動処方を説明した後でも一定期間ごとに対象者の運動実施状況を把握し，副作用や疲労の有無を判断し，必要であれば処方内容を変更する．

e. 運動継続期間と運動処方の調整

- 運動処方を実施し継続していく場合，3ヵ月に1回は運動負荷検査を行って，

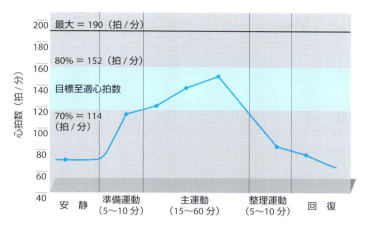

図 32-5　トレーニングの時間配分と心拍数の推移（30 歳，男性）

体力の変化を調べて効果判定を行い，順次プログラムの修正を行う．
- とくに，非鍛錬者では運動継続に伴う体力の変化が著しいので，定期的に再検査を行い運動処方の調整が必要となる．
- 運動処方の調整には開始期，漸増期，維持期の 3 つの段階がある．
  ①開始期には慣れない運動による外傷や疲労を避けるため，伸展運動や，軽～中程度の筋力運動や歩行またはジョギングを多く取り入れ，運動強度は低く設定する．この期間は通常 4～6 週間である．
  ②漸増期には運動強度と持続時間を 2～3 週間ごとに増加させ，体力の増進をはかる．
  ③維持期は処方開始から半年～1 年経過後であり，現在の体力を維持するために行う期間である．

f. 運動時の安全管理
- 運動を行う際には準備運動（ウォームアップ）を 5～10 分間行い，主運動 15～60 分間後，整理運動（クールダウン）を 5～10 分間行う（図 32-5）．
- 安全に運動を行い，効果的に体力向上をはかるためには，主運動および運動の前後に体調を整えることが重要である．

g. 運動の中止
- 運動中につぎのような徴候が現れたら運動を中止する．
  ①自覚症状：胸部不快感（胸部痛や圧迫感），めまい，吐き気，頭痛，四肢の筋や関節の強い痛み，著しい疲労感
  ②他覚的所見：冷汗，顔面蒼白，焦点の定まらない視線，錯乱，蒼白，呼吸困難，不安定もしくは緩慢な動作
- しばらく安静にさせてもこれらの徴候が収まらず，全身状態が好転しない場合，医師による診療を受けさせる．
- 回復して運動が継続できそうであっても，より軽度な運動にとどめるように指導する．

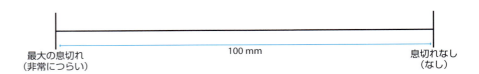

図 32-6 視覚的アナログ目盛り
両端が極端なレベルに相当する 100 mm の水平な直線上で，呼吸困難感または疲労感の程度を対象者に評価してもらう．

表 32-1 主観的運動強度（Borg scale）

15 段階スケール		10 段階スケール	
6		0	なし
7	非常に楽である	0.5	非常に弱い
8		1	かなり弱い
9	かなり楽である	2	弱い（軽い）
10		3	適度
11	楽である	4	やや強い
12		5	強い（重い）
13	ややつらい	6	
14		7	かなり強い
15	つらい	8	
16		9	
17	かなりつらい	10	非常につらい
18			
19	非常につらい		
20			

［Noble BJ et al：A category-ratio perceived exertion scale: relationship to blood and muscle lactates and heart rate. *Med Sci Sports Exerc* 15: 523-528, 1983 より一部改変］

C 運動負荷試験

1 目 的

- 運動負荷試験は運動時の呼吸器系，循環器系の生理的応答の評価を目的とする．

2 測定項目

- 酸素摂取量，血圧，心電図と心拍数
- 視覚的アナログ尺度 visual analogue scale（VAS）（図 32-6）やボルグの指数スケール Borg scale（表 32-1）による主観的運動強度（きつい，楽であるなど被験者の自覚による運動強度）．
- 検査目的によって採血して血液中の乳酸，血糖などを測定することもある．

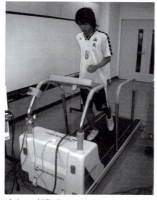 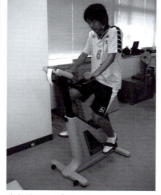 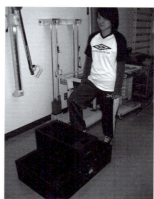

図 32-7　運動種目の例

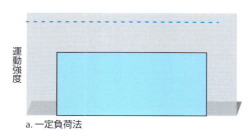 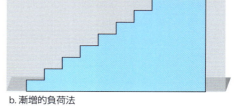

a. 一定負荷法　　　　　　　　　b. 漸増的負荷法

図 32-8　運動負荷試験のプロトコール例
横軸は時間経過，縦軸は運動強度を示す．また，点線は有酸素閾値を示す．

3 運動種目

- なるべく身体移動を伴わないものが好ましい．
- トレッドミル（対象者が速度と勾配可変のベルトコンベアー上を歩行または走行する），自転車エルゴメータ（ペダルの負荷可変の固定式自転車）および踏み台昇降（マスター二階段試験）が主に使用される（図 32-7）．

4 本試験の実際

- 当日，対象者の身体に異常のないことを確認する．
- ついで，検査内容をよく説明し，被験者の了解を得て測定装置を身体に取り付ける．
- この状態で心電図，血圧に異常がないことを確認し，軽い準備運動後に本試験を開始する．
- 運動負荷の加え方には，一定の運動強度を一定時間与える一定負荷法と，一定時間ごとに段階的に運動強度を増加していく漸増的負荷法がある（図 32-8）．
- 一般的に後者が用いられ，この方法では各段階の負荷の持続を 3〜4 分間とする．

表 32-2 運動負荷試験の禁忌事項

絶対的禁忌
①重篤な心筋虚血，発症直近の心筋梗塞（2日以内）あるいは急性症状を示す最近の安静時心電図に変化がある者
②不安定狭心症
③ある種の症候や血行動態障害をもたらす未治療の不整脈
④重篤な症候性大動脈狭窄症
⑤未治療の症候性大動脈狭窄症
⑥急性肺塞栓または肺梗塞
⑦急性心筋炎または心膜炎
⑧解離性動脈瘤と診断された者またはその疑いのある者
⑨発熱，身体の痛みまたはリンパ節の腫脹がみられる急性感染症
相対的禁忌*
①左冠状動脈主幹部狭窄（症）
②中等度の心臓弁狭窄
③電解質異常（低カリウム血症，低マグネシウム血症など）
④重篤な動脈性高血圧（収縮期血圧 200 mmHg 以上，および拡張期血圧 110 mmHg 以上）
⑤頻脈性または徐脈性不整脈
⑥肥大型心筋症およびその他流出路系閉鎖症候
⑦運動負荷によって再発する可能性のある神経筋障害，筋骨格系障害および関節リウマチ
⑧重度の房室ブロック
⑨心室性動脈瘤
⑩未治療の代謝疾患（糖尿病，甲状腺機能低下症，粘液水腫）
⑪慢性感染症（単核細胞増加症，肝炎，AIDS など）
⑫十分な運動により活動を困難にさせる精神もしくは身体の機能障害

* 相対的禁忌とは運動によって得られる利益が運動で生じる危険を上回る場合をいう．その際，とくに安静時に無症候者では注意を要するが，低い水準のエンドポイントを設定する．

[American College of Sports Medicine : ACSM's guidelines for exercise testing and prescription. 7th ed. Lippincott Williams & Wilkins, 2006]

5 禁忌事項と中止基準

- 本試験は表 32-2 に示す有疾者に実施しない．
- 表 32-3 に本試験の**中止基準**の絶対的適応と相対的適応を示す．
- 運動負荷時に著しい疲労感，胸中不快感などの訴え，運動強度が低い場合でも心拍数が著しく増加または変化がないか収縮期血圧が急激に上昇する場合，ST 偏位，不整脈，期外収縮などの波形や律動の異常などの所見がみられたら運動をただちに中止する．

表 32-3　運動負荷試験の中止基準

絶対的適応
①虚血の証拠がみられ，労作の増大に反してベースライン*から収縮期血圧 10 mmHg 以上の低下
②中等度〜重度の狭心症（標準尺度から 3 に評価）
③中枢神経症状の増大（運動失調，めまい，失神など）
④灌流不良所見（チアノーゼ，蒼白）
⑤心電図または収縮期血圧の継続的観察が技術的に困難
⑥対象者が中止を訴えた場合
⑦持続性心室頻拍
⑧異常 Q 波を伴わない ST 上昇（1.0 mm 以上）（V_1 または aV_R を除く）
相対的適応
①虚血の証拠がなく，労作の増大に反してベースラインから収縮期血圧 10 mmHg 以上の低下
②過度の ST 低下（2 mm 以上の水平または下降型）や著明な軸の偏位など，ST または QRS の変化
③多源性，三連発，上室性頻拍症，心ブロック，徐脈を含み，持続性心室頻拍を除く不整脈
④疲労，息切れ，喘鳴，下腿の痙攣，跛行
⑤心室頻拍とは識別できない脚ブロックや心室内伝導障害
⑥胸痛の増強
⑦血圧の過度の上昇（収縮期血圧 250 mmHg 以上および，または拡張期血圧 115 mmHg 以上）

＊ ベースラインとは運動負荷試験をする姿勢を保ったうえで，運動実施する直前に測定された値をいう．
[American College of Sports Medicine：ACSM's guidelines for exercise testing and prescription. 7th ed. Lippincott Williams & Wilkins, 2006]

学習到達度 自己評価問題

1. 体力と健康の関係について説明しなさい．
2. 行動体力に含まれる項目について説明しなさい．
3. 運動強度を示す指標について説明しなさい．
4. 運動処方の一般的な手順について説明しなさい．
5. 運動処方を構成する 5 つの項目について説明しなさい．
6. 運動負荷検査の目的と中止基準について説明しなさい．

33. 運動学と評価・治療・クリニカルリーズニング

● 一般目標
- ヒトの動作の運動学的解析が実際の理学療法・作業療法の評価とどのような関連をもち，クリニカルリーズニング（臨床推論）を基礎とした治療にどのように応用できるかを理解する．

● 行動目標
1. 運動学と評価・治療の関連を説明できる．
2. 運動機能障害を運動学的に理解することの重要性を説明できる．
3. クリニカルリーズニングの実践における運動学の重要性を説明できる．

● 調べておこう
1. 理学療法および作業療法における評価はそれぞれの領域でどのように位置づけられるのか調べよう．
2. クリニカルリーズニングにおいて理学療法士と作業療法士は対象者とどのように協働し，関連しているか調べよう．
3. 筋骨格系疾患による障害例を設定し，評価・治療の展開に必要な運動学的項目を列挙してみよう．
4. 治療において運動学的知識が不可欠な場合，関連する解剖学的，生理学的知識と関連させて学習しよう．

---

*信頼性
測定した事象や値を同一条件で繰り返し測定したときに，その測定値がどの程度正確に同じ値を取りうるかを表す概念である．精度あるいは再現性と同義である．

*妥当性
測定した事象や値が測ろうと意図した内容（目的）をどの程度反映しているかを表す概念である．例えば，ある二関節筋の短縮度を測定する場合，一端の関節のみを伸展位にするよりも両端の関節を伸展位にした方が妥当性が高まる．

A 評価とは

- 治療対象者との会話から情報を引き出し（聴く），直接的に観察し（診る），触知し（触れる），必要な検査項目を測定し（検査，測定），それらを基に機能障害の**臨床的判断**を下す一連の過程を**評価**という．
- 治療成果を確認し，治療方針を再考し，症状の**予後予測**をする手段となる．
- **信頼性***と**妥当性***をもち，標準化された尺度と実用性を兼ね備える必要がある．

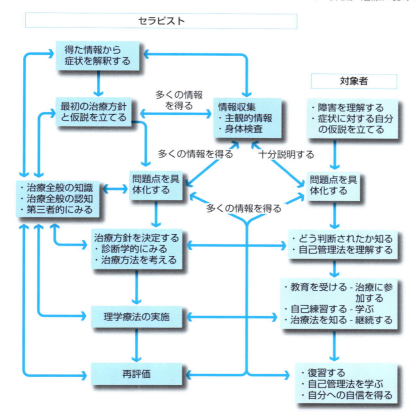

図33-1　対象者主体の臨床推論モデル
[Jones A, Rivett DA：Clinical Reasoning for Manual Therapists, p.4, fig1.1, Butterworth Heinemann, Sydney, 2004 より改変]

B　クリニカルリーズニングとは

- 臨床データ，対象者の自己選択，各分野における専門職としての判断や知識を基に，機能障害の意義，**治療目標**，**症状管理**に関して，理学療法士や作業療法士（セラピスト）が対象者とその家族，他の健康関連職と相互作用する過程を**クリニカルリーズニング（臨床推論）**という．
- 臨床で直面する対象者の「問題」を，関連領域を含めた幅広い知識，技術を応用して**仮説検証**を繰り返す推論作業ともいえる（図33-1）．
- クリニカルリーズニングは，対象者との協調的関係を構築する際の共通言語の1つである．

C　評価，治療における運動学の役割

- 神経筋骨格系のそれぞれの組織，器官は相互に密接に連結し，身体運動を担う

運動器を形成している.
- 理学療法と作業療法の対象である身体機能障害はこれら運動器の障害が少なからず含まれており，健全な運動から逸脱した度合いを運動学的および科学的に分析，解釈する（評価）ことにおいて，運動学の知識は重要である.
- 運動学的知識が欠落した場合，対象者の問題点を明確にできず，治療への展開は極めて困難である.
- 治療への手がかりを得るためには，基礎的な解剖学，生理学とともに標準的なヒトの動作の運動学を理解したうえで，病的メカニズムに関する運動学的知識と考察を基に，対象者に合わせて応用することが重要である.

D　運動学の知識を応用した評価，治療

- 対象者の運動機能障害を正しく評価し，分析し，問題点を明らかにして，治療計画のもとに治療を実施することを繰り返す過程全体がクリニカルリーズニングである.
- 身体各部位は解剖学的，運動学的に連鎖しているため，局所的障害であっても全身的に運動機能をとらえることが求められる.
- したがって効果的なクリニカルリーズニングの実践において運動学は不可欠である.
- ここでは具体的な症例を用いて，運動学に基づいて評価と治療の展開を行ったクリニカルリーズニングの一例を紹介する.

1　評価とクリニカルリーズニング

a．主観的評価
- 患　者：48歳　男性，コンピュータ管理者
- 診断名：肩関節周囲炎*
- 主　訴：右腕が上がらない，夜間の右肩の痛み
- 症　状：
  ①右肩から肘にかけて放散するような痛みと夜間痛があり，腕が上がらないと訴えた．
  ②上肢を挙上しようと努力すると肩に激痛が走り，シャツの着脱，ズボンの後ろポケットからものを出し入れすることが困難である．
  ③安静時はほとんど痛みを感じないが，夜間に右肩の痛みがある．
- 経　過：
  ①5ヵ月前，朝起きて肩に痛みを感じ，それ以来痛みが続いている．
  ②とくに外傷の記憶はない．
  ③発症後1ヵ月ごろに整形外科を受診し理学療法を受けたが，物理療法1回のみであったためその後は中止した．

*肩関節周囲炎
中年以降に発症し，第2肩関節と呼ばれる肩峰下腔の活動機構や組織に炎症や退行変性が生じ，肩関節部の疼痛と拘縮をきたす疾患群の総称である．病因は諸説あり，統一されていないが，一般に五十肩と称される．

D 運動学の知識を応用した評価，治療　397

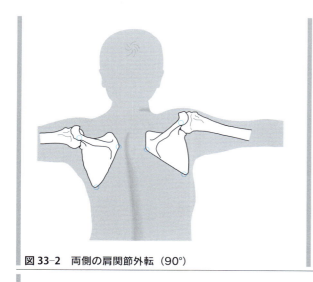

図33-2　両側の肩関節外転（90°）

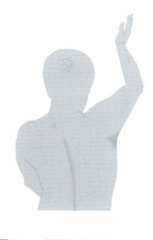

図33-3　肩屈曲（100°）

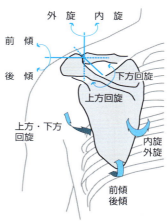

図33-4　肩甲骨の運動

b．理学的評価

■ 観　察

①皮膚の色にとくに変化はない．
②右肩周囲筋の萎縮を認め，張りのないゆるんだ状態であった．
③肩峰の高さは右側が1cm程度高位であった．

■ 痛　み

①圧痛：肩峰の前下方で腱板疎部付近，三角筋停止部，腱板構成4筋，大円筋，胸筋群，広背筋，肩甲挙筋などの肩甲帯周囲筋に多数認めた．
②運動痛：肩の屈曲・外転・外旋，手部を腰へもっていく（hand behind back）動作時に，肩峰から上腕にかけてピリッとした痛みがあった．

■ 自動運動：肩の屈曲・外転の自動運動は図33-2，33-3のとおりであった．

①外転運動：健側に比較して患側（右）では肩甲骨が上方回旋し，肩甲棘基部（僧帽筋中部線維付近）の膨隆が認められる（図33-2）．
②屈曲運動：患側では屈曲角度が減少し，三角筋の収縮が過剰であることがわ

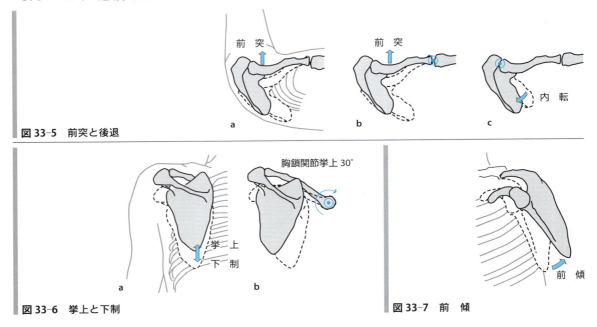

図 33-5 前突と後退

図 33-6 挙上と下制

図 33-7 前傾

かる．肩甲骨は全体に挙上している．肩甲上腕関節の可動域の不足を下部胸椎と腰椎の伸展，健側への側屈で代償している（図 33-3）．

column

健側の正常な肩関節外転運動を運動学的に解説する

①肩甲骨は前額面に対して約 35° 前方を向き，鎖骨は前額面に対し約 20° 後方を向いている．

②また上腕骨頭の後捻は肘の内・外側軸に対して約 30° である．

③肩甲骨は胸郭上で，肩鎖関節を軸心として内転・外転，前傾・後傾および上方回旋・下方回旋運動を行う（図 33-4）．

④また胸鎖関節運動軸が伴うと前方突出と後退（図 33-5），挙上と下制運動（図 33-6）および前傾・後傾（図 33-7）が起こり，上腕骨外転運動ではこれらが複合的に組み合わさって遂行される．

⑤肩甲上腕関節が 120° 外転する間に肩甲骨は胸郭上（ほぼ前額面）で 60° 外転する（**肩甲上腕リズム**）（図 33-8）．

⑥関与する筋群は，運動の初期においては回旋腱板を構成する棘上筋，棘下筋，小円筋，肩甲下筋がまず筋収縮を開始し，続いて三角筋が協調的に働き外転の動きが出現する（図 33-9）．

⑦その後，僧帽筋，前鋸筋，脊柱起立筋などが参加し 180° 外転する（図 33-10）．

⑧その間，肩甲胸郭関節では肩甲骨が胸郭の形状に沿って上・前・外方向に動き，前方突出し最終可動域では肩甲骨は後傾し，胸椎で伸展運動が起こる．

⑨肩鎖関節では鎖骨の後方回旋（30°），胸鎖関節では鎖骨の挙上（30°）・回旋（40～50°）が起こり，それらの総和として肩甲骨上方回旋（60°）が起こる．

⑩その外転運動中，肩鎖関節，胸鎖関節，肩甲上腕関節内では滑りと転がりという**関節包内副運動**が起こり，正常な関節可動域（ROM）が保たれる重要な役割を果たしている（図 33-11）．

D 運動学の知識を応用した評価, 治療　399

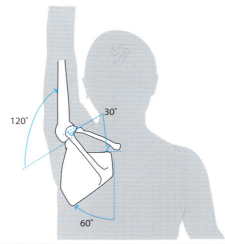

図 33-8　健側の肩屈曲

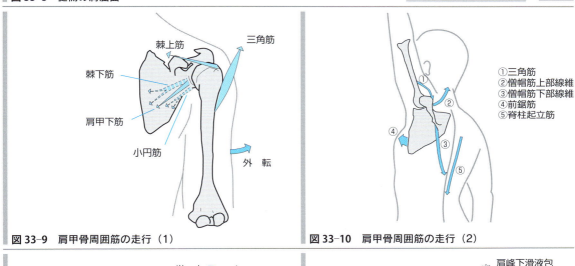

図 33-9　肩甲骨周囲筋の走行（1）　　　図 33-10　肩甲骨周囲筋の走行（2）

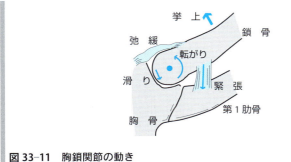

図 33-11　胸鎖関節の動き

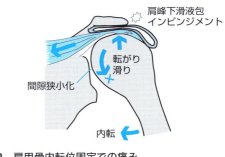

図 33-12　肩甲骨内転位固定での痛み

- 触診と患側他動運動：評価で得られた結果とそれに対するクリニカルリーズニングを表 33-1 に示す.

c. 鑑別検査

①肩関節以外に原因がある場合との鑑別

- 肩関節由来の症状である可能性に対するクリニカルリーズニングを行う.
- 頸椎由来の痛みを主体とする疾患（例：頸椎症），心疾患などの内臓疾患から肩への関連痛が考えられる. 鑑別検査の要点を以下に示す.

表 33-1　評価とそれに対するクリニカルリーズニング

評　価	クリニカルリーズニング
触診により上腕骨頭と肩峰下間の間隙は健側と比較して狭い	■ 肩甲上腕**関節の遊び** joint play が少ない． ■ 関節包の伸展性が少ない．
肩甲上腕関節外転時に肩甲骨の過剰な運動が出現する	■ 肩の外転運動には肩甲骨の上方回旋・前方突出・挙上，肩甲上腕関節の外転運動が必要であるが，後者が欠落し代償的に肩甲骨が過剰に上方回旋している（**図 33-2**）．前者の主動作筋である僧帽筋上部線維，肩甲挙筋，三角筋が代償的に過剰活動していると推察される． ■ 視診から肩甲帯周囲筋，とくに棘上・棘下筋に萎縮が認められた． ■ 問診，症状の観察，上記の理学所見から肩峰下滑液包の損傷，腱板4筋（棘上筋，棘下筋，小円筋，肩甲下筋）の機能不全が疑われる．
肩甲上腕関節屈曲時の胸椎下部・腰椎の伸展と側屈	■ 脊柱による肩関節屈曲の代償運動が考えられる．
肩甲骨内側縁を固定した状態で上腕内転させると痛みが出現する	■ 正常では上腕骨頭が肩甲関節窩で下方に転がると同時に上方に滑り，相対的位置関係を保っている． ■ 患側では上腕骨内転に伴う骨頭の下方への**滑り**と**転がり**が欠落し，骨頭が上方変位して肩峰下滑液包を圧迫するインピンジメント（衝突）が生じ，痛みにつながる（**図 33-12**）． ■ 関節包を含めた軟部組織の伸展性低下が原因でこのような関節包内運動が欠如している可能性がある．
関節包内副運動検査により，尾側（上腕骨長軸方向），腹－背方向，離開方向への転がり・滑り運動範囲が小さく，痛みが出現する	■ 慢性化した痛みにより関節包靱帯や筋の短縮が生じ，自動運動が制限され，それに伴って関節包内副運動も制限されたと考えられる．
肩鎖関節，胸鎖関節部の可動性低下と痛み	■ 長期間上肢屈曲・外転運動が制限されたことによる二次的な運動制限と他動的副運動時の痛みが出現していると考えられる．

①痛みが頸椎運動により増減する場合は，肩に由来する疾患ではないと推察される．

②内臓性の場合，痛みが特定できず胸椎・肋骨部へと広範囲に広がることが多い．

■ 本症例の場合，上記2項目は当てはまらなかったため頸椎および内臓由来の障害である可能性は低いと考えた．

②他の肩関節疾患とその鑑別検査

■ 上腕二頭筋腱炎，腱板断裂，肩鎖関節炎，インピンジメント症候群などがある．
■ 肩峰下，結節間溝部の圧痛が強いため，前2者の可能性は否定できない．
■ 肩鎖関節の圧迫による痛みは少ないため肩鎖関節炎の可能性は低い．
■ また背臥位で肩関節110°屈曲位にて骨頭に対して肩峰を圧迫（**インピンジメントテスト**）しても痛みは生じないためインピンジメントの可能性は低いと推察される．

d．その他の情報

■ 夜間痛は手を胸腹部に置くことで対応しているが，痛みで目を覚ますことが多い．
■ 更衣動作は工夫して極力痛みが起きないよう対処している．
■ 重量物は左手でもっている．
■ 痛みが強いときも仕事を休むことはない．

D 運動学の知識を応用した評価，治療　401

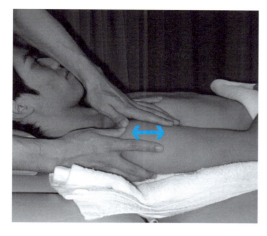

図33-13　長軸方向への滑り運動の拡大手技

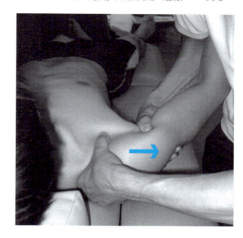

図33-14　外転位での間隙の離開手技

- 以上のことから，本人は心理的には肩の症状に不安を抱えているが，仕事を休むほど深刻には考えていない．
- またある程度の自己管理ができる能力があると推察した．

2 治　療

a．問題点の列挙
①慢性化した肩関節周囲の痛みと拘縮
②肩甲上腕関節の全運動方向への可動域制限
③肩関節屈曲・外転運動などでの肩甲上腕関節内の滑り，転がり，離開の副運動障害
④回旋腱板構成4筋の機能不全と筋力低下
⑤①〜④による肩甲上腕リズムの異常
⑥僧帽筋，三角筋などの過剰な筋活動や胸椎伸展による過剰な**代償運動**

b．問題解決へ向けた治療手技の展開
- 前述の②，③に対する徒手を用いた方法について運動学的に解説する．
①まず，上腕骨外転0°の疼痛を誘発しない肢位で，上腕長軸方向（尾側）へ両母指を用いて骨頭をリズミカルに圧迫する（**振幅運動** oscillatory movement，図33-13）．
②また上腕を軽度外転位で関節窩に対して直角な方向への離開運動を行い，関節間隙を拡大する（図33-14）．肩関節屈曲・外転運動で重要なことは，正常では運動中に上腕骨頭は常に関節窩のほぼ中央に位置すること（中心化）である．したがって対象者の上腕骨頭の位置を確認しながら運動方向を決める．
③徐々に屈曲角度を大きくとった肢位で上腕骨頭を前後方向に振幅運動させたり（図33-15），その肢位で尾側への滑りを行ったりする（図33-16）．
④さらに最終可動域付近での可動域拡大を目的に，上腕外転位では肩甲骨外側縁を圧迫，固定し，全く反対方向へ上腕骨を牽引することにより離開運動を行う

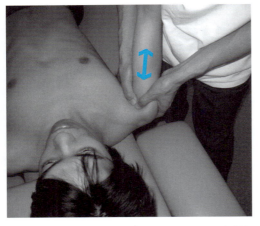

図 33-15　屈曲位での上腕骨頭の前後方向滑り運動手技

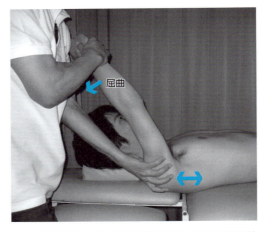

図 33-16　屈曲運動中の上腕骨頭尾側方向への滑り運動手技

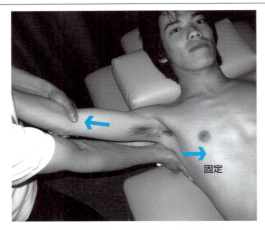

図 33-17　肩甲骨を固定した外転位での離開手技

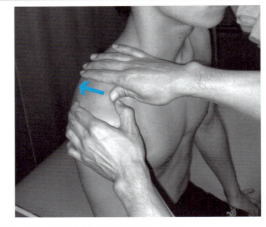

図 33-18　肩鎖関節での鎖骨後方滑り手技

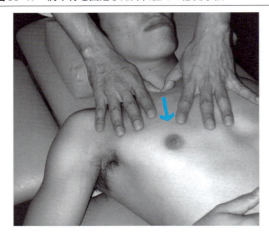

図 33-19　胸鎖関節での鎖骨下外方滑り手技

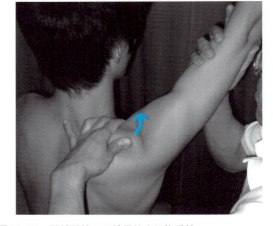

図 33-20　肩鎖関節での鎖骨後方回旋手技

（図 33-17）．
⑤肩鎖関節と胸鎖関節においても関節面に対して平行な力を加えて関節包内で滑り運動が円滑になるよう，徒手で振幅運動を加える（図 33-18～20）．

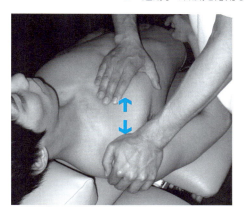

図33-21　胸筋のストレッチ手技

⑥短縮しやすい小胸筋は烏口突起に付着し，肩甲骨を前・下・内方に引く．ストレッチングは下・内方に固定力を働かせ，烏口突起をその反対方向へ圧迫（counter force：カウンターフォース）して行う（図33-21）．

⑦関節軟部組織や筋線維の走行は部位ごとに異なるため，振幅運動とストレッチングを加える方向も少しずつ変化させ，筋全体を伸張する必要がある．

⑧加えて，対象者の反応をみながら，セットする関節角度，振幅の大きさ，動きの方向を変化させる．

- その他の問題点に関しては，肩甲上腕関節の可動性改善に合わせてアプローチしていく．
- 上腕関節に負荷のかからない肢位での関節副運動から開始し，徐々に痛みに耐えうる最終可動域付近での可動域の獲得を目指すのが治療の一連の流れである．

3 評価，問題点，問題解決のまとめ

- 対象者の身体重量，関節構造，関節面の向き，付着する筋の走行と作用などが治療手技ごとにどのように変化するか，常に**モニタリング**を行い，正しいリーズニングを展開することが重要である．
- 他動的な力を加えて関節運動を適正化するためには，対象者のもつ構造学的な力，理学療法士・作業療法士が固定する力と与える力が各関節点にどのように作用するか，運動学的・運動力学的視点に立って考える必要がある．
- 理学療法士・作業療法士は他動的な力を，どの程度の強度でどれくらいの時間，どのタイミングで加えるか判断する必要がある．
- 対象者の反応，情動，理解なども十分考慮して，対象者中心の治療を協調的に進めていくことが熟練した理学療法士・作業療法士の特徴である．
- 常に適切な判断を得て，短時間で効率のよい，最善の理学療法・作業療法を選択していく．

学習到達度 自己評価問題

1. 肩甲骨と肩甲上腕関節の生理学的な運動方向をすべて述べなさい．
2. クリニカルリーズニングを仮想症例で展開しなさい．
3. クリニカルリーズニングを実践する場合の運動学の重要性を説明しなさい．また，その他の学習科目との関連性を説明しなさい．

付録　運動学の学習を深めるための PBL

▶ ～チューター（教員）の方へ～ ◀

　理学療法教育において，限られた時間のなかで多くの知識を教授するにはおのずと限界があります．従来から行われてきた学習方法である教員が学生に知識を伝授する授業形態から，学生自身がテキストなどを調べることによる問題解決型授業形態，すなわち問題基盤型学習（PBL；problem based learning）が理学療法の教育に取り入れられる傾向にあります．従来の講義形式の授業に比較して，PBLの利点は，学生自身が能動的に学習に参加することであり，習熟度が高いことや記憶に残りやすいこと，また学生には高い理解度や満足度が得られるなど効果が報告されています．本章では，本書の内容である運動学における学習を深めるために，PBLによる学習に役立つような問題例を準備してあります．

　PBLを実施するためには，チューター（教員）が学生に問題を提起して，1つのテーマに対していくつかのグループに分かれて作業を分担して学習します．その結果を授業で発表し質疑応答を行うことにより，理解を深めていきます．本章では，本書の内容についての理解を深めるためにいくつかの問題例を提起しました．PBL形式で運動学の授業を進行する場合は，本章をその資料の一部として使っていただければと考えています．設問の一部に，**hint** がありますが，この部分はグループワークのなかでチューターが学生に提示する例としてあげてみました．

　問題は各章独立した部分では章ごとに，部位別で正常運動と運動障害に分かれているところでは2章分をまとめて提示してあります．学生の学習を深めるためにご活用いただきたいと思います．

1章　運動学と理学療法・作業療法

■ 問1　その場でジャンプするときの下半身の運動を説明しなさい．
『視点1』立っている位置からジャンプして着地するまでを2つの相に分けて考えてみよう．
『視点2』各相で股関節，膝関節，足関節・足部がどのように運動するかを分析してみよう．
『視点3』各相で力がどのように作用しているか考えてみよう．
『視点4』運動の生理学的視点からどのような種類の運動に分類できるか考えてみよう．

hint
1相：立っている位置からしゃがみこみジャンプして空中に上がるまで．
2相：空中から着地するまで．

hint
有酸素運動か無酸素運動か，エネルギー源は何か．

■ 問2　仰向け（背臥位）から立ち上がるときの姿勢の変化を説明しなさい．

> **hint**
> 姿勢は構えと体位から考える．

▼視点1◢ さまざまな方法があるので，どのような起き上がりや立ち上がりを行うかを考え，あげてみよう．
▼視点2◢ 各立ち上がり方法における動作をいくつかの相に分けてみよう．
▼視点3◢ 各相でどのような姿勢の変化が起こるかを分析してみよう．

2章　生体力学

■問1　その場でジャンプするときの運動を力学的に説明しなさい．
▼視点1◢ 立っている位置からジャンプして着地するまでをいくつかの相に分けてみよう．
▼視点2◢ 各相で生体が外界（地表）に作用する力とその方向を考えてみよう．
▼視点3◢ 生体が外界に作用した力の反作用を考えてみよう．
▼視点4◢ 重力が生体に及ぼす影響を考えてみよう．

■問2　重量12 kgの車いすに58 kgの対象者が乗っているとき，介助者が車いすを押している．止まっているところから押して，5秒後に時速4.2 km（分速70 m）になり，この速度で100 m直線走行し，5秒かけて少しずつ減速して目的地に止めた．このときの，速度，加速度，仕事，仕事率，移動距離，車いすに加わる力，介助者が発揮する力などを説明しなさい．なお，未知の要素は仮定のもとに考えなさい．

> **hint**
> 腕をどのように使うかで，関節角度や力が作用する方向や大きさが異なり，実際に車いすを押すのに使われる力とそれ以外に作用する力に分けられる．

▼視点1◢ 力，速度，加速度，仕事の関係を考えてみよう．
▼視点2◢ 路面の摩擦（抵抗力）は適当に仮定し，車いすに作用する力を考えてみよう．
▼視点3◢ 介助者が発揮する力は力学的に作用した力とは異なる．介助者にかかる反作用を考えてみよう．

3章　神経筋骨格系の機能

■問1　頭部，脊柱，四肢の主だった関節はどのように分類できるか説明しなさい．
▼視点1◢ 解剖学的構造から3つのタイプに分類してみよう．
▼視点2◢ 関節の形状から分類してみよう．
▼視点3◢ 運動の自由度から分類してみよう．

■問2　砂利道を歩行中に右足が捻挫しそうになり，反射的に左下肢へステップして体重を移動することで捻挫せずにすんだ．このとき神経や筋がどのように作用したかを説明しなさい．

> **hint**
> 体は反射的に右足が捻挫しないように，すばやく左足に体重を移動させようとしている．

▼視点1◢ どのような反射が起こったかを考えてみよう．
▼視点2◢ 体がどのように動いて捻挫を防止したかを考えてみよう．
▼視点3◢ 体の動きに伴って主だった部分の筋がどのように収縮したかを考え

4章　運動と呼吸・循環・代謝

- 問1　17歳の高校生がグランドで100 mダッシュを行ったときの運動，呼吸，循環，代謝について説明しなさい．
  ▼視点1▲　どのような種類の運動か，この種類の運動のトレーニング効果などを考えてみよう．
  ▼視点2▲　呼吸・循環器系はどのような反応をするかを考えてみよう．
  ▼視点3▲　運動時の代謝（エネルギー産生）を考えてみよう．

- 問2　40歳の男性が時速5 kmで30分間を目標にウォーキングをしているときの運動，呼吸，循環，代謝について説明しなさい．
  ▼視点1▲　どのような種類の運動か，この種類の運動のトレーニング効果などを考えてみよう．
  ▼視点2▲　呼吸・循環器系はどのような反応をするかを考えてみよう．
  ▼視点3▲　運動時の代謝（エネルギー産生）を考えてみよう．

> **hint**
> 年齢と運動経験によって呼吸・循環器系に加わる負荷の強さは異なってくる．

> **hint**
> 体重によって必要なエネルギーは異なってくる．

5章　顔面・咀嚼・嚥下の運動／6章　顔面・咀嚼・嚥下の運動障害

- 問1　顔面と頭部の筋について説明しなさい．
  ▼視点1▲　顔面の筋を表情筋と咀嚼筋に分けて挙げてみよう．
  ▼視点2▲　表情筋の神経支配と作用を考えてみよう．
  ▼視点3▲　咀嚼筋の神経支配と作用を考えてみよう．

- 問2　顎関節の運動と咀嚼について説明しなさい．
  ▼視点1▲　開口時の顎関節の運動と関節円盤の位置を考えてみよう．
  ▼視点2▲　咀嚼運動を開口運動と閉口運動に分けて考えてみよう．
  ▼視点3▲　閉口運動を粉砕相と臼磨相に分けて考えてみよう．

- 問3　嚥下について説明しなさい．
  ▼視点1▲　嚥下活動を5期に分けて考えてみよう．
  ▼視点2▲　嚥下と呼吸の関係について考えてみよう．
  ▼視点3▲　嚥下活動の各期に働く筋にはどのような役割があるか考えてみよう．

- 問4　顔面と眼球の運動に関与する神経の麻痺と運動障害を説明しなさい．
  ▼視点1▲　顔面に関与する末梢神経とその支配を受ける筋の運動を考えてみよう．
  ▼視点2▲　眼球運動に関与する末梢神経とその神経を受ける筋の運動を考えて

■ 問5　顎関節障害について説明しなさい．
『視点1』　顎関節障害によって生じる臨床的問題を考えてみよう．
『視点2』　開口可動域制限の原因を考えてみよう．

■ 問6　嚥下障害について説明しなさい．
『視点1』　嚥下障害を引き起こす代表的疾患とその原因となるメカニズムを考えてみよう．
『視点2』　誤嚥のメカニズムを生理学と運動学から考えてみよう．

7章　頭部と頸部の運動／8章　頭部と頸部の運動障害

■ 問1　車を運転していてバックしようとして，シートに寄りかかったまま左側から後方を振り返って見ている．このときの頭部と頸部の運動を説明しなさい．
『視点1』　頭部（上部頸椎）と頸部（下部頸椎）でどのような関節運動が起こっているかを，骨運動学と関節運動学から考えてみよう．
『視点2』　どのような筋が作用しているかを考えてみよう．

■ 問2　赤信号で停車中に後方から追突された運転手に起こる可能性のある傷害について説明しなさい．
『視点1』　事故発生時に運転手に加わる力について考えてみよう．
『視点2』　事故時に加わった力により，運転者の頭部，頸部にどのような運動が起こるかを考えてみよう．
『視点3』　事故時に生じた運動によりどのような組織の損傷が起こる可能性があるかを考えてみよう．

> **hint**
> どの部分のどの組織が伸張されたり圧迫されたり，あるいはどこに牽引力や圧迫力が加わるか．

■ 問3　頸を伸展すると右上肢にしびれが生じる患者さんがいる．この患者さんの症状が起こる原因と考えられることを説明しなさい．
『視点1』　頸の伸展に伴って，頸部ではどのような運動が起こるかを考えてみよう．
『視点2』　頸部の伸展運動に伴って頸部の組織がどのように変化するかを考えてみよう．
『視点3』　右上肢のしびれを起こす可能性のある部位と組織を考えてみよう．

> **hint**
> 頸の障害で腕にしびれを起こす原因となる病態を調べ，運動（頸の伸展）が影響するものをあげてみる．

9章　胸椎・腰椎の運動／10章　胸椎・腰椎の運動障害

■ 問1　立位で体幹を屈曲-伸展するときの胸椎，腰椎の運動について説明しなさい．

◤視点 1◢　胸椎と腰椎でどのような関節運動が起こっているかを，骨運動学と関節運動学から考えてみよう．

◤視点 2◢　各運動で筋がどのように作用するかを考え，まとめてみよう．

問 2　加齢に伴って胸椎，腰椎に起こる可能性のある変化（退行変性）について説明しなさい．

◤視点 1◢　脊柱の退行変性について調べ，組織ごとに変化をまとめ，考えてみよう．

◤視点 2◢　年齢層によって起こる変化の特徴を調べてみよう．

◤視点 3◢　運動と変性の関係について考えてみよう．

hint

過度な運動や使いすぎによって変性が起こる可能性もあるし，変性が起こったところの運動はどのように影響を受けるか，さらにそこへ過剰な力が加わったらどうなるだろうか．

問 3　腰椎椎間板ヘルニアの患者さんが，腰部を屈曲すると右側の殿部から下肢後面の痛みが強くなると訴えている．その考えられる原因を説明せよ．

◤視点 1◢　腰椎椎間板ヘルニアの病態を調べてみよう．

◤視点 2◢　腰椎椎間板ヘルニアで下肢痛が起こる原因を理解しよう．

◤視点 3◢　腰椎の屈曲運動で症状が悪化する原因を運動学と病理学を総合して考えてみよう．

11 章　胸郭と呼吸運動／12 章　胸郭と呼吸運動の障害

問 1　100 m ダッシュ直後の呼吸について説明しなさい．

◤視点 1◢　どのような呼吸運動を行っているか考えてみよう．

◤視点 2◢　胸郭がどのように運動しているかを考えてみよう．

◤視点 3◢　呼吸運動に伴う筋の作用を考えてみよう．

hint

呼吸運動にはどんなものがあるか．

問 2　閉塞性換気障害が運動に及ぼす影響を説明しなさい．

◤視点 1◢　閉塞性換気障害の原因とメカニズムについて考えてみよう．

◤視点 2◢　障害が呼吸運動と全身運動に及ぼす影響を考えてみよう．

問 3　拘束性換気障害が運動に及ぼす影響を説明しなさい．

◤視点 1◢　拘束性換気障害の原因とメカニズムについて考えてみよう．

◤視点 2◢　障害が呼吸運動と全身運動に及ぼす影響を考えてみよう．

13 章　肩複合体の運動／14 章　肩複合体の運動障害

問 1　投球動作における肩複合体の運動を説明しなさい．

◤視点 1◢　投球動作がどのような相からなるかを調べてみよう．

◤視点 2◢　各相において肩甲骨と肩甲上腕関節，さらには肩鎖関節，胸鎖関節でどのような運動が起こるかを考えてみよう．

▎視点3◢　各相において，筋がどのように作用するかを考えてみよう．

■ 問2　スポーツ場面における肩関節脱臼の典型的な原因と予防について説明しなさい．
▎視点1◢　スポーツ障害による肩関節脱臼にはどのようなタイプがあるかを調べてみよう．
▎視点2◢　脱臼の原因となる運動，動作を分析してみよう．
▎視点3◢　原因を考慮して，予防にはどのような点に注意したらよいかを考えてみよう．

■ 問3　腱板の機能と損傷について説明しなさい．
▎視点1◢　腱板の解剖と運動学についてまとめ，考えてみよう．
▎視点2◢　肩甲骨と肩甲上腕関節の関係と腱板の機能について考えてみよう．
▎視点3◢　腱板損傷を分類し，それぞれの原因となる運動を正常な運動と比較して考えてみよう．

15章　肘・前腕の運動／16章　肘・前腕の運動障害

■ 問1　食事動作のときの肘と前腕の運動機能について説明しなさい．
▎視点1◢　お皿の食べ物を箸またはスプーンでとって，口に入れるまでの動作を相に分けて分析してみよう．
▎視点2◢　各相での肘と前腕の運動を考えてみよう．
▎視点3◢　各相で筋がどのように作用するかを考えてみよう．

■ 問2　テニス肘（あるいはゴルフ肘）の原因となる運動と障害を説明しなさい．
▎視点1◢　テニス肘（あるいはゴルフ肘）の病態を調べ，理解しよう．
▎視点2◢　テニス肘（あるいはゴルフ肘）の原因となる運動と傷害のメカニズムについて考えてみよう．
▎視点3◢　傷害を受ける組織についてメカニズムをもとに考えてみよう．

■ 問3　前腕における神経絞扼症状と運動の関係について説明しなさい．
▎視点1◢　神経が筋の走行と関連して絞扼される部位について調べ，そのメカニズムについて考えてみよう．
▎視点2◢　筋が絞扼されるメカニズムの原因となる運動や作業について考えてみよう．
▎視点3◢　絞扼された神経による機能障害を解剖学や運動学をもとに考えてみよう．

17章　手根・手の運動／18章　手根・手の運動障害

- 問1　ボールペンで書字をするときの手の動作について説明しなさい．
  ▼視点1▲　通常の書字動作で，手がどのように使われているかを考えてみよう．
  ▼視点2▲　書字動作で手根，手の各関節がどのように運動しているかを考えてみよう．
  ▼視点3▲　書字動作で手根，手の筋がどのように作用しているかを考えてみよう．

- 問2　手や指に生じる変形をその原因や特徴とともに説明しなさい．
  ▼視点1▲　末梢神経損傷および循環障害などによる手の変形について，つぎのキーワードを用いて特徴を整理して，まとめてみよう．
  ［猿手，鷲手，下垂手，フォルクマン拘縮，重なり指］
  ▼視点2▲　指の変形の原因や特徴について，つぎのキーワードを用いて，まとめてみよう．
  ［手内在筋優位・劣位，槌指，ボタン穴変形，スワンネック変形，母指のZ変形］

19章　骨盤・股関節の運動／20章　骨盤・股関節の運動障害

- 問1　股関節の運動を制限する因子について説明しなさい．
  ▼視点1▲　腸骨大腿靱帯（上），腸骨大腿靱帯（下），恥骨大腿靱帯，坐骨大腿靱帯，大腿骨頭靱帯を含んだ骨盤全体の図を描き，各靱帯が緊張する股関節の運動を整理してみよう．
  ▼視点2▲　股関節の各運動方向とその運動を制限する筋について整理してみよう．

- 問2　下肢筋の短縮による異常立位姿勢について説明しなさい．
  ▼視点1▲　腸腰筋が短縮した場合に生じる異常立位姿勢について，足関節，膝関節，股関節，骨盤，腰椎，胸椎，頸椎に分けて，それぞれの部位における特徴を整理してみよう．
  ▼視点2▲　ハムストリングが短縮した場合に生じる異常立位姿勢について，足関節，膝関節，股関節，骨盤，腰椎，胸椎，頸椎に分けて，それぞれの部位における特徴を整理してみよう．

21章　膝関節の運動／22章　膝関節の運動障害

- 問1　膝関節複合体の各部位における機能解剖を説明しなさい．

『視点1』 前十字靱帯（ACL），後十字靱帯（PCL），内側半月，外側半月，内側側副靱帯（MCL），外側側副靱帯（LCL），半月膝蓋靱帯，半腱様筋，膝窩筋の位置関係を示す解剖図を描いてみよう．
『視点2』 膝関節複合体の位置関係とその機能について表にまとめてみよう．

- 問2　膝関節複合体の靱帯損傷と整形外科検査を説明しなさい．
『視点1』 前十字靱帯（ACL），後十字靱帯（PCL），内側側副靱帯（MCL），外側側副靱帯（LCL）にはどのような機能があるかをまとめてみよう．
『視点2』 前十字靱帯（ACL），後十字靱帯（PCL），内側側副靱帯（MCL），外側側副靱帯（LCL）の機能障害に対して用いられる整形外科徒手検査を調べ，その方法について表にまとめてみよう．

- 問3　変形性膝関節症に特徴的な立位姿勢と異常歩行について説明しなさい．
『視点1』 変形性膝関節症により生じる膝関節の静的アライメントと動的アライメントを説明してみよう．
『視点2』 変形性膝関節症による特徴的な立位姿勢を説明してみよう．
『視点3』 変形性膝関節症による特徴的な異常歩行を説明してみよう．

23章　下腿・足根・足部の運動／24章　下腿・足根・足部の運動障害

- 問1　足関節の外来筋の筋を機能別に説明しなさい．
『視点1』 上方からみた足部の解剖学的構造を図示し，運動学の観点で，足関節レベルにおける距骨下関節の回外を伴う足関節背屈に作用する筋の位置がわかるように図示してみよう．
『視点2』 上方からみた足部の解剖学的構造を図示し，運動学の観点で，足関節レベルにおける距骨下関節の回内を伴う足関節背屈に作用する筋の位置がわかるように図示してみよう．

- 問2　足部の変形と立位時の下肢アライメントを説明しなさい．
『視点1』 足のアーチの部位とその特徴について説明してみよう．
『視点2』 内反足，外反足，尖足，踵足など足部変形の特徴とそれに関連して考えられる立位時の下肢アライメントについて表にまとめてみよう．

25章　神経ダイナミクス

- 問1　正中神経を緊張させる上肢のポジションについて説明しなさい．
『視点1』 正中神経の走行を確認してみよう．
『視点2』 上肢神経ダイナミクス検査1と上肢神経ダイナミクス検査2の手技の特徴を説明してみよう．

- 問 2　坐骨神経を緊張させるポジションについて説明しなさい．
  - ▼視点 1▲　坐骨神経の走行を確認してみよう．
  - ▼視点 2▲　下肢伸展挙上（SLR），ラセーグテスト，ブラガード検査の操作の特徴を調べてみよう．

26 章　感覚と運動

- 問 1　3 種類の異なる運動学習について説明しなさい．
  - ▼視点 1▲　運動学習の 3 段階とは何か調べてみよう．
  - ▼視点 2▲　運動学習における誤差修正モデルとは何か調べてみよう．
  - ▼視点 3▲　運動学習における教師とはどのような意味であるかを調べてみよう．
  - ▼視点 4▲　強化学習モデル，教師あり学習モデル，教師なし学習モデルの違いを調べてみよう．

- 問 2　両松葉杖を用いた 1/3 部分荷重を学習させるときに，教師あり運動学習モデルによる方法を説明しなさい．
  - ▼視点 1▲　必要となる備品は何だろうか．
  - ▼視点 2▲　この運動学習に，年齢や性差による影響はあるだろうか．
  - ▼視点 3▲　何回くらい練習すれば，学習されるだろうか．

27 章　運動発達と姿勢反射

- 問 1　月例別の姿勢コントロールについて説明しなさい．
  - ▼視点 1▲　月例別の発達による運動の特徴をまとめてみよう．
  - ▼視点 2▲　能動的運動はどのように発達してくるのか調べてみよう．

- 問 2　原始反射，立ち直り反応，平衡反応の特徴と具体例について説明しなさい．
  - ▼視点 1▲　姿勢反射の特徴と検査により明らかとなることを調べてみよう．
  - ▼視点 2▲　原始反射の特徴と具体例を調べてみよう．
  - ▼視点 3▲　立ち直り反応の特徴と具体例を調べてみよう．
  - ▼視点 4▲　平衡反応の特徴と具体例を調べてみよう．

28 章　姿勢制御機構とその異常

- 問 1　立位における後方から前方への外乱負荷時の反応を説明しなさい．
  - ▼視点 1▲　立位で後方から前方へ胸椎レベルを軽く押すとどのような反応となるか調べてみよう．
  - ▼視点 2▲　立位で後方から前方へ胸椎レベルを中等度の強さで押すとどのような反応になるか調べてみよう．

■ 問2　立位における前方から後方への外乱負荷時の反応を説明しなさい．

▸視点1◂　立位で前方から後方へ肩甲帯を軽く引くとどのような反応となるか調べてみよう．

▸視点2◂　立位で前方から後方へ肩甲帯を中等度の強さで引くとどのような反応になるか調べてみよう．

■ 問3　立位における側方への外乱負荷時の反応を説明しなさい．

▸視点1◂　立位で右側方から左側方へ胸椎レベルを軽く押すとどのような反応となるか調べてみよう．

▸視点2◂　立位で右側方から左側方に胸椎レベルを中等度の強さで押すとどのような反応となるか調べてみよう．

29章　基本動作の種類と分析

■ 問1　右側臥位から端座位への起き上がり動作で，起き上がり方向である左上肢を外転することの優位性について説明しなさい．

▸視点1◂　右側臥位から端座位への起き上がり動作を前からみると，接地している骨盤に対してどの方向にモーメントが生じるだろうか．

▸視点2◂　両下肢をベッドの上から下ろして下垂させることの優位性について接地部位および回転モーメントからどのように説明できるだろうか．

■ 問2　背筋群，腹筋群，重力の3つの成分による体幹に働くモーメントについて，立ち上がる速度の観点で，説明しなさい．

▸視点1◂　素早く立ち上がるときに積極的に用いるモーメントの成分はどれだろうか．

▸視点2◂　ゆっくりと立ち上がるときに主に用いるモーメントの成分はどれだろうか．

30章　正常歩行と異常歩行

■ 問1　移動する正常歩行の様子を右側方から見た図を描き，歩行周期について説明しなさい．

▸視点1◂　立脚期および遊脚期はどのように分類されるか．

▸視点2◂　重心は，歩行周期のどの時期に高くなり，どの時期に低くなるだろうか．

■ 問2　分回し歩行が生じる原因を説明しなさい．

▸視点1◂　下垂足や尖足による脚長差に対し，どのような方略を用いてつまずかないように歩行しているだろうか．

『視点2』 一側下肢が長いときに，骨盤や体幹は正常歩行と比較して，どのように変化するだろうか．

31章　身体運動の分析法

- 問1　ハンドヘルドダイナモメータを用いて関節トルクを計測するときに，関節中心からの距離を測定する理由を説明しなさい．
  『視点1』 回転の力であるモーメントはどのようにして求められるか．
  『視点2』 ハンドヘルドダイナモメータを用いてできるだけ正確に測定するために，どのように工夫すればよいか．

- 問2　動作筋電図による筋活動量を正規化する方法について説明しなさい．
  『視点1』 最大収縮時に筋電図信号を計測する理由はなぜだろうか．
  『視点2』 筋電図積分値と発揮張力はどのようになっているか．

32章　体力良好と運動負荷

- 問1　運動強度の指標について説明しなさい．
  『視点1』 最大酸素摂取量や最大心拍数はどのように計測できるか．
  『視点2』 予測最大心拍数は年齢とどのような関係にあるか．
  『視点3』 有酸素運動から無酸素運動への変換をどのように判断すればよいだろうか．

- 問2　運動処方に必要となる要素について説明しなさい．
  『視点1』 運動の種目，強度，時間，頻度はどのように決めればよいだろうか．
  『視点2』 安全管理と中止基準はどのように指導すればよいだろうか．

参考文献

第1章
1) 中村隆一ほか：基礎運動学，第6版，医歯薬出版，2003
2) 奈良　勲ほか（編）：系統別・治療手技の展開，改訂第2版，協同医書出版社，2007
3) Greene DP, Roberts SN：キネシオロジー－日常生活活動の運動学，嶋田智明（監訳），医歯薬出版，2002
4) 奈良　勲（編）：理学療法のとらえかた　Clinical Reasoning．文光堂，2006
5) 奈良　勲，内山　靖（編）：図解　理学療法検査・測定ガイド．文光堂，2006
6) 細田多穂，中山彰一（編）：アドバンス版　図解理学療法技術ガイド，文光堂，2005
7) 藤縄　理：徒手的理学療法，三輪書店，2009

第2章
1) 中村隆一ほか：基礎運動学，第6版，医歯薬出版，2003
2) 細田多穂，柳澤　健（編）：理学療法ハンドブック，協同医書出版社，2000
3) 小菅敏夫：基礎からよくわかる物理IB，吉田　弘（監），旺文社，1997
4) 近角　聡ほか：物理IB，東京書籍，1990
5) 文英堂編集部：これでわかる物理Ⅰ，文英堂，2007

第3章
1) 矢部京之助ほか（編）：入門運動神経生理学，市村出版，2002
2) 鳥巣岳彦，国分正一：標準整形外科学，第9版，医学書院，2005
3) Leonard CT：ヒトの動きの神経科学，松村道一ほか（訳），市村出版，2003
4) 黒澤　尚：関節の構造と機能，リウマチ科 27［supple 1］：15-23, 2002
5) 吉岡利忠ほか（編）：筋力をデザインする，杏林書院，2003
6) 福永哲夫（編）：筋の科学事典，朝倉書店，2003
7) 上田　敏ほか（編）：リハビリテーション基礎医学，第2版，医学書院，1997
8) Neumann DA：Kinesiology of the Musculoskeletal System, Mosby, St. Louis, Missouri, 2002
9) 佐藤昭夫，佐伯由香（編）：人体の構造と機能，医歯薬出版，2002
10) Rolf W：目で見る動きの解剖学，金子公宥，松本迪子（訳），大修館書店，1990
11) 本郷利憲ほか（監）：標準生理学，第6版，医学書院，2005

第4章
1) 杉　晴夫（編）：人体機能生理学，改訂第4版，南江堂，2003
2) 貴邑冨久子，根来英雄：シンプル生理学，改訂第6版，南江堂，2008
3) 本郷利憲，廣重　力（監）：標準生理学，第5版，医学書院，2000
4) 中村隆一ほか：基礎運動学，第6版，医歯薬出版，2003

第5章
1) 森　於菟ほか：分担解剖学1－総説，骨学，靱帯学，筋学，第11版，金原出版，1985
2) 吉川文雄：人体解剖学，南山堂，1984
3) 高橋和人，野坂洋一郎（編）：口腔の解剖，南山堂，1990
4) Neumann DA：筋骨格系のキネシオロジー，嶋田智明，平田総一郎（監訳），医歯薬出版，2005

5) Okeson JP：TMD 原書第 5 版，矢谷博文，和嶋浩一（監訳），医歯薬出版，2006
6) 金子芳洋，千野直一（監）：摂食・嚥下リハビリテーション，医歯薬出版，1998
7) 藤島一郎（編著）：よくわかる嚥下障害，改訂第 2 版，永井書店，2005
8) 藤島一郎，柴本 勇（監）：動画でわかる摂食・嚥下リハビリテーション，中山書店，2004
9) 藤島一郎：目でみる嚥下障害，医歯薬出版，2006

第 6 章

1) 村上信五：顔面神経麻痺の診断と治療，日本耳鼻咽喉科学会会報 115（2）：118-121，2012
2) 栢森良二：顔面神経麻痺のリハビリテーション，医学のあゆみ 236（3）：221-222，2011
3) 日本顎関節学会学会症型分類と RDC/TMD 分類の検証委員会：「顎関節症の概念（2013 年）」「顎関節症と鑑別を要する疾患あるいは障害（2013 年）」「顎関節・咀嚼筋の疾患あるいは障害（2013 年）」および「顎関節症の病態分類（2013 年）」の公表にあたって，日本顎関節学会雑誌 25（2）：100-105，2013
4) 田崎義昭，斎藤佳雄：ベッドサイドの神経の診かた，第 16 版，南山堂，2004
5) Neumann DA：筋骨格系のキネシオロジー，嶋田智明，平田総一郎（監訳），医歯薬出版，2005
6) 竹井 仁：顎が痛くて開かない，考える理学療法－評価から治療手技の選択，文光堂，2004
7) Uritani D, et al.：Characteristics of upper quadrant posture in young women with temoporomandibular disorders. J Phys Ther Sci 26，2014
8) Visscher CM, et al.：Kinematics of the human mandible for different head postures. J Oral Rehabil 27（4）：299-305，2000
9) Yamada R, et al.：The effect of head posture on direction and stability of mandibular closing movement. J Oral Rehabil 26（6）：511-520，1999

第 7 章

1) Neumann DA：筋骨格系のキネシオロジー，嶋田智明，平田総一郎（監訳），医歯薬出版，2005
2) 坂井建雄，松村讓兒（監訳）：プロメテウス解剖学アトラス 解剖学総論/運動器系，医学書院，2007
3) 金子勝治，穐田真澄：日本人体解剖学 上巻，南山堂，2000
4) 藤田恒太郎：人体解剖学，南江堂，1980
5) 森 於菟ほか：解剖学 第 1 巻，金原出版，1982
6) Castaing J, Santini JJ：図解 関節・運動器の機能解剖 上肢・脊柱編，井原秀俊ほか（訳），協同医書出版社，1986
7) Ishii T, et al：Kinematics of the cervical spine in lateral bending：*in vivo* three-dimensional analysis. *Spine* **31**: 155-60, 2006
8) Ishii T, et al：Kinematics of the subaxial cervical spine in rotation *in vivo* three-dimensional analysis. *Spine* **29**: 2826-31, 2004
9) Ishii T, et al：Kinematics of the upper cervical spine in rotation：*in vivo* three-dimensional analysis. *Spine* **29**: E139-44, 2004
10) Bogduk N, Mercer S：Biomechanics of the cervical spine. I：Normal kinematics. *Clin Biomech* **15**: 633-648, 2000
11) Swartz EE, et al：Cervical Spine Functional Anatomy and the Biomechanics of Injury Due to Compressive Loading. *J Athl Train* **40**: 155-161, 2005
12) 竹井 仁：骨関節疾患に対する関節モビライゼーション．理学療法科学 **20**: 2005
13) 藤縄 理：関節モビライゼーション．系統別治療手技の展開，藤縄 理ほか（編），協同医書出版，1999

第9章

1) Matuoka H, et al：Radiographic assessment of sagittal spinal alignment to correlate standards classified by age and low back pain. *J Tokyo Med Univ* **62**: 64-71, 2004
2) King AI, et al：Mechanism of spinal injury due to caudocephalad acceleration. *Orthop Clin North Am* **6**: 19-31, 1975
3) Nachemson A：The load on lumbar disks in different positions of the body. *Clin Orthop* **45**: 107-122, 1966
4) Nachemson A, Evans J：Some mechanical properties of the third lumbar inter-laminar ligament（ligamentum flavum）．*J Biomech* **1**: 211-220, 1968
5) Panjabi M, et al：Spinal stability and intersegmental muscle forces a biomechanical model. *Spine* **14**: 194-199, 1989
6) White AA, Panjabi MM：Clinical Biomechanics of the Spine, 2nd ed, T.B Lippincott Company, Philadelphia, 1990
7) 中村隆一ほか：基礎運動学，第6版，医歯薬出版，2003
8) White AA, Panjabi MM：The basic kinematics of the human spine A review of past and current knowledge. *Spine* **3**: 12-20, 1978
9) Kapandji IA：カパンディ関節の生理学 III．体幹・脊柱，第1版，荻島秀男（監訳），医歯薬出版，1986
10) 津山直一（訳）：新・徒手筋力検査法，原著第7版，協同医書出版，2006
11) 博田節夫（編）：関節運動学的アプローチ AKA，医歯薬出版，1990
12) Neumann DA：筋骨格系のキネシオロジー原書第2版，嶋田智明，有馬慶美（監訳），医歯薬出版，2012

第10章

1) Bogduk N：Clinical Anatomy of the Lumbar Spine and Sacrum, 4th ed, Churchill Livingstone, 2005
2) Lee D：The Thorax：An Integrated Approach, 2nd ed, BC Canada, 2003
3) Liebenson C：Rehabilitation of the Spine：A Practitioner's Manual, 2nd ed, Lippincott Williams & Wilkins, 2007
4) McCulloch JA, Transfeldt EE：Macnab 腰痛，原著第3版，鈴木信治（監訳），医歯薬出版，2001
5) Neumann DA：筋骨格系のキネシオロジー，嶋田智明，平田総一郎（監訳），医歯薬出版，2005
6) Oatis CA：Kinesiology：The Mechanics & Pathomechanics of Human Movement, 2nd ed, Lippincott Williams & Wilkins, 2008
7) 金子丑之助：日本人体解剖学上巻，南山堂，2002
8) 金田清志（編）：新図説臨床整形外科講座 2．脊椎・脊髄，メジカルビュー社，1996
9) 嶋田智明ほか（編）：関節可動障害その評価と理学療法・作業療法，メディカルプレス，1998
10) 庄野泰弘：腰椎の機能解剖と生体力学的特性．脊椎脊髄 **17**: 534-542, 2004

第11章

1) 中村隆一ほか：基礎運動学，第6版，医歯薬出版，2003
2) Calais-Germain B：動きの解剖学 I，仲井光二（訳），科学新聞社，1995
3) Neumann DA：筋骨格系のキネシオロジー，嶋田智明，平田総一郎（監訳），医歯薬出版，2006
4) Frownfelter DL：Chest Physical Therapy and Pulmonary Rehabilitation, Year Book Medical Publishers：1978, 1987
5) 細田多穂：理学療法ハンドブック，協同医書出版社，2003
6) 佐藤昭夫：人体の構造と機能，医歯薬出版，2003
7) 有田 眞：生理学，廣川書店，1993
8) Vellody VP, et al：Effect of body position change on thoracoabdominal motion. *J Appl Physiol* **45**:

581-589, 1978
9）Clauss RH, et al：Effect of changing body position upon improved ventilation. *Circulation* 37：214-217, 1968
10）Castaing J, Santini JJ：図解　関節・運動器の機能解剖　上肢・脊柱編，井原秀俊ほか（訳），協同医書出版社，1986
11）砂原茂一：呼吸障害・循環障害・老人，医歯薬出版，1989
12）越智淳三：解剖学アトラス，文光堂，2002
13）足立和隆：よくわかる筋の機能解剖，メディカル・サイエンス・インターナショナル，2000
14）藤田恒夫：入門人体解剖学，南江堂，1993

第12章

1）吉田　聡（編）：JJNスペシャル No71，実践呼吸器ケア，医学書院，2002
2）Irwin S, Tecklin JS：Cardiopulmonary physical therapy, The C.V.Mosby Company, 1985
3）Frownfelter DL：Chest Physical Therapy and Pulmonary Rehabilitation, Year Book Medical Publishers, 1987
4）Thomson A, et al：Tidy's Physitherapy, 12th ed, Butterworth-Heinemann, 1991
5）Campbell EJM, et al：The Respiratory Muscle, mechanics and neural control, 2nd ed, Lloyd-Luke 1970
6）Rasch PJ：Kinesiology and Applied Anatomy, 7th ed, Lea & Febiger, 1989
7）Hillegass EA, Sadowsky HS：Essentials of Cardiopulmonary Physical Therapy, 2nd ed, W.B. Saunders Company, 2001
8）Burgess WR, Chernick V：Respiratory Therapy in Newborn Infants and Children, Thieme Inc., 1986
9）Payne RA, et al：Relaxation Techniqes, 2nd ed, Chuchill Livingstone, 2000
10）Levangie PK, Norkin CC：Joint Structure and Function, 3rd ed, F.A. Davis Company, 2001
11）Campbell SK：Pediatric neurologic Physical Therapy, 2nd ed, Churchill Livingstone, 1991
12）Rothstein JM, et al：The Rehabilitation Specialist's Handbook, 2nd ed, F.A. Davis Company, 1998
13）Panjabi MM, White AA：Biomechanics In The Musculoskeletal System. Churchill Livingstone, 2001

第13章

1）松本治之ほか：肩関節の機能と構築．関節外科 14（増刊）：5-12, 1995
2）山本龍二：図説肩関節 Clinic，メジカルビュー社，1996
3）越後隆弘ほか：最新整形外科学大系 13　肩関節・肩甲帯，中山書店，2006
4）信原克哉：肩－その機能と臨床，医学書院，1987
5）池田　均，信原克也：肩診療マニュアル，第2版，医歯薬出版，1993
6）Castaing J，Santini JJ：図解　関節・運動器の機能解剖　上肢・脊柱編，井原秀俊ほか（訳），協同医書出版社，1986
7）立花　孝：肩関節の拘縮に対する関節可動域訓練．PTジャーナル 26（10）：1992
8）高濱　照ほか：肩関節の機能解剖とバイオメカニクス．理学療法 23（12）：2006

第14章

1）皆川洋至，井樋栄二：腱板の構造とバイオメカニクス．別冊整形外科 36：2-6, 1999
2）筒井廣明，山口光國：投球障害肩　こう診てこう治せ，メジカルビュー社，pp.34-35, 2004
3）信原克哉：肩－その機能と臨床，医学書院，1998
4）衛藤正雄：キネシオロジー：正常と異常．*J Clin Rehabil* 4：11-15, 1995
5）衛藤正雄：肩関節周囲炎におこる scapulo-humeral rhythm の分析．日整会誌 65：693-707, 1991
6）羽座利昭：肩甲上腕関節の動態分析．日整会誌 62：1105-1119, 1988
7）Codman EA：The Shoulder. Thomas Todd Co, Boston, pp.32-64, 1934
8）Inman VT, et al：Observations on the fusion of the shoulder jpoint. *J Bone Joint Surg* 26：1-30, 1944
9）Freedman L, Munro R：Abduction of the arm in the scapular plane；Scapular and gleno-humeral

movement. *J Bone Joint Surg* **48**-A: 1503-1510, 1966
10) Poppen NK, Walter PS：Normal and abnormal motion of the shoulder. *J Bone Joint Surg* **58**-A: 195-201, 1976
11) Doody SG, Waterland JC：Shoulder movement during abduction in the scapular plane. *Arch Phy Med Rehab* **51**: 595-604, 1970
12) Kapandji IA：カパンディ関節の生理学Ⅲ，荻島秀男（監訳），医歯薬出版，1986
13) 今村直樹ほか：*MB Orthop* **15**: 13-19, 2002
14) 山本龍二ほか（編）：肩関節の外科，南江堂，p.175, 2000
15) Noyes FR, et al：Biomechanical analysis of human ligament grafts used in knee-ligament repairs and reconstructions. *J Bone Joint Surg* **66**-A: 344-352, 1984
16) Mow VC, et al：Material properties of the inferior gleno humeral articular cartilage. The shoulder：A balance of mobility and stability. American Academy of Orthopaedic Surgeons, 1993
17) 宇都宮初夫：関節拘縮改善のためのストレッチングの適否を考える．理学療法 **21**: 1474-1481, 2001
18) Gohlke F, et al：The pattern of the collagen fiber bundles of the capsule of the glenohumeral joint. *J Shoulder Elbow Surg* **3**: 111-128, 1994
19) 鶴見隆正ほか（編）：骨・関節系理学療法実践マニュアル，文光堂，p.20, 2006
20) 竹内孝仁ほか（編）：体表解剖と代償運動，医歯薬出版，2001
21) 高岡邦夫（編）：整形外科徒手検査法，メジカルビュー社，2003
22) Castaing J, Santini JJ：図解　関節・運動器の機能解剖　上肢・脊柱編，井原秀俊ほか（訳），協同医書出版社，1986
23) 山嵜　勉（編）：整形外科理学療法の理論と技術，メジカルビュー社，p.208, 2005
24) 岡西哲夫（編）：骨・関節系理学療法クイックリファレンス，p.174, 文光堂，2006
25) Shankman GA：整形外科的理学療法－基礎と実践－，鈴木　勝（訳），医歯薬出版，2008

第15章
1) 中村隆一ほか：基礎運動学，第6版，医歯薬出版，2003
2) 森　於菟ほか：分担解剖学（第1巻），改訂第11版，金原出版，1982
3) 坂井建雄，松村讓兒（監訳）：プロメテウス解剖学アトラス（解剖学総論/運動器系），医学書院，2007
4) Neumann DA：筋骨格系のキネシオロジー，嶋田智明，平田総一郎（監訳），医歯薬出版，2005

第16章
1) 野島元雄（監訳）：図解　四肢と脊柱の診かた，医歯薬出版，1984
2) Schiowitz S：Osteopathic Approach to Diagnisis and Treatment, 2nd ed, Lippincott-Raven, 1997
3) 中村隆一ほか：基礎運動学，第6版，医歯薬出版，2003
4) Saidoff DC, McDonough AL：理学療法のクリティカルパス上巻　上肢・脊柱，赤坂清和，藤縄　理（監訳），エルゼビア・ジャパン，2004
5) 富　雅男（訳）：四肢関節のマニュアルモビリゼーション，医歯薬出版，1992

第17章
1) 石井清一（編）：図説　手の臨床，メジカルビュー社，1998
2) 津山直一，田島達也（訳）：ハンター　新しい手の外科，協同医書出版社，1994
3) 中村隆一ほか：基礎運動学，第6版，医歯薬出版，2003
4) 室田景久：手の機能解剖学．リハ医学 **29**: 257-261, 1992
5) 博田節夫：関節運動学的アプローチ AKA，医歯薬出版，2003
6) 上羽康夫：手－その機能と解剖　改訂5版，金芳堂，2010

第 18 章

1) Ryu JY, et al：Functional ranges of motion of the wrist joint. *J Hand Surg Am* **16**: 409-419, 1991
2) 佐浦隆一, 伊藤智永子：上肢障害のメカニズムと ADL. *J Clin Rehabil* **15**: 406-412, 2006
3) Hume NC, et al.：Functional range of motion of the joints of the hand, *J Hand Surg Am* **15**: 240-243, 1990
4) Kistler U, et al.：Long-term results of silicone wrist arthroplasty in patients with rheumatoid arthritis, *J Hand Surg Am* **30**: 1282-1287, 2005

第 19 章

1) Neumann DA：筋骨格系のキネシオロジー，嶋田智明，平田総一郎（監訳），医歯薬出版，2005
2) 中村隆一ほか：基礎運動学，第 6 版，医歯薬出版，2003
3) 寺山和雄ほか（編）：股関節の痛み，南江堂，1998
4) 鳥巣岳彦ほか（編）：標準整形外科学，第 9 版，医学書院，2005
5) 石井良章ほか：股関節の外科，医学書院，1998
6) 金田清志ほか（編）：新図説臨床整形外科講座 4　胸腰椎，腰椎・仙椎，骨盤，メジカルビュー社，1995
7) 金井　章ほか：SLR 運動時の股関節接触面応力の検討．日本臨床バイオメカニクス学会誌 **21**: 83-86, 2000
8) 元田英一ほか：股関節．*J Clin Rehabil* **14**: 762-768, 2005
9) Vleeming A, et al：Movement, Stability & Lumbopelvic Pain, 2nd ed, Churchill Livingstone, London, 2007

第 20 章

1) 伊藤鉄夫（編）：股関節外科学，改訂 3 版，金芳堂，1987
2) Magee DJ：運動器リハビリテーションの機能評価 II, 陶山哲夫ほか（監訳），エルゼビア・ジャパン，2006
3) 齋藤　進ほか：前股関節症の病態と治療－先天性股脱起因例の検討．関節外科 **9**: 447-457, 1990
4) 対馬栄輝：トレンデレンブルク徴候．PT ジャーナル 39: 887, 2005

第 23 章

1) Oatis CA：オーチスのキネシオロジー身体運動の力学と病態力学原書第 2 版，山﨑　敦ほか（訳），ラウンドフット，pp.822-849，2012
2) Hall CM, et al：THERAPUTIC EXERCISE, Moving Toward Function, Lippincott Williams & Wilkins, 1999
3) Thompson CW, Floyd RT：身体運動の機能解剖，中村千秋（訳），医道の日本社，1997
4) Castaing J Santini JJ：図解　関節・運動器の機能解剖，井原秀俊ほか（訳），協同医書出版社，1986
5) Cailliet R：運動器の機能解剖，萩島秀男（訳），医歯薬出版，2000
6) Michaud TC：臨床足装具学（生体工学的アプローチ），加倉井周一（訳），医歯薬出版，2005
7) Neumann DA：筋骨格系のキネシオロジー原書第 2 版，嶋田智明，有馬慶美（監訳），医歯薬出版，2012
8) Kapandji IA：カパンディ関節の生理学 II，下肢，原著第 5 版，荻島秀男（監訳），医歯薬出版，1986
9) Calais-Germain B：動きの解剖学 I，仲井光二（訳），科学新聞社，1995
10) 小出清一：スポーツ外傷・障害 Q&A．南江堂，1995
11) 山嵜　勉（編）：整形外科理学療法の理論と実際，pp.36-61，メジカルビュー社，1997
12) 小杉真一ほか：足関節・足．*Clinical Reha* **15**: 264-271, 2006

13) 山口光国ほか：足関節・足部．PTジャーナル **24**: 615-622, 1990
14) 中山彰一ほか：足関節・足部傷害の病態生理と理学療法．PTジャーナル **24**: 747-753, 1990
15) 野村 嶬（編）：標準理学療法学・作業療法学 専門基礎分野 解剖学．医学書院，2001
16) Michael O, et al：フットファンクション．入谷 誠（訳），ダイナゲイト，1996
17) Perry JF, et al：臨床運動学ワークブック．辻下守弘ほか（訳），医学書院，2005
18) Hollinshead WH, et al：四肢・脊柱の機能解剖．木村信子（訳），協同医書出版社，1984
19) 加辺憲人：足趾の機能．理学療法科学 **18**: 41-48, 2003
20) 橋本雅至ほか：足部からみた身体運動の制御．理学療法科学 **16**: 123-128, 2001
21) Netter FH：ネッター解剖学アトラス，原著第4版．相磯貞和（訳），南江堂，2007
22) 星野一正：臨床に役立つ生体の観察，第2版．医歯薬出版，1987
23) Hoppenfeld S：図解 四肢と脊柱の診かた．野島元雄（監訳），医歯薬出版，1984
24) 中村隆一ほか：基礎運動学，第6版．医歯薬出版，2003
25) 内山栄一ほか：解剖からアプローチするからだの機能と運動療法 下肢・骨盤．メジカルビュー社，pp.4-32，2014

第24章

1) 中村隆一ほか：基礎運動学，第6版．医歯薬出版，2003
2) Hoppenfeld S：図解四肢と脊椎の診かた．首藤 貴（訳），医歯薬出版，1984
3) 那須亨二：足関節外側靱帯損傷．図説整形外科診断治療講座19，メジカルビュー社，pp.44-55，1991
4) 福林 徹（編）：実践スポーツクリニック スポーツ外傷・障害とリハビリテーション．文光堂，1994
5) 居村茂幸（編）：系統理学療法学 筋骨格障害系理学療法学．医歯薬出版，2006
6) Neumann DA：筋骨格系のキネシオロジー．嶋田智明，平田総一郎（監訳），医歯薬出版，2005
7) Gross J, et al：筋骨格系検査法，原著第2版．石川 斉，嶋田智明（監訳），医歯薬出版，2005
8) 浦辺幸夫：PTマニュアル スポーツ理学療法．医歯薬出版，2005
9) 井口 傑：足のクリニック－教科書に書けなかった診療のコツ．南江堂，2004
10) Baker CL, Jr（編著）：ヒューストンクリニック－スポーツ現場の医療マニュアル．桜庭景植（訳），医学書院 NYW，1999
11) Saidoff DC, McDonough AL：理学療法のクリティカルパス－症例から学ぶグローバルスタンダード下巻 下肢．赤坂清和，藤縄 理（監訳），エルゼビア・ジャパン，2005
12) 伊丹康人，西尾篤人（編）：先天性内反足．整形外科MOOK17，金原出版，1981
13) Magee DJ：運動器疾患の評価．岩倉博光，栢森良二（監訳），医歯薬出版，1990
14) 山嵜 勉（編）：整形外科理学療法の理論と技術．メジカルビュー社，1997
15) 寺山和雄，片岡 治（監）：下腿と足の痛み．南江堂，1996
16) 松崎昭夫ほか（編）：新図説臨床整形外科講座9 下腿・足．メジカルビュー社，1994
17) Seibel MO：Foot Function．入谷 真（訳），ダイナゲイト，1996
18) 本田貴英，山中正紀：足関節捻挫の理学療法のための検査・測定のポイントとその実際．理学療法 **21**（増大特集）：164-169，2004
19) 佐藤謙次ほか：アキレス腱断裂の理学療法のための検査・測定のポイントとその実際．理学療法 **21**（増大特集）：170-174，2004
20) 松田孝幸ほか：足関節・足部捻挫の理学療法．理学療法 **23**: 1036-1048, 2006
21) 青木隆明（監）：理学療法のための機能解剖学的触診技術 下肢・体幹．メジカルビュー社，2006
22) 臨床スポーツ医学編集委員会（編）：スポーツ外傷・障害の理学診断・理学療法ガイド．文光堂，2003
23) 整形外科リハビリテーション学会（編）：関節機能解剖学に基づく整形外科運動療法ナビゲーション－下肢，第2版．メジカルビュー，2014

24）神野哲也（監）：ビジュアル実践リハ　整形外科リハビリテーション，羊土社，2012
25）福井　勉，小柳磨毅（編）：理学療法MOOK9　スポーツ障害の理学療法，第2版，三輪書店，2009
26）陶山哲夫（監）：スポーツ理学療法学　競技動作と治療アプローチ，メジカルビュー社，2014

第25章

1) Butler DS：バトラー・神経系モビライゼーション，伊藤直栄（監訳），協同医書出版社，2000
2) Butler DS：The Sensitive Nervous System, Orthopedic Physical Therapy & Rehabilitation, 2000
3) Smith CG：Changes in lenghthand posture of the segments of the spinal cord with changes in posture in the monkey. *Radiology* 66: 259-265, 1956
4) McLellan DL, Swash M：Longitudinal sliding of the median nerve during movements of the upper limb. *J Neuro Neurosur Psychiatry* 39: 566-570, 1976
5) Wilgis EFS, Murphy R：The significance of longitudinal excursion in peripheral nerves. *Hand Clin* 2: 761-766, 1986
6) Elvey R：Brachial plexus tension tests and the pathoanatomical origin of arm pain. In：Aspects of Manipulative Therapy, Idczak R（ed）, Lincoln Institute of Health Science, Melbourne, pp.105-110, 1979
7) Kenneally M, et al：The upper limb tension test：the SLR test of the arm. In：Physical therapy of the cervical and thoracic spine. Clinics in physical therapy 17, GrantR（ed）, Churchill Livingstone, New York, pp.167-194, 1988
8) Shacklock M：Clinical Neurodynamics, Elsevier, Edinburgh, 2005
9) 赤坂清和：ニューロパチーと神経過敏による腰痛に対する徒手的理学療法とクリニカルリーズニング．理学療法−臨床・研究・教育 13: 7-14, 2006

第26章

1) 森岡　周：リハビリテーションのための脳・神経科学入門，協同医書出版社，2005
2) 八木文雄：神経心理学−認知・行為の神経機構とその障害，日本放送出版協会，2006
3) Posner M：脳を観る−認知神経科学が明かす心の謎，養老孟司ほか（訳），日経サイエンス社，1997
4) Arbib MA：ニューラルネットと脳理論，第2版，金子隆芳（訳），サイエンス社，1994
5) 宮本省三ほか（選）：セラピストのための基礎研究論文集1．運動制御と運動学習，協同医書出版社，1997
6) Schmidt RA：運動学習とパフォーマンス，調枝孝治（監訳），大修館書店，1994
7) 西平賀昭ほか（編）：運動と高次神経機能−運動の脳内機構を探検する−，杏林書院，2005
8) 内藤栄一：ヒトの身体像の脳内表現と身体運動制御との関係．現代思想 34: 163-173, 2006
9) 森岡　周：脳を学ぶ−「ひと」がわかる生物学−，協同医書出版社，2007
10) 植松光俊ほか（編）：シンプル理学療法学シリーズ　中枢神経障害理学療法学テキスト，南江堂，2008
11) Leonard CT：ヒトの動きの神経科学，松村道一ほか（訳），市村出版，2002

第27章

1) Magnus R：Some resulta of studies in the Physiology of Posture. *Lancet* 11: 531-536, 1926
2) Milani-Comparetti A, Gidoni EA：Routine developmental examination in normal and retarded children. *Dev Med Child Neurol* 9: 631-638, 1967
3) 中島雅之輔：発達からみた乳児脳性運動障害の治療−Vojta法の応用−，新興医学出版，pp.12-57, 1978
4) Fiorention MR：脳性麻痺の反射検査−早期診断と治療の手がかり−，医歯薬出版，1994
5) Barnes MR, et al：運動発達と反射−反射検査の手技と評価−，医歯薬出版，pp.60-62, 1998
6) 城戸正昭：Milani-Comparettiの運動発達評価表．理学療法と作業療法 11: 161-169, 1977
7) Gunsolus P, et al：Equilibrium Reaction in the Feet of Children with Spastic Cerebral Palsy and of

Noermal Children. *Dev Med Child Neurol* **17**: 580-591, 1975
8) Hellbrugge T：ボイタの構想による神経運動学的診断法－乳児脳性運動障害の早期診断のために－第2版，医歯薬出版，1982
9) 渡辺　隆：脳性麻痺のVojtaによる評価．理学療法と作業療法 **11**: 189-195, 1977

第28章

1) 中村隆一ほか：基礎運動学，第6版，医歯薬出版，2003
2) 中村隆一（編）：中枢神経疾患の理学療法－姿勢・運動異常とその治療－，医歯薬出版，1977
3) Monnier M：Functions of the nervous system. Vol.2, Motor and psychomotor functions, Elsevier, Amsterdam, 1970
4) 津山直一（監）：脳性麻痺研究〔Ⅰ〕，協同医書出版社，1977
5) Shumway-Cook A, Woolacott MH：Motor control. Theory and practical applications, 2nd ed, Lippicott Williams & Wilkins, Baltimore, 2001
6) Magnus O：Rudolf Magnus. Physiologist and pharmacologist, Kluwer, Amsterdam, 2002
7) Horak FB, Shumway-Cook：Clinical implications of posture control research. In: "Balance" Proceeding of the 1989 APTA Forum, Duncun P(ed), APTA, 1990
8) Brooks VB：The neural basis of motor control, Oxford University Press, New York, 1986
9) Lord SR, et al：Falls in older people, Cambridge University Press, Cambridge, 2001
10) Critchley M, Critchley EA：John Huglings Jackson. Father of English Neurology, Oxford University Press, Oxford, 1998
11) Sherrington CS：The Integrative action of the nervous system, 2nd ed, Yale University Press, 1947
12) Weisz S：Studies in equilibrium reaction. *J Nerv Ment Dis* **88**: 150-162, 1938
13) Magnus R：Some results of studies in the physiology of posture. Part I. *Lancet* **211**: 531-535, 1926
14) Magnus R：Some results of studies in the physiology of posture. Part II. *Lancet* **211**: 585-588, 1926
15) Twitchell TE：Attitudinal reflexes. *Amer Phys Ther Ass* **45**: 411-418, 1965
16) Woolacott MH, Tang P：Balance control during walking in the older adult：research and its implications. *Phys Ther* **77**: 646-660, 1997

第29章

1) 中村隆一ほか：基礎運動学，第6版，医歯薬出版，2003
2) 黒川幸雄ほか（編）：理学療法MOOK6 運動分析，三輪書店，2000
3) 日本義肢装具学会（編）：まんがバイオメカニクス1，南江堂，2001
4) 對馬　均：起き上がり動作のメカニズム．理学療法 **20**: 1017-1027, 2003
5) 星　文彦，武田涼子：起き上がり動作のメカニズム．理学療法 **20**: 1028-1036, 2003
6) Neumann DA：筋骨格系のキネシオロジー，嶋田智明，平田総一郎（監訳），医歯薬出版，2002

第30章

1) Perry J：Gait analysis. Normal and pathological function, SLAC Inc., New Jersey, 1992
2) Rose J, Gamble JG：Human walking, 2nd ed, Williams & Wilkins, Maryland, 1994
3) Levangie P, Norkin CC：Joint structure and function. Comprehensive analysis, 3rd ed, F.A. Davis, Philadelphia, 2001
4) Kerrigan DC, et al：Gender differences in joint biomechanics during walking. *Am J Phys Med* **77**: 2-7, 1998

第31章

1) Neumann DA：Kinesiology of the Musculoskeletal System. Foundation for Physical Rehabilitation, Mosby, St. Louis, 2002
2) Smith LK, et al：Brunnstrom's Clinical Kinesiology, 5th ed, F.A. Davis, Philadelphia, 1996

3) Hamill J, Knutzen KM：Biomechanical Basis of Human Movement, 2nd ed, Lippincott Williams & Wilkins, Philadelphia, 2003
4) Rothwell J：Control of Human Voluntary Movement, 2nd ed, Chapman & Hall, London, 1994
5) Winter DA：Biomechanics and Motor Control of Human Movement, 2nd ed, Wiley-Interscience Publication, New York, 1990
6) 中村隆一ほか：基礎運動学，第6版，医歯薬出版，2003

第32章

1) 佐藤祐造（編）：高齢者運動処方ガイドライン，南江堂，2002
2) 藤原勝夫，外山　寛：改訂身体活動と体力トレーニング，日本出版サービス，2000
3) 室　増男：運動科学，理工学社，1999
4) 宮村実晴（編）：新運動生理学（上・下），真興交易，2001
5) American college of sports medicine：ACSM's guidelines for exercise testing and prescription. 7th ed, Lippincott Williams & Wilkins, 2006
6) Noble BJ, et al：A category-ratio perceived exertion scale：relationship to blood and muscle lactates and heart rate. *Med Sci Sports Exerc* **15**: 523-528, 1983
7) 運動所要量・運動指針の策定検討会：健康づくりのための運動基準2006 − 身体活動・運動・体力 − 報告書，2006
8) 池上晴夫：運動生理学，朝倉書店，1988

第33章

1) Neumann DA：Kinesiology of the musculoskeletal system. Mosby, St. Louis, Missouri, pp.91-132, 2002
2) 中山　孝：Maitlandの治療体系．系統別・治療手技の展開，第2版，奈良　勲ほか（編），協同医書出版社，2007
3) 中山　孝，額谷一夫：肩関節周囲炎（いわゆる五十肩）に対する徒手的運動療法．理学療法ジャーナル **38**: 21-29, 2004
4) Saidoff DC, McDonough AL：Critical Pathway in Therapeutic Intervention. Extremities and Spine. Mosby, St. Louis, Missouri, pp.134-144, 2002
5) Jones MA, Rivett DA：Clinical Reasoning for Manual Therapists, Butterworth Heinemann, Sydney, pp.3-24, 2004

索　引

和文索引

あ

アウターマッスル　169
アキレス腱断裂　291, 295
　——の3大徴候　295
アクチンフィラメント　31
足のアーチ　274
アセチルコリン　32
アダムスの閉回路理論　318
圧センサー　376
圧中心　338, 347
圧痛　397
圧迫　9
アデノシン三リン酸　33, 54
アデノシン二リン酸　54
アポクリン汗腺　53
アライメント　107
鞍関節　30
安静呼息　144
安静時代謝量　384
安定化機構　181
安定化作用　168
安定筋　39
安定性　334
安定性限界　338

い

異常歩行　366
位置　3
一次運動野　312
一次体性感覚野　312
1回換気量　46
1回拍出量　50
インスリン　52
陰性徴候　335
インターバルトレーニング　58
咽頭期　70
咽頭収縮筋群　71
インナーマッスル　169
インピンジメント症候群　174
インピンジメントテスト　187

う

ウェルニッケ-マン姿勢　368
烏口上腕靱帯　162
羽状筋　33, 34
内がえし　276
うなずき運動　233
運動　3, 6, 44
運動イメージ　321
運動学　1
運動学習　317
運動学的知識　396
運動強度　388
運動時代謝量　385
運動処方　386
運動神経　41
運動前野　315
運動戦略　344
運動耐容能　47
運動単位　380
運動痛　397
運動の第1法則　20
運動の第2法則　20
運動の法則　20
運動発達　323
運動発達評価表　326
運動分析　7
運搬角　203

え

エアロビックトレーニング　58
エクササイズ　385
エクリン汗腺　53
エネルギー　2
エネルギー基質　57
エネルギー代謝率　384, 385
遠位指節間関節　208
円蓋　142
円回内筋　195
嚥下　69
嚥下運動不全型　77
嚥下期　69
嚥下障害　75
嚥下性無呼吸　73
嚥下造影検査　82

嚥下内視鏡検査　82
遠心性コピー情報　320
遠心性収縮　36, 379
遠心性神経　41
エンドフィール　176
円背　242

お

横隔膜　138
黄色靱帯　89, 117, 126, 128
凹足　289, 294
横足根関節　271
横突間筋　122
横突間靱帯　117
横突起　109
横突棘筋　132
横突孔　87
凹凸の法則　9
大きさ（力の）　12
起き上がり　352
起き上がり運動　233
オーバーテスト　245
重さ　20

か

下位運動ニューロン障害　76
外果　268
外眼筋　61
外後頭隆起　108
外呼吸　45
外在筋　212
外傷　3
回旋筋　122
回旋腱板　398
階層性　335
外側環軸関節　86, 93
外側広筋　256
外側コンパートメント　249
外側側副靱帯　189, 251, 270
外側側副靱帯損傷　260
外側縦アーチ　274
外側半月　252
外側翼突筋　66
介達外力　174
開張足　289

索引

改訂水飲みテスト　81
回転　339
回転運動　22, 371
外転神経麻痺　75
解糖過程　56
解糖系エネルギー　56
回内筋症候群　201
回内筋トンネル　201
外反アライメント　260
外反股　240
外反膝　264
外反足　287, 293
外反肘　190, 203
外反捻挫　292
外反母指　289, 294
外腹斜筋　121
開放運動連鎖　7
解剖学　1
解剖学的肢位　163
解剖学的死腔　154
解剖学的断面積　37
解剖学的立位肢位　4
解放現象　335
外乱　337
外肋間筋　144
カウンターウエイト　340
カウンターフォース　403
下顎窩　60
化学受容器　155
下顎頭　60
過可動性　260
下関節上腕靱帯　162, 174
核　31
顎関節　30, 60, 62
顎関節症　75
顎機能障害　75
学習　316
角度　3
顎二腹筋　67
下脛腓関節　269
下降期型誤嚥　77
重なり指　223
下肢荷重連鎖　265
下肢伸展挙上　239, 309
顆状関節　30
下垂手　221
下垂足　288, 290
ガス交換能　47
仮性短縮　245
仮説検証　395
鷲足　257

加速度　3, 19
課題　3
下腿骨間膜　268
下腿コンパートメント　281
下腿捻転　268
肩関節周囲炎　172, 396
肩関節脱臼　174
肩関節複合体　158
滑液　28
滑液包　29
滑車神経麻痺　75
活動電位　32, 42
滑膜　28
滑膜性腱鞘　215
可動関節　26
下橈尺関節　190
下部胸式呼吸　154
下部頸椎　84, 87, 102
下方への下肢のパラシュート反応　330
カーボ・ローディング　52
構え　3, 24
カルシウムイオン　33
カルボーネンの式　386
カルボーネン法　50
ガレアッチ骨折　198
感覚　313
感覚神経　41
換気　46
換気閾値　47, 385
換気機能　47
眼筋麻痺　79
寛骨　226
寛骨臼　228
観察　397
環軸関節　90, 101
緩衝作用　138
慣性の法則　20
関節運動　371
関節運動学　8
関節円板　28, 60
関節可動域　10
関節固有受容器　29
関節上腕靱帯　162, 183
関節唇　28, 181
関節突起　125
関節トルク　38
関節軟骨　27
関節の遊び　10, 400
関節半月　28, 252
関節副運動　10
関節包　28

関節包内副運動　398
関節モビライゼーション　11
関節モーメント　348, 363, 375
環椎　84
環椎横靱帯　86, 103
環椎後頭関節　84, 90, 92, 101
鑑別検査　399
顔面筋群　70
顔面神経麻痺　74
関連痛　399

奇異運動　156
機械的軸　8
幾何学　1
気管支喘息　147
基礎代謝量　384
拮抗筋　39
拮抗抑制　43
基底面　326
機能異常　3
機能障害　3
機能の脚長差　260
機能の残気量　151
機能の肢位　163, 184
機能の踵足　293
基本的立位肢位　3
基本動作　7, 346
逆コーレス骨折　198
キャリパー運動　142
臼蓋上腕リズム　173
球関節　30
臼状関節　30
求心性収縮　36, 379
求心性神経　41
吸息中枢　48
臼磨相　69
強化学習モデル　321
胸郭　137
胸郭出口症候群　104
胸棘筋　122
胸腔　138
胸骨　138
胸骨体　139
胸骨柄　139
胸骨柄体軟骨結合　140
胸骨柄体部結合　26
胸最長筋　122
胸鎖関節　30, 160
胸鎖乳突筋　103, 109

和文索引 *429*

教師あり学習モデル　322
教師なし学習モデル　322
強制吸息　144
協調的関係　395
胸椎　111, 138
胸椎の可動域　118
胸椎の関節運動　120
共同筋　39
胸半棘筋　122
胸腰筋膜　130
胸肋関節　140
棘間筋　122
棘間靭帯　89, 117, 128
棘上靭帯　117, 126, 128
局所的障害　396
棘突起　88, 108
距骨下関節　271
距踵舟関節　272
距腿関節　30, 270
近位指節間関節　208
近位橈尺関節　30
筋原線維　31
筋収縮　371
筋周膜　31
筋小胞体　31, 32
筋上膜　31
筋節　31
筋線維　31
緊張性迷路反射　328
筋電図　38, 379
筋内膜　31

クエン酸回路　57
屈曲弛緩現象　232
屈曲反射　43
屈筋支帯　215
グリコーゲン　56
グリコーゲン・ローディング　52
クリック　79
クリニカルリーズニング　395
グルカゴン　52
グルコース　56
クローズドロック　79
グローバル筋群　129

傾斜反応　326, 331, 336
脛舟部　270

脛踵部　270
痙性片麻痺歩行　368
頸体角　228, 240
頸長筋　107
ケイデンス　359
頸動脈小体　49
脛腓関節　269
脛腓靭帯結合　269
脛腓連結　269
鶏歩　288
結節間溝　186
血中乳酸蓄積開始点　385
肩甲胸郭運動リズム　180
肩甲胸郭関節　159
肩甲挙筋　104, 109
肩甲上腕関節　30, 158
肩甲上腕リズム　164, 398
健康・体力つくり運動　383
肩鎖関節　160
原始反射　325, 337
腱鞘　215
腱鞘炎　220
剣状突起　139
腱中心　139
腱板　159
腱板疎部　184
腱板疎部損傷　175
腱板損傷　175
腱板断裂　175
肩峰下滑液包　184

行為　3, 7
後外側回旋不安定性　261
岬角　128
光学的計測方法　371
交感神経　41
後距腓靭帯　270
咬筋　65
口腔期　70
後脛距部　270
後骨間神経症候群　202
交差性伸展反射　43
後十字靭帯　252
後十字靭帯損傷　261
後縦靭帯　89, 116, 127
抗重力筋　2
鉤状関節　93
鉤状突起　87
項靭帯　89

後仙腸靭帯　227
鉤椎関節　90, 91, 93
後頭下筋群　104
咬頭嵌合位　63
喉頭挙上期型誤嚥　77
行動体力　384
後内側回旋不安定性　261
興奮収縮連関　33
後方パラシュート反応　331
後方立位平衡反応　331
後彎　111, 151
誤嚥性肺炎　77
股関節　30, 228, 233
股関節合力　238
股関節戦略　344
股関節の骨梁　230
呼気ガス分析装置　381
呼吸　44, 100
呼吸筋疲労所見　156
呼吸困難感　157
呼吸循環分析装置　381
呼吸商　57
呼吸性アシドーシス　54
呼吸性アルカローシス　54
呼吸中枢　48
呼吸調節中枢　48
呼吸不全　47
呼吸補助筋群　155
呼吸予備力　151
呼息中枢　48
骨運動学　8
骨間距踵靭帯　271
骨間筋　212
骨間仙腸靭帯　227
骨幹部骨折　198
骨間膜　190
骨盤　226
骨盤環　226
固定筋　39
ゴルフ肘　199
コーレス骨折　198
転がり　9
転がり-滑り運動　242
混合型誤嚥　77
コンパートメント症候群　222, 286, 293
コンプライアンス　147

最終域感　176, 197, 247
サイズの原理　38

再生スキーマ 318
最大下負荷法 388
最大吸息位 140
最大呼息位 140
最大酸素摂取量 46, 382, 385
最大心拍数 49
最大負荷法 387
再認スキーマ 318
細胞体 40
サーキットトレーニング 58
坐骨 226
坐骨大腿靱帯 229
サードポジション 164
作用 15
作用点 12, 16
サルカスサイン 187
サルコペニア 52
サルコメア 31
猿手 221
酸化 45
三角靱帯 270
参考月齢 323
三叉神経麻痺 75
3次元解析 373
酸素化物 155
酸素摂取量 46
サンプリング周波数 374

視覚性立ち直り反応 329
視覚的アナログ尺度 390
軸回旋 8, 9
軸索 40, 299
軸椎 84
自己管理法 395
自己調節機能 48
自己調節モデル 319
仕事 3, 21
仕事率 21
支持基底面 23, 338, 347
支持反応 328
矢状-水平軸 7
矢状面 6
視診 349
支靱帯テスト 219
システム理論 334, 337
姿勢 3, 368
姿勢制御 334
姿勢反射 324, 336
姿勢分析 22

姿勢保持 323
指節間関節 209, 211, 273
持続性吸息中枢 48
シーソー呼吸 148
シーソー反応 326
膝蓋高位 263
膝蓋大腿関節 250
膝蓋低位 263
膝窩筋 253
膝関節複合体 249
膝伸展不全 264
疾病 3
質量 20
質量中心 338
至適弾性力 149, 155
至適長 35
支点 16
自動運動 397
歯突起 84
シナプス 40
シナプス小頭 40
シナプス小胞 40
示標 374
締まりの肢位 9
斜角筋 104
尺側偏位 218
斜軸 234, 278
車軸関節 30
尺骨神経管症候群 221
尺骨神経障害 221
尺骨神経麻痺 201
舟状月状骨靱帯損傷 218
銃床様変形 203
重心 338, 346, 365
重心運動 371
自由神経終末 29
重心線 129, 133, 326, 346
重心変動軌跡 366
終板 32
終末伸展回旋 255
重量 20
重力 1
手外筋 212
手関節の掌側亜脱臼 218
手根管 205
手根間関節 30
手根管症候群 221
手根中央関節 205
手根中手関節 30, 207
手根不安定症 218
樹状突起 40

手掌把握反射 328
主動筋 39
手内筋 211
シュミットのスキーマ理論 318
ジュール 21
シュワン細胞 40
循環 100
瞬間回転中心 118, 127
準備期 70
上位運動ニューロン障害 76
上位中枢制御 324
上関節上腕靱帯 162
掌屈 208
上脛腓関節 269
小指球筋 211
上肢神経ダイナミクス検査1 302
上肢神経ダイナミクス検査2―正中神経 302
上肢神経ダイナミクス検査2―橈骨神経 305
上肢神経ダイナミクス検査3 304
硝子軟骨 27
踵舟靱帯 272
踵足 289, 293
上橈尺関節 189, 190
小児喘息 157
上半身重心 136
踵腓靱帯 270, 291
上部胸式呼吸 154
上部頸椎 84
踵立方関節 272
踵立方靱帯 272
上腕筋 193
上腕三頭筋 193
上腕二頭筋 193
上腕二頭筋長頭腱 181
上腕二頭筋長頭腱断裂 180
触診 349, 399, 400
食道期 71
触覚 313
ショパール関節 271
自律神経系 41
シルベスター法 150
伸筋支帯 215
神経過敏 311
神経細胞 40
神経周膜 298
神経上膜 298
神経ダイナミクス検査 300
神経ダイナミクススライダー 300
神経ダイナミクステンショナー 300

和文索引　　*431*

神経内膜　298
神経の連続性　299
神経発達学的理論　336
人工股関節全置換術　247
人工呼吸　152
深指屈筋　214
靱帯　28
身体重心　133
身体重心線　23
靱帯性腱鞘　215
伸張性収縮　36
伸張反射　43
心拍出量　50
心拍数　50, 386
深腹筋群　130
信頼性　394

髄核　89, 114
髄鞘　40, 299
水素イオン指数　54
垂直軸　7
水平面　7
スカラー　19
スカルパ三角　231
スキーマ　318
スキーマ理論　318
スクワッティングテスト　296
ステッピング戦略　344
ステップ幅　358
ストライド距離　358
スパーリングテスト　105
スピードテスト　186
滑り　9
滑り運動　120
スミス骨折　198
スランプ検査　310
スワンネック変形　217

静位反射　336
正中環軸関節　30, 86, 92
正中神経障害　221
正中神経麻痺　201
静的アライメント　107
静的コンプライアンス　149
静的姿勢　334
静的バランス　341
生理学　1

生理学的運動　8
生理学的断面積　37
生理的外反　250
生理的閉塞現象　146
セカンドポジション　164
脊髄　41
脊髄神経　41
脊髄神経溝　87
脊髄反射　43
脊柱起立筋　122, 132
脊椎分離症　127
舌咽神経麻痺　75
赤筋　33
舌骨下筋群　67, 71
舌骨上筋群　67
接触型損傷　261
線維輪　89, 114
前外側回旋不安定性　261
前額-水平軸　7
前額面　6
前距腓靱帯　270, 291
前脛距部　270
先行期　70
仙骨　227
仙骨軸　234
浅指屈筋　214
前斜角筋　109
前十字靱帯　252
前縦靱帯　88, 116, 127
前仙腸靱帯　227
尖足　288, 293
仙腸関節　227, 232
前頭連合野　314
前内側回旋不安定性　261
前捻角　229, 240
全肺気量　152
前腹筋　130
浅腹筋群　130
前方パラシュート反応　330
前方立位平衡反応　331
前彎　111

相　349
双極誘導法　380
相反性クリック　79
僧帽筋　104
僧帽筋上部線維　109
足関節　269
足関節靱帯損傷　295

足関節戦略　344
足指骨　271
足底筋膜炎　290
足底腱膜炎　290, 294
足底把握反射　329
速度　3, 19
側頭筋　65
側頭連合野　314
側腹筋　130
側方パラシュート反応　330
側方立位平衡反応　332
側彎　132, 150
咀嚼　69, 70
咀嚼筋　60, 65
咀嚼筋群　70
足根骨　271
足根中足関節　272
外がえし　276

体位　3, 24
第1のテコ　16
体位反射　335
体温調節　53
体幹動揺　266
第3のテコ　16
代謝性アシドーシス　54
代謝性アルカローシス　54
代償換気　153
対称性緊張性頸反射　328
体性神経系　41
体節　16, 346
大腿脛骨関節　30, 249
大腿骨　228
大腿骨頭靱帯　229
大腿四頭筋　256
大腿直筋　256
大腿二頭筋　256
大殿筋歩行　244, 367
大動脈弓　49
第2肩関節　160
第2のテコ　16
体力　383
楕円関節　30
立ち上がり　356
立ち直り反応　325
脱臼　174
脱分極　32
多頭筋　33, 34
妥当性　394

タバコ窩　224
ダブルプロダクト　51
タル状胸郭　148
多裂筋　122
単脚支持期　360
単極誘導法　380
端座位　353
短縮性収縮　36
弾性　137
短分節筋　132

知覚　313
遅筋　33
恥骨　226
恥骨結合　26, 228
恥骨大腿靱帯　229
チネル検査　203
肘角　190, 203
中間広筋　256
肘関節　188
中関節上腕靱帯　162
中止基準　392
中斜角筋　109
中手指節関節　207, 210
中心化　401
中枢神経系　41
中枢性麻痺　74
中足間関節　273
中足骨　271
中足指節関節　273
肘部管症候群　202, 221
虫様筋　211
長期抑圧　317
腸脛靱帯炎　260
腸骨　226
腸骨大腿靱帯　229
長軸　278
蝶番関節　29
重複歩距離　358
跳躍伝導　42
腸腰靱帯　117, 128
腸肋筋　122
直線運動　371
直達外力　174
治療目標　395
沈下性肺炎　153

椎間関節　30, 89, 92, 93, 112, 125, 126
椎間関節性腰痛　126
椎間孔　87
椎間板　88, 89, 111, 114, 127
椎弓　88, 112
椎弓根　87, 112
椎体　112
椎体-椎間板連結　93
椎体間関節　26
槌指　217
釣り合い　15

低圧系　154
定位　334, 338
低可動性　260
底側踵舟靱帯　271
テコ　16
テニス肘　199
テニスレッグ　291
手のアーチ　216
テノデーシスアクション　202, 220
デヒドロエピアンドロステロン　52
デュシェンヌ現象　244
電気角度計　375
電極間距離　380
転倒　347

動眼神経麻痺　75
動筋　39
橈骨遠位端骨折　198
橈骨結節　224
橈骨手根関節　30, 205
橈骨神経障害　221
橈骨神経麻痺　202
橈骨輪状靱帯　190
動作　3, 7, 348
動作筋電図　380
動作分析　357
等尺性運動　51
等尺性収縮　35, 379
等速性収縮　36
頭長筋　107
等張性収縮　36
頭頂連合野　314

疼痛回避姿勢　311
疼痛回避歩行　246
動的アライメント　108
動的姿勢　334
動的バランス　341
頭部前方位　106
動脈血酸素分圧　54
動脈血二酸化炭素分圧　54
特殊感覚　313
徒手筋力測定　376
トーマステスト　245
トルク　22
トルクマシーン　377
トレーニング効果　51
トレンデレンブルク徴候　244
トレンデレンブルク歩行　236, 367
トンプソンテスト　295

内果　268
内呼吸　45
内在筋　211
内在筋の短縮テスト　219
内在筋優位　216
内在筋劣位　217
内臓感覚　313
内側広筋　256
内側コンパートメント　249
内側側副靱帯　189, 251, 270
内側側副靱帯損傷　199
内側縦アーチ　274
内側半月　252
内的表象　337
内反アライメント　260
内反股　240
内反膝　264
内反尖足　288
内反足　287, 293
内反肘　190, 203
内反捻挫　291
内腹斜筋　121
内部モデル　316
内肋間筋　144
長さ-張力関係　35
ナトリウムイオン　42
軟骨結合　93

2次元解析　372

二重膝作用　362
二重積　51
二分靱帯　272
乳酸系エネルギー　56
乳酸性作業閾値　385
乳様突起　108
ニュートンメートル　17
ニューロパチー　311
ニューロン　40
認知　313
認知学習　316

寝返り　350
熱痙攣　53
熱射病　53
熱疲労　53
捻髪音　203

脳　41
脳血流量　50
脳神経　41

肺炎　76
肺内圧　137
肺胞換気量　155
パーキンソン歩行　368
バケツの柄運動　142, 147
白筋　33
バートン骨折　198
バニオン　289
バネ靱帯　271
ハムストリング　256
速さ　18
パラシュート反応　326
バランス　2, 334
バランス反応　337
バンカート損傷　174
半関節　26
半月膝蓋靱帯　253
反作用　15
反射階層理論　334
反射弓　335
反射性交感神経性ジストロフィー　225
板状筋　33, 35
反張膝　263

反張膝変形　289
ハンドヘルドダイナモメータ　376
反復唾液嚥下テスト　81
半膜様筋　253, 256
反力　2

膝くずれ感　261
非接触型損傷　261
非対称性緊張性頸反射　328
ヒト成長ホルモン　52
非乳酸系エネルギー　55
ヒューター三角　191, 203
ヒューター線　191
表象　338
表情筋　60, 61, 65
病的メカニズム　396
表面筋電図　38
ピルビン酸　56, 57

ファーストポジション　164
不安定性　260
フィードバック　315
フィードフォワード制御　317
フォーク状変形　198
フォルクマン拘縮　222
腹横筋　121
腹臥位膝屈曲　308
複合運動　92
副交感神経　41
副呼吸筋　155
腹直筋　121
不全断裂　175
不動関節　26
フードテスト　82
フーバー徴候　156
振り子運動　8
振り向きテスト　296
ブレイクテスト　377
フローゼのアーケード　202
ブロードマンの脳地図　312
フロマン徴候　221
分圧差　45
粉砕相　69
分時換気量　45
分節的安定化　107
分回し運動　164, 208
分回し歩行　369

閉回路理論　318
平均血圧　51
平衡運動反射　336
平行筋　33, 34
平衡反応　325, 337
閉鎖運動連鎖　7
並進　339
平面関節　30, 113
ベクトル　12, 19
　合成　13
　分解　13
ヘーリング-ブロイエル吸息抑制反射
　　　　　　　　　　　　　48
ベル麻痺　74
ベルンシュタインの自己調節モデル
　　　　　　　　　　　　　319
変形性股関節症　240
変形性膝関節症　259
変形性足関節症　291
ヘンケ軸　277
胼胝　289
扁平化　153
扁平足　290, 294
扁平長骨　138

防衛体力　384
防御反応　336
方形回内筋　195
歩隔　359
歩行周期　360
歩行速度　359
歩行パターン　366
歩行率　359
母指球筋　211
補助動筋　39
補足運動野　315
ボタン穴変形　217
歩幅　358
ホムンクルス　314
ボルグの指数スケール　390
ポンプの柄運動　141, 147

ま

巻き上げ効果　290
巻き戻し反応　329

末梢神経系　41
末梢性麻痺　74
慢性捻挫　291
慢性閉塞性肺疾患　147

ミオシン　32
ミオシンフィラメント　32
見かけ上の脚短縮　245
ミラーニチャート　326, 327
ミラーニューロン　321

向き　12
無気肺　152
無酸素運動　2, 47
無酸素性作業閾値　47, 385
無髄線維　40
鞭打ち損傷　103

メイクテスト　377
迷路性の頭部の立ち直り反応　329
メタボリックシンドローム　384

モニタリング　403
モーメント　17, 347
モーメントアーム　17, 38
モロー反射　328
モンテジア骨折　199

ヤーガソンテスト　186
野球肘　199

ヤコビー線　231
休みの肢位　9

遊脚期　360
有酸素運動　2, 47
有酸素系エネルギー　57
有髄線維　40
床反力　338
床反力計　375

陽性支持反応　328
陽性徴候　335
腰椎　111
腰椎骨盤リズム　135, 232
腰椎の可動域　119
腰椎の関節運動　120
翼状靱帯　102
横アーチ　274
予後予測　394
予測的姿勢制御　338
予備吸気量　152

ラセーグテスト　300
ラセン関節　30
ラムゼイ・ハント症候群　74
ランドウ反応　329
ランドマーク　24
ランビエの絞輪　40, 299

離開　9, 401
力学　1
力点　16

リスター結節　224
リスフラン関節　272
離断性骨軟骨炎　199
立脚期　360
リッテンの徴候　156
両脚支持期　360
リンクモデル　376
輪状咽頭筋　71
臨床推論　395
臨床的判断　394

ルシュカの関節　90
レジスタンストレーニング　58
連結運動　91, 101
連合野　314

老年性後彎　151
ローカル筋群　129
肋横突関節　139, 140, 150
肋軟骨間関節　140
ローザー–ネラトン線　231
肋間筋　147
肋間筋麻痺　150
肋骨　138
肋骨下角　138
肋骨頭関節　126, 139, 150
肋骨隆起　151
ローテーターカフ　159

鷲手　221
腕尺関節　30, 189
腕橈関節　188
腕橈骨筋　193

欧文索引

ACL　252
ACL 損傷　261
ACSA　37
ADP　54
AIMS アルバータ乳幼児運動発達
　検査法　324
ALRI　261
AMRI　261
antalgic gait　246
antalgic posture　311
asymmetrical tonic neck reflex　328
AT　47, 385
atlanto-occipital joint　84
atlantoaxial joint　90
atlantooccipital joint　90
atlas　84
ATNR　328
ATP　33, 54
ATP-CP 系エネルギー　55
axis　84
A 帯　31

basal metabolism　384
base of support　347
BM　384
BMI　387
Borg scale　390
BOS　347
boutonniere deformity　217
bunion　289

calcaneocuboid joint　272
carpal instability　218
CE 角　231
Chopart joint　271
CM 関節　207
Cobb 角　152
cognition　313
compartment syndrome　222
COPD　147
counter force　403
coupled movement　91, 101, 118

derotative righting reaction　329
DHEA　52
DIP 関節　208
double knee action　362
drop arm sign　175
drop foot　290
Duchenne sign　244
dynamic balance　341

equilibrium reaction　325
extention lag　264

feedback　315
flat foot　290
Froment sign　221
FT　82
FT 関節　249

giving way　261
gluteus maximus gait　244

hallux valgus　289
hamstring　256
helping synergist　39
Henke 軸　277
HGH　52
hollow foot　289
hypermobility　260
hypomobility　260

IGHL　174
impingement sign　175
inferior tibiofibular joint　269
intermetatarsal joint　273
internal model　316
interphalangeal joint　273
intrinsic minus hand　217
intrinsic plus hand　216

IP 関節　209, 211

joint play　400
knee-in　260
knee-out　260

labyrinthine head righting reactiom　329
Landau reaction　329
lateral thrust　266
LCL 損傷　262
Lisfranc joint　272
long-term depression　317
LT　385
LTD　317
Luschka joint　90

mallet finger　217
maximal oxygen uptake　385
MCL 損傷　262
median atlanto-axial joint　86
MET　46, 385
metabolic equivalents　385
metatarsophalangeal joint　273
mirror neuron　321
Moro reflex　328
MP 関節　207, 210
　掌側亜脱臼　218
MWST　81

negative sign　335
neuromaturational theory　336
neuropathy　311
Nm　17
non-coupled movement　118
N テスト　261

Ober test　245
OBLA　385
optical head righting reaction　329
overlapping finger　223

PaCO$_2$　54
palmar grasp reflex　328
PaO$_2$　54
parachute reaction　326
patella alta　263
patella infera　263
PCL　252
PCSA　37
pelvis　226
perception　313
PF 関節　250
PIP 関節　208
PKB　308
plantar grasp reflex　329
PLRI　261
PMRI　261
positive sign　335
positive supporting reaction　328
postural control　334
postural reflex　336
primitive reflex　325

Q-angle　262
rate coding　37
recruitment　37
resting metabolism　384
retinacular test　219
righting reaction　325
RMR　385

RSD　225
RSST　81

screw home movement　255, 262
sensitization　311
sensory　313
Sharp 角　231
SLR　309
spring ligament　271
static balance　341
static reflex　336
step length　358
STNR　328
straight leg raise　309
stride length　358
superior tibiofibular joint　269
swan-neck deformity　217
symmetrical tonic neck reflex　328
synchronization　37

talipes calcaneus　289
talocalcaneonavicular joint　272
tarsometatarsal joint　272
Thomas test　245
Thompson's squeeze test　295
tibial torsion　268
tibiofibular joint　269
tibiofibular syndesmosis　269
tilting reaction　326
TLR　328

tonick labyrinthine reflex　328
touch　313
Trendelenburg sign　244
true synergist　39
type I 線維　33
type II 線維　33

ULNT1　302
ULNT2-median nerve　302
ULNT2-radial nerve　305
ULNT3　304

VAS　390
visual analogue scale　390
VO$_2$　46
VO$_2$ max　46, 385
Volkmann contracture　222
VT　47, 385

windlass effect　290
work metabolism　385

Z deformity　217
Z 帯　31
Z 変形　217

シンプル理学療法学・作業療法学シリーズ
運動学テキスト（改訂第2版）

2010年 4月20日　第1版第1刷発行	監修者　細田多穂
2013年12月20日　第1版第4刷発行	編集者　藤縄　理，赤坂清和，濱口豊太
2015年11月30日　第2版第1刷発行	発行者　小立健太
2022年 9月10日　第2版第4刷発行	発行所　株式会社 南 江 堂

〒113-8410　東京都文京区本郷三丁目42番6号
☎（出版）03-3811-7235　（営業）03-3811-7239
ホームページ https://www.nankodo.co.jp/
印刷　三美印刷／製本　ブックアート
装丁　node（野村里香）

Kinesiology
© Nankodo Co., Ltd., 2015

定価は表紙に表示してあります．　　　　　　　　　　　　　Printed and Bound in Japan
落丁・乱丁の場合はお取り替えいたします．　　　　　　　　ISBN 978-4-524-26548-0

本書の無断複製を禁じます．
JCOPY〈出版者著作権管理機構　委託出版物〉
本書の無断複製は，著作権法上での例外を除き禁じられています．複製される場合は，そのつど事前に，出版者著作権管理機構（TEL 03-5244-5088，FAX 03-5244-5089，e-mail: info@jcopy.or.jp）の許諾を得てください．

本書の複製（複写，スキャン，デジタルデータ化等）を無許諾で行う行為は，著作権法上での限られた例外（「私的使用のための複製」等）を除き禁じられています．大学，病院，企業等の内部において，業務上使用する目的で上記の行為を行うことは私的使用には該当せず違法です．また私的使用であっても，代行業者等の第三者に依頼して上記の行為を行うことは違法です．